心血管疾病合理用药问答

张建红　张香玲　主　编
马胜男　李思治　副主编

U0216804

中国纺织出版社有限公司

图书在版编目（CIP）数据

心血管疾病合理用药问答 / 张建红，张香玲主编；马胜男，李思治副主编 . -- 北京：中国纺织出版社有限公司， 2024.7. -- ISBN 978-7-5229-1973-7

Ⅰ . R540.5-44

中国国家版本馆 CIP 数据核字第 2024MM2816 号

责任编辑：范红梅　责任校对：李泽巾　责任印制：王艳丽

中国纺织出版社有限公司出版发行

地址：北京市朝阳区百子湾东里 A407 号楼　邮政编码：100124

销售电话：010—67004422　传真：010—87155801

http://www.c-textilep.com

中国纺织出版社天猫旗舰店

官方微博 http://weibo.com/2119887771

三河市宏盛印务有限公司印刷　各地新华书店经销

2024 年 7 月第 1 版第 1 次印刷

开本：787×1092　1/16　印张：22.5

字数：440 千字　定价：98.00 元

编委会

前 言

　　随着人口老龄化不断加快，心血管疾病患病率逐年升高，已经成为威胁人类健康的"第一杀手"，其防治也是医疗卫生工作的重中之重。目前对于心血管疾病主要依靠药物进行长期的治疗和预防，而治疗心血管疾病的药物品种纷繁复杂，很多患者虽然每天服药，但缺乏用药常识、盲目用药，这不仅影响了疾病的治疗效果，还增加了心血管不良事件的发生风险，危及患者生命健康！因此，科学、合理、规范地应用心血管药物非常重要。

　　作为药师，帮助公众了解疾病用药的知识，指导患者科学、合理、安全、有效地用药是我们不可推卸的责任。本书把心血管疾病患者经常遇到的用药问题进行梳理汇总，以问答的形式详尽地介绍各种心血管疾病的合理用药要点、用药注意事项等，同时简要介绍了相关疾病的非药物治疗方法，以便读者全面了解和掌握心血管疾病的防治原则和方法。希望本书能成为医务工作者开展合理用药科普宣传的好助手以及公众获取正确用药知识的好顾问。由于编撰时间有限，不足之处在所难免，恳求广大读者不吝赐教，提出宝贵意见。

　　本书由天津市第四中心医院张建红、张香玲、马胜男和中国人民解放军联勤保障部队第九八三医院李思治共同编写，其中张建红负责编写第三章与第四章共 14 万字，张香玲负责编写第一章、第二章、第九章至第十八章共 14 万字，马胜男负责编写第六章与第七章共 8 万字，李思治负责编写第五章与第八章共 8 万字，全书由张建红统稿。

　　本书在编写过程中得到了天津市第四中心医院心内科李永辉主任、药剂科胡宇千药师的指导和帮助，谨致以衷心的感谢！对所有参与本书撰稿、编校、出版工作的专家学者们致以深深的谢意！

编者
2024 年 2 月

目 录

第一章

特殊群体应用心血管药物的注意事项

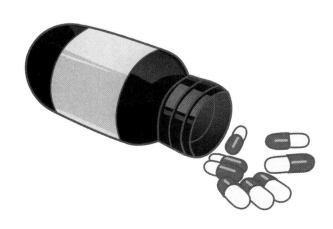

1. 老年人使用心血管药物需要注意哪些问题？

随着年龄增长，老年人的各个器官功能逐渐减退，常合并多种疾病，因而用药品种多，药源性疾病的发生风险也明显增高。不恰当的多药联合治疗可能使老年患者面临过度用药、不必要用药以及使用无效或有害药物等问题。为降低老年人用药风险，应遵循以下用药原则：①严控用药适应证。建议老年人及其家属避免随意自我药疗，不宜凭自己的经验自作主张，随便联合用药。切记不要轻信民间"偏方""秘方"，以免造成延误治疗或因药物间相互作用带来疗效下降或毒性增加。只有在老年人明确了心血管疾病的诊断时，才能给予心血管药物进行治疗，要尽可能少用药，选择对多种疾病均有疗效的药物，做到少而精。②根据病情，合理选择药物。应选择治疗效果明确、作用温和的药物，不能随意调整药物的种类和剂量，尽量避免不良反应的发生。③适当减少用药剂量。为了获得最佳的疗效，老年人使用药物应该从小剂量开始，逐渐增大至适当的剂量。④注意用药依从性。老年人心血管疾病的治疗效果与患者是否依从治疗方案服药密切相关。为此，应将用药方法和临床意义对患者交代清楚，进而让患者遵照医嘱服药。

2. 老年人服药依从性下降原因有哪些？

依从性是指患者遵从医嘱用药的程度。患者的服药行为与医嘱一致，就是依从性良好，相反，不按照医嘱按时按量服药，或不经医生同意私自换药、停药、拒服药等现象就是不依从。导致老年服药依从性下降的主要原因包括：①记忆力减退忘记服药，容易漏服、多服、误服药物，以致难以获得疗效或加重病情，这是依从性下降的常见原因。②对现代医学知识的理解和掌握程度较低，错误地理解治疗目标，自我感觉病情好转就减量或停药。③过度担心药物不良反应，而擅自停药或减药。④用药方案过于复杂。⑤吞咽功能障碍或自己无法服药。⑥视力减退，导致老年患者看不清医嘱或药品说明书，用错药物、用错剂量、漏服或重复服药。

3. 如何提高老年患者使用心血管药物的依从性？

为提高老年患者用药的依从性，首先，用药方案应力求简单易懂，尽可能减少药物的种类、数量及服药次数，统一服药时间，使老年患者容易理解和接受。如高血压病患者使用长效制剂，每日用药1次，可保持24小时血压稳定。其次，应对老年患者及其家属进行"依从性教育"，使其认识到不遵循医嘱将会产生的不良后果及遵循医嘱的重要性。最后，应加强对老年患者用药的监督，将服药习惯的养成与日常生活行为结合起来，使患者服药方便，不易遗忘，提高治疗质量。

4. 老年人应避免使用哪些心血管药物?

老年人应尽量避免服用的心血管药物主要包括以下几种。①胺碘酮：可引起甲状腺疾病、肺部疾病、心律失常等不良反应，比其他抗心律失常药物毒性大；对于伴随心脏衰竭或显著左心室肥厚的房颤患者，可能是一线治疗药物，否则不建议老年人使用。②地高辛：老年人因机体的代谢、排泄功能下降，加之地高辛的治疗剂量与中毒剂量非常接近，若长期服用极易发生中毒反应，故应按医嘱准确服药。③硝苯地平片：口服或舌下含服硝苯地平片可发挥快速的降压作用，导致反射性心动过速和心肌收缩力降低，进而引起心律失常、急性心肌梗死甚至死亡的风险 。④ α_1 肾上腺素受体阻断药（代表药物如哌唑嗪、多沙唑嗪、特拉唑嗪）：容易导致直立性低血压，因此不推荐这类药作为老年人高血压的常规治疗。⑤中枢 α_1 受体阻断剂（代表药物如可乐定、甲基多巴、利血平）：对中枢神经系统产生不良反应，可能会引起心动过缓和直立性低血压，不建议作为常规治疗高血压的药物。

5. 老年人服用治疗冠心病的药物有哪些注意事项?

老年人服用治疗冠心病的药物主要有以下注意事项：① 减少用药剂量：老年人用药应从小剂量开始，然后逐渐达到个体的最适剂量，一般用量为成人的1/2 或3/4。② 减少用药种类：联合用药时，各种药物之间常有相互作用，如果用药不合理，不但不能治病，有时还会引发不良相互作用。临床上有"五种药物原则"一说，即同时用药一般不能超过5 种。③ 定期检测肝、肾、凝血等相关指标。抗血小板药物是冠心病的基本用药，老年人尤其植入支架后常联合抗血小板药物治疗，更易导致出血，如皮下瘀斑、牙龈出血等。大部分药物都是通过肝脏代谢的，老年人尤其是高龄、瘦小患者，肝脏代谢能力下降，容易发生肝功能损害。因此，应密切监测上述相关指标。

6. 儿童使用心血管药物需要注意哪些问题?

儿童相关的心血管疾病包括先天性心脏病、心肌炎、慢性心力衰竭、心律失常、高血压、高脂血症等。由于儿童正处于不断发育阶段，新陈代谢旺盛，一般对药物排泄较快，但是肝、肾、中枢神经系统器官发育不完全，用药不当可致不良反应或中毒，因此应重视儿童用药的安全性。目前由于儿童心血管专用剂型与规格药品严重缺乏，临床上常不得以采用成人药品剂型或规格，患儿家长应遵从医嘱，严格按时给儿童服药，不得随意增加药物剂量、次数，否则会影响儿童用药安全。可根据儿童年龄按成人剂量进行折算，此方法所得出的剂量一般会偏小，较安全。表1-1 是按年龄计算儿童的给药剂量。

表 1-1 按年龄计算儿童的给药剂量

年龄	相当于成人用量的比例
初生～1个月	1/18～1/14
1～6个月	1/14～1/7
6个月～1岁	1/7～1/5
1～2岁	1/5～1/4
2～4岁	1/4～1/3
4～6岁	1/3～2/5
6～9岁	2/5～1/2
9～14岁	1/2～2/3

7. 儿童心力衰竭时如何选择适宜药物?

导致儿童心力衰竭(简称心衰)的主要原因是先天性心脏病和心肌病。积极处理原发病,及时纠正心衰诱因十分重要。血管紧张素转换酶抑制药/血管紧张素受体阻断药("普利类药物"或"沙坦类药物")和β受体阻滞剂目前是心衰患者的基础用药。在"普利类药物"或"沙坦类药物"中新生儿及婴儿中最常用的是卡托普利,年长儿可选用长效赖诺普利和依那普利,出现过血管神经性水肿的患儿禁用"普利类药物",不耐受"普利类药物"或效果不佳者可选用"沙坦类药物",常用药物有氯沙坦、缬沙坦等。在儿童中应用最多的β受体阻滞剂是美托洛尔和卡维地洛,对于改善预后、降低远期不良结局的发生有效。地高辛是儿童慢性心衰常用的洋地黄类药物,可增加心肌收缩力,减慢心率及抑制传导。沙库巴曲缬沙坦批准其用于≥1岁儿童伴有症状性左心室收缩功能障碍,标志着儿童心力衰竭药物治疗的新起点。

8. 妊娠期妇女使用心血管药物应注意哪些问题?

由于许多药物可以自由通过胎盘屏障,因此,没有任何一种心血管药物对胎儿是绝对安全的,只有药物对母亲的益处大于对胎儿的危险时,才考虑在孕期使用。从胎儿角度,服药时间在孕3周(停经3周)以内,称为安全期,若无流产征象可继续妊娠。在孕3～12周是最易致畸的时期,称为高敏期,因此若有可能,在怀孕的前3个月内应避免服用任何药物。孕12周至孕5个月称为中敏期,此期药物对胎儿的致畸程度难以预测,继续妊娠者应定期检查,判定异常者应及时终止妊娠或接受宫内治疗。孕5个月以上者称低敏期,此时用药后畸形不明显,但仍可伴发育异常或局限性损害。国家食品和药物监督管理局根据药物对胎儿的危害性,将药物分为A、B、C、D、X五级。各级的含义为:A级:对胎儿影响甚微;B级:对人类可能无危险性,但未证实对3个月内妊娠妇女有不良反应;C级:动物实验对胎儿有致畸作用,但对妇女未进行研究,故用药时应权衡利弊;D级:可产生分娩缺陷，有危险性；X级：妊娠禁用。

9. 妊娠合并心血管疾病时不宜使用哪些药物？

妊娠妇女常因一些异常情况或疾病而需要用药物治疗，有些药物可能会引起胎儿的发育异常，甚至造成胎儿畸形。妊娠期不宜使用的心血管药物主要有以下几类。①他汀类药物：如辛伐他汀、阿托伐他汀等可能通过减少子宫内胆固醇的生物合成而影响胚胎发育，故禁用于妊娠期妇女。②香豆素类药物：代表药物有华法林。妊娠前 3 个月应用可引起鼻发育不全、第二骨骺的点状钙化等畸形。妊娠中、晚期应用，可致发育迟缓。③β 受体阻滞剂：代表药物如普萘洛尔可导致胎儿宫内生长停止、心率过缓、黄疸和新生儿低血糖，从而使死胎和自然流产发生率升高，故应禁用。④"普利类药物"或"沙坦类药物"：会影响胚胎发育，育龄女性使用此类药物时应采取避孕措施，计划妊娠的女性应避免使用此类药物。

10. 妊娠期妇女使用抗心律失常药物有哪些注意事项？

妊娠期间用药没有绝对的安全。但妊娠期间必须用药治疗时，应选择毒不良反应小的药物，并且需要严格控制剂量。抗心律失常药物大多数都能进入胎盘，但也并不是所有抗心律失常药物都会引起胎儿损害。妊娠期妇女如果发生不稳定的心律失常，可采用电复律治疗，如果可能，应避免在妊娠早期使用抗心律失常药物，以免对胎儿造成潜在危险。阿替洛尔会增加胎儿生长受限的风险，不建议使用。胺碘酮有导致胎儿甲状腺和神经发育并发症的风险，也应避免使用。有预激综合征时，推荐使用氟卡尼或普罗帕酮预防室上性心动过速。心房颤动和心房扑动患者可以用维拉帕米和地高辛治疗。如果需要节律控制，可以考虑使用索他洛尔、氟卡尼和普罗帕酮。

11. 孕妇如何预防和治疗心衰？

孕妇应预防和积极治疗引起心力衰竭的诱因，预防上呼吸道感染，纠正贫血，治疗心律失常。饮食上要限制过度加强营养而导致体重过度增长，以整个妊娠期不超过 12 千克为宜。适当限制食盐量，保证合理的高蛋白、高维生素以及铁剂的补充。防治妊娠期高血压及合并症。禁止使用存在胚胎毒性的"普利类药物""沙坦类药物"、醛固酮受体拮抗剂等药物。β 受体阻滞剂、地高辛、利尿剂、硝酸酯类药物可酌情使用。妊娠前已应用β 受体阻滞剂的心衰患者在密切监测下可继续应用，并逐渐增加至最大耐受剂量。利尿剂可能引起胎盘血流量下降，如无肺淤血表现应避免妊娠期应用。对于有抗凝指征的孕妇，通常建议使用低分子肝素，禁止使用华法林。

12. 哺乳期使用心血管药物的原则是什么?

药物经乳汁排泄是哺乳期所特有的药物排泄途径,几乎药物都能通过被动扩散进入乳汁,只是浓度有所不同。乳汁中的药物可能对乳儿产生不良影响,对可用可不用的药物尽量不用,能局部用药者就避免全身用药,能用喷雾吸入就不用口服或注射,必须用药时,应首选对婴儿影响最小、作用时间最短的药。如药物弊大于利则应停药或选用其他药物和治疗措施。服药时间应选在哺乳时或哺乳后,以避免在血(乳)中药物浓度高峰时哺乳,并尽可能推迟下次哺乳时间,用药过程中还应注意观察患者及乳儿是否发生药品不良反应。如果必须应用对婴儿有害的药物,应暂时中断母乳喂养。

13. 哺乳期使用哪些心血管药物会对婴儿有不良影响?

哺乳期用药必须有明确的指征和适应证,需遵医师用药,既不能滥用,也不能有病不用,表1-2为常见心血管药物对哺乳期婴儿的影响。

表1-2 可能影响哺乳期婴儿的心血管药物

药物	致畸	对婴儿的影响	母乳喂养
硝酸甘油	否	注意观察高铁血红蛋白血症	可能有影响
"普利类药物"或"沙坦类药物"	是	存在禁忌,与胎儿肾功能衰竭、生长受限、畸形和死亡有关	可能无影响,尚无研究
普萘洛尔	否	可能增加生长受限的风险	可能无影响
美托洛尔	否	可能增加生长受限的风险	可能无影响
硝苯地平	否	无不良影响	可能无影响
氨氯地平	否	无不良影响	可能无影响
胺碘酮	否	可能与胎儿甲状腺毒性有关	有影响
华法林	是	胎儿有出血风险	可能无影响
低分子肝素	否	无不良影响,不穿过胎盘	可能无影响
氯吡格雷	否	临床研究不全	可能无影响
利伐沙班	否	注意异常出血风险,可透过胎盘	可能有影响
氢氯噻嗪	否	无不良影响	可能无影响
呋塞米	否	无不良影响	可能无影响

14. 肝功能不全患者服用心血管药物需要注意哪些问题?

肝功能不全的心血管疾病患者,用药应注意以下几点:当肝功能不全时,药物代谢会受到影响，药物生物转化也会减慢，血浆游离药物增多而其作用增强，因此必须降低每次给药剂量或延长给药间隔，特别是给予肝毒性的药物时更需慎重；肝脏和肾脏是药物代谢的两大途径，在肝功能不全时，可选用主要从肾脏排泄的药物；严格按医嘱或说明书服用药物，不宜大剂量、长期应用本身有肝损伤的药物；服药期间要定期进行血生化检查，监测肝功能指标，如果近期服用了药物之后出现乏力、恶心、呕吐、腹部不适以及皮肤、巩膜变黄，尿色加深等症状，请及时就医检查。

15. 肝功能不全患者能否服用保肝药预防心血管药物引起肝损害？

临床上常见的保肝药物有解毒类保肝药、抗炎类保肝药、利胆类保肝药、促进肝细胞修复类的保肝药、生物制剂和中药类保肝药、降酶类保肝药等多种，其正确合理使用至关重要。"预防性"服用保肝药物并不提倡，即使患者在出现肝功能损伤时，也应当首先停用相关的可疑药物，再考虑是否服用合适的保肝药物来进行治疗。保肝药只是可能有助于修复已经被损伤的肝脏，不能用于预防肝病！对于肝功能没有出现异常的健康人，服用这类药没有意义。另外，保肝药物进入体内，也需要在肝脏进行代谢，过量使用反而加重肝脏负担，增加不良反应。轻度的药物性肝损伤，停药后一般可以自行恢复，无须运用保肝药物，中、重度的肝损伤则应当进行针对性保肝治疗。

16. 重度肝功能损害患者应避免使用哪些心血管药物？

重度肝功能损害是因为肝细胞受到广泛、严重损害，机体代谢功能发生严重紊乱而出现的临床综合征。重度肝功能损害患者应避免使用以下心血管药物。①调血脂药物：主要包括他汀类药物和贝特类药物。对于活动性肝病、不明原因的转氨酶持续升高以及重度肝损害的患者不宜使用调血脂类药物。②抗血栓药物：主要包括替格瑞洛、阿司匹林、肝素、利伐沙班、阿哌沙班等药物。此类药物主要经肝脏代谢，肝功能损害后会增加出血和其他不良事件的风险，避免用于严重肝功能损害患者。③利尿剂：如吲达帕胺、呋塞米、氢氯噻嗪等药物，因可致水、电解质紊乱诱发肝性昏迷，严重肝功能损害者不宜使用。④钙通道阻滞药：如尼莫地平、乐卡地平等，对于肝功能严重不良者，由于代谢清除率减少，导致药物血药浓度升高，故不宜用于严重肝功能损害者。

17. 肝功能不全患者抗凝药怎么选？

肝功能异常患者华法林初始剂量宜从小剂量开始，肝功能严重损害者，华法林抗凝强度可酌情降低。肝素类抗凝药物主要通过肾脏和内皮系统清除，故肝功能不全患者一般无须进行剂量调整，但考虑到患者相应出血风险可能增加，故用药剂量应根据患者肝功能损害程度给予适当调整。轻度肝损害患者应用利伐沙班无须调整剂量，禁用于发生凝血障碍、出血风险高的肝脏疾病患者，包括肝硬化患者。肝功能不全患者应用阿加曲班时需加强监测，并适当减量，严重肝功能障碍者禁用。阿哌沙班在严重肝功能损害时禁用，在中度肝损害时慎用。艾多沙班在严重肝功能损害时禁用，在轻中度肝损害时应慎用。达比加群在肝功能不全患者中不推荐使用。

18. 肝功能不全患者使用他汀类药物有哪些注意事项？

他汀类药物可引起肝脏转氨酶升高，且呈剂量依赖性。对于转氨酶轻中度升高（转氨酶升高不超过 3 倍正常值上限）的患者，可以继续使用他汀类药物。但是，活动性肝炎、不明原因转氨酶持续升高和任何原因致肝酶水平升高超过 3 倍正常值上限、急性肝功能衰竭及失代偿性肝硬化者等严重肝病所致的转氨酶升高，不建议使用他汀类药物治疗。对于具备他汀类药物适应证，且无肝肿大、黄疸、胆红素升高和（或）凝血酶原时间延长等器质性肝损害证据的患者，应给予积极充分的他汀类药物治疗。患者在他汀类药物治疗过程中应加强监测，服药 4～8 周后复查转氨酶水平，只要无进行性升高，可继续用药。

19. 肝功能不全的患者该如何选用调血脂药物？

高血脂合并肝功能不全患者选用调血脂药物，应遵循以下几点：①建议在初次服药 1 个月后复查血脂与肝功能，评估药物的初步疗效与安全性。②需明确肝功能损害的原因和程度，如果仅是转氨酶轻度升高，但升高幅度不超过正常值 3 倍都是安全的。③对于转氨酶轻度升高的患者，随着治疗时间的延长，转氨酶升高的现象会逐步好转，可以正常服用调脂药物。④对于一些脂肪肝患者，调脂药能够降低脂肪在肝脏的沉积，起到了一定的保肝作用。⑤对于活动性肝病和胆汁淤积性肝病患者，不宜服用调脂药物，以免加重肝损害。

20. 肝功能不全和肾功能不全患者如何应用洋地黄类药物？

肝功能异常患者如需应用洋地黄类药物，应避免使用洋地黄毒苷。其脂溶性高，大多需经肝内代谢，因此不建议使用，可考虑选用地高辛，因该药仅有少部分经肝脏代谢，大部分以原型经尿液排泄。肾功能不全患者如需应用洋地黄类药物，宜选用主要经肝代谢的洋地黄毒苷，不宜使用地高辛，否则可能因地高辛血药浓度增加，使地高辛中毒风险增加。

21. 肾功能不全患者服用心血管药物需要注意哪些问题？

目前，心血管疾病患者中肾功能不全的现象比较普遍。以慢性心力衰竭为例，患者发生肾功能不全的比例达到三分之一以上，且患者心功能分级越高，肾功能损害越严重。心血管疾病及药物均可能引发肾功能损伤，合并肾功能损伤使心血管疾病患者更容易出现心脑血管事件。肾功能不全的心血管疾病患者，用药应注意以下几点：用药必须考虑到肾功能状况，并根据肾功能调整用药；由于肾功能受损，药物的半衰期延长，应当改变剂量或延长用药的间隔时间；结合血药浓度以及患者肾功能状态，合理用药，达到良好的疗效而尽量减少药物的毒性作用；应尽量避免使用肾毒性比较高的药物，如必须使用，可在有条件的情况下监测药物血药浓度，以指导用药剂量的调整。总之，对于肾功能不全的患者，在临床用药时应根据肾功能损害的程度以及药动学的特点，调整药物的剂量。

22. 肾功能不全患者使用利尿剂有哪些注意事项？

与正常人群相比，慢性肾功能不全患者对利尿剂的反应减弱，特别是严重肾功能不全患者利尿剂浓度仅为肾功能正常人群的 10%～20%，建议根据肾脏病患者的疾病类型和肾功能水平进行合理化选择。对于肾功能损伤轻微的患者，一般各种利尿剂均可选择。对于肾功能不全较为严重的患者，一般选择袢利尿剂（如呋塞米、托拉塞米），同时应严格控制剂量，不宜长期应用。对于已经出现腹水的患者，可采取两种或两种以上的利尿剂搭配使用，效果更佳。螺内酯、氢氯噻嗪对于肾小球滤过率＜30毫升/分钟的患者通常无效，故一般不建议使用。肾脏病患者在服用利尿剂期间，应注意监测肾功能指标以及电解质水平，防止电解质紊乱。如果患者为肾病综合征，且存在明显低蛋白血症时，易诱发血栓，甚至增加发生急性肾损伤的风险，不应一味加强利尿。

23. 肾功能不全患者应用"普利类药物"有哪些注意事项？

由于"普利类药物"会影响肾功能，对于轻中度肾功能不全患者如在服药过程中发现肌酐逐渐升高，则需要及时调整药量，对于重度肾功能不全的患者不宜使用。初始使用"普利类药物"过程中应严密监测肾功能，若血肌酐较基线值上升幅度<30%，可继续使用；若超过基线水平30%，应及时减量并寻找原因。如果增高超过用药前基线水平的50%者应立即停药。对于怀疑肾动脉狭窄者应该慎用，对单侧肾动脉狭窄者需从小剂量用起，并密切监测血压及血肌酐变化。双侧肾动脉狭窄者禁用"普利类药物"；如患者处于脱水、血循环容量不足状态，以及缺血性肾病者禁止使用。慢性肾功能不全患者宜选用经肝肾双通道排泄的"普利类药物"，如福辛普利，对肾功能影响较小。

24. 肾功能不全患者抗凝药怎么选？

华法林几乎完全通过肝脏代谢清除，不依赖肾脏，其代谢产物仅有微弱的抗凝作用，因此华法林适用于几乎所有的肾功能不全患者，尤其是终末期肾病患者长期服用抗凝药物的首选。普通肝素少量经肾脏排泄，也可用于肾功能不全患者，在严重肾功能不全的患者中，需要降低普通肝素的初始负荷剂量和维持剂量。新型口服抗凝药部分通过肾脏清除，对于轻、中度慢性肾功能不全患者，需要根据肌酐清除率调整服药剂量。阿哌沙班经肾脏清除最少，肾功能不全患者，需个体化选用药物及确定剂量。低分子肝素皮下给药，主要通过肾脏排泄；因此，肾功能不全的患者使用低分子肝素时受到限制。肾功能不全患者依据肌酐清除率调整剂量和用药间隔，严重肾功能不全患者禁止使用低分子肝素。阿加曲班可用于肾功能不全患者，尤其用于肝素诱导性血小板减少症患者的抗凝治疗。

25. 肾功能不全患者使用他汀类药物有哪些注意事项？

对于处于慢性肾脏病 1 ～ 2 期（肌酐清除率 >60 毫升 / 分钟）的患者，可以服用各种他汀类药物，且剂量无须调整，但服药期间需定期监测各项指标。对于处于慢性肾脏病 3 期（肌酐清除率为 30 ～ 59 毫升 / 分钟）的患者，建议选用经过肾脏排泄较少的他汀类药物，减少药物在体内的蓄积。由于脂溶性的他汀类药物大多通过肝脏、胆汁排泄，而水溶性的他汀类药物主要经肾脏排泄，因此推荐上述患者使用脂溶性的他汀类药物，若使用水溶性他汀类药物需减少剂量。对于慢性肾脏病 4 ～ 5 期（肌酐清除率 <30 毫升 / 分钟）的患者，建议避免使用水溶性他汀类药物，只使用脂溶性他汀类药物。阿托伐他汀主要经胆汁排泄，肾功能对其排泄影响不大，因此，肾功能不全的患者服用阿托伐他汀无须调整剂量。

26. 冠心病合并慢性肾功能不全用药有哪些注意事项？

研究显示，30% ～ 40% 的冠心病患者存在肾功能不全，至少 40% 的冠心病患者存在中重度的肾功能不全。冠心病合并肾功能不全的住院死亡风险明显增加，约是正常肾功能不全患者的 3 倍。肾功能不全影响血小板聚集和凝血功能，对这些患者进行抗凝治疗时应认真权衡利弊，选择适宜的抗凝药物和剂量。抗凝治疗前要评价患者肾功能状况，个体化评估出血风险，尤其是老年、低体重、女性患者，根据肾功能调整药物剂量，适当减少给药剂量或延长给药间隔时间等。慢性肾功能不全患者使用普通肝素、阿司匹林时不需要剂量调整，而使用低分子肝素、磺达肝癸钠、比伐卢定时需根据肾功能严重程度调整剂量，并定期监测凝血指标。

27. 心衰合并肾功能不全，如何选用适宜的药物进行有效治疗？

心衰与慢性肾功能不全常合并存在，两者互为因果，产生叠加放大的损害效应，使死亡率上升。加强对心衰的预防和治疗是预防肾损伤的根本措施，避免过度利尿（建议使用最小有效剂量），停用可能引发肾损伤的药物，保护肾功能，防止继续恶化，以改善预后。

"普利类药物"是被证实能降低心衰患者死亡率的第一类药物，对心肾均具有一定的保护作用，只要肾功能不是进行性恶化，无高钾血症，即使血肌酐水平轻度升高，都应继续使用"普利类药物"。如患者无法耐受"普利类药物"，可考虑换用"沙坦类药物"。常用正性肌力药物包括多巴胺、多巴酚丁胺、米力农、左西孟旦等。其中，多巴酚丁胺在应用时无须根据肾功能情况调整剂量，其他药物都需要根据肾功能情况做相应剂量调整。

28. 肾功能不全患者使用抗心律失常药物有哪些注意事项?

肾功能不全患者常存在心脏结构和功能的改变，心律失常的发生率较高。肾功能不全患者选用抗心律失常药物应注意药物是否经肾脏排泄，尽量选择受肾脏代谢影响较小的药物，如为快速性心律失常可选用 β 受体阻滞剂（索他洛尔除外）、胺碘酮、利多卡因等治疗。如为缓慢性心律失常可选用阿托品、异丙肾上腺素等治疗。在使用过程中，尽可能严密监测所有的治疗药物及可能的相互作用，定期监测患者肌酐、电解质及血压水平等。

29. 重度肾功能损害患者如何合理使用常见的心血管药物?

肾功能障碍时，药物及其代谢产物经肾排泄可引起中毒。对于重度肾功能障碍（参照国际肾功能损害标准，肌酐清除率低于 30 毫升 / 分钟）时，必须对选药、用药剂量进行调整，以防止药物肾毒性带来严重后果。重度肾功能障碍时使用常见心血管药物的用药调整如表 1-3 所示。

表 1-3　重度肾功能障碍时使用常见心血管药物的用药方案

药物	调整用药方案
比索洛尔	初始剂量 2.5 毫克，每日总剂量不超过 10 毫克
卡托普利	应减少初始每日剂量，使用最小有效剂量
福辛普利	慎用并监测血钾、肾功能
氟伐他汀	避免使用
阿托伐他汀	无须调整剂量
瑞舒伐他汀	禁用
苯扎贝特	禁用
利伐沙班	避免使用
达比加群	避免使用
氨氯地平	无须调整剂量
乐卡地平	禁用

30. 肿瘤治疗相关的左心室收缩功能障碍如何选择治疗药物?

肿瘤治疗相关的左心室收缩功能障碍通常定义为左心射血分数下降 ≥ 10% 且降至

50% 以下。对于无症状的左心室收缩功能障碍患者，建议使用"普利类药物""沙坦类药物"和 β 受体阻滞剂，以防止进展为心衰并改善心功能。如果在使用蒽环类（如阿霉素）药物化疗时出现左心室收缩功能障碍，β 受体阻滞剂优选卡维地洛。对于已发生药物相关心衰的肿瘤患者，是否中断肿瘤的药物治疗，需要进行多学科讨论，并让患者参与其中，根据肿瘤治疗中断、中止或继续的风险效益比，决定进一步的治疗方案。

第二章

心血管药物不良反应和相互作用的预防

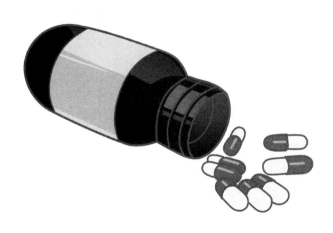

31. 易引起药物不良反应的心血管药物主要有哪些？

参考《国家药品不良反应监测年度报告（2022 年）》，心血管系统用药不良反应 / 事件报告数量排名前 3 位的药品类别是降血压药、抗心绞痛药、血管活性药（如去甲肾上腺、肾上腺素、异丙肾上腺素、硝酸甘油等）；心血管系统用药严重报告数量排名前 3 位的药品类别是抗动脉粥样硬化药、降血压药、血管活性药。口服制剂的报告占比明显高于注射剂，提示心血管系统用药不良反应 / 事件报告更多来自口服给药途径。严重不良反应报告中，阿托伐他汀不良反应 / 事件报告数量最多。阿托伐他汀为他汀类药品的代表药物，除用于血脂代谢紊乱及相关心血管疾病的治疗，还用于此类疾病的预防；不合理、不规范使用他汀类药物是引起药物不良反应的主要因素。

32. 心血管药物不良反应与哪些因素有关？

引起心血管药物不良反应的因素很多，基本包括 3 个方面。①药物因素：包括药物的纯度、剂量、给药途径、理化性质、用药方法、杂质及贮存条件等。②机体因素：包括患者的性别、年龄、遗传、饮食、血型、病理生理状态等。③环境因素：长期在有害环境下或特殊环境下的人，常因机体处于不良状态或摄入有害物而引发不良反应，或者在特殊机体状态下对药物不适应而产生某种不良反应。药物不良反应发生的原因很复杂，但实际发生率并不高，大多数不良反应经过医生的及时处理后，一般不会造成严重的后果。

33. 常见的心血管不良反应有哪些临床表现？

服用心血管药物常见的不良反应主要包括以下类型。①皮肤以及皮下组织损害：可表现皮疹、瘙痒、红斑等。②胃肠道反应：表现为恶心、呕吐、腹痛、腹泻等。③心血管系统反应：可表现为胸痛、心悸、高血压等。④中枢神经系统不良反应：主要表现为头痛、头晕、失眠、多梦等。⑤呼吸系统损害：主要表现为咳嗽、呼吸困难、胸痛等。使用心血管药物应特别注意药物对造血器官及肝、肾的毒性，有的虽然发生率低，但较为严重，可危及生命。

34. 如何预防心血管药物不良反应的发生？

为预防或减少不良反应的发生，仅用必需的药物，不用非必需的药物，因为使用药物的品种越多，发生不良反应的可能性就越大。用药前认真阅读药品说明书，尽量了解所用药物的不良反应和相互作用，了解患者的食物和药物过敏史。注意特殊人群用药，根据特殊人群各自特点谨慎用药，必要时应检测患者血药浓度。注意定期监测器官功能，使用对器官功能有损害的药物时，需按规定检查器官功能。如长期应用胺碘酮会引起肺间质纤维化，因此这类患者应定期查胸部 X 线摄片或者胸部 CT。注意观察不良反应早期症状，以便及时停药处理，防止恶化。如应用"普利类药物"后出现严重的咳嗽症状，应及时停药并调整降压药的种类。

35. 发生了心血管药物不良反应，应该如何处置？

一旦发现自己可能是药物引起的不良反应时，应第一时间停止使用可疑药品，如果无法判定是哪种药品引起，则应停用所有药品。如果症状较轻且停用药品之后，症状短时间内就有所缓解，一般不需特殊处理，继续观察，记住怀疑药物引起的不良反应，在以后医生询问药物不良反应史时告知医生具体情况。如果不良反应症状严重，则应第一时间就医，告知医生具体的不适症状，以及服用的具体药品，医生将会对症治疗，对药品引起的不良反应做出正确的处理，进而避免危及生命安全。

36. 哪些心血管药物容易引起呼吸系统不良反应？

心血管药物导致呼吸系统不良反应较为常见，并且常是通过多种机制造成损伤。①血管紧张素转换酶抑制剂（"普利类药物"）：持续性干咳是血管紧张素转换酶抑制剂最常见的不良反应，常为夜间咳嗽，发生率为 5% ～ 20%。②胺碘酮：可导致多种类型的肺损伤，其中最常见的是间质性肺炎。患者年龄大于 60 岁、存在肺部疾病以及治疗时间持续 12 个月以上，肺损伤的发生率增加。③ β 受体阻滞剂：可致支气管收缩，加重气道疾病如慢性阻塞性肺疾病和支气管哮喘。非选择性的 β 受体阻滞剂（如普萘洛尔）发生肺部不良反应的风险较高，而选择性的 β 受体阻滞剂（如比索洛尔、美托洛尔）发生风险较低。④阿司匹林：易导致急性支气管收缩，进而诱发支气管哮喘。对于出现了类似症状但是必须使用阿司匹林的患者，可以行阿司匹林脱敏治疗。⑤硝普钠：长时间、大剂量应用可导致氰化物中毒，引发组织对氧的利用下降，表现为呼吸急促而浅，引发低氧血症。

37. 哪些心血管药物容易引起神经精神系统不良反应？

心血管药物导致精神系统不良反应较少见，临床中需要注意合理用药，避免和减少药物不良反应发生，可能导致神经精神症状的药物具体如下。①降压药：某些老年患者长期服用利血平、复方利血平片后出现焦虑抑郁，即使小剂量利血平也可致抑郁；其他抗高血压药如胍乙啶、肼屈嗪、可乐定、甲基多巴、卡托普利、贝那普利、雷米普利、赖诺普利等也可引起失眠、紧张和感觉异常等。②抗心力衰竭药：洋地黄类药物的神经系统不良反应症状可表现为失眠、昏睡、谵妄等。③抗心律失常药：胺碘酮、美托洛尔、利多卡因、维拉帕米、美西律均有导致头晕、肢体麻木、烧灼感、精神异常等的报道，还包括意识模糊、幻觉、谵妄等。

38. 哪些心血管药物容易引起头痛、头晕不良反应？

导致头痛的心血管药物主要包括以下几种。①硝酸酯类：常用药物有硝酸甘油、硝酸异山梨酯、单硝酸异山梨酯等，可使脑血管容量增加，引起脑血管搏动性头痛。②钙通道阻滞药：如硝苯地平、氨氯地平、桂利嗪可扩张小动脉，增加脑血流量，可造成血压骤降，引起脑缺血、头痛等症状。③"普利类药物"：常用药物有卡托普利、依那普利、贝那普利，可扩张动脉和静脉，增加脑血流灌注，引起头痛、头晕。④直接作用于血管平滑肌的强效速效降压药：常用药物有硝普钠、肼屈嗪，其过快降压会导致脑血流供应不足，引起头痛、头晕。⑤α受体阻断剂：常用药物有哌唑嗪，其降压起效快，作用强，易出现首剂效应导致直立性低血压，表现出头痛、眩晕症状，建议睡前服用。

39. 服用哪些心血管药物需警惕消化道出血？

引起消化道出血的心血管药物主要有以下几类。①抗血小板药物（如阿司匹林、氯吡格雷）：可刺激胃肠道黏膜，妨碍溃疡的愈合，加重已存在的胃肠道黏膜损伤。阿司匹林和氯吡格雷联用可加重胃肠道损害风险。②抗凝药物（如华法林、利伐沙班等）：该类药物不直接导致消化道损伤，但会增加消化道出血的风险，尤其是合并胃肠道基础病变患者使用抗凝药物会加剧胃肠道出血的风险。③利血平：可促使胃酸分泌增多、胃肠运动增加，引起或加重消化道溃疡或出血，因此，合并胃肠道损害的患者在选择降压药时，应避免选用含有利血平成分的药物。

40. 心血管疾病患者如何预防药物性消化道损伤？

对于使用抗血小板药物（阿司匹林、氯吡格雷等）的患者，应规范抗血小板治疗的适应证，使用药物前要充分权衡收益与风险，对于长期应用抗血小板药物的患者，需注意监测消化道损伤的发生风险，注意有无黑便，定期进行便潜血及血常规检查。具有以下 1 项即可使用常规剂量质子泵抑制剂预防消化道损伤：①有消化道出血或溃疡病史。②双联抗血小板。③合用抗凝药物。④合用非甾体消炎药。⑤合用大剂量糖皮质激素。具有以下 2 项即可使用常规剂量质子泵抑制剂预防消化道损伤：①年龄 >65岁。②幽门螺杆菌感染。③有消化不良或有胃食管反流症状。④长期饮酒。另外，幽门螺杆菌感染是消化道出血的独立危险因素，根除幽门螺杆菌感染可降低溃疡和出血的复发，建议在长期抗血小板治疗前检测是否有幽门螺杆菌感染，阳性者应先根除。

41. 硝酸酯类药物常见的不良反应有哪些，应该如何避免？

硝酸酯类药物主要的不良反应与它的血管扩张的治疗作用有关。常见的不良反应主要包括头痛、面部潮红、心率反射性加快及低血压，其中头痛是硝酸酯类药物最常见的不良反应，常在用药初始发生，随用药时间延长而减轻并逐渐消失，一般无须停药。建议服用硝酸酯类药物要从小剂量开始，逐渐加量至合适剂量；对难以耐受的头痛，可加服阿司匹林类药物缓解症状。直立性低血压也是常见的不良反应，因此含服硝酸甘油时，最好采取坐位，并且在舌下含服后休息 5 分钟，动作慢一点，以防直立性低血压。此外大剂量服用硝酸酯类药物时会使血压过度下降，冠脉灌注不足，反射性引起交感神经兴奋，心率加快，心肌收缩力增大，心肌耗氧增多，加重心肌缺血，可与负性心率药物如 β 受体阻滞剂或者非二氢吡啶类钙通道阻滞药（地尔硫䓬、维拉帕米等）联用以减少上述不良反应。

42. 哪些心血管药物对性功能有影响？

勃起功能障碍可由一种或多种疾病和危险因素引起，常见的疾病包括高脂血症、高血压、糖尿病、心脑血管疾病、外伤、手术损伤等原发疾病，也与精神心理、药物、生活方式及社会环境因素等有关。在心血管药物中，β 受体阻滞剂（如美托洛尔、阿替洛尔、卡维地洛等）、利尿剂（如螺内酯、氢氯噻嗪）、甲基多巴、地高辛，对性功能有不同程度的影响。对于心血管病患者如已出现勃起功能障碍，应避免选择影响性功能的药物，如应用降压药应避免应用美托洛尔、氢氯噻嗪，可选用能够改善性功能的药物如缬沙坦、氯沙坦等。另外，积极治疗原发病，如果高血压、高脂血症、糖尿病等。当原发病对于勃起功能的影响远大于其治疗药物的影响时，千万不可随意停用心血管病药物。

43. 哪些心血管药物对视力有影响？

许多心血管药物会影响患者的视力，如引起视力下降、视力模糊、复视、眼球震颤等症状和体征，现将这些药物归纳如下。①增强心肌收缩力的药物：地高辛、毒毛旋花子苷K 可致视物模糊或色视，如黄视、绿视。②抗心律失常药：普罗帕酮可引起视力障碍、眩晕等症状；美西律可能使患者出现复视，视物模糊；胺碘酮可导致角膜微沉着、视神经病变或视神经炎，严重时甚至可致盲。③钙通道阻滞药：硝苯地平可引起视物模糊、视觉异常、眼部不适、眼痛、结膜炎、复视等；氨氯地平可引起视力障碍。④调节血脂药及抗动脉粥样硬化药：普伐他汀可引起视觉障碍，如视物模糊、复视、眼外肌运动障碍。烟酸类调脂药，可引起视觉紊乱、眼部异常。⑤利尿剂：呋塞米，可引起视物模糊、光敏。

⑥抗血小板药：氯吡格雷、替格瑞洛，可致眼内（结膜、视网膜）出血。⑦硝酸酯类药物：能够扩张小动脉和小静脉，导致患者前房角的房水产生增多，排出减少，眼压增加，有诱发青光眼发作的风险。

44. 哪些心血管药物不宜用于青光眼患者？

青光眼是以特征性视神经萎缩和视野缺损为共同特征的疾病，病理性眼压增高是其主要危险因素，目前为全球第 2 位的致盲眼病。诱发药源性青光眼的心血管药物主要包括以下几类。①硝酸酯类药物：如硝酸异山梨酯、单硝酸异山梨酯，能够扩张小动脉和小静脉，导致患者前房角的房水产生增多，排出减少，眼压增加，有诱发青光眼发作风险。②肾上腺素类药物：如肾上腺素、去甲肾上腺素、麻黄碱等具有扩大瞳孔作用，使房水无法排出，可能引起青光眼的急性发作。③维生素 E 烟酸酯：该药物会引起眼部充血，引发青光眼的急性发作。

45. 哪些心血管药物易诱发光敏反应？如何预防？

心血管患者服用下列心血管药物需要注意可能引起药物光敏反应。①降压药：硝苯地平、尼莫地平、卡托普利、缬沙坦等可发生光敏反应。含有噻嗪类利尿药的降压药物如双氢克尿噻、珍菊降压片等可导致出现红斑、皮炎等。②调脂药：苯扎贝特、非诺贝特、辛伐他汀等可引起药物光敏反应。③抗心律失常药物：如奎尼丁、胺碘酮等，其中胺碘酮的光敏反应与疗程和剂量相关，表现为蓝灰色皮肤色素沉着、金褐色色素沉着及黄斑，停药后消退较慢。④阿司匹林亦可引起光敏反应，可表现为光毒或光变态性反应。为预防光敏反应，用药前告知医生自己是否有光敏反应病史，在服用上述药物期间，应尽量减少在日光下活动的时间，调整给药时间，比如每日服用一次的药物，在不影响药物作用规律及人体生理节律的前提下，可以将服药时间调整到晚上，减少光照量以保证用药期间安全；易感人群在使用光敏药物期间，外出注意防护，可戴上宽檐帽或撑遮阳伞，并涂上防晒霜。

46. 哪些心血管药物对听力有影响？

影响听力的心血管药物主要包括以下几种。①利尿剂：包括呋塞米、依他尼酸和贝美他尼等，当大剂量快速给药时可能导致耳鸣、听力障碍，但多为暂时性，少数为不可逆性，尤其是当与其他耳毒性药物联合给药时，耳毒性常更严重。②阿司匹林：在心血管疾病预防等方面广泛应用，但不当服用阿司匹林，尤其是对于部分听障易感人群，可导致听力损失，但停药后可逆转。为避免药物对听力的影响，应尽可能避免同时使用两种以上均有耳毒性报告的药物；若因病情需要使用有耳毒性报告的药物时，应尽可能小剂量、短疗程。用药过程中应注意观察是否存在耳鸣、眩晕等早期症状，并进行听力监测，若发现异常并评估可能是药物引起的耳毒性，应立即停用该药，并及时对症处理。

47. 哪些心血管药物容易诱发或加重心律失常？

药源性心律失常是指应用某种或某些药物后原有心律失常加重或者出现新的心律失常。导致药源性心律失常的药物多见于各类心血管药物，主要包括以下几种。①抗心律失常药物：所有抗心律失常药物均可导致窦性心动过缓、房室传导阻滞等缓慢型心律失常，但奎尼丁、普鲁卡因胺、胺碘酮更容易引起，因此应用这些药物时需注意密切监测心电图。②洋地黄类药物：可减慢房室结传导，增加心肌自律性，且由于洋地黄类药物治疗窗窄，个体差异大，易发生洋地黄中毒，可表现为各种类型的心律失常。③多巴酚丁胺：可促进房室传导，加快心室率，引起快速心律失常。④米力农：可引起快速心律失常和严重的低血压，对肾功能受损或恶化的患者应慎用。

48. 哪些心血管药物容易引发直立性低血压？

直立性低血压指从卧位变为直立位的 3 分钟内，收缩压下降 ≥ 20 毫米汞柱或舒张压下降 ≥ 10 毫米汞柱。直立性低血压是老年人跌倒、晕厥、靶器官损伤和心血管事件的危险因素及死亡的独立预测因子。易导致直立性低血压的药物主要有酚妥拉明、酚苄明、哌唑嗪等，尤其在首次服用后易出现，通常在首次给药后 30 ~ 90 分钟或与其他降压药合用时出现。预防措施是将上述药物的首次服用剂量减少，并建议临睡前服用，一定程度上避免发生首剂效应。硝酸酯类药物有时也可导致直立性低血压，伴有反射性心动过速。出现直立性低血压时，应采取头低足高平卧位，利于静脉回流。

49. 哪些心血管药物可能引发停药综合征？

停药综合征是指某一种药物长期持续应用时，因突然停药而出现的一组特殊症候群，严重时可危及生命。以下心血管药物停药时有可能引发停药综合征。①硝酸酯类：长期服用该类药物骤停可能引起心绞痛复发，甚至导致心肌梗死。② β 受体阻滞剂：长期应用 β 受体阻滞剂的患者，突然停药可导致原症状复发甚至加重，如血压上升、严重心律失常或心绞痛发作次数增加，甚至可引起急性心肌梗死或猝死。③中枢性抗高血压药：如甲基多巴、可乐定等，在血压降至正常之后突然停药，血压可在短期内急剧回升，并出现出汗、脸部潮红、易激动、心动过速等交感神经活动亢进表现。④钙通道阻滞药：如硝苯地平、氨氯地平等，长期服药不宜骤停，以避免出现心绞痛发作等反跳现象。⑤利尿药：氨苯蝶啶大剂量或长期服用，突然停药会引起尿钾增加，若需停药应于 1 周内逐渐减量停药。

氢氯噻嗪长期服用也不宜突然停药，否则会引起血容量和体重的反跳现象。

50. 哪些心血管药物容易引起血糖紊乱的不良反应？

影响血糖的心血管药物主要有如下药物。①β受体阻滞剂：通过减少胰岛细胞的胰岛素释放和增加胰岛素抵抗，不仅会导致低血糖，而且会延迟恢复。②他汀类药物：通过降低胰腺β细胞的胰岛素生成或延迟胰岛素释放，会增加新发糖尿病的发生率。③噻嗪类利尿剂：每日小剂量的噻嗪类利尿剂，对糖尿病患者的胰岛素抵抗或血糖控制几乎没有影响；然而，大剂量的噻嗪类利尿剂会导致糖尿病患者血糖控制不佳和糖尿病前期新发糖尿病概率增加。④烟酸：可增加胰岛素抵抗，引起糖耐量下降，并抑制末梢组织对葡萄糖的利用，导致血糖升高。

51. 哪些心血管药物容易引起血脂异常的不良反应？

一些心血管药物可不同程度升高对机体健康有害的总胆固醇、甘油三酯、低密度脂蛋白和极低密度脂蛋白，而使有益于人体健康的高密度脂蛋白降低，对人体造成损害。可引起血脂异常的心血管药物主要包括以下药物：①利尿药：不同的利尿剂对血脂的影响各不相同，且与剂量有关。其中影响相对比较明显的利尿剂是氢氯噻嗪，长期服用可使血清总胆固醇、甘油三酯以及低密度脂蛋白水平升高，降低高密度脂蛋白水平。如果需要长期应用氢氯噻嗪，宜用小剂量（≤25毫克/日）以减少这类不良反应。②β受体阻滞剂：如普萘洛尔大剂量长期使用可使血清甘油三酯、血清总胆固醇和低密度脂蛋白水平升高；如果必须使用，建议每日剂量控制在160毫克以下，这样对血脂影响较小。

52. 哪些心血管药物容易引起低钾血症？如何预防？

引起低钾的心血管药物主要为利尿剂，如氢氯噻嗪、呋塞米、托拉塞米、依他尼酸等排钾性利尿药。另外，脱水药物如甘露醇也可促进机体的钾离子排出增加，引起低钾血症。对于长时间使用可能引起低血钾的药物时，应密切注意电解质和心电图变化，注意药物的相互作用，避免与肾上腺皮质激素合用，以免引起低钾血症。建议患者在饮食上可以适当吃一些绿叶菜，如菠菜、空心菜、苋菜及芥蓝等，这些绿叶蔬菜内含有的钾含量很高，每天保持500克左右的蔬菜摄入量，可以满足身体对于钾的需求。另外，芋头、黄豆及土豆等，这些食物含有的钾元素含量也很高。钾对于健康非常重要，但不要盲目补充，日常只需要保证饮食均衡完全可以满足身体需求，无须额外补充。必要时补充钾应在专业医生指导下进行，切不可盲目购药。

53. 哪些心血管药物容易引起高钾血症？如何预防高钾血症？

容易引起高钾血症的心血管药物如下。①保钾利尿剂：如螺内酯、氨苯蝶啶、阿米洛利等，可使肾脏排泄钾离子减少。② β 受体阻滞剂：如普萘洛尔、美托洛尔、卡维地洛等会使钾离子摄取减少，导致血钾浓度升高。③影响肾素—血管紧张素—醛固酮系统的药物：血管紧张素转换酶抑制剂（如卡托普利、依那普利、培哚普利等）、血管紧张素Ⅱ受体阻滞剂（如厄贝沙坦、氯沙坦等）、肾素抑制药（如阿利吉仑）可使血钾轻度升高，尤其对肾功能不全者。④抗心功能不全药：如左西孟旦可使血钾水平升高。⑤抗凝血药：如肝素可通过减少醛固酮合成，升高血钾浓度。对于具有高钾血症的高风险者，需要调整饮食，避免或限制高钾食物，定期监测血钾离子浓度，适时调整相关的药物，避免血钾升高引起的异常和不良后果。

54. 哪些心血管药物可能引起尿酸升高？哪些心血管药物可降低尿酸水平？

一些心血管药物影响尿酸排泄和代谢时，可导致血液的尿酸浓度升高，引起高尿酸血症或痛风发作。影响尿酸代谢的心血管药物主要包括以下几种。①利尿剂：如呋塞米、托拉塞米、氢氯噻嗪等可引起尿酸升高，而乙酰唑胺可增加尿酸排出、降低血尿酸。②降压药物：硝苯地平可明显升高血尿酸，而尼群地平对尿酸影响较小，氨氯地平有促尿酸排泄的作用；普萘洛尔升高尿酸作用较明显，而美托洛尔对尿酸影响较小；珍菊降压片、吲达帕胺片等含有利尿剂成分的降压药也易引起高尿酸血症；氯沙坦可促进尿酸排泄，降低尿酸的水平。③阿司匹林：大剂量阿司匹林（>3 克 / 日）具有促进尿酸排泄的作用，2～3克 / 日的阿司匹林会导致尿酸潴留，而小剂量阿司匹林（75～325 毫克 / 日，用于心血管预防）可抑制肾小管排泄尿酸而使血尿酸升高，但是对需要心血管预防的痛风患者，通常不需要停用阿司匹林。④调脂药：非诺贝特通过清除嘌呤及尿酸促进尿酸排泄，阿托伐他汀也有促尿酸排泄作用。

55. 哪些心血管药物影响驾驶安全？

绝大部分心血管病患者需要长期服用药物，一些心血管药物服用后会出现困倦、嗜睡、注意力分散、反应迟钝等不良反应，这时驾驶机动车很容易酿成事故。服用后不宜开车的心血管药物主要包括以下几种。①部分降压药：如利血平、氢氯噻嗪、硝苯地平等，可引起头痛、眩晕、嗜睡、直立性低血压等不良反应，从而降低司机的注意力和灵敏度。②抗心绞痛药物：如硝酸异山梨酯、硝酸甘油、普萘洛尔等，可能引起乏力、嗜睡、眼花、视物模糊等不良反应，容易影响驾驶。③抗心律失常药物：如奎尼丁、美西律、利多卡因等，可引起头晕、震颤、共济失调、定向力障碍等不良反应。为了避免药物对驾驶带来的危害，建议口服涉及影响驾驶的药物后，在 6 ～ 7 小时内尽量不要开车。

56. 何为药物相互作用？有哪些类型？

药物相互作用是指同时或相继使用两种或两种以上药物时，由于药物之间的相互影响而导致其中一种或几种药物作用的强弱、持续时间以及性质发生不同程度改变的现象。药物相互作用对患者的影响有 3 种情况：有益、无关紧要和有害。从机制上主要可分为：药剂学相互作用、药动学相互作用、药效学相互作用。药剂学相互作用是指药物制剂在吸收之前理化性质发生变化，从而影响药物作用的发挥。药动学相互作用是指药物的吸收、分布、代谢和排泄等常可受联合应用的其他药物影响而改变，即一种药物影响了另一种药物的药动学，而导致血药浓度增减，进而引起药效或毒性的增强或减弱。药效学相互作用是指两种或两种以上的药物作用于同一受体或不同受体，药理效应或毒性发生改变，产生疗效的协同、相加或拮抗作用，对药物的血浆或作用靶位的浓度可无明显影响。

57. 常见的心血管药物之间有哪些有益的相互作用？

有益的药物相互作用主要指药物之间相互作用使得疗效增加和（或）不良反应减少。不同药物通过作用于不同的靶点而产生协同作用，如"普利类药物"和钙通道阻滞药联合使用可以协同降压，提高血压控制率。有的联合用药在起到药理作用协同的同时，还可使联合药物的不良反应相互抵消，如冠心病患者联合使用普萘洛尔与硝酸酯类药物（如单硝酸异山梨酯），不仅可产生抗心绞痛的协同作用，还可抵消或减少各自的不良反应。普萘洛尔的典型不良反应是心率减慢，而硝酸酯类药物服用后会导致心率加快，两者联合使用可减少对患者心率的影响。又如氢氯噻嗪与"普利类药物"联合使用不仅可以协调降压，氢氯噻嗪还可以降低血钾水平，弥补"普利类药物"使血钾水平升高的缺点。

58. 服用心血管药物需要注意哪些常见不良相互作用？

常见心血管药物不良相互作用主要包括以下几种：①两种或多种调脂类药合用，如非诺贝特与阿托伐他汀钙同属调节血脂异常药物，均有潜在的损伤肝功能及发生肌炎、肌病的危险。②抗心律失常药物的联合使用，可加重对窦房结、房室结和心肌收缩力的抑制，可能会出现严重的低血压、心动过缓和心脏停搏；如病情需要必须联用时，建议加强心电图监测。③华法林治疗指数窄，患者个体差异大，易与其他药物发生药物相互作用，如克拉霉素、红霉素、左氧氟沙星、氟康唑、伊曲康唑等可导致华法林抗凝作用增强，甚至引起出血等不良反应。④氯吡格雷和奥美拉唑、艾司奥美拉唑联合使用，后者可抑制氯吡格雷的代谢而使其药效降低，导致心血管不良事件的发生风险增高。

59. 如何减少心血管药物之间的有害相互作用？

为减少心血管药物之间有害相互作用，首先，应做到精简用药方案，做到用药少而精，联合用药越多，发生不良反应的风险就越高。一项临床研究表明，联合应用 5 种药物，不良反应发生率为 4.2%，服用 6 ～ 10 种药物，不良反应发生率为 7%，超过 10 种，则高达 24% 以上。其次，建议患者看病时告知医生正在服用的所有药物，尽量避免处方中有相互影响的药。另外，当应用一种新的药物时，用药前可咨询医师或药师，熟悉服用药物的注意事项，保持药物放在原包装盒，以便服用时容易确认。服药种类较多时，最好不要再同时服用保健品，以免增大有害相互作用的风险。

60. 哪些食物可能与心血管药物存在有害相互作用？

①由于"普利类药物"的不良反应是使体内的血钾升高，因此在服药期间要尽量避免吃一些钾含量高的食物，比如香蕉、柑橘、葡萄、山楂、油菜、菠菜、香菜、芹菜、山药等，低钠饮食则有助于增加"普利类药物"的临床疗效。②葡萄柚汁可以明显增加维拉帕米、地尔硫草、他汀类药物（洛伐他汀、辛伐他汀、阿托伐他汀）等药的血药浓度，导致不良反应加重，甚至出现中毒或产生未知的临床后果，因此服用上述药物期间不建议喝葡萄柚汁。③高纤维素饮食（包括芹菜、青菜、豆芽、韭菜、香蕉、苹果、柚子、无花果等）中的纤维素与药物一起使用，可以明显降低地高辛的生物利用度，不建议同时使用。④富含维生素 K 的食物（包括豌豆、胡萝卜、番茄、马铃薯、菠菜、豆角、卷心菜、花菜等）可以抵消华法林对凝血因子合成的影响，从而降低其抗凝效果。

61. 饮酒可影响哪些心血管药物的药效？

服用药物期间饮酒会发生一系列复杂而又有害的"化学反应"，严重的可危及生命安全。酒精影响的心血管药物主要包括以下几种。①抗心绞痛药：硝酸酯类抗心绞痛药（硝酸甘油、硝酸异山梨酯等）通过扩张冠状动脉和全身小血管缓解心绞痛，纠正心力衰竭，但用药期间饮酒可致全身小血管显著扩张、头晕、血压下降、虚弱等，重者发生心血管性虚脱，更易加重心绞痛或诱发心肌梗死。②降压药：如硝苯地平、特拉唑嗪、呋塞米、氢氯噻嗪、阿米洛利等，这些降压药物通过减少血容量、扩张血管等机制达到降压目的，而酒精及其代谢产物也都有明显的扩血管效应：在服用降压药物期间饮酒，可能会出现直立性低血压，表现为体位改变后头晕、黑矇，甚至晕厥。③抗血栓药物：如阿司匹林、氯吡格雷、华法林等，这类药物本身就有增加出血的风险，而饮酒可直接引起胃肠道黏膜损伤、破坏胃黏膜屏障，因此应用抗血栓药物期间不宜大量饮酒，否则会加重对胃肠道黏膜的损伤，增加消化道出血的风险。

62. 吸烟可影响哪些心血管药物的药效?

吸烟与药物的相互作用，主要体现在两方面，一是影响药物代谢，二是影响药理作用。研究表明，受吸烟影响的药物有以下几种。①华法林：吸烟会诱导肝药酶代谢，加速华法林的代谢消除，吸烟者剂量需要增加，否则影响抗凝效果。②抗心绞痛药：吸烟能使硝苯地平、普萘洛尔和阿替洛尔等的血药浓度明显下降，且排泄量增加，以致加剧病情，而戒烟会使心绞痛发作次数减少，心功能改善。③阿司匹林：吸烟会增加血小板聚集率，缩短血小板生理半衰期，增加血栓素水平，使得吸烟者对阿司匹林的抵抗增大。④降血压药物：香烟中含有的尼古丁等物质，能使血管收缩，影响降压药物的扩血管作用，从而降低药效。因此，吸烟对人的健康是百害而无一利，远离二手烟，对预防心血管病、避免影响相关药物的治疗效果非常重要。

63. 喝茶可影响哪些心血管药物的药效?

茶中含有多种生物活性成分，如茶多酚、咖啡因、茶碱等，具有一定的保健作用。然而，茶中的这些物质可能会降低某些药物的吸收和疗效，甚至会加大药物的不良反应，产生不良反应。服用以下药物时不宜喝茶。①抗心律失常药：茶叶中的咖啡因和茶碱能兴奋中枢神经，加快心率，加重心脏负担，与抗心律失常药的作用相悖。②阿司匹林：茶叶中的茶碱不仅能加快心率，加重心脏负担，还可降低阿司匹林的药理作用。③洋地黄类药物：茶叶可与洋地黄、地高辛相互结合形成沉淀，影响药效。建议服用上述药物时避免使用茶水送服，尤其是茶多酚含量高的绿茶，以免造成不可预估的后果，最好以白水送服。

64. 常用的心血管药物什么时间服用最好?

地高辛等强心苷类药物在上午 8 点到 10 点服用药物的利用度和效应最大，并且能降低其毒性作用；阿司匹林肠溶片空腹服用可缩短胃内停留时间，可更好地发挥其药理作用；氯吡格雷和替格瑞洛受饮食影响不大，故饭前、饭后服用均可；酒石酸美托洛尔受 pH 值、食物影响较大，应空腹服药；短效他汀类药物（如洛伐他汀、辛伐他汀等）需晚间或睡前服用，而长效他汀类药物和缓释剂他汀类药物每天固定一个时间服用即可。杓型血压的患者血压一般在上午 9 ～ 11 点和下午 16 ～ 18 点达高峰，建议早上 7 点和下午 14 点服药，可有效降低血压；而非杓型血压的患者则应根据动态血压监测形成的曲线，在血压高峰前 2 小时左右服药，有助于有效降低血压。由于晨起时交感神经兴奋，心绞痛发作率较高，因此抗心绞痛药物如钙通道阻滞药、硝酸酯类药物、β 受体阻滞剂一般建议上午服用。

65. 哪些心血管药物需要首剂加倍?

临床用药过程中，为了使一些药物迅速达到稳态血药浓度，立即发挥治疗作用，常采用首剂加倍的方法，即第一次服药时，用药量要加倍，后续剂量仍按照常规剂量使用。首剂加倍是基于每种药物的药动学、药效学及药物安全性等诸多因素制订出的负荷剂量给药方案。例如，为降低急性心肌梗死疑似患者的发病风险，建议首次服用拜阿司匹林的剂量为 300 毫克，嚼碎后服用以快速吸收，继以 100 毫克、每日 1 次长期维持治疗。对于急性 ST 段抬高型心肌梗死，应以首剂量氯吡格雷 300 毫克开始，然后 75 毫克、每日 1 次，并合用阿司匹林。对于年龄超过 75 岁的患者，不使用氯吡格雷负荷剂量。如服用替格瑞洛，则剂量为首次剂量 180 毫克，此后每次 90 毫克、每日 2 次，并维持至少 12 个月。需要注意的是，只有少数药物才能首剂加倍，不加选择地首剂加倍，反而有可能造成患者中毒。

66. 哪些心血管药物需要小剂量起始逐渐加量?

有些药物作用较强烈，首剂药物如果按常规剂量给予，容易导致患者不耐受，即引起首剂效应或首剂综合征。为避免首剂效应的发生，对某些药物须采取"首剂减量"法。引起首剂效应的常见药物主要是抗高血压药物、治疗冠心病和心力衰竭药物等。服用 α 受体阻滞剂（哌唑嗪）30 ～ 90 分钟后，可能出现眩晕、心悸、出汗、头痛、视物模糊、恶心、胸痛、直立性低血压、休克等不适症状。此外，服用 β 受体阻滞剂（如美托洛尔）和钙通道阻滞药（如硝苯地平）也可引起首剂效应。老年高血压患者由于压力反射不敏感，脑血管自主调节功能障碍，容易出现"首剂效应"。"首剂效应"的发生与剂量相关，建议患者开始服用上述药物时剂量宜小，一般主张是常用量的 1/3，并在服药后密切观察 2 ～ 4 小时，包括心率、血压等变化，确认无不良反应后再逐渐增加至治疗量。一旦出现了"首剂效应"，应立即停止用药，平卧休息，反应严重者须及时就医。

67. 哪些心血管药物不能掰开服用?

控释片、肠溶片均不可以掰开服用，因为掰开会破坏它的工艺结构，药物快速释放，达不到控释和肠溶的效果，反而会导致药量短时间内升高，容易引起不良反应。胶囊剂、包衣片剂一般情况下也不可以掰开服用，若掰开可因药物的不良气味和苦味使患者难以服用。若掰开的是缓释胶囊、缓释性包衣和肠溶性包衣，直接服用会使药物在体内快速释放，对身体造成危害。大多数缓释片是由高分子薄膜包衣而成，如果掰开则会破坏外层薄膜，降低生物利用度，如硝苯地平缓释片、非洛地平缓释片、曲美他嗪缓释片等。但不是所有的缓释片都不能掰开服，如琥珀酸美托洛尔缓释片可以掰开服用，但注意不能嚼碎。

68. 哪些心血管药物需要舌下含服？如何正确服用？

舌下含服药物有见效快、生物利用度高等特点，特别适用于急症救治。可舌下含服的心血管药物主要有硝酸甘油片、速效救心丸、复方丹参滴丸、硝酸异山梨酯片等。患者服用时可先将药物直接置于舌系带两侧凹窝内，此处唾液较多，药物在此可快速崩解或溶解，便于吸收。为加速药物吸收，服药过程中避免吞咽，应张口深呼吸，随着深呼吸，药物自黏膜吸收进入循环系统，一般经 10 ～ 50 次深呼吸，口中药物即被含化。凡舌下含服的药物，不宜用水送服，以免降低药物的生物活性，以致起效慢而达不到急救目的。一些老年患者口腔干燥时，可在口中含少许白开水，以利药物的溶解和吸收。另外，舌下含药硝酸甘油片、速效救心丸时，患者宜取半卧位或坐位，这样可使回心血量减少，减轻心脏负担，从而缓解病情。

69. 哪些食物适宜心血管疾病患者食用？

①洋葱：被称为"天然心脏支架"，含有多种含硫化合物、类黄酮化合物、前列腺素等多种成分，不仅具有抗血小板聚集、抗血栓的功效，还具有降血糖、降血脂、降血压的功效，从多角度、多途径预防心血管疾病的发生与发展。②黑木耳：被称为"血管清道夫"，具有抗凝血、抗血小板聚集、抗血栓的作用，建议每周食用 2 ～ 3 次，每次 15 ～ 20 克，对于延缓动脉粥样硬化、预防或辅助治疗冠心病有重要作用。③芹菜：含有钙、镁、钾、维生素 C 等物质，另外，芹菜中所含有的芹菜素，具有舒张血管、降低血压的功效。一般每次食用芹菜 200 克左右，每周吃 2 ～ 3 次为宜。对于心血管病患者而言，尽管日常饮食管理非常重要，可辅助患者治疗，控制病情。但饮食只是一种辅助性的方法，不可替代药物治疗。

70. 哪些药物具有心脏毒性？

临床常见的心脏毒性药物主要包括抗肿瘤药物（如阿霉素、曲妥珠单抗、吉非替尼、奥希替尼等）、非甾体抗炎药物（罗非昔布）、抗精神病药物（氯丙嗪、奋乃静）等。不同心脏毒性药物导致心力衰竭的机制不同，抗肿瘤药物主要通过氧化应激损伤、线粒体损伤、异常折叠蛋白质积累等机制诱发心力衰竭，药物引起的水钠潴留、负性肌力作用也可诱发或加重心力衰竭。

71. 哪些药物可能诱发暴发性心肌炎？

　　许多药物可诱发暴发性心肌炎，如抗肿瘤药物：阿达木单抗、依鲁替尼、伊匹单抗、纳武单抗、曲妥珠单抗、氟尿嘧啶、蒽环类药物、环磷酰胺；抗生素：青霉素、阿莫西林、四环素、磺胺类药物、两性霉素 B；神经系统药物：卡马西平、氯氮平、安非他命、可卡因；植物药 / 中药：藤黄果、鱼胆、蛇胆、附子；其他药物：别嘌呤醇、异烟肼、氢氯噻嗪、螺内酯、乙酰唑胺、磺酰脲类药物、吲哚美辛、儿茶酚胺等。

第三章

常用心血管药物的合理使用

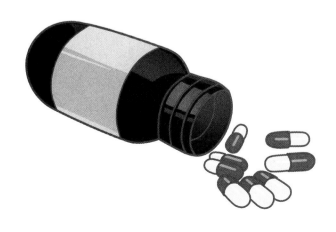

第一节 合理使用利尿剂

72. 常用的利尿剂包括哪些？主要适用于哪些心血管疾病？

常用利尿剂有以下几种。①袢利尿剂：包括呋塞米、托拉塞米、布美他尼等。袢利尿剂适用于大部分心力衰竭患者，特别适用于有明显液体潴留或伴肾功能受损的患者。②噻嗪类利尿剂：代表药物为氢氯噻嗪，较袢利尿剂作用弱，适用于有轻度液体潴留、伴高血压而肾功能正常的心衰患者。噻嗪类利尿剂在明显肾功能减退患者中作用减弱，故不建议使用。③保钾利尿剂：包括氨苯蝶啶、阿米洛利、螺内酯、依普利酮等。氨苯蝶啶和阿米洛利利尿作用较弱，一般与其他利尿剂联合使用。螺内酯和依普利酮可用于改善心肌重构，其中依普利酮对性激素受体作用小，不良反应较少。④托伐普坦对伴顽固性水肿或低钠血症者疗效显著，对于老年、低血压、低蛋白血症、肾功能损伤等高危人群，托伐普坦依然有效，推荐用于常规利尿剂治疗效果不佳、有低钠血症或有肾功能损害倾向患者。

73. 氢氯噻嗪、呋塞米以及托拉塞米有何区别？如何选择？

各种利尿剂作用机理不同，临床应用也有所区别。在高血压的常规治疗中，噻嗪类利尿剂最常用，主要适用于老年性高血压、高盐摄入和盐敏感性的高血压，常与"普利类药物""沙坦类药物"或钙通道阻滞药联合协同降压。具有保钾作用的利尿剂如螺内酯、氨苯蝶啶、阿米洛利等为弱效的利尿剂，主要用于高血压的辅助治疗。呋塞米、托拉塞米等为强效利尿剂，在高血压危象的治疗中多有应用，不建议用于日常的降压治疗。无论是急性心力衰竭还是慢性心力衰竭者，常伴有水钠潴留，故对于合并心力衰竭的高血压患者，首选噻嗪类利尿剂改善水钠潴留，如果单独使用无法改善，可以改用强效利尿剂。

74. 使用利尿药需重点注意哪些不良反应？

水、电解质紊乱（如低血容量、低钾血症、低钠血症、低镁血症等）是利尿剂长期或大剂量应用时常见的不良反应。低血容量主要是由于过度利尿所致。低钠血症和低钾血症是利尿剂最常见的电解质紊乱，当大剂量、长疗程地使用袢利尿剂（如呋塞米、托拉塞米）时，容易发生低钠血症，而低钾血症是噻嗪类利尿剂（如氢氯噻嗪）的特征性不良反应，主要是由于肾脏过度排钾造成的，建议在开始用药 2～4 周后检测电解质水平。长期使用保钾利尿剂（如螺内酯）可导致高钾血症，表现为四肢及口周感觉麻木、恶心、呕吐，严重时可导致心脏骤停。保钾利尿剂与排钾利尿剂合用，可减少低钾血症、高钾血症的发生风险。另外，长期大剂量使用噻嗪类利尿剂者还可能引起高血脂、高血糖、高尿酸血症，因此，糖尿病、痛风、血脂异常患者尽量避免使用。

75. 痛风患者服用利尿剂有哪些注意事项?

研究发现，利尿剂可通过增加尿酸净吸收和减少尿酸排泄及体液的丢失使血液中尿酸浓度增加，此作用呈剂量依赖性。利尿剂可使痛风的相对危险性增加近80%。对于伴有高尿酸血症及痛风的高血压患者，在治疗用药时，尽量不要选用噻嗪类利尿剂（包括氯噻嗪、氢氯噻嗪等），如需使用可联合使用"普利类药物"或"沙坦类药物"，可使利尿剂引起的血清尿酸盐浓度升高最小化。长期服用这类药物的痛风患者，应定期检测尿酸水平，必要时使用调节尿酸的药物，以控制血尿酸水平，避免病情突然发作。另外，氯沙坦具有直接的促尿酸排泄作用，可最大限度地减少利尿剂引起的血清尿酸盐浓度升高。

76. 服用含利尿剂的降压药如何防止低钾血症?

长期服用含排钾利尿剂（如氢氯噻嗪、吲达帕胺）的降压药，有可能导致低钾血症。血钾过低可导致患者出现心慌、乏力、呼吸困难、腹胀、便秘、肠梗阻等表现。为防止低钾血症，建议定期复查，及时根据需要调整治疗方案。在使用的过程中，如果病情允许，尽量减少排钾利尿剂的用量，减少低钾血症的可能。如果已经发生低钾血症，可通过口服补钾药物补充丢失的钾离子，一般适宜每天补充1～3克。患者也可进食含钾丰富的食物，如鲜蚕豆、马铃薯、苋菜、菠菜、紫菜、海带、山药等，均有益于低血钾的防治。联合其他保钾降压药物（如"普利类药物""沙坦类药物"）也可以减少低钾血症的发生。

77. 利尿药与哪些药物容易引起相互作用?

强效利尿剂如呋塞米、托拉塞米与头孢类抗菌药物（如头孢唑啉、头孢拉定）、氨基糖苷类抗菌药物（如阿米卡星、依替米星）联合使用，可增加肾毒性和耳毒性，尤其是用于肾功能不全患者。中效利尿剂主要为噻嗪类利尿剂（如氢氯噻嗪）联用非甾体抗炎药和环孢素可能增加中毒性肾损害的发生风险；与洋地黄苷类联用可使洋地黄类药物发生心律失常的风险增加；与增加延长QT间期的药物（如阿司咪唑、特非那定、索他洛尔）联合使用增加心律失常的发生风险。低效利尿剂如螺内酯为保钾利尿剂，与"普利类药物"或"沙坦类药物"联合应用增加高钾血症的发生风险，如需联合使用，应密切监测血钾水平。

78. 服用螺内酯治疗心力衰竭期间有哪些注意事项?

螺内酯有较弱的保钾利尿的作用，另外还具有改善心肌重构的作用，推荐初始剂量为10～20毫克，1次/天，至少观察2周后再加量，目标剂量为20～40毫克，1次/天。

螺内酯应于进食时或餐后服药，以减少胃肠道反应，并可提高本药的生物利用度。通常建议螺内酯与呋塞米、托拉塞米等排钾利尿剂合用，以避免高钾血症发生。螺内酯和"普利类药物"或"沙坦类药物"合用治疗心力衰竭时，有导致高钾血症的风险，因此用药期间注意定期监测血钾水平。另外，螺内酯可引起男性乳房疼痛或乳腺增生，一般为可逆性，停药后可消失。

79. 何为利尿剂抵抗？该如何应对？

利尿剂抵抗是指在使用足量的利尿剂后，水钠潴留等症状的改善未达到理想状态，而利尿剂的利尿作用减弱或消失的临床状态。通常认为临床上每日口服利尿剂呋塞米 >80 毫克或托拉塞米 >40 毫克或布美他尼 >2 毫克，但 24 小时尿量 <800 毫升者，为利尿剂抵抗的判断标准。应对利尿剂抵抗，首先可通过增加利尿剂剂量及改变用药途径的方法预防利尿剂抵抗，再者还可换用其他利尿剂治疗，一般 40 毫克呋塞米与 20 毫克托拉塞米、1 毫克布美他尼的利尿效果相当。另外，也可以通过联用两种及两种以上利尿剂（如在袢利尿剂基础上加用噻嗪类利尿剂或者螺内酯）改善利尿剂抵抗，若仍然无法达到有效利尿效果，还可考虑加用托伐普坦或加用增加肾血流药物（如小剂量多巴胺或重组人脑利钠肽）及糖皮质激素等。

80. 托伐普坦主要适宜哪些疾病？主要有哪些不良反应？

托伐普坦是一种口服剂型选择性升压素 V2 受体拮抗剂，是一种治疗低钠血症的药物。托伐普坦具有排水不排钠的特点，能改善水钠潴留的状态，且对血压、心率和电解质的影响较小，并能保护肾功能，对顽固性水肿或低钠血症者疗效更显著，推荐用于常规利尿剂治疗效果不佳、有明显的高容量性和正常容量性低钠血症（血钠浓度 <125 毫摩尔／升，或低钠血症不明显但有症状并且限液治疗效果不佳），包括伴有心力衰竭、肝硬化以及抗利尿激素分泌失调综合征。托伐普坦的不良反应多见于血容量改变，导致高钠血症、低血压，引起或加重患者口干和口渴症状，应根据每日排尿情况及时补充水分，不要过度限制液体摄入，避免脱水。用药期间还应注意观察患者血压和心率，密切监测血清钠水平。

81. 使用托伐普坦过程中有哪些注意事项？

①初次用药建议在医院内进行，有利于检测血钠水平和容量状态。用药后，一般不需要限制水的摄入；停用托伐普坦后，患者应继续限制入量，并监测血钠和血容量状况。②不建议在其他治疗低钠血症的方法后应用托伐普坦，尤其是在应用 3% 氯化钠之后。③治疗最初 24 ~ 48 小时不限制液体摄入量，如果限制液体量，会使血钠纠正过快，且开

始治疗的最初 24 ～ 48 小时应每 6 ～ 8 小时监测血钠浓度。④服用托伐普坦时，应注意血钠升高过快导致继发渗透性脱髓鞘综合征。⑤使用超过 1 周需要监测肝功能。如果怀疑肝损伤是由托伐普坦引起，应迅速停药，给予适当的治疗。⑥注意托伐普坦与其他药物的相互作用，如与酮康唑合用可显著增加托伐普坦的血药浓度，与地高辛合用时可增加地高辛的血药浓度。⑦肾功能不全者无须调整用药，但可降低疗效。⑧对虚弱的老年患者，可以 7.5 毫克 / 天为起始剂量，48 小时后血钠浓度仍低于 135 毫摩尔 / 升可加量至 15 毫克，维持量为 15 毫克 / 天；大多数情况下，第 4 天左右血钠浓度恢复正常，可减半至 7.5 毫克维持应用。

82. 哪些人不宜使用利尿剂？

以下人群尽量避免使用利尿剂。①电解质紊乱明显患者：利尿剂容易造成患者体内低钠、低氯、低钙、低镁等情况，因此如果患者存在电解质紊乱，服用利尿剂会加剧电解质紊乱。②尿酸高或痛风患者：长期使用利尿剂会使尿酸升高，引起高尿酸血症，甚至有可能会加重痛风病情，因此痛风性肾病患者不宜选用利尿剂。③高血糖患者：利尿剂会对胰岛素的释放有一定的抑制作用，长期使用会使血糖升高，因此血糖高的患者慎重使用利尿剂。④血压不高或偏低患者：长时间使用利尿剂会造成低血压，尤其是对于血容量不足或血压正常的老年人，利尿剂降血压的效果就会更明显。⑤对磺胺药物过敏患者：噻嗪类利尿药如氢氯噻嗪，袢利尿药如呋塞米、托拉塞米、布美他尼等药物结构中含有磺酰结构，和磺胺存在交叉过敏。因此，对磺胺类药物过敏患者使用这些药物有可能发生过敏反应，需谨慎。

83. 服用利尿剂期间饮食上有哪些注意事项？

服用利尿剂期间不宜饮酒，因为酒精能够扩张血管，使回心血量减少，增强降压作用，从而出现低血压反应，容易使人摔倒，进而引发脑血管意外。在服用氢氯噻嗪、呋塞米等排钾利尿药期间可适量补充些富含钾的食物，如豌豆、绿豆、红豆、大豆、香菇、紫菜、海带、虾仁、香蕉、花生等，但不宜食用含食盐过多（如过食腌鱼、腌肉等）的食物，可预防因服用利尿剂引起电解质紊乱。另外，在服用保钾利尿药（如螺内酯、氨苯蝶啶等）期间，不宜食用含钾高的食品，因保钾利尿药可引起血钾增高。

第二节 合理使用 β 受体阻滞剂

84. β 受体阻滞剂分为哪几类？代表药物有哪些？

根据对受体的选择性不同，β 受体阻滞剂可分为非选择性 β 受体阻滞剂、选择性 β₁ 受体阻滞剂及有周围血管扩张作用的 β 受体阻滞剂。非选择性 β 受体阻滞剂可竞争性阻断 β₁ 和 β₂ 受体，对糖、脂代谢和肺功能有不良影响，代表药物为普萘洛尔。选择性 β 受体阻滞剂特异性阻断 β₁ 受体，对 β₂ 受体的影响相对较小，代表药物有美托洛尔、比索洛尔、阿替洛尔等。其中比索洛尔是 β 受体阻滞剂中对 β₁ 受体选择性最高的药物。有周围血管舒张功能的 β 受体阻滞剂不仅可阻滞 β₁ 和 β₂ 受体，而且可同时选择性阻滞 α₁ 受体，代表药物有阿罗洛尔、卡维地洛、拉贝洛尔等。

85. 普萘洛尔、美托洛尔和比索洛尔有什么区别？如何选用？

美托洛尔和比索洛尔主要的区别如下。①作用时间不同。比索洛尔作用时间长，每天只需服用 1 次，服用比较方便，而美托洛尔片由于作用时间短，每天要服 2 次才能保持疗效。②对肝肾功能的影响不同。美托洛尔主要通过肝脏代谢清除，当肝功能下降时，会产生药物蓄积，对肾脏几乎没有影响；而比索洛尔是通过肝、肾双通道代谢，肝功能不全的患者可以选择比索洛尔，提高用药安全性。对于严重肾功能不全的患者，服用比索洛尔需要减量，但服用美托洛尔无须调整剂量。③不良反应有所差异。美托洛尔是亲脂性药物，易通过血脑屏障，可引起头晕、失眠、多梦等神经系统的症状；而比索洛尔是亲水性药物，对中枢神经系统的影响较小。

86. 酒石酸美托洛尔和琥珀酸美托洛尔有什么区别？

目前临床上使用的美托洛尔有两种剂型，一种是酒石酸美托洛尔片，另一种则是琥珀酸美托洛尔缓释片，两者虽然看似大同小异，但在剂型和服用方法上有明显的不同，这两种药物主要区别如下。①剂型不同：酒石酸美托洛尔为普通片剂，进入体内后药物可全部崩解，在体内清除速度较快。琥珀酸美托洛尔为缓释制剂，进入体内后以恒定的速度缓慢释放发挥药效，故缓释片在体内发挥作用的时间较普通片更长。②服用方法不同：酒石酸美托洛尔片的半衰期为 3 ~ 5 小时，因此，临床上常用的服用次数为每日 2 ~ 4 次。另外，酒石酸美托洛尔片可以掰开或研磨，不会破坏其剂型。琥珀酸美托洛尔缓释片血药浓度平稳，作用超过 24 小时，故每日只需服用 1 次，推荐在早晨服用。琥珀酸美托洛尔缓释片可以掰开，但不能研磨药片，以免加重不良反应，甚至引起毒性反应。③酒石酸美托洛尔片为脂溶性药物，食物可影响其吸收，进餐时服药可使该药的生物利用度增加40%，增加不良反应的发生率；因此，为避免药品不良事件的增加，应空腹服用该药。而琥珀酸美托洛尔缓释片不受食物影响，饭前或饭后均可服用该药，但值得注意的是服用此药时至少使用半杯液体送服。

87. 各种 β 受体阻滞剂的主要临床适应证有哪些？

①高血压：β 受体阻滞剂是临床上治疗高血压有效、安全的药物，目前使用 β 受体阻滞剂进行治疗的患者，如血压控制稳定，应当继续使用，不宜换药。②冠心病：β 受体阻滞剂是治疗冠心病的重要一线药物，该类药物不仅能降低动脉粥样硬化、急性冠脉综合征的发生发展，而且还能有效预防、缓解心绞痛发生，提高患者生活质量。对心肌梗死后左心室收缩功能受损、有或无症状的心力衰竭患者均应长期使用 β 受体阻滞剂，能降低心肌耗氧、抑制交感神经兴奋，抑制心室重塑、改善心功能，降低病死率。③心力衰竭：β 受体阻滞剂是慢性心力衰竭药物治疗方案中的重要组成部分，对于急性心肌梗死后左心室收缩功能受损、有或无症状的心力衰竭患者均应长期使用 β 受体阻滞剂，以降低病死率。④心律失常：主要用于窦性心动过速、室上性心律失常等心律失常。

88. 服用 β 受体阻滞剂应注意哪些问题？

①不建议老年高血压和脑卒中患者首选 β 受体阻滞剂，除非有 β 受体阻滞剂使用强适应证。②对于合并心力衰竭的高血压患者，β 受体阻滞剂均应从小剂量起始，如比索洛尔1.25毫克，每日1次；美托洛尔缓释片12.5毫克，每日1次；美托洛尔平片6.25毫克，每日2～3次；卡维地洛3.125毫克，每日2次。如患者能耐受，每隔2～4周将剂量加倍，直至达到心力衰竭治疗所需要的靶剂量或最大耐受剂量。目标剂量：比索洛尔10毫克，美托洛尔缓释片200毫克，美托洛尔平片150毫克，卡维地洛50毫克，但需依据患者的耐受情况决定。目标剂量的确定一般以心率为准。③使用常规剂量 β 受体阻滞剂血压未达标，而心率仍≥80次/分的单纯高血压患者可增加 β 受体阻滞剂用量。④避免突然停药：如果患者的病情需要停用 β 受体阻滞药，应该在医生的指导下，逐步减量，整个过程至少需要2周。

89. β 受体阻滞剂主要有哪些不良反应？

β 受体阻滞剂的主要不良反应包括以下几个方面。①心动过缓、传导阻滞：β 受体阻滞剂可以减缓心率，可能会引起心动过缓、传导阻滞，临床上应该根据患者心率下降的程度来决定药物的剂量。②支气管痉挛：当患者服用非选择性 β 受体阻滞剂时，由于 $β_2$

受体被阻断，使支气管收缩，增加呼吸道阻力，诱发或加重支气管哮喘、慢性阻塞性肺疾病的急性发作。③影响糖脂代谢：β 受体阻滞剂能延缓胰岛素引起低血糖反应后的血糖恢复速度，产生低血糖反应，并掩盖低血糖时的心动过速表现。β 受体阻滞剂还影响脂代谢，临床上表现为血甘油三酯、胆固醇升高，高密度脂蛋白胆固醇降低。④加重外周循环性疾病：使用 β 受体阻滞剂会加剧外周血管收缩，导致患者肢体温度降低、肢端苍白、疼痛及间歇性跛行等症状加重。⑤停药综合征：长期应用 β 受体阻滞药者如突然撤药，可引起原病情如高血压、心绞痛及心律失常等加重。

90. 哪些患者不宜使用 β 受体阻滞剂？

对 β 受体阻滞剂过敏、低血压、严重心动过缓、急性心衰、Ⅱ度及以上房室传导阻滞、合并支气管哮喘及气道痉挛状态、未安装起搏器的病态窦房结综合征患者禁用 β 受体阻滞剂。老年患者、肥胖者、脑卒中、糖代谢异常者、间歇跛行及慢性阻塞性肺疾病患者不适宜首选 β 受体阻滞剂。

91. 如何对 β 受体阻滞剂进行个体化选择？

β 受体阻滞剂已经广泛用于治疗心血管疾病和其他疾病中，尤其适用于合并快速性心律失常、冠心病、慢性心衰、主动脉夹层、交感神经活性增高及高动力状态的高血压患者。稳定型冠心病建议选择选择性 β_1 受体阻滞剂，如琥珀酸美托洛尔或比索洛尔，以用于缓解症状、改善缺血；病情相对稳定，射血分数降低的心衰患者可使用 β 受体阻滞剂，推荐采用琥珀酸美托洛尔、比索洛尔或卡维地洛；高血压伴心率增快，首选选择性 β_1 受体阻滞剂，如美托洛尔和比索洛尔。肾功能不全患者优选脂溶性 β 受体阻滞剂，如美托洛尔；肝功能不全患者优选肾脏或肝肾均能代谢的 β 受体阻滞剂。对于夜间心率慢的患者，应选用半衰期短的 β 受体阻滞剂，晨起服用，如美托洛尔平片。

92. β 受体阻滞剂与哪些药物有相互作用？

β 受体阻滞剂和其他药物有药代学和药效学的相互作用。铝盐、考来烯胺、考来替泊可降低 β 受体阻滞剂的吸收。酒精、苯妥英钠、利福平、苯巴比妥和吸烟均可诱导肝生物转化酶，从而降低脂溶性 β 受体阻滞剂的血浆浓度和半衰期。西咪替丁和肼苯哒嗪可通过减少肝血流提高普萘洛尔和美托洛尔的生物利用度。维拉帕米、地尔硫䓬和各种抗心律失常药物可抑制窦房结功能和房室传导，使用 β 受体阻滞剂应谨慎。β 受体阻滞剂与其他降压药物连用有累加效应，联合使用注意监测血压。另外，吲哚美辛和其他非甾体抗炎药可拮抗 β 受体阻滞剂的降压作用。

93. β 受体阻滞剂会造成性功能障碍吗?

使用 β 受体阻滞剂会引起性欲下降与勃起功能障碍,主要是在普萘洛尔中常见。造成这种不良反应的机制尚未明确,可能与普萘洛尔抑制交感神经系统,减少中枢神经发放冲动相关。另外,普萘洛尔还有一定的镇静作用,可能也会导致性欲降低。与普萘洛尔相比,选择性抑制 β_1 受体的美托洛尔与比索洛尔对性功能的影响较小。另外,需要指出的是,很多患者出现性功能障碍是由心理因素导致,而不是身体真的出现了问题。

94. 慢性阻塞性肺疾病患者能否选用 β 受体阻滞剂?

非选择性的 β 受体阻滞剂(如普萘洛尔等)可阻断支气管平滑肌上的 β_2 受体,使支气管平滑肌收缩,引起气道阻力增加,进而诱发或加重支气管痉挛、使肺功能恶化,故慢性阻塞性肺疾病患者不宜使用非选择性 β 受体阻滞剂。对于慢性阻塞性肺疾病稳定期患者可以用选择性 β_1 受体阻滞剂(主要包括美托洛尔、阿替洛尔),治疗剂量一般不引起呼吸道阻力增加的不良反应,但当浓度过高时,仍可能引发支气管痉挛,有诱发加重慢性阻塞性肺疾病的风险。建议患者务必严格按照医嘱服用此类药物,切勿自行调整剂量和频次。

95. 突然停用 β 受体阻滞剂,有哪些危害?

β 受体阻滞剂不仅可以降压,还可抗心绞痛、抗心律失常,适用于合并有心肌梗死、心绞痛、心动过速等疾病的高血压患者,因此被称为"心内科全能药物"。在用药时 β 受体被抑制,一旦患者突然停药,β 受体不被阻滞,病情就会出现比原来更加严重的反弹,不但会导致血压升高,诱发心肌梗死、心绞痛发作,在某些情况下,还可能会导致严重的室性快速心律失常,包括心源性猝死。因此,长期服用 β 受体阻滞剂的患者,如果医生告知患者可以停药,一定要逐渐减量,整个减药过程保持 2 周以上,以防发生"反跳综合征"。

96. 心血管疾病患者服用 β 受体阻滞剂使心率控制在哪个范围比较合适?

对于高血压、冠心病、心力衰竭等心血管疾病,心率过快不仅可以导致心肌肥厚、心脏扩大,甚至还可增加病死率。心率 >84 次 / 分与 <65 次 / 分者,冠心病风险增加 1 倍。有效控制心力衰竭患者的心率,还可以改善心力衰竭患者的预后。因此,静息心率的管理及控制是防治心血管疾病的重要目标。研究发现,冠心病合并高血压病的患者中静息心率为 60 ~ 69 次 / 分者,心血管不良事件发生率最低;而静息心率 < 50 次 / 分或 > 70 次 / 分,死亡率明显升高。对于冠心病、心力衰竭的患者来说，服用 β 受体阻滞剂尽可能将心率控制在相对偏慢的 55 ～ 60 次 / 分为宜；而对于单纯高血压患者，理想的心率控制目标应该在 61 ～ 79 次 / 分。

97. β 受体阻滞剂对糖、脂代谢有哪些影响？

β 受体阻滞剂会使总胆固醇、低密度脂蛋白和甘油三酯的水平增高，会延缓使用胰岛素后血糖水平的恢复，掩盖降糖药物过量引起的心悸（早期低血糖症状之一）。因此通常不建议合并高血脂、糖尿病的患者使用 β 受体阻滞剂。但是使用 β 受体阻滞剂对心血管疾病患者的保护作用常大于其带来的不良反应，而且该类药物所致的不良反应，主要是因为阻断 $β_2$ 受体。因此，糖尿病、高脂血症患者，在做好监测血糖、血脂的前提下，可以使用 $β_1$ 受体阻滞剂。

第三节 合理使用"普利类药物"

98. "普利类药物"的代表药物主要有哪些？

血管紧张素转换酶抑制剂又称"普利类药物"，是基础降压药物之一。该类药物家族成员很多，常用的药物有依那普利、贝那普利、卡托普利、培哚普利、雷米普利等。血管紧张素转换酶抑制剂通过抑制人体血管紧张素 II 的生成，使得血管舒张、血容量减少、血压下降，不仅对于高血压患者具有良好的心脏、肾脏的保护作用，也能预防心血管事件的发作。

99. "普利类药物"的主要临床适应证有哪些？

"普利类药物"可发挥降压及靶器官的保护作用，用于治疗轻中度或者严重的高血压，尤其适用于高血压合并以下情况。①心室肥厚。②左心室功能不全或心力衰竭。③心肌梗死及心室重构。④代谢综合征、糖尿病肾病、慢性肾脏病、蛋白尿或微量白蛋白尿的患者。⑤无症状性动脉粥样硬化或周围动脉疾病或冠心病高危的患者。

100. 为什么"普利类药物"广泛用于防治心血管病？

"普利类药物"不仅可以用于降压，还能够从以下几个方面改善心血管患者的预后。①阻断肾素—血管紧张素—醛固酮系统和激活激肽释放酶—激肽系统，发挥双系统保护作用。②具有抗炎、抗氧化、保护血管内皮、延缓动脉粥样硬化、维持血管纤维蛋白溶解平衡等多重作用。③通过改善心室重构、减轻心室过度扩张而降低心血管患者的死亡率和再发心血管事件的风险。因此，所有无禁忌证的心肌梗死患者均应尽早服用"普利类药物"，从低剂量开始，逐渐加量至目标剂量或靶剂量，并长期服用。

101. "普利类药物"有好多种，它们有什么区别，选择哪个好呢?

"普利类药物"有很多种，如卡托普利、依那普利、赖诺普利、雷米普利、福辛普利等，它们作用机制相同，区别在于血药浓度的变化以及代谢时对肝肾功能影响的不同。卡托普利半衰期最短，只有 2 小时左右，每天需要 2～3 次服药，通常用于降低急性期高血压，较少用于常规降压治疗。其他的"普利类药物"半衰期均能达到 10 小时以上，每天服药 1 次即可，较为方便。福辛普利是通过肝肾双通道代谢，对肾脏的负担要小一些，因此肾功能不全的患者可以选择福辛普利，而血药浓度相对比较稳定的是赖诺普利和依那普利。依那普利价格低，对心、肾的保护作用较好，"性价比"最高。而赖诺普利虽然降压效果强，不良反应较少，但价格较贵。

102. 长期使用"普利类药物"有哪些注意事项?

符合应用"普利类药物"指征的患者应尽早服用此类药物，并长期坚持。服药剂量遵医嘱，由小剂量开始，逐渐递增，直至达到目标剂量，一般每隔 2 周，剂量倍增 1 次，调整至合适剂量应终生维持使用，避免突然停药，导致临床症状恶化。服用"普利类药物"期间应监测血压，避免出现低血压或直立性低血压。由于"普利类药物"可导致血钾升高及肾功能恶化，患者应在开始治疗后 1～2 周检查血钾浓度和肾功能，并每个月定期复查生化指标，尤其是合并低血压、低钠血症、糖尿病、氮质血症患者。

103. 哪些患者禁忌使用"普利类药物"?

虽然"普利类药物"具有良好的耐受性，但仍可能出现罕见且危险的不良反应，其绝对禁忌证有以下几种。①妊娠："普利类药物"可影响胚胎发育，育龄女性使用"普利类药物"时应采取避孕措施；计划妊娠的女性应避免使用"普利类药物"。②血管神经性水肿：可引起喉头水肿，呼吸骤停等严重不良反应，危险性大；临床一旦怀疑血管神经性水肿，患者应终身避免使用"普利类药物"。③双侧肾动脉狭窄：可因急性肾缺血肾小球灌注压不足引起急性肾损伤。④高钾血症（＞6.0 毫摩尔／升）："普利类药物"抑制醛固酮的分泌导致血钾浓度的升高，较常见于慢性心力衰竭、肾功能不全以及补充钾盐或联用保钾利尿剂的患者。相对禁忌证有以下 5 种情况。①血肌酐水平显著升高。②高钾血症（＞5.5 毫摩尔／升）。③有症状的低血压（＜90 毫米汞柱），见于心力衰竭，血容量不足等患者。④有妊娠可能的女性。⑤左心室流出道梗阻的患者。

104. "普利类药物"主要有哪些不良反应?

咳嗽是"普利类药物"最常见的不良反应,发生率为 10%～30%,多数表现为无痰干咳,部分患者随着服药时间的延长,可逐渐耐受。其他常见不良反应还有头痛、头晕等,多见于用药初期,但通常症状轻微短暂,可以耐受,如无法耐受者需及时就医。长期应用"普利类药物"还有可能导致高钾血症,而高钾血症可引起心脏骤停,因此应定期检测血钾,一旦发现高血钾,要及时停药。对于双侧肾动脉狭窄(可能造成急性肾功能衰竭)、严重肾功能不全、血管神经性水肿、高钾血症及妊娠妇女(对胎儿可能有致畸作用)禁用"普利类药物"。

105. 长期服用"普利类药物"会导致肺癌吗?

"普利类药物"是目前世界各国指南公认的五大类常用降压药之一,在世界范围内有广大的受益人群。目前的证据并没有显示"普利类药物"引起肺癌的绝对风险升高,而且"普利类药物"临床获益非常大,在没有进一步的研究证据之前,建议服用"普利类药物"降压的患者不必紧张,尤其是长期服用"普利类药物"耐受良好的患者可以在医生指导下继续服用。

106. 服用"普利类药物"出现干咳,该怎么办?

引起干咳的"普利类药物"包括贝那普利、卡托普利、依那普利、培哚普利等,服用该类药物后发生咳嗽的概率达 20% 左右,多出现在开始用药的第 1 周内,可表现为持续的刺激性干咳,伴有咽痒、咽部异物感,在夜间或卧位时会加重,严重时可出现恶心、呕吐等其他不适症状。部分患者服药后出现轻微咳嗽可不换药,建议多饮水,保持咽喉湿润,一般都能得到缓解。如果服用一段时间仍无法耐受,则建议患者及时就医,根据医生建议调整降压治疗方案,一般可以考虑换用"沙坦类药物"进行代替治疗,代表药物有缬沙坦、替米沙坦等,该类药物发生干咳的概率较小。

107. "普利类药物"与哪些药物联合使用有相互作用?

"普利类药物"和利尿药、其他抗高血压药或包括可降低血压的乙醇等试剂合用时,可能出现过渡性低血压,与保钾利尿药、钾补充剂(包括含钾的盐替代品) 或其他可导致高钾血症的药物(如环孢素或吲哚美辛)合用时,会增加高血钾的风险。"普利类药物"对肾的不良反应可能会被其他药物加强,如非甾体类抗炎药。

108. 进餐会影响"普利类药物"的吸收吗?

依那普利、贝那普利、福辛普利、赖诺普利不受食物影响,可以选择餐前、餐中、餐后任意时间服用,但最好选择每天相同的时间服用,可更有效地发挥药物治疗作用。卡托普利、培哚普利受进餐影响,会减少35%左右的药物吸收,因此,卡托普利、培哚普利宜于餐前1小时服用。

第四节　合理使用"沙坦类药物"

109. "沙坦类药物"代表药主要有哪些?

"沙坦类药物"是临床常用的降压药,尤其适用于伴左心室肥厚、心力衰竭、糖尿病肾病、冠心病、代谢综合征、微量白蛋白尿或蛋白尿患者以及不能耐受"普利类药物"的患者,并可预防心房颤动。"沙坦类药物"有着较好的安全性和耐受性。目前市场上主要有缬沙坦、氯沙坦、厄贝沙坦、替米沙坦、坎地沙坦、奥美沙坦和阿利沙坦等。

110. 面对众多的"沙坦类药物",它们之间有何不同? 如何选择?

常见的"沙坦类药物"有6种,包括厄贝沙坦、氯沙坦、缬沙坦、替米沙坦酯、坎地沙坦、奥美沙坦酯。虽然这6种药物都适用于高血压,但在应用方面有一定差异。比如氯沙坦在降压的同时兼有降尿酸作用,可降低痛风发作风险,因此对于高血压伴高尿酸血症首选氯沙坦。缬沙坦降压强度中等,适用于轻中度原发性高血压,还有保护心血管作用,用于心肌梗死、心力衰竭的治疗。另外,缬沙坦对于男性性功能还有促进作用。缬沙坦、坎地沙坦、氯沙坦均能降低慢性心力衰竭患者的住院风险和死亡率,合并慢性心力衰竭患者可选这3种药物降压。另外,替美沙坦酯、奥美沙坦酯优点是降压幅度大,一般每天给药1次即可,缺点是降压效果过于明显,容易导致低血压。

111. "普利类药物"和"沙坦类药物"有何区别? 该如何选择?

"普利类药物"与"沙坦类药物"都是一线降压药物,作用机制相似,两者不仅可以降低血压,而且都有很好的心脏、肾脏保护作用。但"普利类药物"在心血管保护方面要优于"沙坦类药物","普利类药物"可显著降低患者全因死亡、心血管死亡和心肌梗死的发生率,因此在心力衰竭及冠心病的预防和治疗方面为首选药物。在不良反应方面,由于"沙坦类药物"耐受性较好，不引起咳嗽，极少引起血管神经性水肿，因此较"普利类药物"不良反应相对较少，常处于"替补"的角色。

112. "沙坦类药物"是饭前服用还是饭后服用？

食物会对"沙坦类药物"的吸收产生影响，导致药理作用减弱，影响治疗效果，增加心血管意外的风险，但是食物对每种"沙坦类药物"的影响不同。食物可以促进坎地沙坦的活化和吸收，因此，建议餐后服用坎地沙坦。食物对替米沙坦、缬沙坦的吸收有一定影响，但总体吸收率不变，因此，替米沙坦、缬沙坦饭前或饭后服用均可，推荐饭前空腹服用。食物可降低阿利沙坦的吸收，不宜与食物同时服用，因此，阿利沙坦应饭前服用。食物对氯沙坦、厄贝沙坦、奥美沙坦的血药浓度没有明显影响，不会减少药物的吸收，因此，氯沙坦、厄贝沙坦、奥美沙坦饭前或饭后服用均可。

113. 为什么"沙坦类药物"能保护肾脏？

血管紧张素 Ⅱ 受体阻断药（沙坦类药物）是一线降压药，通过抑制血管紧张素 Ⅱ 受体发挥作用。较高水平的血管紧张素 Ⅱ 不仅可升高血压，还会引起肾小球硬化、肾间质纤维化、肾小球基底膜破坏、心肌硬化等，进而引发蛋白尿、肾衰竭、心力衰竭等病症。"沙坦类药物"可以阻碍血管紧张素 Ⅱ 发挥作用，故对肾脏具有一定的保护作用。临床上，"沙坦类药物"常用于慢性肾脏病等合并高血压患者的治疗，这也从侧面证明了它保护肾脏的效果。

114. 肾功能下降到什么程度就不能使用"沙坦类药物"了？

"沙坦类药物"在长期使用时，对肾脏有较好的保护作用，但是肾功能不全患者在使用"沙坦类药物"最初的 2 个月，可能会出现血肌酐升高，甚至出现急性肾功能衰竭，因此此类药物对肾功能不全者的影响，也被称为"双刃剑"。肾功能不全以及单侧肾动脉狭窄患者可以用药，但要从小剂量起始，并且在用药前 2 个月密切关注血肌酐的变化，每 1～2 周检测 1 次。如果血肌酐升幅在 30% 以内为正常情况，可以继续用药；如果血肌酐升幅为 30%～50%，需减少药量同时也要定期检测肾功能和电解质，必要时停药。如果血肌酐升幅超过 50%，需停药。

115. 为什么"沙坦类药物"具有保护心血管作用？

心室重构是指心室由于心肌损伤或负荷增加所产生的大小、形状、室壁厚度和组织结构等一系列变化，是病变修复和心室整体代偿继发的病理生理反应过程。心室重构的发生、发展是一个非常复杂的过程，"沙坦类药物"选择性拮抗血管紧张素Ⅱ受体，逆转心室重构的发生、发展，这是"沙坦类药物"改善和逆转心室重构的主要机制。长期服用"沙坦类药物"可以改善心室重构，保护心脏，延缓冠心病、房颤和心力衰竭的进展。例如，研究显示，缬沙坦在心血管高危人群服用可显著降低心血管事件的发生率和死亡率，降低心力衰竭住院和心力衰竭患者死亡联合发生率。此外，缬沙坦还是一种降压同时不会影响心率的药物。

116. 使用"沙坦类药物"有哪些注意事项？

"沙坦类药物"作为一线降压药物，使用广泛，适用于轻、中、重度高血压患者，使用过程中有以下注意事项。①降压药效呈剂量依赖性，不良反应并不随剂量增加而增加，降压起效偏慢，5天左右才有明确的降压效果，10～15天才能起到最好的降压疗效，服用期间要有耐心不可随意增加用药剂量。②用药从小剂量起始，逐渐增加剂量至患者能够耐受的靶剂量，以免引起心血管不良反应。③对于肾功能不全和肾功能下降的患者服用此药可能使肌酐升高，在服用"沙坦类药物"前一定要检测肾功能，肌酐值在3毫克以上需谨慎使用。

117. "沙坦类药物"主要有哪些不良反应？

"沙坦类药物"不良反应相对较少，比较常见的不良反应有低血压、血钾升高以及肌酐升高。①低血压：患者在用药初期或大剂量服用时，如出现四肢无力、头晕、目眩等不适感，应警惕低血压的可能，及时监测血压并在医师指导下调整给药方案。②加重肾脏损伤：严重肾功能不全患者不宜服用"沙坦类药物"，否则可能会加重肾功能损伤。③高血钾："沙坦类药物"会干扰肾上腺释放醛固酮，导致血液中的钾离子含量上升，血钾增高。④消化系统不良反应：比较常见，主要表现为恶心、呕吐、食欲不振、腹痛、腹泻等胃部不适，一般多在用药3～5天后症状可自行消失，对于有胃炎、胃溃疡的患者建议饭后服药以减少不良反应。⑤血管神经性水肿：发生率明显较"普利类药物"低，在服药后短时间内即可出现，主要表现为头面部的耳垂、口唇、口腔、眼、鼻等部位的皮肤、黏膜的水肿。

118. 哪些患者禁忌使用"沙坦类药物"？

以下人群禁忌使用"沙坦类药物"。①妊娠期妇女："沙坦类药物"可致畸，导致胎儿心血管和中枢神经系统先天畸形，因此禁止用于妊娠期妇女。②高钾血症："沙坦类药物"可以引起高钾血症，对于已有高钾血症的患者，应避免使用"沙坦类药物"，以免引起心律失常甚至心脏骤停等心血管不良事件的发生。③双侧肾动脉狭窄以及血肌酐水平过高（短期内血肌酐水平较基线升高＞30%）：可能会导致肾功能恶化甚至肾衰竭的发生，因此也禁忌使用"沙坦类药物"。

119. "沙坦类药物"不宜与哪些药物联合使用？

"沙坦类药物"与"普利类药物"联合应用，不能进一步减少患者心血管事件，但会使低血压、高钾血症、肾功能异常（包括急性肾功能衰竭）的发生风险增加，故不建议联合应用；与保钾利尿剂（如螺内酯、氨苯蝶啶、阿米洛利）或含钾盐的代用品联合应用时，可导致血钾浓度升高，引起心力衰竭患者血清肌酐升高，也不建议联合使用，如必须同服时应密切注意监测血钾水平；与非甾体抗炎药（布洛芬、依托考昔等）合用，会降低"沙坦类药物"抗高血压作用；锂剂与"沙坦类药物"联用可引起可逆性血清锂浓度升高和锂中毒，因此，合并用药期间建议监测血清锂浓度水平。

第五节 合理使用钙通道阻滞药

120. 钙通道阻滞药分几代？每代有何特点？

根据钙通道阻滞药的药代动力学及药效学特性，可分为第1代、第2代和第3代钙通道阻滞药。第1代钙通道阻滞药的特点是起效快，作用时间短，每天需多次给药，代表药物有硝苯地平、尼卡地平、地尔硫䓬、维拉帕米等。第2代钙通道阻滞药具有高度的血管选择性、疗效确切、性质稳定等特点，但其药代动力学或药效学性能还不是很理想。第3代钙通道阻滞药具有高血管选择性、作用持久、半衰期长的特点，而且不因血压突然下降而引起心脏和外周交感神经激活，氨氯地平和拉西地平是第3代钙通道阻滞药的代表药物。

121. 钙通道阻滞药可用于治疗哪些心血管疾病？

钙通道阻滞药主要用于以下心血管疾病。①高血压：钙通道阻滞药是临床推荐的一线降压药物，其通过抑制钙进入血管壁，使血管扩张，达到降压的目的，适宜老年高血压，高血压伴心、脑、肾血管并发症，单纯收缩期高血压等。②心绞痛：钙通道阻滞药通过降低心肌耗氧、舒张冠脉血管、保护缺血心肌细胞以及抑制血小板聚集达到抗心绞痛的作用。钙通道阻滞药有强的扩张冠脉作用，可有效缓解冠状动脉痉挛，因而是变异型心绞痛的首选药物，临床上应用较多的是地尔硫䓬，也可以用氨氯地平、非洛地平缓释片。对于不稳定型心绞痛选用维拉帕米及地尔硫䓬疗效较好。③心律失常：钙通道阻滞药通过抑制钙离子内流，对慢反应心肌电活动抑制达到抗心律失常作用，对治疗室上性心动过速所致的心律失常效果好，代表药有维拉帕米及地尔硫䓬。

122. 钙通道阻滞药会影响补钙吗？会导致骨质疏松吗？

钙通道阻滞药不会影响钙剂的作用。因为我们服用的药物或食物中的钙是通过胃肠道吸收进入血液循环，然后通过血液运送到骨骼，再被骨骼组织吸收转化成无机钙，具有防止骨质疏松的作用。而钙通道阻滞药仅作用于细胞膜钙离子通道，降低细胞内钙离子的浓度而松弛血管，并不影响钙在胃肠道的吸收，也不影响骨头钙化过程，因此钙通道阻滞药不会影响钙剂的吸收及分布，也不会影响钙的代谢。两者还可联合使用，其作用不会相互抵消，而且能相互促进。

123. 钙通道阻滞药降压的优势是什么？

钙通道阻滞药降压疗效好，药效呈剂量依赖，单药治疗达标率高，能有效控制轻中度高血压，同时能够延缓动脉粥样硬化病变的进展；钙通道阻滞药对糖脂代谢无不良影响，适用于糖尿病及代谢综合征患者；钙通道阻滞药适用于容量性高血压，如老年高血压、单纯收缩期高血压及低肾素活性或低交感活性的高血压，对盐敏感性高血压的降压作用比较好，其降压作用不受高盐饮食影响；中长效钙通道阻滞药安全性好，无绝对禁忌证，不良反应少。另外，钙通道阻滞药通过扩张冠状动脉，降低冠状动脉阻力，改善心肌供血，对冠脉痉挛所致的变异型心绞痛有良好的效果。非二氢吡啶类钙通道阻滞药（代表药有维拉帕米及地尔硫䓬）能减慢心率，改善冠状动脉供血，临床上可用于预防和治疗冠心病，心律失常如室上性心动过速、房性过早搏动等。

124. 使用钙通道阻滞药过程中应注意哪些问题？

①用药初期有些患者会出现心率加快，头痛、头晕等不良反应，常见于初次使用降压药或降压药物剂量过大时，随着用药时间的延长通常都可以耐受，对于不能耐受者可以考虑换服贝尼地平等二氢吡啶类的钙通道阻滞药或考虑与 β 受体阻滞剂类药物联合。②水肿：发生率为 5% ～ 10%，多数在使用一段时间之后出现，一般发生在身体的低垂部位，足部、踝部、小腿的下半部比较明显，严重脚踝水肿可以考虑换服其他类型的降压药。③监测老年人的肝肾功能变化，老年人对药物的吸收代谢能力会有所下降，用药过程中做好血压监测，及时调整药物用量。④牙龈增生：主要表现为齿龈外形增加、牙龈红肿，引起牙龈增生的概率以硝苯地平最高，通常可以考虑停药或减低剂量并联合其他类型降压药，避免这种不良反应的发生。⑤低血压、直立性低血压：联合应用其他降压药物或药物过量

易引起低血压，多发生于老年患者，建议从小剂量开始使用，起立时缓慢起立，动作不宜过大、过急。⑥葡萄柚类产品会干扰钙通道阻滞药的正常排泄，因此钙通道阻滞药不应与葡萄柚类产品一同食用。

125. 服用维拉帕米过程中有哪些注意事项？

维拉帕米为非二氢吡啶类钙通道阻滞药，主要适用于室上性和房室结折返引起的快速性心律失常。维拉帕米对外周血管有扩张作用，可使血压下降，但作用较弱，一般可引起心率减慢，但也可因血压下降而反射性心率加快，房室传导阻滞或窦房结功能不全患者应用此药，可发生窦性停搏、窦性心动过缓、心脏阻滞、低血压、休克，甚至心脏停搏，使用过程中严密监测心率、心律及血压，如新出现或原有心力衰竭加重时，应及时发现和救治。

126. 服用硝苯地平期间不宜和哪些食物一起吃？

使用硝苯地平过程中，有两种食物不能在服药期间食用，否则可能导致不良反应，甚至威胁生命。①西柚类水果：常见的有金香柚、葡萄柚等，因为西柚类水果中含有呋喃香豆素，这种物质能够抑制肝脏对于硝苯地平的代谢，这可导致服药当天降压效果不佳，而转天正常服用药物，又可能会引起药量过多出现过度扩张血管，导致低血压。②牛奶：牛奶中含有酪胺，服用硝苯地平可影响酪胺的代谢，而酪胺在体内堆积可引起血压升高。因此通常情况下不建议服用硝苯地平药物时饮用牛奶，建议在服药 3 小时之后才可正常饮用牛奶。

127. 钙通道阻滞药所致的水肿有哪些特点？如何避免？

钙通道阻滞药导致的水肿一般比较轻微，通常发生在身体的低垂部位，如足部、小腿、踝部的下半部。可采取以下措施应对水肿：①如果水肿情况轻微，可更换其他钙通道阻滞药或减少用量。②联合使用"普利类药物"或"沙坦类药物"，可减少下肢水肿的不良反应。③加用利尿剂如氢氯噻嗪、吲达帕胺可缓解水肿，但可能导致血压过低，需要合理设计用量。④生活干预，如建议患者低钠饮食（少盐），减少直立位时间，穿弹力袜等，以上方法都不可行时，需更换其他降压药。

128. 钙通道阻滞药和哪些药物联用可能发生不良相互作用？

①肝药酶强抑制剂药物：如伊曲康唑、氟康唑、克拉霉素、红霉素等药物能抑制经肝药酶代谢的钙通道阻滞药（如硝苯地平、氨氯地平、非洛地平等），增强降压效果，可引起低血压、眩晕和心悸等严重的不良反应。②β受体阻滞剂：非二氢吡啶类钙通道阻滞

药（如维拉帕米、地尔硫䓬）和 β 受体阻滞剂联用会明显地抑制窦房结活动和延长房室传导时间，可以引起心动过缓和诱发心力衰竭，加重房室传导阻滞，尤其是老年人多见。③地高辛：硝苯地平能降低地高辛的清除率，使地高辛中毒发生率增加；如两者合用时，地高辛应减量。④西咪替丁：西咪替丁可降低钙通道阻滞药的代谢，使其降压效应增强和毒性增大，如需联用应减少钙通道阻滞药的剂量。⑤环孢素：环孢素可增加钙通道阻滞药的血浆浓度，导致不良反应增加。

129. 氨氯地平与左旋氨氯地平有什么区别，如何选择？

临床应用的氨氯地平与左氨氯地平虽然同为一类药物，在命名上也很相似，但它们在药物作用效果以及药物代谢上存在一定的差异。氨氯地平含左旋氨氯地平和右旋氨氯地平，且各占 50%，即 10 毫克氨氯地平相当于 5 毫克左旋氨氯地平 +5 毫克右旋氨氯地平。氨氯地平的右旋结构和左旋结构具有相同的分子式和分子量，但发挥降压作用的主要为其左旋结构。有研究显示，左旋结构的氨氯地平降压效果是右旋结构的 1000 倍，而且左旋结构较右旋的不良反应发生率更低。因此，从用药强度上来说，左旋氨氯地平 2.5 毫克剂量和氨氯地平 5 毫克剂量的降压强度基本相当。从不良反应方面来说，左旋氨氯地平的药物不良反应发生率也有一定程度下降。

130. 硝苯地平和氨氯地平有什么区别？如何选择？

氨氯地平和硝苯地平都是钙通道阻滞药，具体区别如下。①起效时间及维持时间：硝苯地平口服 15 分钟即可起效，1～2 小时作用达高峰；舌下给药 2～3 分钟起效，20 分钟达高峰，而氨氯地平的半衰期长达 35～50 小时，需要连续服用 7～8 天，才达到稳态血药浓度。②对尿酸的影响：硝苯地平长期服用可能使血尿酸水平有一定升高，而氨氯地平对血尿酸几乎无影响甚至有轻度降尿酸作用，因此对于尿酸升高者选择氨氯地平较为合适。③对肝功能影响：硝苯地平具有一定的肝损害，而氨氯地平则不影响肝功能，但重度肝功能不全患者时应适当减量，以免药物蓄积。④适应证：与硝苯地平相比，氨氯地平对血管选择性更强，可舒张冠状血管，增加冠脉血流量，具有更广泛的冠心病适应证。另外，硝苯地平还可用于妊娠期高血压患者，通常也可用于哺乳期妇女患者，而氨氯地平对妊娠期妇女缺乏相应的研究资料，一般不用于妊娠期，哺乳期妇女用药时应停止哺乳。

131. 硝苯地平普通片、控释片和缓释片有何差别？如何选择？

硝苯地平普通片为短效制剂，服用后数分钟就发挥降压效果，但作用时间仅持续 4～5 小时，每天需要 3 次服用，由于其快速强大的血管扩张和降压作用可导致心率增快和心肌收缩力增强，有可能给冠心病患者带来不利影响，不建议长期服用，一般只用于高血压急症的处理。硝苯地平缓释片相比普通片剂起效慢，但作用持续时间长，药物的血药浓度波动范围降低，降压作用较平稳，不良反应也相对较小，但血浆浓度仍然不够平稳，且每天需要服药 2 次。硝苯地平控释片采用独特的胃肠膜控制技术，进入体内后以恒定的速率释放硝苯地平分子，可以 24 小时持续平稳降压，每天只需服用 1 次，因此比缓释片降压作用更持久，可以更好地预防心血管风险事件，更易提高患者用药依从性。

132. 苯磺酸氨氯地平与马来酸氨氯地平有何不同？

苯磺酸氨氯地平与马来酸氨氯地平两者发挥药效作用的都是氨氯地平，只是两者结合的酸根不一样。氨氯地平呈弱碱性，苯磺酸与马来酸都是有机酸，但两者酸性强度不一样，苯磺酸比马来酸酸性更强，与弱碱性的氨氯地平结合会使整个化合物更稳定一些。无论是苯磺酸氨氯地平还是马来酸氨氯地平，两者的降压疗效基本相当。

133. 服用硝苯地平控释片的高血压患者为什么会出现整片排出现象？

硝苯地平控释片是一种由特殊工艺制备的控释制剂，由不溶性骨架外壳和药物活性成分组成，这种制剂可以使硝苯地平在人体 24 小时内近似恒速释放，具有作用时间长、血药浓度波动小、不良反应少的优点。患者服用硝苯地平控释片后，药物会在胃液等的作用下从微孔中缓慢释放出来，发挥其平稳降压作用。当有效成分释放完全后，其不溶性骨架外壳不溶解、不变形，就会随粪便整粒排出。因此，这属于正常现象，不必担心药效。

134. 钙通道阻滞药会引起便秘吗？该如何应对？

便秘为钙通道阻滞药比较常见的不良反应，以老年患者多见。服用钙通道阻滞药后，会影响肠道平滑肌钙离子的转运，结肠运动时间延长之后液体吸收增加就容易诱发便秘，一般在停药之后症状能够有所好转。患者可加强体育锻炼，劳逸结合，促进胃肠道的功能，养成良好的排便习惯，形成一种条件反射。建立良好的排便规律之后，便秘的症状就能够有所好转，也可以同时使用中药缓泻药物以减轻症状。

第六节 合理使用硝酸酯类药物

135. 硝酸酯类药物可用于治疗哪些疾病？

硝酸酯类药物主要用于以下疾病。①冠心病：硝酸酯类药物可直接扩张冠状动脉，减轻心脏负荷，是防治冠心病常用的药物，可用于慢性稳定型心绞痛、急性冠脉综合征、无症状性心肌缺血的治疗。长期口服长效硝酸酯类能够减轻心绞痛症状，减少心绞痛发作次数，改善缺血症状。急性冠状动脉综合征患者存在进行性缺血、高血压和肺水肿可使用硝酸酯类药物。②急性心力衰竭：治疗急性心力衰竭，尤其适宜于合并高血压、冠状动脉缺血和重度二尖瓣关闭不全者。③慢性心力衰竭：在标准治疗的基础上，仍有明显充血性症状可加用硝酸酯，可显著改善冠心病合并心力衰竭时反复发作的心肌缺血。④高血压危象和围手术期高血压：硝酸甘油是治疗高血压危象的静脉制剂之一，尤其适用于冠状动脉缺血伴高血压危象者，也可用于围手术期的急性高血压治疗，尤其是实施冠状动脉旁路移植术者。

136. 常用的硝酸酯类药物都有哪些?

硝酸酯类药物是心血管疾病领域最为常用的药物之一。该类药物起效快、疗效确切、经济方便、治疗范围广，在心血管疾病用药中占据着重要的地位。硝酸酯类药物通过舒张血管平滑肌，主要用于心绞痛、冠心病、心力衰竭和高血压（单纯收缩期高血压等）的治疗。常用的硝酸酯类药物有硝酸甘油、硝酸异山梨酯及单硝酸异山梨酯，其中硝酸甘油为短效制剂，主要用于终止缺血发作；中效制剂的代表药物为硝酸异山梨酯；长效制剂代表药物为单硝酸异山梨酯。中长效制剂主要用于预防缺血发生，用于冠心病、心力衰竭的长期治疗。

137. 不同硝酸酯类药物如何选择适宜的用法?

目前临床常用的硝酸酯类药物有 3 种：短效的硝酸甘油、中效的硝酸异山梨酯以及长效的单硝酸异山梨酯。硝酸甘油：口服生物利用度极低，代谢产物经肾脏排出，仅用于舌下含服、透皮贴剂、喷雾制剂和静脉滴注。硝酸甘油注射液需用 5% 的葡萄糖注射液或生理盐水稀释混匀后静脉滴注，且不能与其他药物混合。大量或连续使用可导致耐药，因而需小剂量、间断给药。硝酸异山梨酯：最佳给药途径为静脉注射，口服生物利用度很低，不推荐口服使用。单硝酸异山梨酯：临床合理剂型有口服平片和缓释剂型。最佳给药途径为口服，口服与静脉注射的生物利用度均为 100%，且口服起效时间快于静脉注射，故单硝酸异山梨酯的静脉注射剂为不合理剂型。

138. 哪些患者禁忌使用硝酸酯药物?

硝酸酯类药物的禁忌证主要包括以下几个方面。①对硝酸酯过敏。②急性下壁伴右室心肌梗死。③收缩压 <90 毫米汞柱的严重低血压。④肥厚性梗阻型心肌病。⑤重度主动脉瓣和二尖瓣狭窄。⑥心脏压塞或缩窄性心包。⑦限制型心肌病。⑧已使用磷酸二酯酶抑制

剂（如西地那非等）。⑨颅内压增高。下列情况亦应慎用：循环低灌注状态、心室率 <50 次 / 分或 >110 次 / 分、青光眼、肺心病合并动脉低氧血症以及重度贫血。

139. 为何硝酸酯类药物易产生耐药性？

硝酸酯类药物的耐药性是指连续使用（48 ～ 72 小时）硝酸酯类药物后抗缺血效应减弱甚至消失的现象，使原本控制良好的心绞痛频繁发作。硝酸酯类药物的耐药性可分为假性耐药（发生于短期即 1 天连续使用后，停药后可恢复）、真性耐药 / 血管性耐药（最为普遍，与长期使用硝酸酯类药物后患者的血管结构、功能均出现相应的改变有关，不易恢复）及交叉性耐药（指使用一种硝酸酯类药物后，可抑制或减弱其他硝酸酯类药物的作用）3 类。任何剂型的硝酸酯类药物使用不规范、不合理均可导致硝酸酯类药物耐药，尤其是静脉应用硝酸甘油较易产生耐药性。

140. 如何避免硝酸酯类药物产生耐受性？

预防硝酸酯类药物耐药一般可采取间歇给药、偏心给药、联合其他药物等方法。①间歇给药法：间歇给药法需保证每日有一定的硝酸酯空白期，如硝酸甘油需大于 8 ～ 12 小时；硝酸异山梨酯需大于 12 ～ 14 小时。如患者心绞痛发作不频繁的时段，可不使用硝酸酯类药物，这一段时间采用其他抗心绞痛药物（如美托洛尔）。如需使用则要保证每日有一定的时间体内无硝酸酯类药物，又称空白期。②偏心给药法：即早 8 点和下午 2 点，服药时间偏在 24 小时的前 8 小时内，后 16 小时不用药，保证 8 ～ 12 小时的无硝酸酯浓度期或低硝酸酯浓度期，可以减少耐药性。③联合其他药物：β 受体阻滞剂、他汀类药物、钙通道阻滞药等药物可能对预防硝酸酯的耐药性有益，提倡合并使用。

141. 硝酸酯类药物与哪些药物可能发生药物相互作用？

硝酸酯类药物与其他血管扩张剂、钙通道阻滞药、β 受体阻滞剂和三环类抗抑郁药联合使用能增强硝酸酯类药物的降血压效应，如需合用，应注意剂量的调整；禁止硝酸酯类药物与任何形式的磷酸二酯酶抑制剂（如西地那非、他达拉非）合用，后者会显著增加单硝酸异山梨酯的血管扩张作用，导致低血压。非甾体抗炎药（如布洛芬、双氯芬酸）、糖皮质激素（地塞米松、泼尼松等）可降低硝酸酯类药物的疗效；硝酸酯类药物与麦角生物碱类药物合用，可增强麦角新碱的药理作用。

142. 为何服用硝酸甘油时要注意服药"姿势"？

硝酸甘油是抗心绞痛的特效药，也是冠心病患者发病时急救的必备良药。但在使用过程中很多人使用不当，引发一些药物不良事件的发生。硝酸甘油可以扩张冠状动脉和静脉血管，如站着服药，由于重力作用，血液会淤积到下肢，容易引起脑供血不足，进而引发直立性低血压，头晕，跌倒，甚至诱发晕厥等不良事件的发生，因此不宜站着服药。而躺着服药虽然可以避免直立性低血压，但却因为回心血量迅速增加而加重心脏负担，也达不到快速缓解心绞痛的目的。因此，含服硝酸甘油时最好采用坐位或半卧位，既可以使回心血量减少，也可以预防因脑部供血不足引起的直立性低血压。因此使用硝酸甘油选择合适的姿势非常重要。

143. 为何服用硝酸甘油片必须要舌下含服？

硝酸甘油片必须要舌下含服才能很好发挥其急救作用，如果直接吞服硝酸甘油，则大部分在肝脏被降解掉了，仅有不到 10% 的有效成分发挥作用，无法起到急救的作用，因此硝酸甘油片禁止吞服！正确服用硝酸甘油片的方法是舌下含服，极易溶化的硝酸甘油可通过舌下丰富的静脉血管快速吸收入血，发挥其扩张冠状血管的作用。

144. 硝酸甘油片适合长期服用吗？

硝酸甘油是冠心病患者改善缺血、缓解心绞痛症状速效药。很多心脏病患者会随身备着硝酸甘油，心脏不舒服时就来 1 粒。但是硝酸甘油片只能作为急救应用，不宜长期服用。如果长期服用可能会使机体产生耐药性，进而在急救中无法有效地发挥其急救作用，引发严重后果。如果冠心病患者需长期治疗，预防心绞痛发作，可选用单硝酸异山梨酯缓释片，每日服用 1 次即可有效发挥其药理作用。

145. 硝酸甘油片过了保质期还能服用吗？

很多老年患者在家中常备硝酸甘油片，有的已经过了保质期却尚未察觉，导致发病时服用硝酸甘油无法发挥其作用。硝酸甘油的化学性质不稳定，即使在保质期内也应注意避光保存，每次取药快开快盖，用后盖紧。为了保证药效，建议已开封的硝酸甘油应该每 6 个月更换 1 次。另外，由于硝酸甘油具挥发性，不宜贴身存放，否则体温会使其分解失效。

146. 硝酸甘油都有哪些剂型？应用方法有何不同？

硝酸甘油易从口腔黏膜、胃肠道和皮肤吸收，临床有舌下含片、静脉制剂、口腔喷剂和透皮贴片等多种剂型。硝酸甘油片舌下给药，通过舌下静脉吸收，迅速避过肝脏的首过效应，达到血药浓度高峰，缓解疾病。心绞痛发作或有心绞痛发作征兆时，也可应用硝酸甘油喷雾剂向口腔舌下黏膜喷射 1 ～ 2 喷（不可吸入），相当于硝酸甘油片 0.5 ～ 1 毫克的用药效果。硝酸甘油贴膜是一种经皮肤吸收，维持疗效达24小时的剂型，外观似橡皮膏，可贴于胸前皮肤处，每日贴1次即可。硝酸甘油注射液可通过5％的葡萄糖注射液或生理盐水稀释混匀后静脉滴注，不得直接静脉注射，且不能与其他药物混合，静脉给药时必须避光。硝酸甘油注射液停药时应逐渐减量，以免因骤然停药而导致心绞痛反跳等不良后果。

147. 硝酸甘油片应如何正确保存？

硝酸甘油是一种亚硝酸盐，可作为心绞痛的急救药，因此冠心病患者应随身携带硝酸甘油片。患者尽量避免将此药装在贴身的衣服口袋内，因为硝酸甘油挥发性很强，对光不稳定，受体温影响可加速药物失效，应把它放在棕色的玻璃瓶内旋紧盖，密闭保存，不可放在透明的玻璃瓶内或纸袋内保存，可放在15～30℃的室温下保存，也可放在冰箱中保存。硝酸甘油片有效期一般是在生产日期后的3年内，超出有效期后舌下含服时，不会出现辣涩的感觉，也不会出现头胀、面红等表现，急救时不起作用，将会耽误抢救的时机。有的硝酸甘油因反复打开瓶盖，3～6个月就可能会失效，非避光瓶保存更易失效。

148. "救命药"硝酸甘油服用不当可能致命？

当患者发生胸前区疼痛含服硝酸甘油5分钟后，症状不但没有缓解，疼痛还愈演愈烈，甚至出现虚脱、晕厥等情况，那可能患者发生了心肌梗死、肺栓塞或主动脉夹层，此时服用硝酸甘油不仅没有效果，反而会加重病情，严重时可能危及生命，此时患者需在第一时间拨打急救电话求助，而不应该再服用硝酸甘油。另外，如果在高原上因缺氧、脱水、血压低而出现的胸闷、胸痛等不适症状，也不宜服用硝酸甘油。

149. 哪些人群不宜服用硝酸甘油？

硝酸甘油是治疗心绞痛最常用的药物，但并非所有的心绞痛都能够使用硝酸甘油，以下患者不宜使用硝酸甘油。① 青光眼患者：尤其是未经手术治疗的原发性闭角型青光眼患者，应用硝酸甘油后会使眼压进一步升高，引起严重的不良反应，因此不宜使用硝酸甘油；对于已经手术治疗的闭角型青光眼或药物控制比较好的开角型青光眼患者可以使用，但需密切监测眼压。② 低血压患者：由于硝酸甘油在扩张冠状动脉血管的同时，也会扩张其他血管，使血压进一步降低，因此低血压患者应谨慎使用硝酸甘油。③ 脑出血、颅内压增高患者：硝酸甘油会扩张脑血管，进一步加重颅内高压，使原有病情加重，因此脑出血、颅内压增高患者不宜使用硝酸甘油。

150. 为什么硝酸酯类药物不能与"伟哥"一起服用?

伐地那非、西地那非、他达拉非,都是治疗男性功能障碍的药物,通常称呼为"伟哥",都是通过抑制 5 型磷酸二酯酶,松弛平滑肌,增加海绵体充血量,让阴茎勃起。临床发现,硝酸甘油、硝酸异山梨酯、单硝酸异山梨酯以及戊四硝酯等硝酸酯类药物与"伟哥"类药物同时服用时,会加强硝酸酯类药物的降压能力,并引发心脑血管疾病,严重时可造成患者死亡。因此,不管是规律还是间断服用硝酸酯类药物,都不能再用"伟哥"类药物。

151. 硝酸异山梨酯片和单硝酸异山梨酯有何不同?

硝酸异山梨酯和单硝酸异山梨酯都属于硝酸酯类心血管药物,一字之差,但却也是有一定差异的,主要不同点主要包括以下几个方面。①体内作用方式:硝酸异山梨酯在体内要经过转化为单硝酸异山梨酯,进而起到缓解心绞痛,治疗冠心病、心力衰竭的作用,而单硝酸异山梨酯则是直接进入体内起效。硝酸异山梨酯是单硝酸异山梨酯的"前体"药物。②生物利用度不同:单硝酸异山梨酯直接进入体内,在胃肠道吸收完全,无肝脏首过效应,生物利用度高达 90% 左右,而硝酸异山梨酯片需要经过转换后起效,生物利用度仅为 20%。③起效时间有差异:硝酸异山梨酯片服用后起效较快,一般在 15 分钟就可起效,而舌下含服在 5 分钟左右即可起效;而单硝酸异山梨酯片服用后 30 ～ 60 分钟起效。

152. 为什么青光眼患者要慎用硝酸酯类药物?

闭角型青光眼患者不宜使用硝酸酯类药物。因为此类药物不仅能有效扩张冠状动脉,改善心肌缺血的情况,也能扩张视网膜血管,促使房水生成增多,升高眼压,眼内血管扩张也容易导致狭窄的前房角关闭。如果冠心病发作不得不用,剂量不宜大,用药时间不宜长,密切监测眼压及眼部的症状。对于药物控制良好的开角型青光眼或已经手术治疗的闭角型青光眼患者,则可以使用,但也要注意观察有无青光眼加重的表现。

153. 服用硝酸酯类药物发生反跳现象怎么办?

硝酸酯类药物的反跳现象是指停服硝酸酯类药物或间断性给药治疗时,由于血液中无硝酸酯类药物可导致心绞痛加重甚至急性心肌梗死发作的现象。反跳现象的发生机制可能与反射性冠脉痉挛有关。预防方法是在无硝酸酯覆盖的时段可加用 β 受体阻滞剂(如美托洛尔、比索洛尔等)、钙通道阻滞药等预防心绞痛和血管反跳效应,心绞痛一旦发作可临时舌下含服硝酸甘油等予以缓解。联合使用期间注意测量血压,以免低血压带来危险。

第七节 合理使用抗凝药物

154. 常用的抗凝药物有哪些?

抗凝药是指防止血液凝固的药物,主要用于深静脉血栓、脑梗、心梗等血栓栓塞性疾病的预防与治疗,常用的抗凝药主要有以下几种。①肝素类,分为普通肝素和低分子量肝素。低分子量肝素是由普通肝素降解而成,体内作用时间和安全性均高于普通肝素。普通肝素目前多用于血液透析、微血管手术等操作中的抗凝处理。低分子量肝素多用于急性深静脉血栓的治疗,以及预防与手术有关的血栓形成。②香豆素类,代表药物为华法林。香豆素类是一类常用的传统口服抗凝药物,特别是华法林,临床上常用于心脏瓣膜病、房颤或瓣膜置换术后的抗凝治疗。由于华法林用药剂量个体差异大,与很多药物、食物都有相互作用,必须在药师或医生指导下用药。③新型口服抗凝药,如利伐沙班、达比加群酯。新型口服抗凝药较华法林起效快,与药物和食物的相互作用较华法林少,但价格偏高,长期用药经济压力较大。

155. 哪些心血管疾病需要进行抗凝治疗?

①房颤:不管是瓣膜性房颤、非瓣膜性房颤,还是更换了机械瓣膜或者生物瓣膜的心房颤动患者,都需要应用到抗凝药物的治疗。有的需要终身服药,有的是短期治疗。②急性冠脉综合征:规范化的抗凝治疗是减少急性冠脉综合征患者血栓事件的重要手段。在无明确禁忌证时,急性冠脉综合征确诊后均推荐尽早接受足量的抗凝治疗,可根据病情选用普通肝素、依诺肝素或磺达肝癸钠。③静脉血栓栓塞:主要包含肺栓塞和下肢深静脉血栓形成疾病,由医师评估发生深静脉血栓的风险,进行适宜的抗凝治疗方案。④心肌病:心肌病患者血栓/栓塞风险显著增高,如果患者同时合并心房颤动、心室血栓、肿瘤等情况,应进行适宜的抗凝治疗。⑤合并存在易栓因素的心血管疾病:如同时合并抗磷脂抗体综合征、阵发性睡眠性血红蛋白尿症等疾病,需进行适宜的抗凝治疗。

156. 心血管疾病患者术前是否需要停用抗凝药物?

对于服用抗凝药物的患者,如进行手术,需要先评估预行手术的出血风险,出血风险主要受手术或侵入性操作类型的影响。患者自身因素、共存疾病和影响止血的药物也会影响出血风险。评估为低风险者通常不需要停用抗凝药物,保持国际标准化比值(INR)在治疗范围内即可。评估为高出血风险患者接受手术时需在围手术期停用常规抗凝药物,如果患者血栓栓塞风险也高，通常可选择低分子量肝素或者肝素类药物抗凝来最大程度缩短不抗凝的时间。评估为中等血栓栓塞风险的患者通常可以术前直接停用抗凝药物而不使用其他抗凝药物。新型口服抗凝药半衰期较短，无须换用其他抗凝药物治疗。无须中断抗凝治疗的手术或操作包括：单颗牙拔除、牙髓手术、白内障手术、冠状动脉造影、起搏器植入、浅表操作（组织活检）、有或无黏膜活检的胃镜检查或肠镜检查等。

157. 应用抗凝药物过程中有哪些注意事项?

临床上使用抗凝药应该注意以下方面。①患者在服用抗凝药物时，需要注意避免外伤。如果出现受伤流血，应及时采取简单的止血措施。如果血液较长时间仍无法凝固，应尽快到附近医院就诊。②注意饮食和日常用药：某些食品、药物可能会对抗凝药物作用产生影响，在一定程度上削弱或者增强抗凝作用。除此之外，患者在服用抗凝药物时还应当戒烟戒酒，吸烟或饮酒会加速抗凝药物代谢，从而影响抗凝指标。③根据服用药物种类不同而区别对待，华法林需要定期复查凝血功能，同时容易受到其他药物或者食物的代谢影响，因此饮食应该相对固定。新型口服抗凝药物的使用，需要严密监测有无出血的发生，如牙龈、口腔黏膜、尿道、消化道出血等。④口服抗凝药并不会影响正常生活，患者可以进行适当的运动，如游泳、散步、垂钓等，但不宜剧烈运动，避免过度劳累。

158. 服用华法林为何必须监测国际标准化比值?

华法林作为传统的抗凝药物，其吸收、药物动力学及药效学受遗传、环境因素、药物、饮食以及疾病状态的影响，导致其功能增强或减弱，增加致命性出血的风险。INR 是判断华法林用药剂量是否合适的一个重要指标，如 INR < 2.0，出血并发症少，但预防血栓的作用显著减弱；INR > 3.0，出血并发症显著增多，但预防血栓的作用有限。只有当 INR维持在 2.0 ～ 3.0 时，华法林的出血和血栓栓塞风险均最低，且 INR 在治疗范围内的时间> 60% 的疗效较好，因此患者服用华法林期间必须密切监测 INR，根据其水平动态调整华法林用量。

159. 华法林怎么吃? 吃多久?

华法林每日 1 次，饭前饭后均可，尽量每日同一时间服用，如晚上 9 点。不可自行改变剂量，如果忘记服药，在忘记服药之后 4 小时内可以及时补服，如果超过 4 小时不用补服，在第 2 天继续服用正常剂量，不能因为忘记服药而在第 2 天增加用药剂量。在食物方面尽量保持相对固定且营养均衡的饮食结构，不要盲目添加营养品或禁食某种食物。不同厂家的华法林规格和片剂颜色不同，尽量服用同一厂家药品，如需更换，切记"剂量"一致而不是"片数"一致。华法林使用疗程因具体病情不同通常为 1 个月至 1 年，有些疾病如慢性血栓栓塞性肺动脉高压、机械瓣置换、瓣膜性房颤等，需要长期甚至终身服用华法林；生物瓣置换患者，需服用 3 ～ 6 个月；无特殊情况，不能随意停药。

160. 华法林有哪些不良反应？

①出血：可表现为轻微出血和严重出血，轻微出血包括鼻出血、牙龈出血、皮肤黏膜瘀斑、月经过多等；严重出血可表现为肉眼血尿、消化道出血，最严重的可发生颅内出血。与患者相关的最重要的出血危险因素为出血病史、年龄、肿瘤、肝脏和肾脏功能不全、脑卒中、酗酒、合并用药尤其是抗血小板药物。②疑似感染症状：可表现为发烧、寒战、口腔溃疡等，一般停药后可减轻。③诱发皮肤坏死：一种少见但较为严重的并发症，多发生在用华法林后的 3 ～ 10 天，发生率为 0.01% ～ 0.1%，可能与华法林应用的初始剂量过大有关。④血小板减少症：如出现应首先应停用肝素类药物，并以非肝素类药物替代抗凝。⑤骨质疏松和血管钙化：导致骨质疏松容易发生骨折，而血管钙化可造成血管、心脏瓣膜等组织钙沉积和钙化。

161. 妊娠期选用哪种抗凝药物比较安全？

在妊娠期，机体为防止产后出血，其凝血功能已发生相关改变，即形成了高凝状态，因此常需要进行抗凝治疗。抗凝剂的选择不仅仅需要考虑治疗效果，还要考虑抗凝剂对胎儿的安全性。证据表明，低分子量肝素不通过胎盘也不会引起胎儿的抗凝作用，不但有效且对胎儿安全，是大多数孕产妇的首选抗凝剂。而当需要考虑用药成本或需要重点考虑快速逆转抗凝作用时（如分娩或围手术期），可以用普通肝素来替代低分子量肝素。对于存在使用肝素的禁忌证（例如肝素诱导血小板减少症）或不能使用肝素类药物时，可考虑使用磺达肝癸、阿加曲班。华法林能完全通过胎盘屏障进入胎儿血液循环，可以导致胎儿出血。孕期使用华法林可以导致自发流产、死胎、新生儿死亡。因此，妊娠期妇女禁用华法林。

162. 服用华法林后，国际标准化比值（INR）多久监测一次？

服用华法林后，INR 的监测频率应根据服用的时间、患者的出血风险及医疗条件而定。华法林用药前必须测定 INR，用药后前 2 天可不测 INR，用药后第 3 天开始每日或隔日监测 INR，直到 INR 达到目标范围并维持至少 2 天。剂量调整应依据 INR 值，每次增减的量为 0.5 ～ 1 毫克。INR 达到目标值并稳定后（连续 2 次在规定的治疗范围），逐渐过渡到每 4 周检查 INR 1 次。如果需再次调整剂量，应重复前面所述的监测频率直至 INR 再次稳定。许多因素都会使 INR 发生变化。当有影响用药反应的因素存在时，应额外多做几次 INR 检测，以便及时调整药物剂量，维持 INR 在治疗的目标范围以内。对于高龄、肝肾功能不全、伴有其他疾病或合并用药较多的患者，应加强监测频率。服用华法林 INR 值相对稳定的患者最长可以每 3 个月监测 1 次。

163. 如何调整华法林剂量?

华法林的有效性和安全性同其抗凝效应密切相关，关于剂量，个体有很大差异，因此必须密切监测防止过量或剂量不足。治疗过程中剂量调整应谨慎，频繁调整剂量会使 INR 波动。华法林最佳的抗凝强度为 INR 2.0 ～ 3.0，此时出血和血栓栓塞的危险均最低。如果 INR 连续测得结果位于目标范围之外再开始调整剂量，一次升高或降低可以不急于改变剂量而应寻找原因。INR 如超过目标范围，可升高或降低原剂量的 5%～ 20%，调整剂量后注意加强监测。如 INR 一直稳定，偶尔波动且幅度不超过 INR 目标范围上下 0.5，可不必调整剂量，酌情复查 INR。由于老年患者华法林清除减少，合并其他疾病或合并用药较多，应加强监测。

164. 遗传因素是否影响华法林的抗凝疗效?

华法林服药剂量存在巨大的个体间差异，许多遗传和环境因素影响华法林和维生素 K 的吸收，影响华法林在体内的代谢、转化，最终影响华法林用药的效果及安全性。主要遗传因素包括以下几个方面。①华法林相关的药物基因多态性。国内外许多研究发现某些基因的多态性影响华法林的代谢和清除，增加出血或栓塞风险。目前很多医院可以检测华法林的基因多态性，但暂时尚不推荐对所有服用华法林的患者常规进行基因检测以决定华法林服用剂量。②华法林的先天性抵抗。研究发现，一些患者对华法林存在先天性抵抗，这些患者需要服用高出平均剂量 5 ～ 20 倍才能达到需要的抗凝疗效，这可能与华法林对肝脏受体的亲和力改变相关。③凝血因子的基因突变。这些患者服用华法林会增加静脉血栓栓塞的风险，进而影响华法林的抗凝疗效。

165. 哪些饮食习惯会影响华法林的抗凝作用?

华法林是通过抑制维生素 K 而发挥作用的，如果增加了体内维生素 K 的剂量，则会影响华法林发挥作用。饮食中摄入的维生素 K 是影响其疗效的主要因素之一，饮食成分中，如蛋白质、碳水化合物、银杏、维生素、生姜、葱、西红柿、白藜芦醇、原花青素、酒精等通过多种机制可影响华法林疗效，建议服用华法林的患者避免饮食结构发生明显改变，以免影响维生素 K 摄入量。绿叶蔬菜、大豆和一些植物油中含有大量维生素 K，过量食用可能导致 INR 下降，高浓度绿茶也可明显降低 INR，可能导致抗凝不足。相反，维生素 K

摄入减少或消耗增加，也可影响华法林疗效，出现过度抗凝现象。建议服用华法林抗凝的患者，健康合理饮食，不应因为担心 INR 波动而避免进食水果蔬菜，避免饮食习惯明显改变，不暴饮暴食，不偏食、挑食，规律饮食。

166. 哪些患者不宜服用华法林治疗？

由于存在出血的风险，以下患者不宜服用华法林抗凝治疗。①近期手术史或外伤的患者。②明显肝肾功能损害的患者。③严重高血压（血压≥ 160 / 100 毫米汞柱）的患者。④凝血功能障碍且伴有出血倾向的患者。⑤活动性消化性溃疡。⑥近期大面积脑梗死的患者。⑦妊娠期妇女。⑧其他出血性疾病。

167. 哪些药物会影响华法林的抗凝作用？

常见的增强华法林的抗凝作用的药物有保泰松、磺吡酮、甲硝唑、胺碘酮、西咪替丁、磺胺甲氧嘧啶、奥美拉唑等，这些药物主要通过抑制华法林的代谢或清除来增强华法林的抗凝作用。另外，还有一些药物本身并不抑制华法林的代谢及清除，但与华法林联合使用时会增加出血风险，如非甾体抗炎药、抗血小板药物等。减弱华法林的抗凝作用的药物主要有巴比妥、卡马西平、利福平等，这些药物通过诱导肝脏细胞色素酶活性，增强肝脏对华法林的清除，从而减弱华法林的抗凝作用。

168. 服用华法林期间，如何预防出血的发生？

华法林的最主要不良反应是出血，为减少出血的发生，关键是要定期监测 INR，使其在正常治疗范围内。服用华法林过程中，应注意观察是否有出血的发生。牙龈出血、鼻出血、皮肤黏膜瘀斑、月经过多等是轻微出血的表现，可以先观察，一般会好转或自己慢慢吸收。如果出血时间较长无法自行停止，如皮下淤血、鼻出血逐渐扩大等，可以先停服华法林，观察或就医。严重出血表现主要包括：出现肉眼血尿（尿呈粉色或红色）、血便或黑便，最重为颅内出血，表现为头痛、呕吐等。此时，立即停用华法林并立刻就医。如果患者有高血压，应积极治疗高血压，血压过高的情况下使用华法林可能导致严重的脑出血。不能自行停用或改变华法林的剂量，要在药师或医生指导下用药。另外，服药期间应保持正常的饮食习惯，不必特意地偏食或禁食某种食物，以免影响华法林的抗凝效果。

169. 服用华法林时发生哪些情况需要立即就医？

出血是华法林的最主要不良反应，患者服用期间应注意观察是否有出血的发生。鼻出血、牙龈出血、皮肤黏膜瘀斑、月经过多等是轻微出血的表现，轻微出血可以先观察，一般会逐渐好转。长期服用华法林的患者，如有下列情形应先停药并立即至医院诊治：皮下淤血逐渐扩大、小便呈红色或深褐色、大便呈红色或柏油样（黑色并带光泽）、呕血或呕出咖啡渣样内容物、经常流鼻血、牙龈出血、严重头痛、胃痛等。

170. 新型口服抗凝药有哪些？与传统口服抗凝药相比有哪些优势？

目前新型口服抗凝药主要有 Xa 抑制剂（如利伐沙班、阿哌沙班、依度沙班等）和直接凝血酶抑制剂（达比加群酯）。新型口服抗凝药药物浓度直接与抗凝 / 抗血栓效果相关，剂量反应关系接近线性，抗凝的效果与安全性可以预测，具有可以固定剂量服用、抗凝作用可预测、起效快、半衰期短、药物间相互作用少、无须监测药物抗凝强度、与药物和食物相互作用少、使用方便等显著优点。但是新型口服抗凝药不能完全取代华法林，对于中重度二尖瓣狭窄，机械瓣换瓣术后，华法林仍然是首选；严重肾功能不全，尤其透析或血滤患者，华法林也是唯一可以使用的口服抗凝药物。

171. 新型口服抗凝药物与哪些药物存在相互作用？

对所有使用新型口服抗凝药的患者来说，不正确的剂量会增加血栓形成和出血的风险，而不了解药物间相互作用是新型口服抗凝药使用剂量不当的重要原因。不推荐达比加群酯与以下药物联用：环孢菌素、伊曲康唑、全身性酮康唑、决奈达隆和他克莫司等；也不推荐利伐沙班与吡咯类抗真菌药（如酮康唑、伊曲康唑、伏立康唑和泊沙康唑）或 HIV 蛋白酶抑制剂（如利托那韦）等药物联用，这些药物会显著增加新型口服抗凝药给药后的血药浓度，从而导致出血风险增高。另外，新型口服抗凝药与其他抗血栓药物如阿司匹林、氯吡格雷、低分子量肝素等联合使用也应谨慎，以免增加出血风险，必要时需要在医生指导下调整用药剂量。阿哌沙班和利伐沙班避免与肝药酶诱导剂（如利福平、卡马西平、苯妥英钠、苯巴比妥）同时使用会增加药物的浓度，从而引起栓塞，也应尽量避免联用。

172. 哪些患者使用新型口服抗凝药需要调整剂量？

新型口服抗凝药常规使用不需要调整剂量，但是存在以下情况需要减小药物剂量。①年龄过大：年龄既是血栓的危险因素也是出血的危险因素。对年龄 ≥ 80 岁的高龄患者应在常规推荐剂量的基础上酌情减量。②体重过小：新型口服抗凝药物中受体重影响较大的是达比加群酯。建议体重小于 50 公斤时，达比加群酯用药方案为每次 110 毫克，每日 2 次。③合并用药：达比加群酯与地高辛、维拉帕米、地尔硫䓬、克拉霉素、胺碘酮、环孢素、氟康唑、阿托伐他汀等药物联用，会显著增加其血药浓度，如需联用，可将用药方案调整为每次 110 毫克，每日 2 次。④肝肾功能不全：对于中度肝损伤的患者，可考虑慎用阿哌沙班、达比加群酯或依度沙班，严重肝功能损害禁用。在轻中度肾功能不全患者中，可根据患者肌酐清除率选择适宜的抗凝药物及用药方案。如对于中度肾功能不全的患者，利伐沙班应减量至 15 毫克 每日 1 次。

173. 新型口服抗凝药漏服后怎么办？

新型口服抗凝药如果采用每日 2 次的用药方案，距离下次用药时间＞ 6 小时，可以再次服用。如果是高卒中和低出血风险的患者，即使＜ 6 小时，也可以补服；如果是每日 1 次的服药，距离下次用药时间＞ 12 小时，可以补服；如果＜ 12 小时，该次用药可以跳过，下次服用下次剂量。高卒脑卒中险患者可以不受 12 小时固定间隔的约束。所有的新型口服抗凝药漏服后，下一次仍按照原来剂量服用。

174. 长期服用华法林的患者，如果想改为新型口服抗凝药，应如何转换？

长期服用华法林的患者，如果想改为新型口服抗凝药时，首先应停用华法林，并监测 INR，并根据 INR 的水平确定开始服用新型口服抗凝药的时机。INR ≤ 2.0，立刻给予新型口服抗凝药；INR 为 2.0 ～ 2.5，立刻或次日给予新型口服抗凝药；INR 为 2.5 ～ 3.0，1 ～ 3 天内复测 INR，至上述范围后再给予新型口服抗凝药；INR ≥ 3.0，延迟给予新型口服抗凝药。

175. 长期服用新型口服抗凝药的患者，如果想改为华法林，应如何转换？

长期服用新型口服抗凝药的患者，如果想改为华法林，应继续服用新型口服抗凝药（艾多沙班剂量减半，其他新型口服抗凝药剂量不变），并重叠使用华法林标准剂量，3 ～ 5 天后检测 INR；若 INR<2.0，应继续使用新型口服抗凝药（艾多沙班半量），1 ～ 3 天后复测 INR；若 INR>2.0，应停用新型口服抗凝药，1 天后复测 INR。

176. 服用抗凝药物超量，应采取哪些应对措施？

抗凝过量可导致各种出血并发症如尿血、皮下出血、牙龈出血、鼻出血等。如果不慎服用了 2 倍剂量的抗凝药物，每天服用 1 次的药物可按原计划在 24 小时后继续服用原剂量；如果每天服用 2 次的药物，停服 1 次，在 24 小时后开始按原剂量服用。严重超量服用抗凝药物（>2 倍剂量），需要立即到医院就诊，以便严密观察有无出血等严重症状的发生，并及时减少或停用抗凝药。如果过量使用肝素类药物，需要密切观察出血并发症，一旦发生，立即停用，同时可静脉注射硫酸鱼精蛋白纠正凝血功能障碍。

177. 服用利伐沙班抗凝期间有哪些注意事项?

对于不同剂量的利伐沙班,服药时机不同。服用 10 毫克的利伐沙班片剂进食对其吸收无影响。对于 15 毫克或 20 毫克的利伐沙班片剂,空腹条件下服用吸收并不完全,与食物同服后,有较高的生物利用度,因此服用利伐沙班 15 毫克或 20 毫克时,应与食物同服。利伐沙班的抗凝作用可预测性好,与药物和食物相互作用少,因此无须进行常规凝血监测。对于不能整片吞服的患者,可在服药前将利伐沙班片压碎,与苹果酱混合后立即口服。不宜随意停服药物,除非医生告知停药。与其他抗凝药一样,出血为利伐沙班可能导致的主要不良反应。若服药期间出现皮肤瘀斑、牙龈出血、结膜出血、血便、血尿、剧烈头痛等情况,请立即就医。

178. 服用达比加群酯过量,是否有特异性拮抗剂?

服用通达比加群酯过量导致的不能控制的紧急或危及生命的出血时,需要能够快速逆转通达比加群酯抗凝作用的拮抗剂。依达赛珠单抗可与体内的通达比加群酯(包括游离的、结合的以及活性代谢产物)特异性结合并形成复合物,导致通达比加群酯无法与凝血酶结合,从而有效逆转通达比加群酯的抗凝作用。依达赛珠单抗与通达比加群酯的亲和力强,起效迅速,代谢快,可用于通达比加群酯引起的大出血或危及生命或需要外科手术的出血患者。2019 年我国正式批准依达赛珠单抗用于接受通达比加群酯患者的急诊外科手术 / 紧急操作和危及生命或无法控制的出血。

179. 服用抗凝药物出血后,何时可以重新开始抗凝治疗?

出血后重启抗凝治疗的时机取决于血栓形成风险和再出血风险。重新开始抗血栓治疗之前,需从以下几点对患者进行血栓栓塞和出血风险的详细评估。①基础疾病抗血栓治疗的急迫性与必要性。②患者的凝血功能及血小板水平。③患者的出血风险。如果出血得到控制后,存在高血栓形成风险应尽早重启抗凝。对于再出血风险中等或较高的患者,应采取个体化策略。对于大多数患者,通常可以在 1 ～ 3 天内重启胃肠外抗凝治疗,并进行密切监测。对于再出血风险高的患者,如果血栓形成风险过高且必须给予治疗性抗凝,建议给予普通肝素,因为其半衰期短,并且可以使用逆转剂(硫酸鱼精蛋白),再出血时可以迅速停止抗凝和(或)逆转抗凝作用。预防剂量的胃肠外抗凝剂(如普通肝素或低分子量肝素)与治疗剂量的药物相比,能够更好地降低出血风险。

第八节 合理使用溶栓药物

180. 常用的溶栓药物有哪几种？各自有什么特点？

①第 1 代溶栓药物：主要包括尿激酶、链激酶，属于非特异性纤溶酶原激活剂。第 1 代溶栓药物溶栓能力强，但无特异性，长期使用容易导致全身性纤溶状态，增加出血的发生风险。②第 2 代溶栓药物：临床上最常应用的为阿替普酶（人重组组织型纤溶酶原激活剂）；其他药物还包括阿尼普酶、尿激酶原、葡激酶与重组葡激酶、阿尼普酶等。此类药物有较好的纤维蛋白特异性，选择性高、再通率高，其溶栓作用优于第 1 代药物，不良反应较少，出血并发症发生也相对较低。③第 3 代溶栓药物：主要有瑞替普酶、替奈普酶、兰替普酶、孟替普酶、帕米普酶、帕米普酶等。这类药物运用基因和蛋白质工程技术在其特异性溶栓等方面进行改进，特点为溶栓开通快速、有效率高、半衰期长等，极少消耗纤维蛋白原，对形成较久的血栓也具有明显的溶栓效果。

181. 哪些心肌梗死患者需要进行溶栓治疗？

溶栓治疗是急性 ST 段抬高型心肌梗死早期再灌注的重要手段之一，早期进行溶栓或直接经皮冠脉介入治疗梗死相关动脉是急性 ST 段抬高型心肌梗死最有效的救治方法，在急诊经皮冠脉介入治疗过程中，如果罪犯病变处血栓负荷重可予以冠脉内溶栓治疗，可减少慢血流和无复流的发生率。溶栓治疗快速、简便，在不具备经皮冠脉介入术（PCI）条件的医院或因各种原因使首次医疗接触时间至 PCI 时间明显延迟时，对有适应证的急性 ST 段抬高型心肌梗死患者，静脉溶栓仍是较好的选择。

182. 溶栓治疗主要有哪些不良反应？

不良反应可见：尿血、腹膜后出血、脑出血等，严重出血患者可死亡。偶见溶血性贫血、黄疸、谷丙转氨酶升高、溶栓后继发性栓塞（肺栓塞、脑栓塞等）、过敏反应。溶栓药物如尿激酶和链激酶在溶栓的同时会降低血液中纤维蛋白原及凝血因子的数量，引起全身纤溶系统亢进，导致出血并发症的发生。另外链激酶产自链球菌，具有一定的抗原性，易产生过敏反应。阿替普酶溶栓药具有破坏血脑屏障，使脑卒中后水肿以及出血转化的发生率增高。

183. 哪些心肌梗死患者适宜进行溶栓治疗？

心肌梗死溶栓主要适宜以下患者。①起病时间＜ 12 小时、年龄＜ 75 岁者，确立急性

ST 段抬高型心肌梗死诊断后，无禁忌证者应立即予以溶栓治疗。②患者年龄 ≥ 75 岁，经慎重权衡缺血或出血利弊后考虑减量或半量溶栓治疗。③发病时间已达 12 ～ 24 小时，如仍有进行性缺血性胸痛或血流动力学不稳定，ST 段持续抬高者也可考虑溶栓治疗。

184. 哪些心肌梗死患者禁忌进行溶栓治疗？

心肌梗死溶栓禁忌证主要包括以下患者：①既往任何时间脑出血病史。②脑血管结构异常。③颅内恶性肿瘤。④ 3 个月内有缺血性脑卒中或短暂性脑缺血发作史。⑤可疑或确诊主动脉夹层。⑥活动性出血或出血性素质。⑦ 3 个月内的严重头部闭合性创伤或面部创伤。相对禁忌证包括：①慢性、严重、未得到良好控制的高血压，需在控制血压的基础上开始溶栓治疗。②心肺复苏胸外按压持续时间 > 10 分钟或有创伤性心肺复苏操作。③痴呆或已知其他颅内病变。④ 3 周内创伤或进行过大手术或 4 周内发生过内脏出血。⑤ 2 周内进行不能压迫止血部位的大血管穿刺。⑥感染性心内膜炎。⑦妊娠。⑧活动性消化性溃疡。⑨终末期肿瘤或严重肝肾疾病。⑩正在使用抗凝药物，国际标准化比值水平越高，出血风险越大。

185. 溶栓后患者有哪些注意事项？

溶栓后的注意事项主要有以下几点。①注意饮食：溶栓后的患者建议清淡饮食，多吃新鲜的水果和蔬菜，以低盐、低脂食物为主，少吃坚硬的食物，以免划破胃肠道黏膜，引起黏膜出血。②注意休息：溶栓后 24 小时内患者要绝对卧床休息，不宜过早离床，1 周内不可过多活动，1 周后可进行功能锻炼，要从小幅度活动开始，逐渐增加活动量，不能剧烈活动。③注意观察生命体征：如心率、血压、脉搏、呼吸、体温等，因为溶栓后患者仍然处于凝血功能相对差的状态，可能会引起重要脏器出血情况，严重危害患者生命，因此要密切观察生命体征。④大小便情况：注意观察溶栓后患者的大小便，观察是否有出血情况，因为泌尿系统或消化道的黏膜出血容易造成慢性失血，可能会引发患者失血性休克。

186. 溶栓可能引发哪些并发症？

溶栓治疗的常见并发症主要有系统性出血、血管再闭塞、血管源性水肿、过敏等。正确认识和处理这些并发症有助于提高溶栓效果，改善患者预后。系统性出血为溶栓后潜在并发症，其中近期大型手术史患者可能导致系统性出血风险较大。临床中常见的出血部位包括胃肠道、泌尿生殖道、皮下、腹膜后。血管再闭塞与临床症状恶化相关，早期再阻塞，预示长期预后不良。可能与血栓分解或血管内皮损伤后暴露血小板被激活聚集、围手术期抗血小板药物使用不充分或抗血小板药物抵抗有关。血管源性水肿是指患者溶栓过程中或溶栓后出现的颜面部、咽喉部、口舌部、颈部等部位的血管水肿，缓激肽等血管活性物质增多是其发生主要原因。过敏一般为轻度，其表现可以是皮疹、荨麻疹、支气管痉挛、血管源性水肿、休克等症状。

187. 急性心肌梗死患者溶栓前应了解哪些知识？

急性心肌梗死发病率、致残率、致死率均较高，早期溶栓结合经皮冠脉介入治疗是适合我国多数基层医院首选的救治策略。如果在发病 3 小时内恢复有效的心肌再灌注可使 50% 以上的缺血心肌免于坏死。发病 2 小时内的溶栓治疗，有助于改善患者预后。因此，在急性心肌梗死发病后，应争分夺秒，尽力缩短患者入院至开始溶栓的时间，目的是使梗死相关血管得到早期、充分、持续再开通。以前的主张是从典型的胸痛发作时间不超过 6 小时为溶栓的最佳时机。目前认为，12 小时内均是溶栓的适应证，超过 12 小时患者，如果心电图 ST 段仍抬高和胸痛，仍可给予溶栓治疗。

188. 如何减少溶栓导致的出血风险？

溶栓治疗的主要风险是出血，尤其是颅内出血和内脏器官出血。为减少溶栓后出血风险，在溶栓前要对患者进行溶栓出血评估，对于具有高龄、糖尿病、溶栓前高血压、低血小板等危险因素者慎重进行溶栓治疗，应避免连续、同时、重叠且非减量应用抗栓、抗凝药物。对于消化道出血高危患者建议使用质子泵抑制剂预防消化道出血。溶栓期间不仅应密切监测患者的神经功能状态、血压、心率，而且要观察病情变化，病情出现恶化后及时复查 CT。颅内高压的患者可使用适量的脱水降颅压的药物。如果发生了颅内出血，应立即停止溶栓、抗栓、抗凝治疗。

第九节 合理使用抗血小板药物

189. 哪些心血管疾病需要进行抗血小板治疗？

以下心血管疾病需要进行抗血小板治疗。①冠心病：是由冠状动脉狭窄或阻塞，导致心肌缺血、缺氧而引起的心脏病。血栓会引起动脉狭窄甚至阻塞，因此冠心病患者需要抗血小板治疗，减少血栓形成，改善心肌供血情况，达到更好的预防和治疗的作用。②经皮冠脉介入治疗：经皮冠状动脉成形术或冠脉内支架植入术后容易血栓形成，需要双联抗血小板治疗预防支架围手术期及术后血栓事件发生。③周围动脉疾病：常受累的动脉有胫动脉、腹主动脉、肾动脉，以下肢动脉粥样硬化疾病最常见，通过抗血小板治疗可以有效降低心血管不良事件的发生。④心血管疾病的一级预防：一级预防是指心血管事件发生之前，通过控制吸烟、血脂异常、高血压和糖尿病等心血管病的主要危险因素，降低心血管临床事件发生风险的预防措施。研究表明，对于评估动脉粥样硬化性疾病的 10 年预期风险 $\geqslant 10\%$ 的患者，适当使用阿司匹林，是动脉粥样硬化性疾病一级预防的主要措施之一。

190. 心血管疾病患者常用的抗血小板药物有哪些？

目前，临床上抗血小板药物种类繁多，分别作用于血小板血栓形成过程中的不同阶段，抑制相关受体或酶，达到抗血小板的作用。在临床上应用的抗血小板药物主要包括 3 类：环氧化酶抑制剂、二磷酸腺苷受体拮抗药和血小板膜糖蛋白 II_b/III_a 受体阻断药。①环氧化酶抑制剂的代表药物主要是阿司匹林。阿司匹林不可逆性抑制血小板环氧化酶，从而阻止血栓素 A2 的形成，达到抑制血小板活化和聚集的作用。②二磷酸腺苷受体拮抗药主要包括氯吡格雷、替格瑞洛等。临床主要用于治疗心肌梗死、脑梗死等动脉或静脉血栓，以及与血小板聚集相关的疾病。③血小板膜糖蛋白 II_b/III_a 受体阻断药：代表药物为替罗非班，其通过静脉注射给药，抑制血小板聚集的终末环节，可剂量依赖性地抑制体外血小板的聚集，延长出血时间、抑制血栓形成，具有高效、高选择性的特点，能有效改善急性冠脉综合征患者的临床症状及长期预后。

191. 心血管疾病患者如何选择适宜的抗血小板药物？

阿司匹林是抗血小板治疗的基本药物，在临床中应用范围最广，大量的随机对照试验证实，慢性稳定型心绞痛患者服用阿司匹林可降低心肌梗死、脑卒中或心血管性死亡的发生风险。在所有适宜抗血小板治疗的患者中，如无阿司匹林用药禁忌证均应首选阿司匹林。如果对阿司匹林不耐受，如出现明显胃部不适或甚至引起消化道出血，则可用氯吡格雷、替格瑞洛作为替代。对于急性冠状动脉综合征（不稳定型心绞痛和急性心肌梗死）患者或支架植入术后的患者，常使用阿司匹林联合氯吡格雷或替格瑞洛双联抗血小板方案。替格瑞洛与氯吡格雷相比，抗血小板作用更强，起效更快，在急性冠脉综合征治疗中，其抗栓效果较好，可进一步降低心血管死亡率。安全性方面，长期应用替格瑞洛的出血风险略高于氯吡格雷，但短期使用两者的出血发生率相似。总之，抗血小板药物多种多样，需根据患者具体情况合理选择、联合用药，以达到个体治疗的目的。

192. 阿司匹林肠溶片应如何正确服用？

阿司匹林普通片会对胃黏膜产生直接的刺激，易出现恶心、胃部不适、疼痛等症状。

阿司匹林肠溶片外有一层耐酸的包衣，保护它顺利通过胃内酸性环境不被溶解，到达小肠碱性环境缓慢释放吸收，减少胃肠道不良反应。如在饭中或饭后服，阿司匹林会与食物中碱性物质混合延长胃内停留时间，释放的阿司匹林药物会产生胃肠道不良反应。空腹服用可缩短胃内停留时间，顺利到达吸收部位小肠，建议阿司匹林肠溶片最好空腹服用。根据肠溶制剂的设计原则，理想的服用时间应该是进餐前半小时左右。对于阿司匹林肠溶片应何时服用目前尚无定论，最重要的是长期坚持。

193. 为何服用阿司匹林抗血栓强调小剂量？

长期服用小剂量阿司匹林（每天 75 ~ 150 毫克）进行心脑血管疾病的一级和二级预防可以起到充分的抗血小板聚集作用，并且为非剂量依赖性（并非剂量越大，抗血栓作用越强）。同时，阿司匹林对胃肠道黏膜具有直接和间接损害作用，并且为剂量依赖性相关（剂量越大，对胃黏膜损害作用越大），有引起上消化道出血的不良反应。每天 75 ~ 150 毫克这个剂量范围内能保证有效性，还可降低出血风险和严重程度，达到"疗效最大、毒性最小"。

194. 漏服了阿司匹林怎么办？

单次服用小剂量阿司匹林可以有效抑制体内现存的血小板活性，人体每天有 10 % ~ 15 % 的新生血小板，故需每天服用阿司匹林，保证新生血小板功能受到抑制。偶尔一次漏服阿司匹林对于抗栓治疗影响不大，只需在下一次服药时间服用常规剂量，无须加倍剂量，过量服用其不良反应会增加，若连续漏服将会导致血栓风险增加。

195. 阿司匹林适用于心血管一级预防中哪些人群，不适合于哪些人群？

具有动脉粥样硬化性心血管疾病高危且合并至少 1 项风险因素但无高出血风险的 40 ~ 70 岁的患者，可考虑应用低剂量阿司匹林进行动脉粥样硬化性心血管疾病一级预防。相较于血压控制和降胆固醇治疗，阿司匹林用于动脉粥样硬化性心血管疾病一级预防的获益较小而出血风险较高。因此，对于动脉粥样硬化性心血管疾病中低危患者，不推荐采用低剂量阿司匹林进行一级预防。年龄 < 40 岁或 > 70 岁的患者，也不推荐采用低剂量阿司匹林用于一级预防。高出血风险的患者，不建议采用低剂量阿司匹林进行动脉粥样硬化性心血管疾病一级预防。出血高危险因素包括但不限于以下情况：既往有胃肠道出血或消化性溃疡疾病，既往有重要脏器出血史，年龄 > 70 岁、血小板减少、凝血功能障碍，同时使用增加出血风险的药物（如非甾体类抗炎药、华法林等）。

196. 服用阿司匹林应注意哪些问题？

服用阿司匹林应注意以下问题。①哮喘患者应避免使用，部分患者在服用阿司匹林后出现过敏反应，如喉头水肿、荨麻疹、哮喘发作等。②患有胃、十二指肠溃疡的患者服用阿司匹林可导致出血或穿孔，因此，应谨慎服用阿司匹林。③饮酒后不宜服用，因其能加剧胃黏膜屏障损伤，从而导致胃出血。④凝血功能障碍者不宜使用，如严重肝损害、低凝血酶原血症、维生素 K 缺乏者。⑤手术前一周应停用，避免凝血功能障碍，造成出血风险。

197. 阿司匹林常见的不良反应有哪些?

①胃肠道损伤：阿司匹林最常见的不良反应为胃肠道损伤，长期应用易致胃黏膜损伤，引起胃黏膜糜烂、溃疡及胃出血，但引起出血导致休克者少见，长期大便潜血阳性可致贫血。随着预防性质子泵抑制剂使用增加，有效减少了上消化道并发症的发生率，而下消化道出血发生率相对增加。②出血：包括皮肤紫癜、瘀斑、牙龈出血、消化道出血、泌尿生殖系统出血，严重者可出现颅内出血。③过敏：特征表现为支气管痉挛、急性荨麻疹、血管神经性水肿、严重鼻炎，过敏严重者甚至出现休克，某些哮喘患者服用阿司匹林后会诱发哮喘。④肾损伤：与阿司匹林剂量过大有关，可发生药物性肾病。

198. 长期服用阿司匹林肠溶片患者如何避免胃出血?

阿司匹林之所以会导致胃出血，主要原因是该药刺激胃黏膜，破坏胃黏膜屏障，进而引发出血。另外阿司匹林对血小板功能的抑制是不可逆的，凝血功能受到影响，从而引发胃部出血。长期服用阿司匹林肠溶片的患者应定期进行胃镜检查，监测大便常规、大便潜血等。对于胃溃疡或慢性胃炎活动性出血的患者应慎用或不用。服用阿司匹林肠溶片要空腹服用，使阿司匹林尽快进入肠道，减少药物对胃黏膜的刺激。对于既往有胃部不适的患者，阿司匹林可以与抑酸药物同时服用，这样可以有效减少胃出血的发生概率，或者改为服用其他抗血小板药物，如氯吡格雷等。

199. 患者在哪些情况下不宜服用阿司匹林?

患者在以下情况不宜服用阿司匹林。①近期内做过手术，特别是眼科、内脏、颅内手术者，不应服用阿司匹林。②平素有"自发"出血倾向者，如经常牙龈或皮肤出血、低凝血酶原血症、维生素 K 缺乏等，不适宜服药。③对阿司匹林或含水杨酸的药物有过敏或有哮喘病史者，不宜服用，部分哮喘患者可在服用阿司匹林后出现过敏反应，如喉头水肿、荨麻疹、哮喘大发作。④胃十二指肠溃疡或者肝硬化，食道静脉曲张者不宜服用，可导致出血或穿孔。⑤同时使用抗凝药物（如香豆素衍生物、肝素，低剂量肝素治疗例外）。⑥孕妇不宜服用。孕后 3 个月内服用可引起胎儿异常；定期服用，可致分娩延期，并有较大出血危险，在分娩前 2 ～ 3 周应禁用。

200. 发现颈动脉斑块，需要吃阿司匹林吗？

有些人认为只要发现颈动脉斑块就应该用阿司匹林，这是不正确的。除非动脉粥样斑块导致动脉管腔明显狭窄（颈动脉狭窄≥50%），其危险性均等同于冠心病或脑梗死，应该每日服用阿司匹林 75 ～ 100 毫克，否则颈动脉斑块本身不作为评估是否应用阿司匹林的依据。

201. 何为双联抗血小板治疗？适用于哪些患者？

相关的统计数据显示，单独服用阿司匹林出现药物抵抗的概率约为30%。在单独服用氯吡格雷时出现药物抵抗的概率大约为40%。两种药物联合使用时，通过不同途径共同抑制血小板，出现药物抵抗的概率就会降至 5%，所以有心脑血管疾病高风险者（如急性冠脉综合征、介入球囊扩张、心脏支架、心脏搭桥等）会使用两种抗血小板药物进行"双抗"治疗。双联抗血小板治疗是减少急性冠脉综合征或经皮冠脉介入术后心血管事件的关键干预措施。对于急性冠脉综合征患者，如无禁忌证，应使用以阿司匹林为基础的双联抗血小板治疗至少 12 个月；对于稳定型冠心病接受经皮冠脉介入术的患者，建议应使用以阿司匹林为基础的双联抗血小板治疗至少 3 ～ 6 个月；对于有房颤并经皮冠脉介入术治疗的患者，应短期应用阿司匹林＋氯吡格雷＋华法林治疗方案。

202. 进行双联抗血小板有哪些注意事项？

阿司匹林选择肠溶片，在餐前至少半小时或是睡前空腹服用，氯吡格雷建议在餐后15 分钟内服药，可以减轻不良反应，增加药物疗效。用药期间要严密监测凝血指标，一旦发现出血倾向，立即停药并给予对症处理。在用药过程中，注意避免与其他有消化道损伤的药物联用。其次应控制血压，舒张压不宜超过 160 毫米汞柱，血压最好控制在 130/80 毫米汞柱以下，可以减少脑出血风险。如果有幽门螺杆菌感染，建议在开始治疗前根治幽门螺旋菌，可减少对胃黏膜的损伤。年龄超过 80 岁的患者，不推荐使用"双抗"治疗。

203. 何为阿司匹林抵抗？应如何应对？

阿司匹林是冠心病二级预防中最重要的抗血小板药物，心血管疾病高危患者长期服用阿司匹林可明显降低脑卒中、心肌梗死、冠状动脉旁路移植术等心血管事件的发生风险。部分患者虽然规律服用阿司匹林，但未达到预期的抑制血小板聚集效果，也不能保护患者免于血栓并发症，发生此现象即为阿司匹林抵抗。动脉粥样硬化、高血压、高脂血症、肥胖、肾病、炎症、药物相互作用、药物依从性、药物吸收和代谢等与阿司匹林抵抗的发生相关。为应对阿司匹林抵抗，可以使用氯吡格雷、普拉格雷等其他抗血小板药物代替阿司匹林发挥抗血小板作用；也可进行血小板功能检测，根据其检测结果，选择合适的阿司匹林剂量。另外，控制体重、降低血脂及血糖水平、戒烟等均有助于降低阿司匹林抵抗。

204. 氯吡格雷可用于防治哪些心血管疾病？

氯吡格雷具有强大的抗血小板作用，不可逆转，且作用持久，为治疗心血管疾病常见的药物之一。氯吡格雷可以用于以下患者预防动脉粥样硬化血栓形成事件。①急性心肌梗死患者、近期缺血性脑卒中患者（发病时间小于 6 个月）或确诊外周动脉性疾病的患者。②非 ST 段抬高型急性冠脉综合征（包括不稳定型心绞痛或非 Q 波心肌梗死）和 ST 段抬高型急型冠脉综合征，与阿司匹林联合使用。③冠状动脉支架术后 6 ～ 12 个月或者药物球囊术后 1 ～ 3 个月的患者需要给予阿司匹林联合氯吡格雷抗血小板治疗。④冠心病患者需要抗血小板治疗但不能耐受阿司匹林的患者，可使用氯吡格雷进行替代治疗。

205. 与阿司匹林相比，氯吡格雷有哪些优势？

氯吡格雷和阿司匹林是临床最为常用的抗血小板药，两者在药理学作用和安全性方面有重要区别，两者有时候会相互替代，有时候又会联合使用。氯吡格雷是一种高选择性二磷酸腺苷受体拮抗药，对血小板的作用是多途径的，与阿司匹林相比，氯吡格雷具有抗血小板作用强、起效快等特点。氯吡格雷主要用于心脑血管疾病的二级预防，阿司匹林对于消化道的刺激远大于氯吡格雷，其对胃黏膜有刺激性，同时还会抑制胃酸生成，影响消化道黏膜的健康，氯吡格雷对于消化道影响较小，因此对于有消化性溃疡的患者可选择氯吡格雷进行治疗，服用阿司匹林半年内出现消化道不适换用氯吡格雷仍可获得良好耐受。

206. 使用氯吡格雷过程中有哪些注意事项？

氯吡格雷作为一种抗血小板药，在我国被批准用于急性冠脉综合征、缺血性脑卒中、外周动脉性疾病患者的二级预防。临床上的推荐剂量为每次 75 毫克，每日 1 次。急性冠脉综合征患者需首剂服用负荷剂量 300 毫克，之后为 75 毫克 / 日。然而，氯吡格雷是一种前体药物，在人体内要经过肝药酶转化后才能成为抑制血小板聚集的活性物质，不同患者对氯吡格雷同等剂量的抗血小板作用反应存在差异。这与患者体内的肝药酶基因多态性有密切关系。因此，对于存在血栓高危、复杂冠状动脉病变的患者，可以进行肝药酶基因检测和血小板功能检测，确保抗血小板的精准治疗。同时还需要关注药物之间相互作用对氯吡格雷的影响，临床上氯吡格雷联合阿司匹林的双联抗血小板治疗会增加胃肠道溃疡和出血发生的概率，因此患者常需同时加用质子泵抑制剂进行预防治疗，以减少胃肠道并发症的发生。但有的质子泵抑制剂会与氯吡格雷竞争肝药酶的同一结合位点，从而发生相互作用，使氯吡格雷活性代谢产物减少，建议联合时首选雷贝拉唑或泮托拉唑。

207. 氯吡格雷如果漏服应该怎么办？

若在常规服药时间的 12 小时之内发现漏服氯吡格雷，患者应马上补服一次标准剂量，并按照常规服药时间服用下一次剂量。若超过常规服药时间 12 小时之后发现漏服，患者应在下次常规服药时间服用标准剂量，无须剂量加倍。

208. 服用氯吡格雷的患者一定要做基因检测吗？

虽然基因检测有助于发现"氯吡格雷抵抗"，但基因型检测结果与临床实践中疗效、出血风险并不一致，很多时候氯吡格雷并没有预测中那么"无用"。目前证据尚不支持常规进行基因分型检测以指导抗血小板策略选择。但对于抗血小板治疗中血栓风险较高的患者、已有支架内血栓史、临床高风险因素（如糖尿病、慢性肾病患者）、服用氯吡格雷后仍然发生心血管事件的患者适宜进行氯吡格雷基因筛查。

209. 哪些患者不宜使用氯吡格雷？

氯吡格雷最大的不良反应就是造成凝血功能下降引起出血。因此，在服药期间如果有鼻出血、呕血、咯血、牙龈出血、皮肤瘀斑、大便发黑等情况，要立即就诊，尽快停药。手术前 1 周必须停用氯吡格雷，服用氯吡格雷 3 ～ 7 天能够达到稳态的血药浓度，停药后 5 ～ 7 天凝血功能才能恢复正常，因此在术前必须要停用氯吡格雷，否则在手术过程中可能有出血风险。严重肝损害患者不宜使用，否则会有进一步加重损伤程度的可能。另外，对于对氯吡格雷过敏者也禁止使用。

210. 氯吡格雷主要的不良反应有哪些？

常见的不良反应：鼻出血、消化道出血（2%）、消化不良（5%）、胃肠道不适、腹泻（5%）、腹痛（6%）、皮肤瘀斑出血点。不太常见的不良反应：血小板减少症、白细胞减少症、头晕头痛、颅内出血（0.4%）、眼出血（结膜、视网膜等）、胃肠道溃疡、皮疹、血尿。较为少见的不良反应：较为严重的粒细胞减少（0.04%）、腹膜后出血。

211. 什么是"氯吡格雷抵抗"？如何应对？

氯吡格雷口服后需经肝药酶代谢（主要为 CYP2C19）后才能转化为活性代谢产物，发挥抗血小板作用。根据肝药酶 CYP2C19 的不同基因型表现，患者人群可分为超快、快速、中间和慢代谢型。在亚洲，中间和慢代谢型的患者比例分别达到了 50% 和 13% ～ 23%，这部分人群服用氯吡格雷后无法经肝脏代谢转化为活性产物，因此易出现氯吡格雷抵抗。对患者开展氯吡格雷的基因型检测有助于发现"氯吡格雷抵抗"。对于明确氯吡格雷抵抗患者建议可使用其他抗血小板药物（如替格瑞洛、普拉格雷等）代替氯吡格雷治疗。

212. 氯吡格雷应避免与哪些药物同时服用？

氯吡格雷可增加胃肠道出血风险，为了预防氯吡格雷引起的胃肠道损害事件，部分患者需合用质子泵抑制剂。氯吡格雷应避免与奥美拉唑、艾司奥美拉唑联合应用，因后者可导致氯吡格雷活性过程受阻，影响其抗血小板活性，进而使心血管不良事件发生风险增加。氯吡格雷与泮托拉唑、雷贝拉唑相互作用的影响较小，可联合使用。氯吡格雷与瑞格列奈合用，可抑制瑞格列奈的代谢，使瑞格列奈血药浓度升高，增加低血糖风险，故氯吡格雷应避免与瑞格列奈合用。另外，对于有出血风险的患者，不建议氯吡格雷与非甾体抗炎药、抗凝药、溶栓药等药物合用，以免诱发出血。

213. 如何防治氯吡格雷对胃肠道并发症？

氯吡格雷服用后不直接损伤消化道黏膜，可通过抑制血小板衍生生长因子和血小板源性血管内皮生长因子的释放，阻碍新生血管的形成，延缓黏膜修复，并加重胃肠道黏膜损伤。老年、既往有消化道疾病（尤其是消化道溃疡或出血病史）、幽门螺杆菌感染，胃食管反流，长期使用糖皮质激素和非甾体抗炎药，联用其他抗栓药物，烟酒过量及情绪应激等，是消化道出血的高危因素，建议对有消化性溃疡病史、消化不良及胃食管反流症状者进行幽门螺杆菌筛查，根除幽门螺杆菌可降低溃疡发生风险。对存在高出血风险和出血倾向者，抗栓治疗同时加用质子泵抑制剂来预防胃肠道并发症。

214. 哪些患者服用抗血小板药时需同时应用质子泵抑制剂？

具有下列高危因素之一者，在应用抗血小板药物时需同时应用质子泵抑制剂，以减少对胃黏膜的破坏。①有消化性溃疡或上消化道出血病史。②使用双联抗血小板药或抗血小板药联合抗凝药、非甾体抗炎药、糖皮质激素等易引起出血风险的药物。③应用抗血小板药同时存在其他出血高危因素者。对于有消化性溃疡的患者，长期口服抗血小板药前应监测和根除幽门螺杆菌。

215. 替格瑞洛与氯吡格雷相比有什么优缺点？

与氯吡格雷相比，替格瑞洛无须经肝脏代谢激活即可直接起效（常规剂量起效时间为

30 分钟至 4 小时），具有起效快、抗血小板作用强且可逆的特点。当使用氯吡格雷出现血小板数量下降后只能输注血小板，而替格瑞洛停药后血小板可以自行恢复，且疗效不受基因多态性的影响。多项研究提示替格瑞洛较氯吡格雷具有显著降低心血管死亡的优势。另外，某些质子泵抑制剂可竞争性抑制氯吡格雷的作用，降低氯吡格雷的抗血小板疗效，而替格瑞洛联合质子泵抑制剂时不会影响替格瑞洛的抗血小板的作用。

216. 服用替格瑞洛期间有哪些注意事项？

替格瑞洛是临床常用的抗血小板药，其最主要的不良反应是出血，包括颅内出血、消化道出血、血尿、皮下出血等。服药期间，需要密切注意是否存在出血现象。如有出血，应及时就医，向医生描述自己的服药情况以及出血情况，以综合考量出血风险与缺血风险，决定是否调整用药方案或是否给予对症的止血治疗。在服用替格瑞洛期间，接受任何手术前（包括拔牙、脓肿切开等小手术）或者增加服用任何药物时，均应该告知医生。替格瑞洛可引起呼吸困难，一般无须特殊处理即可自行恢复。如果用药期间漏服一剂，可在下一次服药时服用一剂即可，切勿擅自加倍服用。有活动性病理性出血（如消化道溃疡或颅内出血）、中度至重度肝损害患者不宜使用替格瑞洛。

217. 吲哚布芬与其他抗血小板比较有何不同？

吲哚布芬抗血小板作用与阿司匹林相似，但对前列腺素抑制率较低，胃肠道反应较小、出血风险较低，可作为出血及胃溃疡风险高、阿司匹林不耐受患者的替代治疗；但在经济性方面，吲哚布芬价格较高。在临床应用中，吲哚布芬有着很好的前景，目前的研究证据相对较少，尚不足以撼动阿司匹林的一线地位。

218. 铝镁匹林是什么药？主要用于哪类疾病？

铝镁匹林片是阿司匹林、甘羟铝以及重质碳酸镁组成的复方制剂。阿司匹林通过抑制血小板聚集防止血栓的形成，而甘羟铝能中和胃酸，降低胃内酸度并使胃蛋白酶活性降低，有利于改善胃酸增多、上腹部疼痛等临床症状，并有收敛、止血等作用；重质碳酸镁为抗酸药，可降低阿司匹林对胃的不良刺激，显著降低胃黏膜糜烂和溃疡的发生率，并可加快胃排空，从而使阿司匹林迅速进入小肠。铝镁匹林片主要用于需要阿司匹林进行心脑血管疾病一级、二级预防，但不能耐受阿司匹林的胃肠道反应的人群。

219. 西洛他唑主要用于哪些疾病？使用过程有哪些注意事项？

西洛他唑作为一种抗血小板药物不仅可以通过抑制血小板聚集改善循环，而且可以通过松弛血管平滑肌扩张血管，主要用于治疗慢性动脉闭塞症引起的溃疡、肢痛、冷感以及间歇性跛行等缺血性症状，也可预防脑梗死复发（心源性脑梗死除外）。西洛他唑可引起颅内出血、腹膜内出血、心包出血等，与其他影响出血的药物合用时，须严密观察出血反应并检测出血时间和血小板计数等。对持续高血压患者的给药应慎重，给药期间需充分控制血压。另外，西洛他唑还可引起室上性心动过速、心绞痛等严重不良反应，禁用于充血性心力衰竭患者。

第十节　合理使用他汀类药物

220. 他汀类药物的代表药物有哪些？

常用的他汀类药物有 7 种，分别是阿托伐他汀、瑞舒伐他汀、洛伐他汀、辛伐他汀、普伐他汀、氟伐他汀、匹伐他汀。他汀类药物根据半衰期长短可分为短效他汀类和长效他汀类。短效的有辛伐他汀、普伐他汀、氟伐他汀、洛伐他汀等；长效的有阿托伐他汀、瑞舒伐他汀、匹伐他汀等。短效的他汀类药物因半衰期短，晚上服用后，半夜时正好达到药物浓度的高峰，可达到最佳效果。而对于半衰期长的他汀类药物，早晨和晚上服药，药效并无差别，因此可以在一天中任何时间服用，但每天服药时间需要固定。

221. 哪些患者需要服用他汀类药物？

他汀类药物是临床应用非常广泛的一类调血脂药物，与其他调血脂药物相比，不仅可降低总胆固醇、低密度脂蛋白胆固醇水平，而且具有稳定斑块、预防斑块发生破溃、抗动脉硬化的作用，从而降低心脑血管疾病不良事件的发生率。对于原发性高胆固醇血症患者，可在控制饮食的基础上加用他汀类药物进行治疗。另外，低密度脂蛋白胆固醇是动脉粥样硬化发生、发展的主要危险因素。他汀类药物可显著降低低密度脂蛋白胆固醇和血浆胆固醇水平，从而降低动脉粥样硬化疾病的发生概率，因此也可用于冠心病、脑卒中或混合型血脂异常的患者。在整个治疗期间应根据患者的低密度脂蛋白胆固醇基线水平、治疗目标和临床疗效进行个体化治疗。

222. 他汀类药物什么时间服用效果最佳？

研究发现，胆固醇在肝脏的合成具有昼夜节律性，一般在正午时最低，午夜（凌晨 0:00 ～ 3:00）时最高。从药理学角度来看，为了发挥药物最好的疗效，建议睡前服用他汀类药物，促使药物的血药浓度恰好在午夜时达到最高，从而达到最大的降胆固醇效果。但是新一代他汀类药物如阿托伐他汀和瑞舒伐他汀的半衰期较长，服药后可在 24 小时内维持较高的血药浓度，因此无论在一天中任何时间服用，都可在午夜有较高的血药浓度，达到降低胆固醇的最佳效果。 另外，氟伐他汀缓释片具有缓释的制剂优势，也可在一天中任何时间服用。

223. 水溶性他汀与脂溶性他汀分别有哪些？ 在临床应用中有何区别？

水溶性他汀主要包括普伐他汀和瑞舒伐他汀。水溶性他汀对肾上腺、心脏、性腺、大脑等部位的胆固醇合成影响较低，仅选择性抑制肝脏胆固醇的合成。因此，水溶性他汀既可有效降低血清胆固醇水平，又能避免对肝外组织的不利影响，减少他汀进入肌肉、大脑等部位，从而降低肌痛、记忆力下降等不良反应的发生率。脂溶性他汀主要包括洛伐他汀、辛伐他汀、匹伐他汀等，具有高度亲脂性。脂溶性他汀能够穿过机体各组织细胞的脂质层，对所有细胞发挥抑制胆固醇合成的作用，而且易透过血脑屏障，可引起失眠、头痛、抑郁等中枢神经系统不良反应。但脂溶性他汀与相关受体结合度更强、作用持久，因而调血脂的药效普遍更强，但是引起肌酶升高的可能性也明显高于水溶性他汀。

224. 不同他汀类药物降低低密度脂蛋白胆固醇有何区别？

不同的他汀类药物，降低低密度脂蛋白胆固醇的强度有所不同，强度从强到弱依次为：瑞舒伐他汀 > 阿托伐他汀 > 辛伐他汀 > 普伐他汀 > 氟伐他汀。在有效剂量（10 ～ 40 毫克）时，辛伐他汀使低密度脂蛋白降低为 30% ～ 40%，普伐他汀为 20% ～ 30%，阿托伐他汀为 40% ～ 50%，瑞舒伐他汀为 55% ～ 65%。1 毫克匹伐他汀可使低密度脂蛋白降低 30%。我国人群平均胆固醇水平较低，大多数患者服用中等强度甚至低强度的他汀类药物治疗即可使低密度脂蛋白胆固醇达标。应根据患者的具体病情选择合适的他汀类药物，防止强度过大，增加不良反应的发生率。

225. 不同他汀类药物如何进行等效剂量换算？

他汀类药物可降低胆固醇、稳定斑块，是抗动脉粥样硬化，降低心脑血管疾病风险的基石。不同他汀类药物的调脂“能力”不同，如果要调换药物，需要维持原有的调脂作用强度。因此，不同他汀类药物之间进行调换，需进行合理的剂量调换。对于需要进行高强度调脂（低密度脂蛋白胆固醇水平降低 >50%）的患者，可服用 20 毫克瑞舒伐他汀或者 80 毫克阿托伐他汀。对于需要达到中等强度调脂幅度（低密度脂蛋白胆固醇水平降低 30% ～ 50%），可服用 5 毫克瑞舒伐他汀或者 20 毫克阿托伐他汀或者 40 毫克辛伐他汀或者 4 毫克匹伐他汀。对于需要进行低强度调脂幅度（低密度脂蛋白胆固醇水平降低<30%），可服用 1 毫克匹伐他汀或者 10 毫克辛伐他汀或者 40 毫克氟伐他汀或者 20 毫克普伐他汀。

226. 阿托伐他汀与瑞舒伐他汀有何区别？如何选用？

阿托伐他汀与瑞舒伐他汀均属于强效他汀，对胆固醇都有较强的降低作用，而且都是长效他汀，药效不受服用时间与饮食影响。在降低低密度脂蛋白胆固醇和稳定动脉粥样硬化斑块方面，瑞舒伐他汀相对于阿托伐他汀作用更强，更有优势。在安全性方面，由于瑞舒伐他汀引起肌痛的发生率略高于阿托伐他汀，因此首次服用他汀类药物的患者建议首选阿托伐他汀，会更安全一些。另外，由于阿托伐他汀对肾功能影响较小，因此慢性肾病的患者也更适于选用阿托伐他汀。在相互作用方面，由于阿托伐他汀通过肝药酶代谢，因此，与其他药物合用时，应考虑药物相互作用的可能性，应尽量避免选择相互作用较明确的药物，如胺碘酮、维拉帕米、地高辛、华法林、红霉素等，尤其是日剂量较高的情况下。当他汀类药物必须与肝药酶抑制剂、诱导剂或底物合用时，应优先选择瑞舒伐他汀，以减少药物相互作用，降低肌痛、肌病及肝功异常等不良反应的发生率。

227. 不同调脂强度的他汀类药物分别适用于哪些人群？

不同人群需要的调脂强度不同，对于发生过心肌梗死、急性冠脉综合征、缺血性脑卒中、有症状的周围血管病变、既往接受过血运重建或截肢的超高危患者，低密度脂蛋白胆固醇应控制在 1.4 毫摩尔/升以下。对于已经发生过冠心病、脑血管疾病、外周动脉血管疾病等高危动脉粥样硬化疾病患者，其低密度脂蛋白胆固醇应控制 <1.8 毫摩尔/升，上述人群适用高强度他汀类药物；对于糖尿病患者低密度脂蛋白胆固醇 < 2.6 毫摩尔/升，适宜选用中强度他汀类药物。若无高血压、糖尿病等心脑血管病史，无动脉粥样硬化危险因素，低密度脂蛋白胆固醇 <3.4 毫摩尔/升即可，适用低强度他汀类药物治疗。

228. 长期服用他汀类药物为什么需要补充辅酶 Q10？

他汀类药物在治疗冠心病、脑卒中、高胆固醇血症等心脑血管疾病中具有其他调血脂药无法比拟的优势，如无用药禁忌证，应当长期规律服药。部分患者服药期间会出现诸如肌痛、肌炎等不良反应，而补充适量辅酶 Q10 有助于减轻他汀类药物相关的肌肉损害症状。另有研究表明，长期服用他汀类药物可降低血浆中的辅酶 Q10 浓度，而辅酶 Q10 具有促进食物转化为能量，这对强化心脏功能、缓解心脏缺氧状况具有重要意义。因此，医生建议长期服用他汀类药物的患者可搭配服用辅酶 Q10。另外，患者也可尝试通过饮食补充辅酶 Q10，含有辅酶 Q10 比较丰富的食物有沙丁鱼、秋刀鱼、黑鱼、猪心、花生、西蓝花等。

229. 服用他汀类药物出现不良反应，能否用中药血脂康替代？

血脂康属于中成药，所含的洛伐他汀量有限，而且调脂强度也不高，对于血脂水平不高且不能耐受他汀类药物的患者，可以考虑换为血脂康治疗。而对于血脂水平较高尤其是合并动脉粥样硬化疾病的高危患者来说，血脂康不能替代他汀类药物，这是因为他汀类药物不仅可以降低低密度脂蛋白胆固醇，而且具有稳定动脉硬化斑块、防止斑块破裂、延缓动脉硬化斑块进展的作用。长期服用他汀类药物还可以让少数患者的动脉硬化斑块缩小。因此，他汀类药物仍旧是调脂稳定斑块，防治心脑血管疾病的基础药物。如果患者一直都在服用他汀类药物，尚未发生明显的不良反应，不建议轻易换药。如果服用他汀类药物出现严重的不良反应（如肝功能受损、肌痛、横纹肌溶解等），建议在临床医生指导下，调整其他治疗方案。

230. 服用他汀类药物效果不理想或对他汀类药物不耐受时，有何应对策略？

他汀不耐受是指患者在接受他汀类药物治疗时出现一种或多种与他汀药物相关的不良反应，这些不良反应随着用药剂量的减少或停药而减缓或消失。他汀不耐受包括与多种器官系统相关的各种症状和体征，常导致治疗中断，心血管疾病发生风险升高。临床研究发现，他汀类药物完全不耐受的发生率为 3% ～ 5%。如果患者服用他汀类药物的疗效不理想或对他汀类药物不耐受时，可考虑更换不同种类的他汀类药物、减少他汀类药物的给药剂量、隔日小剂量服用他汀类药物以及加服其他降低胆固醇的药物等。其他降低胆固醇的药物包括：抑制胆固醇吸收的药物（代表药物为依折麦布）、胆汁酸螯合剂类药物（代表药物有考来稀胺、考来替泊），以及单抗类调脂药（代表药为阿利西尤单抗、依洛尤单抗），可以用作他汀类药物的补充用药，可减少心血管不良事件的发生。单抗类调脂药也可在他汀不耐受或禁忌使用的患者中单独使用，能显著降低低密度脂蛋白胆固醇水平。

231. 他汀类药物治疗不达标，为什么很少用到最大剂量？

研究发现，在服用他汀类药物期间，药物剂量与药效并不是持续呈现等比关系。在服用最低剂量的他汀类药物时，可以产生降低低密度脂蛋白水平 30% 左右的药效，但是当将药物剂量加倍时，低密度脂蛋白水平的降低，仅能增加 6% 左右，也就是所谓的"加 6 原则"。但是，当药物剂量加倍时，肝损害、肌肉损害等不良反应的发生率却会显著增加。因此，单纯地增加他汀类药物的剂量，其获益与风险的"性价比"并不高。如果服用中等剂量他汀类药物，但是低密度脂蛋白水平还没有达标，这种情况通常建议采取他汀类药物与其他调脂药物联合使用的方法来降低低密度脂蛋白水平。最常用的方案就是中等剂量的他汀类药物与胆固醇吸收抑制剂（依折麦布）联合使用。依折麦布可以在他汀类药物的基础上，把低密度脂蛋白水平降低 20% ～ 30%，一般不会增加不良反应，用药安全性较好。

232. 长期服用他汀类药物，应注意可能会出现哪些不良反应？

他汀类药物容易导致肝功能损害，发生率为 0.5% ～ 2.0%，主要表现为食欲不振和皮肤异常，一般在治疗开始后 3 个月内出现。用药过程中应注意监测肝功能，如果出现转氨酶明显异常（超过正常值的 3 倍），应及时停药或者用其他类药物替换，转氨酶在正常值的 3 倍以下可以观察。另外，他汀类药物还对肌肉有影响，发生率为 0.1% ～ 0.2%，一般发生在服用他汀类药物的 4 ～ 6 周内，可能会出现肌肉疼痛、关节疼痛，严重的可能会引发横纹肌溶解症。因此，在使用他汀类药物期间出现可疑的肌肉疼痛、关节疼痛、全身无力的情况要及时就医，监测相关的实验室指标。另外，他汀类药物对肾脏、血糖可能也有影响，应监测肾功能和血糖变化。

233. 哪类群体服用他汀类药物发生肌病相关不良反应较高？

研究发现，女性、体型瘦小、围手术期、合并慢性肾功能不全、接受降糖药物治疗、存在低血容量的老年患者发生肌病相关不良反应的风险相对较高。因此，建议上述群体应严格掌握使用指征并监测药物不良反应，不可擅自增加剂量。使用过程中应定期复查肌酸激酶、肝功能等生化指标。老年人生理性改变导致肌肉萎缩、肌力减弱，并且常服用多种药物，应注意药物间相互作用，如选择不当，可增加他汀类药物浓度引起肌病相关不良反应。如他汀类药物与维拉帕米同时服用，则肌病发生风险增加 8 倍；他汀类药物与烟酸或地尔硫草合用，则肌病风险增加 3 倍。

234. 如何应对他汀类药物导致的肌肉损害？

他汀类药物导致肌肉损害的常见症状为肌肉疼痛，主要表现为双侧臀部或大腿肌肉疼痛，偶有双侧上臂肌肉疼痛，肌肉疼痛时常伴小便颜色变深。研究显示，他汀类药物导致肌肉损害的发生率为 0.1% ～ 0.2%，一般发生在服用他汀类药物的 4 ～ 6 周内，超过 6 周未出现上述不良反应提示患者耐受较好。出现他汀类药物导致肌肉损害的不良反应后，要及时就医，并监测肌酸激酶水平。如果发现肌酸激酶明显升高应充分重视，并由医生决定是否停用他汀类药物。剧烈运动（登山、长跑或快跑等）、心肌梗死、心肌炎、皮肌炎、甲状腺疾病等也可以导致肌酸激酶升高，需要注意鉴别。

235. 服用他汀类药物的同时需要服用保肝药预防肝损害吗?

很多人担心他汀类药物会导致肝损伤,因此服用他汀类药物的同时服用一些保肝药,其实这种做法是不可取。他汀类药物是比较安全的一类药物,其导致肝损害多出现在开始用药的 3 个月内,多数患者为一过性升高。如用药 3 个月未发现异常,常提示耐受性比较好,之后用药很少会再出现转氨酶升高的情况。因此,无须过度担心服用他汀类药物导致的肝损害。如果服用他汀类药物后转氨酶升高达正常值 3 倍以上,可以在医生指导下更换对肝脏影响较小的药物(如瑞舒伐他汀)或减少用量,必要时停用他汀类药物。目前没有证据表明保肝药可以减少他汀类药物的肝损害。另外,保肝药也是药品,部分保肝药物也要通过肝肾代谢,在服用他汀类药物的同时再服用保肝药会进一步加重肝脏负担。

236. 长期服用他汀类药物,如何避免新发糖尿病风险?

研究发现,长期服用他汀类药物可能会导致糖尿病的发生风险增加。他汀类药物可引起血糖代谢异常,这与用药的强度有明显的相关性。降低胆固醇强度越大,产生血糖代谢异常的风险就越大,引起新发糖尿病的风险也就越高,但是他汀类药物治疗带来的心血管获益远大于药物诱发新发糖尿病的风险。为减少服用他汀类药物引起糖尿病的风险,应在保持血脂达标的基础上,尽量选择中低剂量的他汀类药物,避免长期服用高强度的他汀类药物,以减少新发糖尿病风险。如果服用中低强度他汀类药物无法使血脂水平达标,可联合其他调血脂药物。另外,引起新发糖尿病的风险因素较多,如长期高糖饮食、肥胖、吸烟、高尿酸、高血压等,均可增加糖尿病的发生风险。因此,对于此类患者应强调生活方式的干预,减少新发糖尿病的风险。对于糖尿病患者,应注意密切监测血糖及糖化血红蛋白水平。

237. 他汀类药物的应用会增加老年痴呆的风险吗?

他汀类药物是临床使用最广泛的处方药物之一,在心血管疾病一级和二级预防中发挥着重要作用。然而,一些报道表明,他汀类药物可能导致痴呆。但截至目前,并没有确切证据证实他汀类药物会增加老年痴呆的发生风险。老年人是痴呆发生的高危人群,很多认知功能障碍疾病与脑血管动脉粥样硬化性血管病有密切联系,不一定和他汀类药物有因果关系。如确有使用他汀类药物的适应证(如心脏搭桥术后或支架术后),老年人使用他汀类药物总体是安全的,不必过度担心其引起的痴呆风险。

238. 哪些人群禁忌使用他汀类药物?

他汀类药物是治疗高胆固醇血症的首选药物,具有抑制胆固醇合成、降低低密度脂蛋白胆固醇的作用，是冠心病、脑卒中等心脑血管疾病患者的基础用药，但是以下患者却不适宜服用该类药物：对他汀类药物过敏者，活动性肝脏疾病者，原因不明的肝脏转氨酶持续升高者，妊娠及哺乳期妇女，严重肾功能不全以及有肌萎缩、肌无力等肌病患者。另外，服用他汀类药物期间必须定期监测肝功能和肌酸激酶，当转氨酶升高至正常值 3 倍以上，或用药期间出现肌肉酸胀和无力，且血清肌酸激酶超过正常上限值的 10 倍时，应及时停用他汀类药物并就诊。

239. 他汀类药物不宜与哪些药物一起服用？

他汀类药物中阿托伐他汀、辛伐他汀和洛伐他汀在体内均通过肝药酶代谢，因此，同时服用其他抑制肝药酶代谢的药物，会升高他汀类药物的血药浓度，进而导致肝脏损伤、肌病等风险增加。常见的会抑制肝药酶的药物包括大环内酯类抗生素（红霉素、克拉霉素）、唑类抗真菌药（伊曲康唑、伏立康唑等）、抗心律失常药（胺碘酮、维拉帕米等）；人类免疫缺陷病毒或丙型肝炎病毒蛋白酶抑制剂（药名中多含有"那韦""匹韦""普韦""司韦"等）。另外，同时服用促进肝药酶代谢的药物（如利福平、卡马西平、苯妥英钠等），可能降低他汀类药物的血药浓度，无法达到调脂、稳定斑块的效果。另外，他汀类药物应尽量避免与有明显肝损害的药物联合使用，以免加重肝损害。

240. 药名里有"钙"的他汀，吃了可以补钙吗？

他汀类药物含有的钙不能用于补钙。因为一般的钙片含钙量基本上是几百毫克，而阿托伐他汀钙片、瑞舒伐他汀钙片等他汀类药物含钙量基本上都是在 0.2 毫克左右，远达不到补钙的要求。他汀类药物加钙是为了保证其稳定性和疗效，并没有补钙的功效，不能当钙片吃。

241. 他汀类药物不宜与哪些食物一起服用？

在服用他汀药物期间，应避免食用西柚，因为西柚中含有呋喃香豆素类化合物以及柚苷，可影响肝药酶活性，抑制大部分他汀类药物代谢，导致他汀类药物及其代谢产物体内的蓄积，从而引发肝损害、肌肉损害，甚至引起血糖升高。橙子、蜜柑等柑橘类水果中也含有一定水平的柚苷和呋喃香豆素类物质，虽然含量较西柚低，但高风险人群（如肝肾功能减退、高龄、服药种类多、体型瘦弱的患者），也需要控制食用量。服用他汀药物期间应避免饮酒，因为酒精本身会损伤肝细胞，引起肝功能下降，而他汀类药物也可影响肝功能，如果长期饮酒，不仅会干扰他汀类药物的正常吸收，降低疗效，还会增加脂肪肝、肝硬化等肝病的发病风险。动物内脏中含有大量的胆固醇和脂肪，不仅不利于控制高血脂，还会抑制药效，因此为了更好地发挥他汀类药物的疗效，尽量减少动物内脏的摄入。另外，在服用他汀类药物期间不宜摄入红曲制品（如红曲酒、红曲米），否则可能会引起头痛、肌肉酸痛、肾脏受损等不良反应发生。

第四章

高血压的合理用药

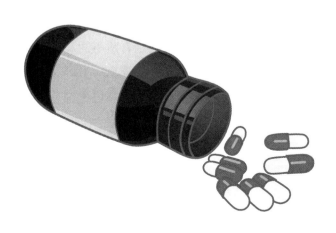

242. 什么是高血压？如何诊断高血压？

高血压是指以体循环动脉血压增高为主要特征，可伴有心、肾、脑、眼等器官功能或脏器损害的疾病。高血压是目前世界上患病率最高的一类慢性疾病，符合以下标准可以诊断高血压：在未使用降压药的情况下，采用核准的水银柱或电子血压计测量患者安静状态下上臂肱动脉部位血压，非同日 3 次测量的收缩压大于或等于 140 毫米汞柱和（或）舒张压大于或等于 90 毫米汞柱，可诊断为高血压。对于既往有高血压病史，目前正在使用降压药，即使目前血压正常也可诊断为高血压。

243. 引发高血压病的危险因素有哪些？

①生活习惯：研究表明，高盐饮食、长期大量饮酒、缺少运动、肥胖、生活不规律等均容易导致动脉粥样硬化，继而诱发高血压。②遗传因素：高血压为多基因遗传性疾病，研究表明，大约 60% 的高血压患者有家族史。③精神因素：患者长期处于紧张、激动、焦虑、遭受精神刺激或不良视觉刺激等精神状态中，机体分泌的肾上腺素明显增加，容易诱发高血压。④年龄因素：年龄与高血压关系密切，随着年龄的增长，血管壁增厚，动脉硬化会随之增加，同时血液变稠就易引起血压升高。⑤疾病影响：很多的疾病都可能会引起高血压，如肥胖、嗜铬细胞瘤、糖尿病、甲状腺疾病、各种类型的肾动脉狭窄、肾小球肾炎、睡眠呼吸暂停低通气综合征等。⑥药物影响：服用某些药物如避孕药、糖皮质激素、非甾体抗炎药等均可影响血压。因此，服用上述药物时，应经常测血压。一旦发现血压有升高趋势，应根据情况减量、停药或加用降压药。

244. 原发性高血压与继发性高血压有何不同？

高血压分为原发性高血压和继发性高血压两种。原发性高血压病因一般不明确，与遗传、肥胖、超重、糖尿病、盐摄入过多、从事脑力劳动等因素有关，而继发性高血压常继发于双肾动脉狭窄、肾脏疾病、嗜铬细胞瘤以及原发性醛固酮增多症等，这些原发病得到有效治疗后，继发性高血压可以减轻甚至治愈。两者临床表现也有所不同，原发性高血压一般没有特征性表现，患者一般表现为头疼、头晕等，而继发性高血压有原发疾病症状，如肾小球肾炎引起的高血压，患者有肾小球肾炎的症状，如血尿、蛋白尿、水肿、肌酐升高等。另外，治疗难易程度也不同，原发性高血压一般用降压药物可以控制血压，而继发性高血压如果不去除诱因，血压则很难降至正常。

245. 高血压怎样分期？

通常根据血压与受损器官（心、脑、肾等）损害的程度进行分期，我国高血压分期标准将高血压分为三期。第一期：血压达确诊高血压水平，但是心脏、脑、肾脏等脏器无损害。第二期：血压升高超过高血压诊断标准，并伴有下列一项者，①左心室扩大（X 线、心电图或超声心动图可证实）；②眼底动脉普遍或局部痉挛、狭窄；③蛋白尿或血浆肌酐轻度增高。第三期：血压持续升高，并有下列一项者，①脑出血、脑梗死或高血压脑病；②心力衰竭；③肾功能衰竭；④眼底出血或渗出，伴或不伴有视乳头水肿。

246. 自测血压要注意什么？

对于高血压患者，在家中测量血压是必须要具备的技能。自测血压时要注意以下几个方面，以免影响测量结果。首先，在使用血压计之前仔细阅读说明书，按照正确的步骤测量血压。对近期诊断的高血压，应在每日上午和下午各测量一次血压，连续测量一周。血压控制稳定后，可改为每周测量一次。测量血压时要在安静的状态下，不要过于劳累、焦虑，更不宜从事剧烈的活动，以免影响测量结果。其次，注意测量血压时的姿势，最好选择坐位，头部和心脏持平，袖带紧贴皮肤，不宜过紧也不宜过松。最后，注意测量时间，由于血压会随着时间变化而波动，因此在测量血压的时候最好选择血压高峰时段测量，每次测量 3 遍，中间间隔 2 分钟以上，然后取平均值。如果病情比较稳定，一般选择在清晨吃药之前测量，每周测一次即可。

247. 高血压的降压目标是什么？

已证实有效的控制血压能够明显地减少心脑血管病的发生率，减少并发症的发生，延长患者的生命，因此高血压的治疗目标是长期有效控制血压，一般高血压患者降压的目标为<140/90 毫米汞柱。合并糖尿病、冠心病、心力衰竭、慢性肾脏疾病伴有蛋白尿患者降压的目标为<130/80 毫米汞柱；年龄在 70 岁以上老年患者血压降至 150/90 毫米汞柱以下，如果患者能耐受，可进一步降至 140/90 毫米汞柱以下。同时，需要治疗所有可逆性心血管危险因素，亚临床靶器官损害以及各种并存的临床疾病，最终目标为预防心、肾、脑等靶器官的损害，减少心脑血管疾病的发病和死亡。

248. 高血压合并糖尿病，降压目标为何更严格？

高血压和糖尿病均为心脑血管病的重要危险因素。高血压可促进糖尿病肾病和糖尿病视网膜病变的发生和发展，而糖尿病肾病的进展也会引起血压的进一步升高，从而形成恶性循环。我国门诊就诊的 2 型糖尿病患者中约 30% 伴有高血压，抗高血压治疗可使糖尿病肾病发生率减低或使其恶化速度减慢。为此，糖尿病患者的血压水平如果超过 120/80 毫米汞柱即应开始生活方式干预以预防高血压的发生。一般糖尿病合并高血压患者的降压

目标为 ≤ 130/80 毫米汞柱，老年人或伴严重冠心病的糖尿病患者，可采取相对宽松的降压目标值为 ≤ 140/90 毫米汞柱。若 24 小时尿白蛋白 ≥ 1 克，血压应 ≤ 125/75 毫米汞柱。

249. 同样是高血压，为什么不同年龄段降血压目标不一样？

一般情况下，随着年龄的增长血压也会随之升高，不同年龄段的患者其降压标准也不一样。对于中青年高血压患者如果没有特殊情况，一般建议血压至少降到 140/90 毫米汞柱以下。临床实践中期望的目标血压值为低于 130/80 毫米汞柱，可能会带来更好的心脑血管获益。而对于 70 岁以上的老年人，血压控制要求就会相对宽松，可将血压稳定于 150/90 毫米汞柱以内，主要原因在于老年患者的血管，较多已经发生动脉硬化，血压控制的过低，可能造成重要器官的缺血，如肾脏缺血、脑缺血，反而会导致一些症状的产生。老年患者若能保持一段时间逐渐耐受，再尝试进一步调整降压目标。在这个过程中，如出现药物不耐受或者发生药物不良反应，则不必急于降低血压。

250. 高血压对人体会造成哪些损害？

高血压对人体造成的损害主要是对靶器官的损害，靶器官主要包括心、脑、肾以及眼底等。长期的高血压会刺激交感神经兴奋，使心率加快，心肌耗氧量增加，促进冠状动脉硬化的形成，导致高血压心脏病。长期的高血压也可诱发脑动脉硬化、脑血管变形，增加脑血栓、脑出血、脑动脉瘤的发生概率。高血压还可能使肾动脉硬化，导致肾脏缺血、缺氧，导致肾功能不全，甚至肾脏衰竭等。另外，高血压还可诱发眼底血管破裂、出血等，严重的导致失明。

251. 高血压的生活方式干预措施有哪些？

生活方式干预适用于所有高血压患者，应贯穿高血压治疗的全过程，具体包括以下几个方面。①合理膳食：高血压患者要注意低盐低脂饮食，减少钠盐摄入，建议每日盐摄入量应控制在 3～5 克，严重者以 1～2 克为宜。②控制体重：超重、肥胖是很多疾病的独立危险因素，对于肥胖合并高血压症患者而言，减肥是最基础也是最重要的一步；高血压患者体重每减少 5～10 千克，血压可下降 5～20 毫米汞柱。③规律的中等强度有氧运动：如骑车、太极拳、慢跑、游泳等健身方式，均有一定的降压效果。④戒烟、戒酒：吸烟可以使血压升高，烟草中的烟碱和微量元素镉的含量高，吸入过多可导致血压升高。过量饮酒会显著增加高血压的发病风险，且其风险随着饮酒量的增加而增加，限制饮酒可使血压降低，从而降低心血管疾病发生风险。⑤减轻精神压力、保持心理平衡，也是控制血压的重要方面。高血压发病与长期精神紧张、压力过大、不良的生活习惯有很大关系。

252. 常用的一线降压药有哪几大类?

目前临床上常用的降压药分为以下 5 大类。①血管紧张素转换酶抑制剂（简称 ACEI），名字多有"普利"二字，如卡托普利、依那普利、雷米普利等，俗称"普利类药物"。该类药物对于防治心肌肥厚、保护心功能、减少肾脏损害引起的蛋白尿等有一定的疗效。②血管紧张素 Ⅱ 受体阻断药（简称 ARB），名字多有"沙坦"二字，如厄贝沙坦、缬沙坦、氯沙坦、坎地沙坦、奥美沙坦等，俗称"沙坦类药物"。③ β 受体阻滞剂，名字多有"洛尔"二字，如美托洛尔、比索洛尔、阿替洛尔等。④钙通道阻滞药（简称 CCB），名字多有"地平"二字，如氨氯地平、硝苯地平、非洛地平等。⑤ 利尿剂，是降压治疗的基础用药，主要是"噻嗪"类药，如氢氯噻嗪等，或者"噻嗪"样药物，如吲达帕胺。

253. 降压药物应用的基本原则是什么?

使用降压药一般应遵循以下 4 个基本原则。①小剂量开始，一般患者采用常规剂量，老年人初始治疗时通常采用较小的有效治疗量，根据需要逐步增加剂量。②优先选择长效制剂，尽可能使用每天给药一次，而有持续 24 小时降压作用的长效制剂，从而可以稳定地控制血压，尤其是夜间血压与晨间血压，更有效地预防心脑血管并发症发生。另外，应用长效降压药物，可提高患者用药的依从性。③联合用药，高血压是一种多因素参与发病的疾病，单独应用一种降压药，只针对单因素治疗，效果常不理想，联合两种或两种以上药物治疗可以达到针对多种因素的作用，降压效果会更好。④个体化，根据患者的合并症、药物疗效、耐受性、个人意愿以及患者的经济条件，选择适合的降压药物。

254. 高血压患者如何选择合适的降压药?

高血压患者选药尽量选用证据明确、可改善预后的五大类降压药物，即血管紧张素转换酶抑制药（"普利类药物"）、血管紧张素 Ⅱ 受体阻断剂（"沙坦类药物"）、β 受体阻滞剂、钙通道阻断药和利尿剂，应根据患者的危险因素、靶器官损害以及合并临床疾病情况选择适宜的降压药物。"普利类药物""沙坦类药物"比较适用于伴有心力衰竭、心肌梗死、糖尿病、慢性肾脏疾病的患者，有充足证据证明可改善预后。β 受体阻滞剂可降低心率，尤其适用于心率偏快的患者，用于合并心肌梗死或心力衰竭的患者，也可改善预后。钙通道阻断药是最常用于降压药，代表药物有氨氯地平、硝苯地平缓释片或控释片、非洛地平缓释片等，此类药物降压作用强，耐受性较好，适用范围相对广，对于老年单纯收缩期高血压等更适用。利尿剂中噻嗪类利尿剂（如氢氯噻嗪）较为常用，适用于老年人、单纯收缩期高血压以及合并心力衰竭的患者。

255. 启动降压药物治疗的时机是什么?

降压药物治疗的时机取决于心血管风险评估水平,如果在改善生活方式(如严格地控制体重,控制钠盐、脂肪的摄入、增加运动、减轻精神压力等)3～6个月后,血压水平仍超过140/90毫米汞柱和(或)目标水平的患者应给予药物治疗。对于高危和很高危的高血压患者,应及时启动降压药物治疗,并对合并的临床疾病和并存的危险因素进行综合治疗;中危高血压患者,可观察数周,评估靶器官损害情况,改善生活方式,如血压仍不达标,也应开始药物治疗;对于低危高血压患者,则可对患者进行1～3个月的观察,密切随诊,评估靶器官损害情况,改善生活方式,如血压仍不达标可开始降压药物治疗。

256. 长效降压药有哪些? 主要用于哪些情况?

通常在人体内能够持续降压超过24个小时的降压药,才会被看作是长效降压药。长效降压药物服用方便,一天只需要用1次,为有效的控制24小时的血压,一般可选在早上6～7点服用。另外,长效降压药物降压平稳性较好,不良反应相对较少,易为患者接受和坚持,避免了血压值忽高忽低的状态,有利于实现稳定降压、长期达标的治疗目的。临床上长效降压药根据作用机理又分两大类:一类是由药物本身的半衰期长,起到长效降压药的作用,比如氨氯地平、依那普利、缬沙坦等,均为作用时间超过24小时的长效降压作用。另一类是一些药物本身是短效药,但是通过特殊制作工艺使这些药物在体内缓慢释放,也起到长效降压的作用。比如硝苯地平缓释片,硝苯地平控释片、酒石酸美托洛尔缓释片等。需要注意的是,这些特殊工艺制作的药品应按照说明书要求服用,不能掰开或磨碎服用。

257. 短效降压药有哪些? 主要用于哪些情况?

临床上常用的短效降压药有硝苯地平片、卡托普利片等,这类降压药的特点是价格相对便宜,但起效快(硝苯地平需3～15分钟、卡托普利需15～30分钟),可维持的降压时间在5～8小时,一般每天需要服用3次,否则无法保证全天血压平稳。对于血压突然升高,尤其是≥180/110毫米汞柱时,可以通过口服此类短效降压药来迅速降压,以避免出现高血压危象、脑出血、心力衰竭等严重后果,也可为及时到医院治疗争取时间。对于顽固性高血压以及血压波动较大的高血压也具有较好的降压作用。另外,部分患者在早晨服用长效降压药后,可能在午后或傍晚出现血压升高,此时可通过口服短效降压药控制血压。

258. 钙通道阻滞药适用于哪些高血压患者?

钙通道阻滞药是高血压患者应用最广的降压药物,常用药物包括氨氯地平、硝苯地平、非洛地平等，具有降压作用强，耐受性较好的特点。由于钙通道阻滞药类药物具有抗动脉粥样硬化、改善心肌供血的作用，因此，更适用于合并动脉粥样硬化的高血压（如高血压合并稳定型心绞痛、颈动脉粥样硬化、冠状动脉粥样硬化及周围血管病）患者。钙通道阻滞药作用不受高盐饮食影响，适用于生活中习惯高盐摄入和盐敏感性高血压患者。另外，由于钙通道阻滞药对代谢无不良影响，也适用于糖尿病与代谢综合征患者的降压治疗。

259. 同是钙通道阻滞药，为什么尼莫地平用于降血压的效果不佳？

尼莫地平是选择性作用于脑血管平滑肌的钙通道阻滞药，易通过血—脑脊液屏障，可以扩张脑血管，增加脑血流量，有效地防止或逆转蛛网膜下腔出血所引起的脑血管痉挛造成的脑组织缺血性损害，对缺血性脑组织有保护作用，对于高血压伴有脑血管相关疾病者，尼莫地平可作为首选的药物服用。由于尼莫地平对外周血管的作用较小，因此降压效果弱于其他钙通道阻滞药，对于轻中度的高血压，具有一定的降压作用，但不推荐用尼莫地平来作为降压药的首选。

260. 为什么服用氨氯地平片 3 天后血压依旧控制不佳？

氨氯地平为长效降压药，其药物代谢半衰期在 30 小时以上，最长作用时间可达 90 多个小时，能够平稳地控制血压。由于该药代谢缓慢，一般需要服药 1～3 周才能达到稳态血药浓度，起到明显的降压效果，因此部分患者服药初期误认为该药物降压效果不佳，急于更改药物治疗方案是不科学的，有可能会引起药物不良反应。另外，由于该药代谢时间长，偶尔漏服一次不会导致血压升高，不过不要因为该药的这个特点而故意频繁漏服药物，以免影响治疗效果。

261. 维拉帕米主要适宜哪种类型高血压患者？使用过程中有哪些注意事项？

维拉帕米，又名异搏定，为钙通道阻滞药，与其他"地平类"钙通道阻滞药不同的是，该药不仅具有降血压作用，而且还可通过抑制窦房结和房室结，控制室上性心动过速，终止阵发性的室上性心动过速，对房性早搏、室性早搏、房颤也有较好的终止作用。因此，对于伴有快速型心律失常、心绞痛的高血压患者适宜选用维拉帕米。由于维拉帕米具有明显的负性肌力、负性传导作用，应避免用于合并心脏房室传导功能障碍、病态窦房结综合征以及左室收缩功能不全的高血压患者。另外，维拉帕米与 β 受体阻滞剂联合使用可诱发或加重缓慢性心律失常和心功能不全，故一般不建议这两种药物联合应用。

262. "普利类药物"主要适宜哪些高血压患者？

"普利类药物"降压作用明确，对糖脂代谢无不良影响，可改善心肌梗死后的心室重构，逆转肥厚的心肌和舒张功能，延缓动脉粥样硬化的进展，降低心力衰竭患者病死率，具有良好的靶器官（心、脑、肾）保护和心血管终点事件预防作用，适用于高血压合并慢性心力衰竭、心肌梗死后心功能不全、冠心病、糖尿病肾病、非糖尿病肾病、代谢综合征、蛋白尿或微量白蛋白尿患者。因此，只要没有禁忌证及明显不良反应，"普利类药物"可以应用于各型高血压患者中，尤其对上面几类高血压更为合适。

263. "沙坦类药物"主要适宜哪些高血压患者?

"沙坦类药物"为血管紧张素 Ⅱ 受体阻断药，由于其良好的降压效果和较低的不良反应发生率，常用作一线降压药。"沙坦类药物"不仅具有降低血压的作用，而且还有保护心血管和肾脏功能的效果，其适应证与"普利类药物"相似，不仅适用于原发性高血压，而且适用于高血压合并心力衰竭、左心室肥厚、糖尿病肾病、冠心病、微量白蛋白尿或蛋白尿等患者，可降低有心血管病史（冠心病、脑卒中、外周动脉病）患者心血管不良事件的发生率。另外，虽然"普利类药物"在心血管保护方面优于"沙坦类药物"，但"沙坦类药物"耐受性较好，一般不引起咳嗽，极少引起血管神经性水肿，在不良反应方面优于"普利类药物"。因此对于由于不良反应无法服用"普利类药物"的患者，可考虑服用"沙坦类药物"。

264. β 受体阻滞剂主要适宜哪些高血压患者?

β 受体阻滞剂类药物在降压的同时，可减慢心率，降低心肌收缩力，减少心肌耗氧量，尤其适用于心率偏快、交感神经活性增高以及合并心肌梗死或心力衰竭的患者，可预防猝死，改善预后。中青年高血压患者多以交感神经活性增强为主，舒张压升高较为明显，常伴心率增快，对于这部分患者，β 受体阻滞剂类降压药疗效较好。另外，部分患者在应用钙通道阻滞药治疗时可能会出现心率加快，这时加用 β 受体阻滞剂类药物，不仅能使心率降低，还能加强降压作用。

265. 噻嗪类利尿剂主要适宜哪些高血压患者?

噻嗪类利尿剂（如氢氯噻嗪、氯噻嗪）为常用的降压药物之一，既可以利尿消肿减轻心脏负荷，又能够降低血压，可显著降低心血管事件的发生率和总死亡率，在高血压患者中使用非常广泛。噻嗪类利尿剂适用于老年单纯收缩期高血压、盐敏感高血压或伴有心力衰竭的高血压患者。噻嗪类利尿剂与其他降压药物联合使用，不仅能够加强其他降压药物疗效，而且也可降低噻嗪类利尿剂的使用剂量，减少其不良反应，有助于提高患者的耐受性和长期治疗的依从性。正因如此，噻嗪类利尿剂和其他降压药合用构成大多数高血压患者治疗方案的基础，也是难治性高血压的基础用药之一。

266. 吲达帕胺适宜哪类高血压患者?

吲达帕胺属于磺胺类利尿药，利尿作用是氢氯噻嗪的 10 倍，同时还可通过松弛血管平滑肌，降低血管外周阻力，达到降压效果。吲达帕胺口服吸收迅速并且完全，口服单剂后约 24 小时达最大降压效应，药效不仅较强，而且还很持久，主要用于轻度、中度高血压的治疗，尤其适用于单纯收缩期高血压、老年高血压、高血压伴有心力衰竭症状的患者，也是治疗难治性高血压的基础药物之一。有研究证实，吲达帕胺治疗（2.5 毫克 / 日）可明显减少脑卒中再发风险。

267. 硝普钠主要用于治疗哪种类型的高血压?

硝普钠是一种速效、强效血管扩张药，对动脉和静脉血管均有直接扩张作用，可明显降低心脏负荷，提高心排血量，降低外周阻力，从而使得血压降低。硝普钠给药 1 分钟即可出现显著降压作用，停止输注后血压很快回升，缓慢持续注入硝普钠可将血压控制在所需水平，主要用于高血压危象、高血压急症、高血压脑病、恶性高血压、嗜铬细胞瘤手术前后阵发性高血压等疾病的紧急降压治疗，也用于外科麻醉期间的控制性降压。

268. 使用硝普钠期间有哪些注意事项?

硝普钠降压效果明显，瞬间可达到血药浓度峰值，使血压骤降，可引起心律失常，因此，开始使用时应当从小剂量开始，最好使用微量输液泵，根据血压精确控制给药速度，避免引起血压降低过快而出现头痛、眩晕、大汗、肌肉颤搐、焦虑或神经紧张等不良反应。由于硝普钠对光敏感，溶液稳定性较差，需新鲜配制，输液瓶及输液器需用银箔或黑布包裹，使用过程中应当严格进行避光输注，避免产生毒性代谢产物引起头痛、眩晕、恶心、呕吐、耳鸣、意识丧失等不良反应。

269. 单片复方降压药较传统的降压药物有哪些特点和优势?

由于高血压发病机制复杂，50% 以上的高血压患者仅用一种降压药物不能使血压达标，需要多种降压药物联合治疗才能有效控制血压。新型单片复方制剂通常由不同作用机制的两种或两种以上的降压药组成，与随机组方的降压联合治疗相比，其优点是不仅可以显著增加降压幅度，而且可减少患者服药数量和次数，提高患者长期用药的依从性，提高降压达标率，增强靶器官保护以及减少心血管不良事件，是高血压患者联合治疗的新趋势。国内外多个高血压指南均建议使用单片复方制剂，目前我国上市的新型的单片复方制剂主要包括："普利类药物"＋噻嗪类利尿剂、"沙坦类药物"＋噻嗪类利尿剂、钙通道阻滞药＋"沙坦类药物"、钙通道阻滞药＋"普利类药物"、钙通道阻滞药＋β 受体阻滞剂等，都是非常好的联合治疗方案。

270. 单片复方降压药如何选择？

用于降压的单片复方制剂主要分为两类，传统复方降压药和新型复方降压药。传统复方降压药有北京降压 0 号、复方利血平片、珍菊降压片等，此类药物组成多含有利血平、可乐定、异丙嗪、胍乙啶等不良反应较大的降压药物，现已较少使用。新型复方降压药有"普利类药物"/"沙坦类药物"＋钙通道阻滞药，如贝那普利氨氯地平、缬沙坦氨氯地平，适用于绝大多数合并动脉粥样硬化疾病的高血压患者，如合并冠心病、颈动脉粥样硬化及外周动脉血管疾病等。"沙坦类药物"＋钙通道阻滞药是慢性肾脏患者群最常使用的联合方案，不仅可有效降压，而且具有良好的肾脏保护作用。"普利类药物"/"沙坦类药物"＋利尿剂，如依那普利氢氯噻嗪、赖诺普利氢氯噻嗪，适用于盐敏感性高血压、高龄老年高血压、高血压合并糖尿病、慢性心力衰竭、代谢综合征等患者，但肾功能中度以上损害的患者不宜使用。

271. 服用单片复方降压药过程中有哪些注意事项？

单片复方降压药物的应用已经成为提高血压达标率的重要手段之一，主要用于新诊断的 2 级以上高血压患者、3 级高血压患者或血压高于靶目标值 20/10 毫米汞柱，伴靶器官损害或临床疾病的高危患者。在使用单片复方降压药物前，要了解复方制剂中的主要成分、其主要的不良反应及禁忌证，以规避其相对或绝对禁忌证，如使用含有"普利类药物"/"沙坦类药物"的单片复方降压药物，应注意监测患者血钾、肌酐等，慎用于肾功能中度以上损害的患者，妊娠、双侧肾动脉狭窄和高钾血症的患者禁用；应用含有利尿剂的单片复方降压药物，应注意监测电解质、血糖、尿酸和血脂等，慎用于严重肝肾功能损害及痛风的患者。

272. 什么情况下高血压患者需要联合使用两种及两种以上降压药？

联合应用降压药已成为降压治疗的基本方法和趋势。临床上，为达到目标血压，大部分高血压患者需要两种或两种以上降压药物联合使用。联合使用降压药可增加降压效果，减少药物不良反应，提高患者的用药依从性。具体联合使用降压药指征如下：①单药效果不好或者单纯增加一种药物的剂量患者不耐受，容易发生不良反应。②血压≥ 160/100 毫米汞柱或高于目标血压 20/10 毫米汞柱的高危人群。③高血压合并有高脂血症、冠心病、糖尿病、脑卒中等心脑血管疾病，通过联合用药对心、脑、肾、眼等靶器官有保护作用，可以延缓高血压并发症的发生。患者在治疗高血压的过程中，既要坚持长期服药，又要在医生的指导下联合用药，从而最大限度地发挥降压药物的作用。

273. 降压药的联合应用推荐哪些方案，不推荐哪些方案？

两种降压药物联合使用时，降压作用机制应具有互补性，同时具有相加的降压作用，可互相抵消或减轻不良反应。我国临床主要推荐应用的优化联合治疗方案主要有：钙通道阻滞药＋"沙坦类药物"；钙通道阻滞药＋"普利类药物"；"沙坦类药物"＋噻嗪类利尿剂；"普利类药物"＋噻嗪类利尿剂；钙通道阻滞药＋噻嗪类利尿剂；钙通道阻滞药＋β受体阻滞剂。可以考虑使用的联合治疗方案有：噻嗪类利尿剂＋β受体阻滞剂；钙通道阻滞药＋保钾利尿剂；噻嗪类利尿剂＋保钾利尿剂。非常规推荐的联合治疗方案是："普利类药物"＋β受体阻滞剂；"沙坦类药物"＋β受体阻滞剂；"普利类药物"＋"沙坦类药物"，联合使用会增加药物不良反应，降压效果也不明显。

274. 什么是高血压前期？是否需要药物治疗？

高血压前期是指在未使用降血压药物的情况下，3次或3次以上不同时间测得收缩压≥120～139毫米汞柱和（或）舒张压≥80～89毫米汞柱。高血压前期不属于一种疾病，在无强制性适应证（如既往有心脑血管疾病）的情况下并不需要服用药物。但是很多高血压是由高血压前期逐渐发展而来的，如果对高血压前期不进行积极干预，则多数人会发展为高血压，而且发生其他心脑血管疾病事件的概率也显著高于正常血压者。因此高血压前期需要对生活方式进行干预，如多运动、减体重、少吃盐、避免持续精神紧张、保证充足睡眠等，以防止血压进一步升高。高血压前期如合并糖尿病、代谢综合征及相关临床病症等，则应在生活方式干预的基础上配合药物治疗。

275. 高血压分级标准是什么？

按照我国的高血压防治指南，根据血压升高的水平将高血压分为3级，即为1级高血压、2级高血压以及3级高血压。高血压分级仅是血压水平的分级，与临床病情严重程度并不完全平行，因此还需要关注高血压的危险分层，结合患者的靶器官损害、心血管危险因素等做进一步风险评估，从而制定合理的降压标准。高血压分级标准见表4-1。

表4-1　高血压分级标准

级别	收缩压（毫米汞柱）	舒张压（毫米汞柱）
临界高血压	120～139	80～89
1级高血压	140～159	90～99
2级高血压	160～179	100～109
3级高血压	≥180	≥110
单纯收缩期高血压	≥140	＜90

276.1 级高血压需要药物治疗吗？

1 级高血压是高血压病当中最轻的。如果没有合并任何心脑血管疾病、糖尿病，也没有出现不适的症状，1 级高血压可以先进行生活方式的干预控制血压，如保持低盐饮食、减肥控制体重、适当地进行运动锻炼、避免熬夜等方式，通常不需要服用药物治疗。如果患者经过生活方式的干预依然没有达标，则需要配合医生选择药物进行治疗。如果通过综合干预血压逐渐理想，在不服药的情况下血压能达标，则不用长期服药，但前提是继续进行生活方式的干预。如果 1 级高血压已经合并了心肌梗死、心绞痛、心力衰竭、糖尿病等疾病，则需要长期服药治疗。

277.2 级高血压如何治疗？

2 级高血压属于中度高血压。通常 2 级高血压已经无法有效地逆转，并且治疗难度较 1 级高血压增大，可能会出现总胆固醇升高、左心室肥大、蛋白尿增多等并发症，部分患者有头晕、头痛、恶心、呕吐等临床症状，但也有一些 2 级高血压患者临床症状不明显。2 级高血压的治疗需要根据患者病情，选择一种或联合两种降压药物治疗，以期平稳控制血压。在药物治疗的同时患者也需要改善生活方式，保证足够睡眠，控制体重，注意饮食调节，至少每半年检查一次心脑血管和肾脏。

278.3 级高血压如何治疗？

3 级高血压是指收缩压 ≥ 180 毫米汞柱和（或）舒张压 ≥ 110 毫米汞柱，发生高血压脑病、心肌梗死、脑卒中等心脑血管疾病的危险风险很高，需要高度的警惕。对于不伴有心、脑、肾急性并发症的 3 级高血压患者可以口服短效降压药物，如卡托普利或酒石酸美托洛尔，1 小时后可重复给药，24 ～ 48 小时将血压降至 160/100 毫米汞柱以下，之后调整长期治疗方案。对于伴有心、脑、肾急性并发症的 3 级高血压患者的治疗，应根据受累的靶器官以及肝肾功能状态选择药物，可以考虑静脉输注降压药物以达到快速降压的作用，常用的药物有硝普钠、硝酸甘油、尼卡地平等，通过初始静脉用药血压趋于平稳后，再开始口服药物。

279. 何为高血压的危险分层？不同危险分层的高血压如何治疗？

用于评估高血压患者心血管病风险分层的危险因素有：高血压、年龄、吸烟、糖耐量受损或空腹血糖受损、早发性心血管病家族史、血脂异常、高同型半胱氨酸血症、腹型肥胖以及高尿酸。根据上述危险因素将高血压患者的心血管风险分为 4 级，即低危、中危、高危以及极高危 4 级。危险分级越高，表明患者在今后发生心血管事件的风险越高，需要积极的生活方式调整和降压治疗，以减少心脑血管事件的发生。高危和极高危者，需要立即对高血压及并存的危险因素进行药物治疗。而中危和低危者，建议定期评估患者血压及危险因素，根据患者情况，决定是否开展药物治疗。高血压患者心血管危险分层见表 4-2。

表 4-2　高血压患者心血管危险分层

危险因素及病史	1 级高血压	2 级高血压	3 级高血压
无危险因素	低危	中危	高危
1～2 个危险因素	中危	中危	极高危
3 个以上危险因素，或靶器官损害或糖尿病	高	高危	极高危
有并发症	极高危	极高危	极高危

280. 高血压 3 级中"高危""很高危"意味着什么？是不是很危险？

高血压分级是根据血压升高程度进行分级，高血压 3 级代表收缩压 ≥ 180 毫米汞柱，舒张压 ≥ 110 毫米汞柱，而很高危、极高危是依据高血压危险分层区分出来的。危险分层越高意味着未来得心脑血管疾病的可能性越大，而不单是高血压的风险。"高危"是指预计 10 年内患者发生主要心脑血管事件（如脑卒中、心肌梗死等）的危险为 20%～30%。"很高危"（也称极高危）是指预计 10 年内患者发生主要心血管事件的危险性很高，达 30% 以上，应迅速给予积极的对症治疗。未来发生心血管风险越大，越应该及时地积极治疗，以减少心脑血管事件发生的风险。

281. 为什么有的患者高血压分级仅为 1 级，而高血压分层却为很高危？

高血压分级是根据患者血压高低而进行划分的，而是高血压分层是根据患者心血管危险因素（如年龄、吸烟、性别、血脂异常等）、高血压靶器官损害（如心肌肥厚、蛋白尿等）和已发生临床疾病（心血管疾病、脑血管疾病、周围血管疾病等）进行综合判断的。高血压分级、分层的目的，是对高血压患者全身综合情况有一个总体的评价，同时也为判断预后或对治疗方案提供参考。高血压分级 1 级表示患者的收缩压在 140～159 毫米汞柱，舒张压 90～99 毫米汞柱；而"很高危"意味着患者未来再发生心脑血管不良事件的风险很高。因此，即使 1 级高血压患者，如果存在 3 个或 3 个以上心血管危险因素也可称为高危患者，积极控制高血压可以降低心血管不良事件的发生风险，应当予以充分干预。

282. 什么是高血压危象？哪些因素可诱发高血压危象？

高血压危象是指原发性或继发性高血压患者，在某些诱因作用下，使周围小动脉发生暂时性强烈痉挛，引起血压急剧升高（大多超过 180 / 120 毫米汞柱），可表现为头痛、眩晕、胸闷、心悸、烦躁、视力模糊、鼻出血、眼底出血等症状，严重者可导致心、脑、肾、眼底等主要靶器官损害甚至衰竭。高血压危象一般发生在有高血压病史的患者中，尤其是继发性高血压患者，如肾间质疾病、肾血管疾病和嗜铬细胞瘤等。精神刺激（如大幅情绪波动）和创伤（烧伤、外伤等）等应激反应、内分泌激素水平异常、降压治疗不当或血压控制不佳以及继发性高血压患者原发疾病急性发作或病变也会对患者的血压产生一定影响。

283. 高血压危象如何进行有效治疗？

一旦出现高血压危象，不建议自行口服降压药降压，以免血压急剧下降引起脏器灌注不足从而引发严重并发症，应立即就医，给予患者生命体征监护与治疗。高血压危象治疗首先应明确高血压诱因并及时去除，遵循个体化治疗原则，通常需持续静脉使用降压药物，待血压控制后，再选用口服降压药。硝普钠是高血压危象早期的首选药物，可迅速扩张动脉及静脉血管。硝酸甘油适用于原有心力衰竭基础或者出现急性心肌梗死的高血压危象患者，长时间使用应注意产生耐药，对于难控制的高血压危象，可以采用硝酸甘油和硝普钠交替泵入。呋塞米适用于体液过多的高血压性急性左心功能不全的高血压危象，降压作用强而快，可减轻心脏前、后负荷。治疗期间需持续监测血压，及时调整降压药剂量及降压速度，严密观察靶器官功能状况。

284. 什么是恶性高血压？其治疗药物主要有哪些？

恶性高血压也称急进型高血压，多见于青壮年，具有发病急、病情进展快的特点，血压常超过230/130毫米汞柱，临床表现为血压突然急剧升高，并伴有头痛、头晕、恶心、呕吐、耳鸣、视力下降、眼角出血等症状，易并发高血压脑病、高血压危象、急性左心衰和肾功能不全。恶性高血压可由缓进型高血压恶化而来，也可起病即为恶性高血压。由于恶性高血压的临床特点之一就是血压急剧升高，因此一旦出现血压急剧升高的情况，患者就要及早到医院就诊治疗，应首先降压，可选用硝普钠、拉贝洛尔、卡托普利、呋塞米、酚妥拉明等药物。这些药物具有直接扩张周围小动脉，减少血浆容量及心排血量的功效。降压时应注意血压降到安全水平，不宜降过低过快，使重要脏器供血不足，导致心、脑、肾功能恶化。

285. 什么是难治性高血压？如何进行治疗？

难治性高血压是指在改善生活方式基础上应用了足够剂量且合理的3种降压药物至少治疗4周后，血压值仍在目标水平之上，或至少需要4种药物才能使血压达标。针对此类难治性高血压患者首先建议去高血压专业医生处就诊，由专科医生查找造成难治性血压升高的原因，如患者的不良的生活方式、患者依从性差、继发性高血压等。患者应当严格地改善生活方式，消除由肥胖、钠盐摄入过多、代谢紊乱等不良生活习惯等影响因素造成的血压升高。另外，调整降压药联合方案，检查多药联合方案的组成是否合理。推荐选择常规剂量的"普利类药物"/"沙坦类药物"＋钙通道阻滞药＋噻嗪类利尿剂，注意务必要规律服药，不可漏服，每种药物的剂量可根据患者特点和耐受性综合考虑进行调整。

286. 何为高血压急症？有哪些临床表现？

高血压急症是指原发性或继发性高血压患者在某些诱因作用下，血压突然和显著升高（一般超过 180 / 120 毫米汞柱），同时伴有进行性心、脑、肾等重要靶器官功能不全的表现。若收缩压 ≥ 220 毫米汞柱和（或）舒张压 ≥ 140 毫米汞柱，无论有无症状，都应视为高血压急症。高血压急症的临床表现因临床类型不同而异，但共同的临床特征为短时间内血压急剧升高，同时出现明显的头痛、烦躁、恶心呕吐、心悸和视力模糊等靶器官急性损害临床表现。常累及的靶器官有心、脑、肾、眼等，主要表现为急性冠脉综合征、高血压脑病、急性脑卒中、急性心力衰竭、主动脉夹层、子痫前期和子痫等。

287. 高血压急症的降压原则是什么？治疗过程中有哪些注意事项？

高血压急症初始阶段（1 小时内）血压控制目标为平均动脉压的降低幅度不超过治疗前水平的 25%，在随后的 2 ～ 6 小时将血压降至较安全水平，一般为 160/100 毫米汞柱左右，但需根据不同疾病的降压目标进行后续的血压管理。当病情稳定后，24 ～ 48 小时血压逐渐降至正常水平。应注意血压水平的高低与急性靶器官损害的程度并非成正比，对于已经存在靶器官损害的患者，过快或过度降压容易导致组织灌注压降低，诱发缺血事件，应当在不影响脏器灌注基础上降压。高血压急症降压药物的选择，通常需静脉给药，宜采用半衰期短的药物为主，推荐药物有拉贝洛尔、尼卡地平、乌拉地尔、硝普钠等。

288. 何为运动性高血压？需要服用降压药物治疗吗？

生活中存在一类高血压的高危人群在诊室测量血压正常，但在运动过程中血压值明显升高，超过正常人反应性增高的生理范围，称为运动性高血压。目前运动性高血压的判断标准是在运动时或运动后 2 分钟内，男性收缩压 ≥ 210 毫米汞柱，女性 ≥ 190 毫米汞柱。研究表明，运动性高血压患者在日后发生高血压及心脑血管疾病的概率远高于正常人。运动性高血压是否进行药物干预仍存在争议，但是对这部分高血压的高危人群进行生活方式的干预（如限制高盐的摄入、增加定期的适度锻炼、减轻体重等）是非常有必要的。

289. 夜间高血压如何进行有效降压治疗？

夜间高血压在高血压人群中并不少见，是心血管事件重要的独立危险因素，与心力衰竭、肾脏损害以及脑血管疾病密切相关，因此应重视夜间血压监测和治疗。为了更平稳地维持 24 小时血压达标，推荐优先使用长效降压药物，以有效控制 24 小时血压，更有效预防心脑血管并发症发生。培哚普利、雷米普利、氨氯地平、缬沙坦等是目前各自同类药物中长效的降压药物，可有效地控制 24 小时血压。限制钠的摄入和增加钾的摄入可以降低盐敏感者的夜间高血压，有助于恢复血压昼夜节律，也可将每天 1 次的降压药改为睡前服用，进一步控制夜间高血压。

290. 什么是白大衣高血压？是否需要药物治疗？

白大衣高血压是指在医院、诊所等医疗场所测得的血压高，而在医疗场所外监测的血压正常。白大衣高血压的发生原因可能与患者见到穿白大衣的医护人员紧张、心跳加快，引起一过性反射性血压升高有关。目前对于白大衣高血压患者主要进行生活方式干预的治疗，包括减轻精神压力、减轻和控制体重、合理膳食、增加运动、戒烟限酒和减少钠盐摄入等。由于白大衣高血压临界于高血压和正常血压之间，如果长期不干预可能发展为持续高血压，需定期复查（建议半年 1 次），监测血压及其他心血管危险因素等。

291. 什么是隐匿性高血压？如何治疗？

隐匿性高血压又称为"隐形高血压"，患者有高血压但却不容易被发现，是一种特殊的高血压类型。通常患者在医院诊室内测量的血压值正常，但在其他地方测量时却升高，一般表现为诊室血压＜140/90 毫米汞柱，动态血压（如在家自测时的血压）≥ 135/85 毫米汞柱。由于隐匿性高血压存在隐蔽性而不易被人们所重视，较多患者又不能获得及时的确诊和有效的早期干预治疗，因此更容易发展成为持续性高血压，其危险性比正常或血压控制良好的患者高 1.5 ～ 3.0 倍。饮酒、肥胖、工作压力、大量吸烟、精神紧张、有高血压家族史、合并高脂血症及糖尿病者容易患隐匿性高血压。动态血压和家庭血压监测可以明显提高隐匿性高血压的检出率，为患者进一步治疗提供基础。隐匿性高血压的治疗方法包括药物治疗及生活方式干预，以减少心血管疾病的发生率及病死率，预防靶器官损害及相关并发症为目标。对于改善生活方式无效者，可以考虑药物治疗，由医生根据患者具体情况选择有效的治疗方案。

292. 什么是盐敏感性高血压？选用何种降压药物适宜？

盐敏感性高血压是由于高盐摄入引起的高血压，是引起心血管疾病的一个独立危险因素。我国北方地区的调查结果显示，在一般人群中，盐敏感者的检出率在 28% 左右，高血压人群中盐敏感者占 58% ～ 60%。对于盐敏感性高血压患者，首先应该严格限制钠盐的摄入，建议每天摄盐量不能超过 5 克，包括食盐、酱油和其他食物中的含盐量。另外也可通过增加钠盐的排泄，缓解钠潴留引起的一系列病理生理异常改变。利尿剂（如呋塞米、氢氯噻嗪等）和钙通道阻滞药（如硝苯地平、氨氯地平等）不仅可以降低血压，也可促进钠盐排泄，因此这两种药物均是治疗盐敏感性高血压患者的选择药物，应在医生指导下长期坚持规范服用。

293. 何为围手术期高血压？有哪些因素可导致围手术期高血压？

围手术期高血压是指从确定手术治疗到与手术有关的治疗基本结束期间内，患者的血压升高幅度大于基础血压的 30%，或收缩压 ≥ 140 毫米汞柱和 (或) 舒张压 ≥ 90 毫米汞柱。如在围手术期出现短时间血压增高，并超过 180/110 毫米汞柱称为围手术高血压危象。既往有高血压病史，有颅内高压或继发高血压者，术前血压控制不理想，有焦虑、紧张、恐惧等心理因素不良，尤其是舒张压超过 110 毫米汞柱者易发生围手术期血压波动。另外，心脏、颈动脉、大血管、腹部主动脉、外周血管、胸腔和腹腔手术、头颈部手术、肾脏移植以及大的创伤等手术易发生高血压。

294. 围手术期高血压控制目标是什么？

一般年龄小于 60 岁患者血压应控制 <140/90 毫米汞柱；年龄 ≥ 60 岁，如不伴糖尿病、脑卒中、慢性肾脏疾病者，血压控制目标应 <150/90 毫米汞柱；如伴糖尿病、脑卒中、慢性肾脏疾病，血压控制目标 <140/90 毫米汞柱。> 80 岁患者，收缩压应维持在 140 ～ 150 毫米汞柱。如果进入手术室后血压仍高于 180/110 毫米汞柱的择期手术患者，建议推迟手术。术前重度以上（>180/110 毫米汞柱）高血压者，不建议在数小时内紧急降压治疗，否则常带来重要靶器官缺血及降压药物的不良反应。一般对轻、中度高血压（<180/110 毫米汞柱）可进行手术，对危及生命的紧急状况，为抢救生命，不论血压多高，都应急诊手术。

295. 围手术期高血压选择何种药物适宜？

围手术期应用降压药物可保证重要脏器灌注，降低心脏后负荷，维护心功能。 长期使用 β 受体阻滞剂的高血压患者在围手术期应继续使用，如突然停用 β 受体阻滞剂类药物，可能引起术中心率的增加。长期使用钙通道阻滞药患者也不主张停用，因为该类药物对血流动力学无明显影响，且能增加静脉麻醉药、肌松药、镇痛药的作用。"普利类药物"及"沙坦类药物"可增加围手术期低血压及血管性休克的风险，因此建议术前停用或减量。利尿剂可加重手术相关的体液丢失，主张术前停药。围手术期高血压以短时间内调整好血压为目的，通常选用静脉降压药物（如硝普钠、硝酸甘油、拉贝洛尔、乌拉地尔等）

迅速控制血压，即刻目标是在 30 ～ 60 分钟内使舒张压降至 110 毫米汞柱，或降低 10% ～ 15%，但不超过 25%。如能耐受，在随后 2 ～ 6 小时将血压降低至 160/100 毫米汞柱。主动脉夹层患者降压速度应更快，建议在 24 ～ 48 小时内将血压逐渐降至维持组织脏器基本灌注的最低血压水平。

296. 手术后高血压如何治疗？

高血压是手术后患者常见的问题之一，常以收缩压升高（升高 >20 毫米汞柱）和脉压差增大为主，对术后转归不利。术后急性高血压最常发生在颈动脉内膜剥脱术、主动脉手术、颅内神经外科手术、心脏手术和颈部根治手术。为控制手术后高血压应做到以下几点。①首先在择期手术前要明确高血压的诊断并给予恰当处理，一般围手术期可继续服用降压药，包括手术当天早晨服药可使术后高血压风险降到最低。②术后及时排除导致血压升高的因素如疼痛、焦虑、颅内压升高、膀胱胀痛、停用降压药等。③一般建议先用短效静脉降压药治疗术后急性高血压，如艾司洛尔、硝苯地平等，术后尽早恢复口服降压药，减少高血压反跳。

297. 高血压也可以手术治疗吗？

高血压可以分为原发性高血压和继发性高血压。原发性高血压必须通过长期服用降压药物来控制血压，手术治疗无效。而继发性高血压是由某些疾病或病因引起的高血压。手术治疗的高血压是指继发性高血压当中的一些特殊情况，如原发性醛固酮增多症、肾血管性高血压、嗜铬细胞瘤、肾素分泌瘤、肾动脉狭窄、甲状腺功能亢进症等引起的高血压，通过手术治疗后，血压可得到有效控制。

298. 高血压为何会导致心律失常？

高血压心脏病可引起多种形式的心律失常，主要包括心房颤动、室上性及室性心律失常等。高血压引起心律失常的原因较多，包括血流动力学改变、神经内分泌因素、房室结构重构（如心肌纤维化），以及由于左心室肥厚引起电重构及 QT 间期延长等。左心室肥厚（由于氧的供需不平衡）易造成心肌缺血，是室性心律失常及心源性猝死的初始原因。因此，左心室肥厚的发展是高血压患者发生室性心律失常及心源性猝死的决定性因素。同时，伴有睡眠呼吸暂停综合征的高血压患者，夜间心律失常的发生率明显高于其他患者。

299. 高血压合并心律失常适宜选用何种降压药？

伴有心律失常的高血压患者是发生心脑血管疾病死亡的高危人群。因此，高血压合并心律失常时的降压治疗要标本兼治，不仅要将血压控制到理想水平，而且还要最大程度地避免或逆转其对心脏的损害。优先选择既可降压又能降低心率及转复节律、终止心律失常的药物，如 β 受体阻滞剂（普萘洛尔、吲哚洛尔等）和具有抗心律失常作用的钙通道阻滞药（如维拉帕米、地尔硫䓬等）。对于合并窦性心动过速、心房颤动和心房扑动等快速性心律失常的高血压患者，适宜服用 β 受体阻滞剂。维拉帕米、地尔硫䓬可在降低血压的同时减弱心肌收缩力，改善心室充盈，缓解心肌缺血、降低心率、消除房室结折返，适用于高血压合并室上性心动过速、窦性心动过速患者。

300. 高血压合并冠心病者如何选择降压药?

高血压合并冠心病患者的降压目标推荐为 < 140 / 90 毫米汞柱，如能够耐受，可进一步降到 < 130 / 80 毫米汞柱，应注意舒张压不宜降至 60 毫米汞柱以下。高血压合并冠心病患者建议首选 β 受体阻滞剂类药物、长效的钙通道阻滞药，因上述药物不仅可以降低血压，而且可以降低心肌氧耗量，减少心绞痛发作。对于血压控制不理想者，可以考虑联合使用"普利类药物"/"沙坦类药物"或利尿剂。对于合并变异型心绞痛患者，应该注意避免使用 β 受体阻滞剂，因该类药物可诱发冠状动脉痉挛，加重变异型心绞痛的症状，建议选择长效钙通道阻滞药。心肌梗死患者建议长期服用 β 受体阻滞剂和"普利类药物"/"沙坦类药物"可以改善患者的远期预后，故如无禁忌证应尽早使用。

301. 高血压合并心房颤动患者如何选择适宜降压药物?

高血压是导致心房颤动发生的重要危险因素，有效的控制血压能将心房颤动发作风险降低约 60%。高血压合并心房颤动患者的降压治疗原则包括降低血压和左心房负荷。"普利类药物"/"沙坦类药物"不仅能够用于控制血压，而且还可用于预防心房颤动的发生和进展，具有较好的心血管保护和预防靶器官损伤作用。如果单药控制效果不佳时，可考虑在应用"普利类药物"或"沙坦类药物"基础上，联用钙通道阻滞药或噻嗪类利尿剂。对于心率较快的心房颤动患者，建议选用 β 受体阻滞剂控制心室率。

302. 高血压合并 ST 段抬高型心肌梗死选择何种降压药适宜?

急性 ST 段抬高型心肌梗死是冠心病的严重类型，为致死、致残的主要原因。对于高血压合并急性 ST 段抬高型心肌梗死患者，推荐可选用 β 受体阻滞剂、"普利类药物"或"沙坦类药物"。β 受体阻滞剂不仅可控制血压，而且有利于缩小心肌梗死面积，减少复发性心肌缺血、心室颤动及其他恶性心律失常发生概率，对降低急性期病死率有肯定的疗效。"普利类药物"或"沙坦类药物"可通过影响心肌重塑、减轻心室过度扩张而减少心力衰竭的发生。所有急性 ST 段抬高型心肌梗死患者如无禁忌证均应给予"普利类药物"长期治疗，如患者无法耐受"普利类药物"，可考虑服用"沙坦类药物"。

303. 高血压合并心力衰竭时适宜选择何种降压药？

高血压是导致心力衰竭发生、发展的重要原因之一。降压治疗可降低高血压患者心力衰竭的发生率，改善患者预后。"普利类药物"或"沙坦类药物"不仅可有效降低心力衰竭患者的血压，而且是治疗心力衰竭的基石，可降低心力衰竭患者死亡率，是高血压合并心力衰竭的首选药物，对于射血分数下降的心力衰竭患者，如无该类药物的禁忌证或不能耐受，均建议长期使用。β 受体阻滞剂类药物长期应用可改善心功能，延缓心室重构。联合服用上述药物时，应从小剂量起始，每 1 ～ 2 周递增 1 次剂量，用至适宜剂量后，应坚持长期服药，避免突然停药。高血压合并急性心力衰竭时，需在控制心力衰竭的同时积极降压，主要给予静脉襻利尿剂（如呋塞米）和血管扩张药（如硝酸甘油、硝普钠、乌拉地尔）。

304. 高血压合并偏头痛服用何种降压药适宜？

反复发作的偏头痛可能是患有高血压的迹象，也可能使患有高血压的风险更高。偏头痛合并高血压治疗上首先应尽量避免或减少紧张、疲劳以及某些食物（奶酪、熏鱼、酒类和巧克力）的摄入等诱发因素，可选择 β 受体阻滞剂对偏头痛进行预防性治疗，其中普萘洛尔和美托洛尔效果较好。需要注意的是，有情感障碍者慎用，因可能加剧心境低落，如应用普萘洛尔达最大剂量后 4 ～ 6 周仍未见效，则应在数周内逐渐停药，若突然停药可引起戒断综合征。

305. 高血压合并脑血管病适宜服用何种降压药物？

长期高血压可使脑血管的管壁发生营养不良性变化，管壁变硬变厚，管腔狭窄，同时血管内膜损伤使脂类物质沉积在血管壁上，引起脑动脉粥样硬化，造成脑缺血或脑出血甚至昏迷等现象，严重者可危及生命。目前常用五大类降压药物均适用于高血压合并脑血管病患者，钙通道阻滞药是治疗高血压合并脑血管病的首选降压药，这类药物可扩张脑血管，增加脑血流量，并能降低周围血管阻力而降低血压，如尼莫地平、尼群地平、尼卡地平、非洛地平等。如果单用一种药无法有效控制血压，则可以联用"普利类药物"或"沙坦类药物"。尼莫地平对脑组织选择性更高，可以有效扩张脑血管，增加脑血流，降低细胞内钙离子浓度，保护损伤的脑细胞，可用于急性脑血管病患者。

306. 高血压合并急性缺血性脑卒中如何进行合理的降压?

研究发现，70% 的急性缺血性脑卒中患者血压升高，可能与机体的应激反应、颅内压升高、焦虑、疼痛等因素有关。在此时期脑组织的血液灌注几乎完全依靠动脉血压的升高来维持，因此一般不主张在脑卒中急性期进行降压治疗，应先处理焦虑、疼痛、颅内压升高、恶心、呕吐等情况。如血压持续升高至收缩压 >220 毫米汞柱或舒张压 >110 毫米汞柱，或伴有严重心功能不全、高血压脑病、主动脉夹层者，才可考虑予降压治疗，治疗过程中要严密监测血压，根据患者的具体情况选择合适的药物，可选用尼卡地平、拉贝洛尔等静脉药物，迅速、平稳地降低血压，避免血压急剧下降，以免增加心脑血管疾病的发生风险。对于准备接受静脉溶栓治疗的急性缺血性脑卒中患者，建议用药前血压控制在 185/110 毫米汞柱以下，用药后血压控制在 180/105 毫米汞柱以下。

307. 高血压合并短暂脑缺血发作如何进行降压治疗?

短暂脑缺血发作是指一过性脑缺血发作，脑内局部动脉缺血导致的相应区域一过性局灶性脑或视网膜功能障碍，每次发作时间持续数分钟，以反复发作的短暂性失语、瘫痪或感觉障碍为特点，症状和体征在 24 小时内消失。高血压的治疗是短暂脑缺血重要的二级预防措施，原则上血压需要控制在 140/90 毫米汞柱以下。短暂性脑缺血发作时常伴有血压升高，此时应慎重降压甚至不能降压，否则将促使其转化为脑梗死。既往长期应用降压药的患者出现短暂性脑缺血发作，发作数天后若无用药禁忌证，可正常使用降压药治疗。

308. 高血压合并前列腺增生的患者选择哪种降压药物较为适宜?

前列腺增生与高血压在发病机制上互成因果，相互影响。有效控制和改善血压水平有利于预防和缓解前列腺增生引起下尿路梗阻症状，而对前列腺增生进行药物或者手术干预在一定程度上又能降低血压。高血压伴前列腺增生患者优先选用 α 受体阻滞剂类药物，如哌唑嗪、多沙唑嗪、特拉唑嗪等，这类药不仅可以有效地降低血压，而且还可以降低前列腺表面平滑肌的张力，降低尿道阻力，改善排尿，减轻前列腺增生或肥大患者的排尿困难症状，从而达到事半功倍的效果，因此是高血压合并前列腺增生的推荐药物。需要注意的是，为预防直立性低血压的发生，建议在睡前服用该类药物。

309. 高血压合并高尿酸血症，降压药怎么选?

高尿酸血症与高血压、冠心病、糖尿病、慢性肾病等密切相关，是这些疾病发生发展的独立危险因素。研究显示，未经治疗的高血压患者中有 25% ～ 60% 存在高尿酸血症。

此类患者首先应避免使用导致尿酸升高的药物，如氢氯噻嗪、呋塞米、吲达帕胺、托拉塞米等，这类药物能够减少肾小管对尿酸的分泌，使尿酸升高，尤其是在使用大剂量利尿剂时，常会导致血尿酸显著升高，甚至诱发痛风性关节炎。另外，一些降压药物的复方制剂，如复方利血平氨苯蝶啶、氯沙坦钾氢氯噻嗪、厄贝沙坦氢氯噻嗪等，其中含有利尿剂如氢氯噻嗪和氨苯蝶啶，同样可导致尿酸增高。此类患者降压药的选择应当既能规避尿酸升高的风险，又能平稳降压。"沙坦类药物"如厄贝沙坦、氯沙坦、缬沙坦等可作为高血压合并高尿酸血症患者的首选药物，此类药不但具有良好的降压效果，而且还可以抑制尿酸重吸收，促进尿酸排泄。

310. 高血压合并消化性溃疡如何选择降压药？

高血压合并消化性溃疡患者应选择对胃黏膜损害小的药物，可乐定可抑制交感神经，抑制胃酸分泌，在降低血压的同时，也有缓解消化道溃疡的作用，故适宜此类患者使用。高血压合并消化性溃疡患者不宜选用利血平及其复方制剂，这是由于利血平可抑制交感神经功能，而使副交感神经系统的功能占优势，从而引起胃酸分泌增加，腐蚀肠黏膜，加重消化性溃疡病情。另外，消化性溃疡患者也不宜使用 β 受体阻滞剂（如比索洛尔、美托洛尔），该类药物虽然有降低血压的功效，但是可以反射性引起心率下降，对胃肠道溃疡性疾病也会反射性加重。

311. 高血压合并糖尿病如何选用降压药？

高血压合并糖尿病患者，病情通常发展快，预后不良。因此，选择合适的降压药，让血压达标非常重要。"普利类药物"或"沙坦类药物"不仅能够降低血压，还具有改善胰岛素的敏感性，延缓微量蛋白尿进展，预防糖尿病早期肾病等作用，因此成为糖尿病合并高血压患者的首选用药。此外，对于血压较高的糖尿病患者，为达到降压目标，通常需要联合应用两种及两种以上降压药物，推荐以"普利类药物"或"沙坦类药物"为基础联合其他降压药进行治疗，可加用钙通道阻滞药，具有协同降压作用，且对糖代谢无不良影响。噻嗪类药物对糖代谢具有潜在不良影响，一般不建议选用。另外，β 受体阻滞剂可通过抑制交感神经兴奋，掩盖低血糖症状，一般也不建议选用。

312. 高血压合并代谢综合征如何进行降压治疗？

代谢综合征是指人体的蛋白质、脂肪、碳水化合物等物质发生代谢紊乱，患者同时存在肥胖、高血压、糖代谢异常和脂代谢异常等多种代谢异常疾病。与非代谢综合征患者相比，代谢综合征患者发生心血管疾病的风险显著升高。高血压合并代谢综合征的治疗，重在早期干预，健康的饮食和合理的运动是基础治疗，应长期坚持，综合达标，以减少血管风险及预防心、脑、肾等靶器官损害。对于血压≥140/90毫米汞柱患者，应开始服用降压药物治疗。首选的降压药物是"普利类药物"和"沙坦类药物"，二者在降压的同时，还可降低胰岛素抵抗，改善糖代谢，预防新发糖尿病，保护靶器官，尤其适用于伴糖尿病或肥胖患者。长效钙通道阻滞药有良好的降压效果和靶器官保护作用，对糖代谢、脂代谢无不良影响，可作为使用以上药物血压不能达标时的用药。β受体阻滞剂和噻嗪类利尿剂对糖代谢、脂代谢产生一定的不良影响，故仅用于使用上述药物后血压仍不能达标者。

313. 高血压合并外周动脉疾病适宜选择何种降压药物?

高血压合并外周动脉疾病首选钙通道阻滞药，因为钙通道阻滞药起效快，可以直接扩张小动脉，预防冠脉痉挛，在降低血压的同时也能改善病变血管的内皮功能，而且对血脂和血糖无明显影响。如果单用钙通道阻滞药控制血压不佳，可以加用"普利类药物"或"沙坦类药物"联合治疗，但不宜选用β受体阻滞剂，因为该类药物可以降低外周动脉血流量，诱发或加重外周动脉缺血，尤其有坏疽风险的外周血管疾病的患者禁忌使用该类药物。

314. 精神紧张引起的高血压如何治疗?

长期的精神紧张是导致高血压的危险因素，患高血压的概率是正常人群的1.5倍以上。对精神紧张引起的高血压虽然可以通过服用降压药控制血压，但是毕竟治标不治本，一旦停药后，血压可能又会重新升高。因此，对于精神紧张引起的血压升高，要解决心理上的问题，可通过和家人、朋友的交流沟通、规律作息、适当有氧运动等方面进行自我调整来缓解精神紧张的情绪，必要时也可使用抗焦虑性药物（如阿普唑仑、劳拉西泮等）进行治疗。如果血压过高，应服用降压药，以保护患者的血管以及重要靶器官。对于平时精神紧张，心率过快的患者，可以选择β受体阻滞剂，在降低血压的同时还可以减慢心率。"普利类药物"及"沙坦类药物"在降压的同时也具有一定的抗焦虑作用。

315. 高血压合并抑郁症如何进行降压治疗?

研究提示抑郁症与高血压密切相关，而且其相关性可能是相互的，高血压患者容易出现抑郁，而抑郁者发生高血压的风险也增高。高血压合并抑郁时，适当给予抗抑郁治疗是非常必要的，可采取降压治疗联合抗抑郁治疗或心理干预等综合治疗措施，提高降压治疗的有效率，减少降压药物的用量，改善患者的服药依从性。β受体阻滞剂可用于高血压合并抑郁的治疗，该类药物既可通过减少应激诱导的认知功能障碍改善抑郁，同时又可以降低血压。抑郁症患者不宜用利血平、降压灵或甲基多巴，因上述药物具有中枢抑制作用，长期使用可引起抑郁症和其他神经症状。

316. 高血压合并甲状腺功能亢进如何进行降压治疗?

甲亢,甲状腺功能亢进的简称,是由多种原因引起的甲状腺激素分泌过多所致的一组常见内分泌疾病。其临床表现为多食、心悸、消瘦、多汗等高代谢表现,可伴有不同程度的甲状腺肿大、眼突、手颤等特征,严重的可出现甲亢危象甚至危及生命。甲状腺功能亢进引起的高血压,患者要服用抗甲状腺药物或者通过手术治疗来改善由于甲状腺激素水平过高引起的高血压。在甲状腺激素水平恢复正常后,血压一般均能够得到控制。由于 β 受体阻滞剂不仅可减慢心率,降低血压,而且还能抑制甲状腺素转变为三碘甲状腺原氨酸的过程,有效控制甲亢的症状,因此高血压伴甲状腺功能亢进者优先选择 β 受体阻滞剂类药物。

317. 高血压合并青光眼服用何种降压药适宜?

青光眼是一种慢性视神经病变,是引发不可逆失明的主要原因。研究表明高血压可导致眼压升高,增加青光眼的发生风险,服用抗高血压药却会减少43%的青光眼发生风险。建议高血压合并青光眼患者首选利尿剂如氢氯噻嗪、吲哚帕胺、螺内酯等,这些药物不仅可降低血压,而且能防止眼压升高。在合理应用利尿剂的情况下,根据病情可适当与其他类抗高血压药物同用,但要避免使用扩血管药物,如硝酸酯类可扩张视网膜血管,促使房水生成增多,使眼压升高。

318. 高血压合并支气管哮喘患者,如何正确选用降压药?

高血压合并支气管哮喘患者宜选用既能降低血压,又具有降低肺动脉压、减轻支气管痉挛和改善通气功能等作用的降压药。首选降压药是钙通道阻滞药(如硝苯地平、非洛地平、氨氯地平、尼卡地平等),这类药物具有松弛支气管平滑肌、解除支气管平滑肌痉挛、降低肺动脉压和改善通气功能等作用,有利于支气管哮喘的缓解。利尿剂具有脱水的作用,可使痰液变得黏稠而难以咳出,从而会加重支气管哮喘患者呼吸道不畅的症状,故不适合支气管哮喘合并高血压的患者使用。β 受体阻滞剂(如普萘洛尔、美托洛尔、阿替洛尔)可使支气管平滑肌收缩,引起支气管痉挛,引发或加重哮喘,严重的可危及生命,因此不建议用于支气管哮喘患者。有支气管哮喘倾向(如诊断过敏性鼻炎、慢性荨麻疹)的患者,也不宜服用。

319. 高血压合并骨质疏松适宜选择何种降压药?

骨质疏松是一种以骨量减少、骨微结构退化、骨脆性增加以及骨折易感性增高为特征的骨骼疾病。研究表明，高血压是骨折发生的重要危险因素。"普利类药物"和"沙坦类药物"可增加骨密度和强度，从而降低骨质疏松骨折的发生风险，因此适宜骨质疏松患者服用。噻嗪类利尿剂有升高血钙的作用，可在一定程度上防止高血压者骨密度减低，对于合并骨质疏松的高血压患者也可选用，而呋塞米、托拉塞米对骨密度有负性作用，主要是因其可抑制钙离子的重吸收，使尿中钙离子排出增多，血钙离子浓度降低，从而使骨折风险增加，因此高血压合并骨质疏松患者不宜服用此类药物。高血压伴骨密度降低者可选用β受体阻滞剂类药物预防骨折。

320. 高血压合并慢性肝功能不全者如何选种降压药？

高血压合并慢性肝功能不全患者选择降压药时，除考虑降压药降压效果外，还应考虑降压药是否会增加肝功能的损害，用药原则为主要选择经肾脏排泄或肝肾双通道代谢的药物，如贝那普利、厄贝沙坦、索他洛尔、可乐定等。噻嗪类利尿降压药90%从肾排泄，可用常规剂量。对于部分经肝脏代谢的降压药物，如比索洛尔、氨氯地平、福辛普利钠等应慎用，如需使用应注意减量。对于主要经肝脏清除或代谢的降压药，肝功能减退时清除减少，并可导致不良反应发生，应避免使用此类药物，如吲达帕胺、卡维地洛等。替米沙坦主要经胆汁排泄，慎用于轻中度肝功能不全患者，不建议用于胆汁淤积、胆道梗阻性疾病或严重肝功能障碍患者。

321. 高血压合并慢性肾功能不全者如何选种降压药？

高血压合并慢性肾功能不全者选择降压药的重要原则是能有效地保护肾脏。"普利类药物"或"沙坦类药物"、钙通道阻滞药、β受体阻滞剂、利尿剂等可以作为初始选择药物。对于轻中度肾功能不全适宜选用"普利类药物"或"沙坦类药物"，其不但具有降压作用，而且还能减少蛋白尿、延缓肾功能的减退，改善慢性肾脏病患者的预后。初始降压治疗应包括一种"普利类药物"或"沙坦类药物"，单独或联合其他降压药，但不建议两药联合应用。对于重度肾功能不全患者不宜应用"普利类药物"或"沙坦类药物"，以免进一步加重肾损害，可使用硝苯地平缓释片或控释片、尼群地平等钙通道阻滞药，因其不影响肾血流量，并增加肾小球滤过率，使血尿素氮和肌酐下降，同时具有利尿钠作用，长期应用能改善高血压患者的肾功能。利尿剂主要适用于容量负荷过重的慢性肾脏病患者，与"普利类药物"或"沙坦类药物"联用可降低高血钾风险。β受体阻滞剂可对抗交感神经系统的过度激活而发挥降压作用，可应用于不同时期慢性肾病患者的降压治疗。

322. 高血压肾病如何预防治疗？

肾脏是高血压最常损害的靶器官之一，高血压性肾损害通常是指原发性高血压所导致的肾脏小动脉或肾实质损害。高血压肾病可表现为微量蛋白尿（30～150毫克/日），提示肾小球毛细血管选择通透性受损。预防高血压肾病的重点是控制高血压，若已经明确肾脏出现损伤，则需要更为严格地控制血压，伴有肾脏损害或者24小时尿蛋白大于1克的高血压患者，建议血压应控制在125/75毫米汞柱以下。高血压性肾损害常需要多药联合降压以使血压达标，并减轻用药的不良反应，同时考虑对生活质量、费用及依从性的影响。"普利类药物"或"沙坦类药物"是高血压肾损害（轻度或中度肾损害）的首选治疗药物，但对于重度肾功能损害的患者不宜使用"普利类药物"或"沙坦类药物"。

323. 多囊肾高血压如何选择降压药?

多囊肾发展到中后期，由于患者的双侧肾脏被囊肿充满，可破坏正常的肾结构，导致血压增高。多囊肾患者出现高血压要积极地服用降压药，将血压长期控制在130/80毫米汞柱以下，延缓肾体积增大和左心室肥厚，避免严重并发症的出现，否则长期高血压会加重疾病的进展。建议可首选"普利类药物"或"沙坦类药物"，这些药物在降低血压的同时还可以延缓肾囊肿的增长，起到保护肾脏的作用，但对于明显肾功能低下的患者不宜使用"普利类药物"或"沙坦类药物"。另外，用药期间需配合低盐饮食，控制钾的摄入，定期监测肌酐、血钾、血压的变化。如果患者已经服用其他类药物降压，而且降压效果较好则无须改变用药方案。

324. 更年期女性高血压如何治疗?

进入更年期后，女性的高血压的发病率就会明显上升。更年期女性雌激素分泌减少，导致内分泌失调，自主神经功能紊乱，引起血压升高。很多更年期女性在日常生活中检测血压时血压均正常，只是在情绪激动、睡眠差的时候检测出现血压升高，这种高血压一般是暂时的，更年期过后血压可恢复正常，一般无须服用降压药物。但是，并不是所有的更年期高血压在经过更年期后都能恢复。因此，应当定期监测血压，如果血压持续处于较高水平应及时就诊。研究发现，女性每天摄入1克的钙，可以使血压的舒张压下降约6%。因此更年期女性可以在医生指导下适当补充钙。另外，一定要调节好情绪，保证充足睡眠时间，适当进行户外锻炼均有助于血压的控制。

325. 高血压脑病如何治疗?

高血压脑病是常见的高血压急症之一，是指患者血压突然显著升高超过脑动脉的自身调节功能，进而引发脑血流出现高灌注，渗透性增强，导致脑水肿和颅内压升高，甚至脑疝的形成，可表现为严重弥漫性头痛、呕吐、精神错乱、意识障碍，严重的会出现脑出血。

高血压脑病起病急，进展快，若治疗不及时或治疗不当则可导致不可逆脑损害，甚至可导致死亡。临床处理的关键是在降低血压的同时保证脑灌注，减少对颅内压的影响，同时兼顾减轻脑水肿、降低颅内压，以免发生缺血性脑损伤。高血压脑病降压治疗以静脉给药为主，一般应在 1 小时内将收缩压降低 20% ～ 25%，血压下降幅度不可超过 50%。降压药物可选择拉贝洛尔、尼卡地平、乌拉地尔等。对于颅内压明显升高者，可加用甘露醇、甘油果糖。

326. 高血压引起的眼底病变有哪些表现？

高血压患者中约 70% 有眼底改变。眼底改变与年龄、病程长短以及血压增高程度有密切联系，其主要临床症状是视力障碍，眼前黑影飘动，严重的可出现视力进行性下降或突然下降。一般高血压引起的眼底病变早期对视力影响不明显，随着病变的进展，会影响视力。而恶性高血压视网膜病变是短期内突然发生急剧血压升高，视网膜血管显著缩窄，视网膜水肿，眼底检查时可见多处片状出血及视盘水肿，患者可出现头痛、恶心、呕吐、惊厥、昏迷和蛋白尿等，需要进行紧急处理。

327. 高血压引起的眼底病变如何预防和治疗？

一旦确诊为高血压，就应该检查眼底，若暂未出现高血压视网膜病变，应每隔半年复查眼底，若血压波动厉害或血压值长期处于高水平，就要每 1 ～ 3 个月复查一次眼底。高血压眼底病变治疗的最佳方法是要很好地控制血压，在医生的指导下规律服用降压药，一般建议血压稳定控制在 140/90 毫米汞柱以下，更严格的标准效果可能更佳，不可自己随意停药。对于高血压合并糖尿病患者，应当尤其注意血糖控制，糖尿病本身对血管病变有显著影响，对视网膜眼底病变也是如此。一旦发现视力下降、眼前有黑影或闪光感、看东西变形等，就应立即检查眼底，避免进一步恶化。

328. 导致高血压性头痛原因有哪些？有何特点？

头痛是高血压最常见的症状之一，约 50% 以上的高血压患者会经历不同程度的头痛。高血压患者出现头痛，有的是高血压本身引起的，有的是降压药物引起的，有的是精神过度紧张、睡眠不足等其他原因引起的，更为严重的还可能是脑卒中的前兆，对于高血压患者来说，不要忽视了头痛这个危险的信号。血压过高或波动范围过大是高血压患者头痛最主要的原因，患者多表现搏动性头痛，从半夜到凌晨逐渐加重，早晨时较剧烈，起床活动后可减轻，降低血压后，头痛一般会减轻或消失。服用降压药也可能会导致头痛的发生，服用过量的降压药会导致血压过低，脑部供血不足，随之头痛、头晕。某些降压药物，比如钙通道阻滞药（硝苯地平、尼群地平、氨氯地平等）引起的头痛、头晕，常见于初次使用降压药或降压药物剂量过大时。

329. 高血压性头痛如何治疗？

为预防高血压头痛，首先应经常检测头痛患者的血压变化，早发现并预防头痛极为重要。其次，如果明确高血压是引起头痛的原因，则应及时服用降压药。在服用降压药物时，尽可能从小剂量开始，避免突然停药，使用长效降压药，平稳地把血压降下来，可减少头痛的不良反应。头痛也是高血压患者突发脑卒中的重要信号，当患者血压突然上升时，可出现剧烈头痛、眩晕、视物模糊等症状，应立即绝对卧床休息，同时服用降压药，尽快送往就近医院治疗。如不及时救治，病情将可能进一步恶化，可能会出现抽搐、昏迷、心绞痛、心衰、肾衰、脑出血等严重后果。另外，高血压患者应保持充足睡眠，调节饮食，注意劳逸结合，避免血压大幅波动也可以降低头痛的发生率。

330. 高血压为何可引起耳鸣？

数据表明，高血压患者中有 10% 以上的人会出现耳鸣、耳聋现象。长期血压升高，容易引起动脉粥样硬化或小动脉痉挛，影响耳蜗和听神经的血液供应，导致耳蜗损伤，听神经出现退行性改变，从而引起耳鸣，甚至听力障碍。另外，很多高血压患者同时患有血脂异常，可引起内耳脂质沉积，导致内耳毛细胞损伤，进而影响听力。血压突然的升高还可以导致耳聋发生。高血压导致的耳鸣常是水车来回转似的低沉的声音，血压升高时加重，血压下降时改善。有时耳鸣可能会是高血压的首发症状，有些患者就是由于耳鸣到医院就诊从而发现高血压的。长期血压过高，内耳及听神经血供长期受影响，造成的耳鸣可能是无法逆转的。

331. 高血压引发的耳鸣如何治疗？

对于患有高血压的人来说，耳鸣是身体发出的一个求救信号，一定要注意，若不积极治疗，听力持续退化就会导致耳聋。因此，应积极治疗高血压、高血脂、脑动脉硬化及糖尿病，对防止微循环障碍、延缓老年人听力减退尤为重要。除了进行及早药物治疗外，患者还需注意饮食调理，少吃高脂肪食品，尤其是动物内脏，多吃具有调脂作用的食物，如大豆、洋葱、蘑菇、大蒜、生姜、坚果、深海鱼等。同时，生活中要注意爱护耳朵，保护听力，科学用耳，避免长时间处于噪声环境，不要长时间使用耳机，还要保证充足的睡眠。

332. 阻塞性睡眠呼吸暂停低通气综合征会引起血压升高吗？如何治疗？

阻塞性睡眠呼吸暂停低通气综合征是指睡眠过程中上气道塌陷、阻塞引起的反复的呼吸暂停和低通气的一种疾病，临床表现有夜间睡眠打鼾伴呼吸暂停、白天嗜睡、记忆力减退、晨起口干等。患者由于呼吸暂停时憋气、惊醒，以及低氧血症引起交感神经兴奋，释放一些收缩血管的活性物质使血管收缩，导致血压升高。而在高血压患者中，约有 30% 合并阻塞性睡眠呼吸暂停低通气综合征。阻塞性睡眠呼吸暂停低通气综合征患者由于夜间的缺氧、二氧化碳潴留以及睡眠结构的改变，其晨起血压一般比下午高。另外，肥胖是高血压发生的独立危险因素，也是阻塞性睡眠呼吸暂停低通气综合征发生及加重的重要原因，控制体重可降低睡眠呼吸暂停低通气综合征相关性高血压。夜间睡眠时佩戴持续正压通气呼吸机可以给患者在夜间睡眠时起到正压作用，使狭窄或闭塞的气道开放到足够程度，缓解患者呼吸堵塞、缺氧的情况，达到治疗阻塞性睡眠呼吸暂停的目的。目前药物对于阻塞性睡眠呼吸暂停的疗效并不确切，故不建议药物治疗。

333. 原发性醛固酮增多症引发高血压有哪些特点，如何治疗?

原发性醛固酮增多症是肾上腺皮质增生或肿瘤使醛固酮分泌过量，导致高血压、低钾血症、血容量增多为主要表现的临床综合征。原发性醛固酮增多症是继发性高血压中常见的一种疾病，在高血压人群中占 5% ～ 10%，在难治性高血压中约占 20%。原发性醛固酮增多症引起的高血压较原发性高血压的脑卒中、心肌梗死等发生风险明显增加，因此在普通高血压尤其是药物控制不好的高血压患者中筛查出原发性醛固酮增多症具有重要的临床意义。醛固酮瘤以及原发性单侧肾上腺增生，最佳的治疗是手术切除单侧的肾上腺。对于无手术适应证、无手术意愿或不能耐受手术治疗者可采取药物治疗，推荐首选螺内酯。

334. 嗜铬细胞瘤引发高血压有哪些特点，如何治疗?

嗜铬细胞瘤多见于肾上腺髓质，也可见于腹膜外、腹主动脉旁等，瘤体因遇到某种刺激或者挤压时，释放大量儿茶酚胺导致高血压和多个器官功能及代谢紊乱。嗜铬细胞瘤引发高血压的临床表现可为阵发性、持续性或阵发性加重血压升高，发作时常伴头痛、多汗、心悸、手足无力等，可造成严重的心、脑、肾血管损害，甚至危及生命。定性诊断的主要方法是测定儿茶酚胺及其代谢产物。降压药物对嗜铬细胞瘤治疗效果不佳，手术切除肿瘤是重要的治疗方法，术前可先服用 α 受体阻滞剂（如酚苄明、哌唑嗪等），不建议在未用 α 受体阻滞剂的情况下使用 β 受体阻滞剂，否则可能导致严重的肺水肿、心衰或诱发高血压危象等。

335. 器官移植受者术后发生高血压如何进行降压治疗?

高血压是器官移植者术后最常见的重要并发症之一，发生率高达 70% ～ 90%。移植后高血压是导致移植物功能丧失和生存预后不良的重要危险因素，因此，主张早期联合用药，通过多种途径达到强化降压效果，减少药物的不良反应，发挥最大的降压效果。免疫抑制剂和糖皮质激素是与移植后高血压发病关系最密切的两类药物，但以治疗高血压为目的调整免疫抑制剂要全面了解免疫状况，权衡利弊，谨慎决定。减少钠盐摄入、增加钾盐摄入、控制体重、适量体育运动、减轻精神压力、保持心理平衡等健康的生活方式均适用于器官移植受者术后高血压。常用的降压药均可用于器官移植受者术后的血压控制。降压药物的选用应坚持个体化原则，结合实际病情并根据药物的有效性、耐受性和相互作用特点制定方案。

336. 库欣综合征引发的高血压有哪些特点？如何治疗？

库欣综合征又称皮质醇增多症或柯兴综合征，是由下丘脑—垂体病变等多种病因引起的以高皮质醇血症为特征的临床综合征，主要表现为向心性肥胖、满月脸、高血压、低钾血症、糖代谢异常、骨质疏松、皮肤紫纹等。库欣综合征根据其病因不同选择的治疗方式也是不同，可采用手术、放疗和药物治疗。对于垂体腺瘤比较大者，手术治疗一般作为首选的治疗方法。库欣综合征相关的高血压的起始治疗首选"普利类药物"或"沙坦类药物"，如果血压仍高于 130/80 毫米汞柱，则根据疾病的严重程度和有无合并低钾血症，可选择盐皮质激素受体拮抗剂（如螺内酯）或钙通道阻滞药联合治疗。

337. 何为肾实质性高血压？适宜选择哪种降压药？

肾实质性高血压是由各种肾实质疾病引起的高血压，占全部高血压的 5% ～ 10%，其发病率仅次于原发性高血压，在继发性高血压中居首位。常见导致肾实质性高血压的疾病包括各种原发性肾小球肾炎、肾小管间质疾病、多囊肾性疾病、代谢性疾病肾损害、系统性或结缔组织疾病肾损害等。长期使用口服避孕药、麻黄碱、非甾体类抗炎药、肾上腺皮质激素等也可能诱发肾实质性高血压。肾实质性高血压的治疗目的为阻止、改善或者延缓靶器官的受损，其目标血压是低于 130/80 毫米汞柱，患者必须严格控制钠盐的摄入，"普利类药物"或"沙坦类药物"为优选降压药物，尤其适用于合并蛋白尿者，可减少蛋白尿，延缓肾功能恶化，但对于严重肾功能损害患者不宜使用。钙通道阻滞药适用于有明显肾功能异常者，且降压作用不受高盐饮食影响。噻嗪类利尿剂适用于容量负荷过重者，与"普利类药物"或"沙坦类药物"联用可降低高钾血症风险。

338. 肾动脉狭窄引起的高血压适宜选择哪种降压药？

肾动脉狭窄是由于动脉粥样硬化引起肾动脉主干或分支狭窄，导致患肾缺血，肾素—

血管紧张素系统活性明显增高，进而引起高血压及肾功能减退。肾动脉狭窄是引起高血压和（或）肾功能不全的重要原因之一，患病率占高血压人群的 1% ～ 3%。肾动脉造影是诊断肾动脉狭窄的"金标准"，能清晰准确地显示病变的部位、程度，并可同期行介入治疗。药物降压是肾血管性高血压的基础治疗，钙通道阻滞药是安全有效药物，患者如为单侧的肾动脉狭窄，可选择"普利类药物"或者"沙坦类药物"，不但能够控制血压，而且还对肾脏具有一定的保护作用，如为双侧的肾动脉狭窄，则禁忌使用"普利类药物"或者"沙坦类药物"，以免加重肾功能损害。另外，采取外科手术或血管腔内介入治疗（球囊扩张或支架植入）也是治疗肾动脉狭窄的有效手段。

339. 主动脉狭窄引起的高血压如何治疗？

主动脉狭窄包括先天性及获得性主动脉狭窄，先天性主动脉狭窄表现为主动脉的局限性狭窄或闭锁，获得性主动脉狭窄主要包括动脉粥样硬化、大动脉炎及主动脉夹层剥离等所致的主动脉狭窄。主动脉狭窄主要表现上肢高血压，而下肢脉弱或无脉，双下肢血压明显低于上肢，听诊狭窄血管周围有明显血管杂音。对于主动脉缩窄引起的高血压，单纯的药物治疗常无法达到血压有效的控制，一般要做主动脉瓣的修复术或脉瓣的置换术，活动期大动脉炎需给予糖皮质激素及免疫抑制剂治疗。

340. 肾素瘤引起的高血压如何治疗？

肾素瘤又称肾球旁细胞瘤，以分泌大量肾素引起继发性高血压为特点的罕见肾实质良性肿瘤。本病多见于青壮年及儿童，女性约占 80%，主要的临床表现为高肾素、高血压、高醛固酮、低血钾，血压可高达 260/200 毫米汞柱，且对降压药物反应差，可呈现为恶性高血压病程。外科手术是治疗肾素瘤的主要治疗方法。不宜手术者，可采用大剂量 β 受体阻滞剂、钙通道阻滞药或"普利类药物"联合治疗能有效地控制血压。

341. 真性红细胞增多症引起的高血压如何治疗？

真性红细胞增多症是一种起源于造血干细胞的克隆性骨髓增殖性肿瘤，患者单位体积的外周血液中红细胞数量、血红蛋白与血细胞比容高于正常。患者中约半数发生高血压，一般以收缩压升高为主，其发病机制与红细胞和血容量增多、血液黏滞度和外周阻力增加有关。治疗真性红细胞增多症引起的高血压应以治疗原发病为主，包括对症处理、静脉放血、预防血栓、降细胞治疗等，可以遵循医嘱口服降压药，但不宜使用利尿药。在饮食上，以少盐少油、低脂低钠为主，避免肥胖导致动脉血压继续上升。

342. 结缔组织病引起的高血压如何治疗？

结缔组织病是一种慢性自身免疫性疾病，可通过免疫复合物损害肾脏，引起蛋白尿、血尿、管型尿。肾损害可导致高血压发生，常见的可引起高血压的结缔组织病有系统性红斑狼疮、大动脉炎、系统性硬化病、结节性多动脉炎等。此外，该类患者应用肾上腺皮质激素、非甾体抗炎药等抗风湿药物引起的药物性高血压，也是结缔组织病合并高血压的原因之一。对常见的结缔组织病合并高血压的治疗方法是首先要控制所患的结缔组织病，有利于血压的控制。降压治疗首选"普利类药物"，必要时可联合使用钙通道阻滞药。

343. 儿童及青年高血压有何特点？

儿童及青年高血压以原发性高血压为主，多数表现为血压水平的轻度升高，一般无明显临床症状，可通过体检测量血压发现，以舒张压增高为主，脉压差较小。儿童原发性高血压的影响因素较多，其中肥胖是关联性最高的危险因素，30%～40%的儿童原发性高血压伴有肥胖。部分患者存在精神紧张、焦虑、失眠等表现，其他危险因素包括高血压家族史、不良生活习惯、睡眠不足、盐摄入过多等。继发性高血压的病因比较明确，如合并肾脏疾病、内分泌疾病、主动脉狭窄、肾动脉狭窄等，其中肾脏疾病是继发性高血压的首位病因，占继发性高血压的80%左右。儿童高血压可持续至成年，在没有干预的情况下，约40%的高血压儿童发展成为成年高血压患者。

344. 有哪些生活方式干预儿童及青年高血压？

高血压管理应首先从改善生活方式开始并贯穿始终，这也是延迟药物治疗的重要策略。对于肥胖儿童在保证身高发育同时，应控制体重，降低体脂肪含量，增加有氧运动，至少为中等强度运动（慢跑、骑自行车或游泳）。调整膳食结构，避免摄入游离糖、软糖饮料和饱和脂肪，多吃水果、蔬菜和谷物制品，避免持续性精神紧张状态，保证足够睡眠时间等。多数患儿经过生活方式干预后，其血压可达到控制标准。对血压持续偏高的儿童，可采用动态血压监测，了解血压的昼夜规律，以便针对性降压治疗。

345. 儿童及青年高血压适宜服用哪些降压药？

儿童及青年高血压经生活方式干预6个月后血压仍未达标，需要在继续生活方式干预的同时启动药物降压治疗。儿童高血压的药物治疗原则是从小剂量、单一用药开始，同时兼顾个体化，视疗效和血压水平变化调整治疗方案，必要时联合使用降压药。由于儿童及青年高血压主要是因为交感神经兴奋和肾素—血管紧张素系统激活而导致，多表现为心率增快、血压高；而肾素—血管紧张素系统激活，则跟肥胖，代谢密切相关，常表现为血脂、血糖、尿酸等指标的异常升高。β 受体阻滞剂既可以降血压，又可以降低心率，是儿童及青年高血压的推荐药物。另外，"沙坦类药物"或"普利类药物"可抑制肾素—血管紧张素系统，并可有利于血脂、血糖、尿酸的控制，是儿童及青年高血压的推荐药物。

346. 老年人的高血压有什么特点?

老年人高血压的特点主要有以下几个方面。①收缩压增高为主：随着年龄的增加，老年人动脉壁僵硬度增加，血管顺应性下降，导致收缩压逐渐增加，而舒张压常不高甚至下降，脉压差增大。②血压波动幅度大：由于老年人血管顺应性降低，血管压力感受器敏感性下降，血压更容易随着季节、情绪、体位的变化而出现明显的血压波动。③常多种疾病并存，并发症多发：老年高血压常与冠心病、脑梗死、肾功能不全、糖尿病等慢性疾病并存，若血压长期控制不佳，则更容易发生重要器官的损害。④难治性高血压发病率高于普通人群：老年人难治性高血压的发病率明显高于普通人，因此，应当加强对老年高血压的动态监测和个性化治疗。

347. 老年高血压治疗的主要目标是什么?

收缩压增高、脉压差增大是老年高血压的特点。收缩压增高明显增加冠心病、脑卒中以及终末肾病的风险，常与多种疾病如冠心病、心力衰竭、肾功能不全、脑血管疾病、糖尿病等并存，使治疗难度增加。老年高血压治疗的主要目标是血压达标，从而最大限度地降低心脑血管并发症与死亡风险。对于 65 ～ 79 岁的老年人，降压目标为 < 150 / 90 毫米汞柱，如能耐受可进一步降至 < 140 / 90 毫米汞柱。≥ 80 岁患者血压目标 < 150 / 90 毫米汞柱，降压幅度不宜过大，降压速度不宜过快，以免增加脑缺血风险。

348. 老年人服用降压药有哪些注意事项?

老年高血压患者如血压控制不佳，会严重影响生活质量，甚至威胁生命。建议老年人初始治疗采用较小的有效治疗剂量，并根据需要逐步增加剂量，尤其是体质较弱者，不宜追求快速降压而加大服药剂量，尽可能选择具有 24 小时持续降压作用的长效药物，可有效控制夜间和清晨血压。多数老年患者需要联合降压治疗，包括起始阶段，但不推荐体质衰弱的老年人和 ≥ 80 岁高龄老年人初始联合治疗。利尿剂可能降低糖耐量，诱发低血钾、高尿酸和血脂异常，需谨慎使用。此外，应配合医生定期进行相关检查，如监测血压、血脂、心率、肝肾功能等，判断血压控制情况、所用药物是否安全，以便对治疗方案进行调整，实现个体化用药。

349. 老年单纯收缩期血压高如何选择降压药物?

单纯收缩期高血压是老年高血压患者中最常见的一种类型,它是指收缩压升高(≥140毫米汞柱)而舒张压不高(<90毫米汞柱)的一种状态。众多研究表明,老年单纯收缩期高血压是许多心脑血管事件(心肌梗死、脑卒中、心力衰竭等)的独立预测因子。对老年单纯收缩期高血压治疗有较强证据的降压药物有噻嗪类利尿剂(氢氯噻嗪、吲达帕胺等)、钙通道阻滞药(如氨氯地平、非洛地平等)、"普利类药物"以及"沙坦类药物"。利尿剂降低收缩压的效果优于舒张压,而且剂量小、耐受性好。一般不推荐选用β受体阻滞剂,除非有使用强适应证(如合并冠心病或心力衰竭)。

350. 妊娠高血压有哪几类,分别有什么特点?

妊娠高血压分为妊娠期高血压、妊娠合并慢性高血压、子痫前期/子痫、慢性高血压合并子痫前期。妊娠期高血压为妊娠20周后发生的高血压,一般无明显蛋白尿,分娩后12周内血压一般恢复正常。妊娠合并慢性高血压是指妊娠前存在或妊娠前20周出现的高血压或妊娠20周后出现高血压而分娩12周后仍持续存在高血压。子痫前期定义为妊娠20周后出现的血压升高伴临床蛋白尿(尿蛋白≥300毫克/天)或无蛋白尿但伴有器官和系统受累。子痫是在子痫前期基础上发生的无法用其他原因解释的抽搐、口吐白沫、四肢僵直甚至昏迷等症状,抽搐可反复发作。子痫可以发生在产前、产时、产后等不同时期,不典型的子痫还可发生于妊娠20周以前。慢性高血压合并子痫前期指患者在妊娠前已有慢性高血压病史,出现子痫前期发展的征象。

351. 妊娠期高血压的降压目标是什么?

妊娠期高血压治疗的主要目的是保障母婴安全和妊娠分娩的顺利进行,减少并发症,降低病死率。孕妇合并轻度高血压时,强调非药物治疗,并积极监测血压、尿常规等。在接受非药物治疗后,如血压仍≥150/100毫米汞柱时则建议启动药物治疗,目标是将血压控制在(130～140)/(80～90)毫米汞柱,应注意避免将血压降至小于130/80毫米汞柱,以免影响胎盘血流灌注。对妊娠合并重度高血压在严密观察母婴状态的前提下,应明确药物治疗的持续时间、药物选择、降压目标和终止妊娠的指征。当收缩压≥180毫米汞柱或舒张压≥120毫米汞柱时,应按照高血压急症处理。

352. 妊娠期高血压适合选择哪种降压药物?

非药物治疗适合于所有妊娠期高血压疾病患者,其内容主要包括加强血压监测、严格限制食盐摄入以及限制体力活动。当确诊妊娠高血压，并需要降压药物治疗时，可考虑口服的降压药物有拉贝洛尔、甲基多巴和硝苯地平等，上述药物对孕妇和胎儿的影响相对较小，故可优先考虑选用。妊娠期间禁用"普利类药物"和"沙坦类药物"，有妊娠计划的慢性高血压患者，也应停用上述药物，因为上述药物可能导致胎儿头颅异常、肾衰竭甚至死亡。如单药治疗后血压仍控制不满意时，需考虑联合应用降压药物，一般可选用硝苯地平联合拉贝洛尔或小剂量氢氯噻嗪。对于妊娠期重症高血压患者（血压>180/110毫米汞柱）可考虑肌内注射或静脉给药，如拉贝洛尔、尼卡地平、乌拉地尔迅速控制血压。

353. 预防和治疗子痫发作的药物有哪些？

低剂量阿司匹林是最有效的预防子痫前期的药物。子痫发作时须保持气道通畅，维持呼吸、循环功能稳定，密切观察生命体征，控制抽搐，控制血压，预防子痫复发以及适时终止妊娠等。同时，应监测心、肝、肾、中枢神经系统等重要脏器的功能、凝血功能和水电解质酸碱平衡。硫酸镁是治疗子痫和预防复发的首选药物。当患者存在硫酸镁应用禁忌证或硫酸镁治疗无效时，可考虑应用地西泮、苯巴比妥或冬眠合剂控制抽搐。重度子痫经积极治疗24～48小时病情仍加重，应终止妊娠；如病情稳定，可以考虑期待治疗。

354. 肥胖型高血压适宜选择何种降压药物？

肥胖患者常合并高血压，肥胖不仅会增加高血压的发生风险，而且罹患高血压后的血压还难以控制。肥胖合并高血压患者应减肥，减轻体重有助于降低血压，必要时可应用降压药物。"普利类药物"是肥胖型高血压的首选药物，其可通过多种途径降低胰岛素抵抗。"沙坦类药物"可作为"普利类药物"不耐受时的替代药物。由于β受体阻滞剂可增加体重，引起血糖和血脂升高，降低胰岛素敏感性，应尽量避免用于肥胖型高血压患者。另外，利尿剂可增加胰岛素抵抗、腹部脂肪堆积以及尿酸含量增加，因此一般也不作为肥胖型高血压的一线药物使用。

355. 睡眠不好的高血压患者，如何管理自己的血压？

研究表明，睡眠时间＜6小时，高血压的患病概率是健康人群的2.3倍，当睡眠不足或者睡眠质量差时，交感神经兴奋性出现异常，会导致血压增高，如果不及时治疗失眠，则可能会导致血压难以控制。良好的睡眠有助于降低血压，睡前保持情绪稳定，避免娱乐过度、精神紧张等，以免影响休息。另外，晚饭不宜吃得过饱，多吃易消化的食物。同时，也可根据自己的情况和高血压的严重程度制订适度的运动计划，以有氧运动为主，如慢跑、散步、太极拳等，每周3～5次，每次30分钟左右，锻炼应循序渐进，才能达到增强体质，控制血压的目的。如果长期睡眠时间少于 6 小时、或夜间醒来超过 30 分钟难以入睡，影响工作和学习，则应该及时就医，请求医生帮助治疗。

356. 脉压差大的高血压如何治疗？

收缩压与舒张压之间的压差值为脉压差，一般情况下，正常人的脉压差为 20 ～ 60 毫米汞柱，如果大于 60 毫米汞柱则为脉压差太大。老年人因动脉硬化，失去弹性，收缩压升高，而舒张压升高不明显甚至降低，这样脉压差就增大。另外，心脏扩大或动脉瓣关闭不全以及甲亢疾病也可引起脉压差增大。脉压差增大是心脏发生血管事件危险因素之一。因此，应当积极防治，控制好血压。对于脉压差大的老年人可选用降压稳、时效长、不良反应少、对心脑肾血管有保护作用的降压药物，如依那普利、硝苯地平控释片、氨氯地平，也可合并应用小剂量利尿剂（如氢氯噻嗪、吲达帕胺等）。硝酸酯类药物如消心痛（硝酸异山梨酯）等可直接舒张血管，改善动脉血管弹性。

357. 单纯舒张压高服用何种降压药适宜？

单纯舒张期高血压为收缩压＜ 140 毫米汞柱、舒张压≥ 90 毫米汞柱，其在中青年人中的发生率较高，好发年龄为 35 ～ 49 岁。单纯舒张期高血压的降压目的应以降低舒张压及预防收缩压升高为主。针对舒张期高血压药物治疗尚无统一意见，也无降舒张压的特殊药物。一线降压药物包括噻嗪类利尿剂、β 受体阻滞剂、钙通道阻滞药、"普利类药物"或"沙坦类药物"，原则上均可作为中青年高血压初始的药物治疗选择。因单纯舒张期高血压患者体内肾素水平常较高，多伴有交感神经张力增加，且中青年高血压患者往往同时伴有肥胖与代谢紊乱，"普利类药物"或"沙坦类药物"应作为首选，不会造成血糖、血脂功能紊乱，还可改善胰岛素敏感性的作用。若患者不能耐受或伴有交感高张力（心率快），可考虑选用 β 受体阻滞剂。对于单药控制效果不佳者，可考虑联合用药，以"普利类药物"或"沙坦类药物"为基础联合噻嗪类利尿剂。

358. 一般降压药物服用多久起效？

不同降压药物的起效时间各不相同，一般短效降压药（如硝苯地平片、卡托普利片）口服之后的 15 ～ 30 分钟起效，因其作用持续时间短，可用于血压突然升高的紧急治疗，一般不作为常规服用。长效降压药一般起效慢，持续时间长，但血压下降平稳，不会因为血压骤降而导致组织血液灌注不足等严重问题，安全性好。如氨氯地平每天服药 1 次，每次 1 片，连续服药 7 ～ 8 天后血药浓度才能达到稳态，4 周左右达到最好的降压效果。厄贝沙坦每天服药 1 次，每次 1 片，3 天左右达到稳态浓度，2 周左右可见较为明显的降压效果。有些患者在服药初期因血压下降不明显而误认为药物无效马上换药或是加量是错误做法。

359. 什么时间适宜服用降压药？

对于大部分高血压患者建议清晨服用降压药，这是基于大部分的高血压患者血压的波动属于勺型高血压，血压在 24 小时之内具有昼高夜低、两峰一谷的节律现象，即为血压在清晨、下午时会有明显的升高而夜间下降的过程，此类人群适宜在清晨服用长效的降压药，必要时晚上加服一次降压药。对于部分患者为非勺型高血压，即为血压夜间不降，甚至比白天的血压更高，这部分患者可以选择晚上服用降压药。如果血压持续控制不理想，需要进行 24 小时动态血压监测，评估患者在夜间血压逐渐升高的时间点，然后在逐渐升高的时间点前 1 小时口服降压药物，有助于更平稳地控制血压。无论晚上服用还是早上服用，建议患者服药时间保持稳定，否则导致血压忽高忽低，容易诱发心脑血管疾病。

360. 想减少降压药服用剂量，将药物掰开服用可以吗？

降压药能否掰开服用，需要根据其剂型不同来判断。剂型为控释制剂的，均不可掰开或嚼碎服用，否则会破坏药物的特殊结构，导致药物的控释效果丧失，主要的后果就是服药初期降压过度，后期无法控制血压。部分缓释制剂可以掰开，但不可嚼碎服用，这类药物通常在药品中间会有刻痕，这是鉴定缓释制剂能否掰开服用的最简单办法。最常见的可以掰开的降压药缓释制剂有琥珀酸美托洛尔缓释片，可以掰开服用。剂型为肠溶片的，也不可以掰开或嚼碎服用，掰开服用会破坏药物的肠溶包衣，导致药物胃内溶出，无法达到肠溶效果，影响药效或刺激胃黏膜。对于长效制剂的普通片，如苯磺酸氨氯地平片，可以掰开服用，但是应注意用药剂量太小，无法达到理想的降压效果。

361. 常用的降压药物不宜与哪些药物或食物合用？

克拉霉素、红霉素、伏立康唑以及西柚汁与硝苯地平、非洛地平等钙通道阻滞药合用，可降低硝苯地平、非洛地平的清除，从而增强了非洛地平、硝苯地平的血药浓度，增加低血压的发生风险。而利福平、卡马西平、苯妥英钠可诱导非洛地平、硝苯地平的代谢，降低其降压作用。因此，非洛地平、硝苯地平应避免与上述药物合用。"普利类药物"或"沙坦类药物"应避免与螺内酯合用，以免引起高钾血症，尤其是血钾水平较高患者。非甾体抗炎药如布洛芬、舒林酸、消炎痛、奈普生等能促使血管收缩，从而降低降压药的疗效，可受到干扰的降压药包括钙通道阻滞药、"普利类药物"、"沙坦类药物"、利尿剂等。另外，非甾体抗炎药本身有升高血压的不良反应，因此，高血压患者谨慎使用非甾体抗炎药。

362. 血压平稳后，降压药物可以隔日一次服药吗？

不可以。高血压经过药物治疗后，如果血压控制满意，应该继续坚持每天服药，如果服用降压药后出现低血压、头晕、乏力等症状，可在医生的指导下减少药量，但也要每天服药，并注意经常监测血压，如血压有升高，则应重新恢复服药量或逐渐加量服用。一般长效降压药的最长持续时间只能够维持一天，隔日服药一次，会导致血药浓度不稳定，进而导致血压控制不稳定，血压出现比较大的波动，这对心脑血管系统是很不利的，因此，应当每天坚持服药，才能够保证平稳地降压。

363. 当天早上忘记服用降压药物，下午是否可以再服用？

如果患者平时血压控制比较稳定，早上忘记服用降压药可以晚上监测血压，观察血压的变化情况，然后根据血压波动的情况来选择是否补充服药。如果血压平时控制较差，建议晚上补充服用降压药，避免出现夜间高血压，引起脑梗死、心肌梗死等急性并发症。高血压需要规律服药控制，如果经常服药不规律，血压容易导致反弹，对机体的损害比较大。

364. 降压药一般应该饭前吃还是饭后吃？

一般情况下，人体的血压值在早上9点左右和下午3点左右比较高，夜间睡眠时间血压是一天当中的低谷，因此建议此类人群最好选择在早上起床之后的7点到8点空腹服药，能够发挥比较好的降压效果。目前的降压药物大部分都是长效的降压药物，往往可以维持一整天的血压稳定，因此每天固定一个时间服用即可。另外，目前大部分降压药物对胃肠道的刺激较小，因此可以饭前服药。一般不建议饭后服药，因为饭后机体的肠胃处于工作状态，此时服用降压药不利于药物的吸收，影响降压效果。对于难治性高血压、非勺型血压，如果每天服用1次长效降压药无法有效控制血压，可选择每天服用2次降压药，除清晨服用一次降压药物控制清晨血压外，可在晚上睡前再加服一次降压药物控制夜间血压。

365. 服用降压药物不宜吃哪些食物？

服用降压药物期间，不宜食用以下食物。①不宜在降压药服用前后食用西柚、橙子之类的食物。在西柚、橙子等水果中，含有一种叫呋喃香豆素的物质，可能会影响用药后血液中的药物浓度，导致药效减弱。另外，西柚中含有的柚皮素可能抑制肝脏的代谢酶，影响药物的代谢，导致药物的血药浓度增加。②不宜饮酒和服用含有酒精的饮品。酒精可扩张血管导致血压下降，这时服用降压药很可能引发低血压，导致头晕、乏力等症状。但在喝酒后一段时间，血压又可能出现反弹式的升高，对控制血压不利。③不宜食用钠离子含量较高的食物，如腌制食物含有较高的钠离子，常吃可能导致人体内的钠离子浓度升高，引起高血压。④不宜食用刺激性的食物，如火锅、辣椒、咖啡、浓茶等，食用后可导致机体交感神经兴奋，刺激血管收缩，导致高血压。

366. 应用降压药物后血压控制不理想，应加药还是加量？

应用降压药物后，血压控制不理想，可能需要增加药物剂量或在原有剂量基础上联合另外一类降压药来更好地控制血压。增加原降压药物剂量具有较好的依从性，但随着用药剂量的增加，不良反应发生率也会增加。以氨氯地平为例，每日用量为 2.5 毫克时，水肿发生率为 1.8%，当剂量增加至 5 毫克时，水肿发生率增加至 3%。从降压的效果和安全方面考虑，加用另一种降压药物对于控制血压更有利。选择优化的联合降压方案，不仅起到协同降压作用，而且还可减少药物的不良反应发生率。从专业角度讲，无论是选择哪种强化降压方案，均需要在医生的指导下用药，切勿随意增加剂量或增加药物品种，以免引发药物相关的不良事件的发生。

367. 高血压患者降压药的转换有哪些注意事项？

对于服用降压药后血压已经达标者，不建议随意更换降压药，因为每次换药后都需要重新评估换药后的降压效果。如果因出现无法耐受的药物不良反应、血压不达标等情况，可以调整降压药，应在医师指导下进行换药。换药过程中需要注意以下细节：首先结合自身情况，选择适合自己的降压药。如心动过速的患者可选用降低心率的美托洛尔，血钾较高患者宜可选用含有噻嗪利尿剂的降压药等。换药初期应每天早晚各测量一次血压，直到血压达标且平稳为止。换药后血压短期内波动不用太在意，由于目前所选用的降压药多为长效的降压药，因此药物完全起效需要观察 2～4 周的时间，在这期间如果血压出现小的波动，一般问题不大。如出现头痛、下肢水肿、心悸等不良反应，需及时就医。

368. 夏季血压有所下降，可否减量或停用降压药？

夏季炎热，血管扩张，加之出汗较多，血压在白天可能会偏低一点，血压昼夜节律呈现"非勺型"，血压波动较大，正因如此，夏季往往是高血压病情加重或并发症高发的季节。因此，高血压患者在夏季服药时，应注意血压的波动情况，在医生的指导下，可以适当调整药量，但不宜随意停药，除非有症状性低血压发生，随意的停药会导致血压升高、血压波动增加，增加发生心脑血管事件风险。24 小时平稳控制血压尤其是夜间血压是夏季血压管理的关键，患者宜首选长效降压药，可使 24 小时内血压保持稳定，以便更好地控制夜间血压，长期达标，从而减少心脑血管病的发生。

369. 冬季是否需要加量使用降压药物?

冬季寒冷,血管收缩,血压会有所升高,如果原先服用单药治疗血压控制良好,而到了冬季就控制不佳,可以在医师的指导下根据患者的血压水平、靶器官损害,以及其他伴随的临床表现和危险因素综合调整降压药物,如果原剂量治疗无法达到降压目标,可以适当加大用药剂量。如果血压控制仍不理想,不宜再盲目加大剂量,建议采取小剂量联合用药。由于冬季患者的饮水量相对减少,服用利尿剂后,人体内大量失水,血液黏稠度便会增加,容易形成低血压、高黏稠度导致的缺血性脑卒中,需谨慎使用。建议定期监测血压,在清晨起床后立即服用降压药,减少清晨血压升高的程度和时间,从而减少并发症发生的概率。另外,冬季应注意保暖防寒,减少寒冷刺激,严格控制饮食,忌烟酒,控盐,不要吃辛辣刺激的食物,多补充水果和蔬菜。

370. 哪些降压药会引起血糖升高吗?

常用的降压药物里面主要有两类药物对血糖有影响,分别是 β 受体阻滞剂和噻嗪类利尿剂。β 受体阻滞剂(如普萘洛尔、琥珀酸美托洛尔、比索洛尔等),会干扰血糖的代谢,影响外周组织对葡萄糖的摄取和利用,进而引起胰岛素抵抗或血糖升高。另外,β 受体阻滞剂可减慢心率,掩盖低血糖所致的心动过速症状,因此低血糖症状往往不典型,容易被忽略,甚至误诊。噻嗪类利尿药物(如氢氯噻嗪、氯噻嗪)能够抑制胰岛素的分泌,有引起高血糖的危险。因此,糖尿病患者尽量避免使用噻嗪类利尿药和 β 受体阻滞剂,如果必须服用,要减少剂量。

371. 哪些降压药可影响心率?

临床上影响心率的降压药主要是钙通道阻滞药和 β 受体阻滞剂。钙通道阻滞药具有拟交感神经活性的作用,口服之后可以引起心率增快。而 β 受体阻滞剂类药物可以降低心室率,因此,适合合并心率比较快的高血压患者。如果心率明显过缓,则需要减量甚至停用 β 受体阻滞剂。临床上常将钙通道阻滞药(如硝苯地平缓释片或控释片、氨氯地平等)和 β 受体阻滞剂联合使用以控制血压。一方面具有协同降压的作用,另一方面可以抵消各自对心率影响的不良反应。另外,如果应用过强或过量的降压药,导致血压过低,引起动脉血管灌注不足,可使心率反射性增快,目的是能够使血压回升。

372. 哪些降压药容易引起便秘?

常用的降压药物中有两类药容易引起便秘,一类是利尿剂,另一类是钙通道阻滞药。

利尿剂具有排出体内水分的作用，体内水分一旦不足，大便就会变硬，从而引起便秘。因此，服用利尿剂的患者，应避免水分的不足。钙通道阻滞药如硝苯地平、非洛地平、氨氯地平等，具有抑制胃肠运动作用，从而导致便秘，尤其是老年患者本身胃肠道功能减退，服用后进一步加剧便秘。高血压患者一旦出现便秘，首先排除是否为饮食和生活习惯因素导致，其次需要排查是否为降压药物所致，如明确为药物所致，则需要在医生的指导下，更换其他类型的降压药物。

373. 哪些降压药易引起水肿?

目前常用的一线降压药物中，钙通道阻滞药最易引起水肿，该类药物引起的水肿常发生于长期久坐的人群，最多见的部位是踝部、足部，也可以是面部、小腿等部位。一般在服用钙通道阻滞药后的 2 周或更长时间出现，通常可自行恢复。该类药物引起的水肿与服用剂量大小有关，绝大多数较轻微，部分患者继续用药可自行消失。一般轻度水肿可通过抬高足部或减少用药量缓解，如无法缓解，则需要停药换用其他类别降压药。"普利类药物"及"沙坦类药物"也会引起水肿，常常在用药后数小时或 1 周内发生，也可在几个月或更久时间出现，最常见的部位是面部、唇部水肿，也可见于舌部、喉部。如果发生此现象应立即停药，并避免再用此类药物。

374. 哪些降压药易引起牙龈增生?

钙通道阻滞药如硝苯地平、氨氯地平、非洛地平和尼群地平，均可引起牙龈增生，难以清洁，牙菌斑更易堆积，促使牙龈产生炎症反应，常表现为牙龈出血。钙通道阻滞药可在牙龈组织高度蓄积，其在牙龈沟液中浓度高达血药浓度的 80 倍，其中硝苯地平和氨氯地平引导牙龈增生的发生率最高。如果服用钙通道阻滞药发生牙龈增生时，应停用此类药物，选择牙龈增生发生率低的药物，如选择"普利类药物"或"沙坦类药物"治疗。针对增生的牙龈可以去除局部刺激因素，消除菌斑，另外，也可以局部使用抗菌消炎药物，定期进行口腔健康检查，注意保持口腔卫生，防止复发。

375. 哪些降压药可能引起男性勃起功能障碍?

影响男性勃起功能障碍的降压药物主要有两类，一类为利尿剂，另一类药物为 β 受体阻滞剂。利尿剂可导致海绵体的血流量减少，进而引起高血压患者勃起功能障碍的发生。此外，螺内酯在利尿的同时可降低雄激素，降低睾酮浓度，进而影响勃起功能。β 受体阻滞剂可使外周血管阻力升高，全身血液灌注压下降，引起性激素水平下降，影响勃起功能。而钙通道阻滞药、"普利类药物""沙坦类药物"对勃起功能障碍没有明显影响。需要指出的是，血压长期控制未达标者可导致全身动脉硬化，而勃起功能障碍就是早期动脉硬化的一个表现，因此控制好血压，可有效预防动脉硬化引起勃起功能障碍的出现。此外，部分患者勃起功能障碍可能由心理因素引起，而并非降压药所致，患者如随意调整用药，甚至拒绝服药，反而会加速全身动脉硬化而出现包括勃起功能障碍的疾病发生。

376. 哪些降压药可引起直立性低血压，如何预防？

可引起直立性低血压的降压药物主要包括：α 受体阻滞剂如哌唑嗪、特拉唑嗪、阿夫唑嗪等。另外，还有血管扩张药如甲基多巴、硝普钠等直接松弛血管平滑肌，可使血压骤降，引起直立性低血压，老年人尤其容易发生。建议患者临睡前服药，以减少直立性低血压的发生。此外，提示患者在起床时应缓慢，避免突然站立，站立后行走不宜过久，尤其在夜间起床时应动作缓慢，最好静卧一段时间再起身。一旦发生药物引起的直立性低血压，应立即将患者平抬放至空气流通处，头部放低，松解衣领。

377. 哪些疾病可引起继发性高血压？

继发性高血压也称为症状性高血压，是由某些疾病在发生、发展过程中产生的症状之一，当原发病治愈后血压也会随之下降或恢复正常。引起继发性高血压的常见疾病有：肾实质性高血压（如各种原发性肾小球肾炎、多囊肾性疾病、肾小管间质疾病、代谢性疾病肾损害、系统性或结缔组织疾病肾损害等），肾动脉狭窄及其他血管病引起的高血压、原发性醛固酮增多症及其他内分泌性高血压（如嗜铬细胞瘤、副神经节瘤、库欣综合征）、阻塞性睡眠呼吸暂停低通气综合征、药物性高血压以及单基因遗传性高血压等。继发性高血压除了高血压本身造成的危害以外，与之伴随的电解质紊乱、内分泌失衡、低氧血症等，还可导致独立于血压之外的心血管损害，其危害程度较原发性高血压更大。因此，早期识别、早期治疗导致继发性高血压的原发病尤为重要。

378. 服用哪些药物可引起药物性高血压？

药物性高血压是由于药物本身的药理作用，药物之间相互作用以及用药方法不当导致血压升高。药物性高血压属于医源性高血压，也是继发性高血压之一。引起血压升高的常见药物主要包括：激素类药物（糖皮质激素、雌激素、促红细胞生成素等）、非甾体抗炎药物（如对乙酰氨基酚、尼美舒利等）、免疫抑制剂（环孢素 A）、甘草类制剂、中枢神经药物等。升压机制主要为水钠潴留、交感神经兴奋性增加和血管收缩等。药物性高血压的严重程度主要取决于所应用药物的剂量及应用时间，特别是持续时间尤为重要。原则上，一旦确诊高血压与用药有关，应建议停用这些药物，换用其他药物，如果由于病情需要不能停用导致高血压的药物或停药后血压不能恢复者，应定期监测血压，并根据药物引起血压升高的机制，选择合理的降压方案。

379. 服用糖皮质激素引起的高血压如何应对处理？

糖皮质激素可影响水和电解质代谢，引起电解质紊乱，致水钠潴留。水钠潴留是导致高血压的主要原因。合并高血压者应先控制好血压再使用糖皮质激素，而血压控制欠佳的严重高血压者应避免使用糖皮质激素。用药期间建议低脂、高蛋白、低钠饮食，以减轻糖皮质激素可能引起的水钠潴留、高血压等，尽可能监测血压变化情况。对于糖皮质激素引起的高血压可选用利尿剂、钙通道阻滞药、"普利类药物"或"沙坦类药物"。

380. 哪些降压药可能引起失眠？

有些降压药可能引起睡眠质量下降。因此，高血压患者如果睡眠质量不佳，应分析是否由降压药导致。以下降压药物可能引起失眠。①β受体阻滞剂：如美托洛尔、比索洛尔等，具有中枢神经系统不良反应，可能引起噩梦、睡眠片段、幻觉及失眠等。②利尿剂：如氢氯噻嗪、吲达帕胺等，可导致夜尿增多、频繁起夜、导致睡眠质量下降。③中枢性降压药：如可乐定、甲基多巴等可引起失眠，甚至造成严重的失眠。

381. 哪些降压药物不建议长期服用？

①含有利血平的复方制剂：利血平长期服用不仅可导致胃肠道损害，出现如恶心、呕吐、腹泻等不适症状，而且会作用于中枢神经系统，引起精神抑郁、怪梦、精神错乱、思睡、瞌睡等不良反应，因此不建议高血压患者长期服用利血平类药物。②含可乐定的复方降压药：长期服用含可乐定的复方降压药不仅会干扰肾小球排泄，使尿酸浓度升高，损害肾功能，而且还会造成水电解质紊乱，会让患者产生恶心呕吐、肌肉痉挛、口干舌燥等不良反应，甚至导致患者产生幻觉。③硝苯地平片：硝苯地平片对高血压的治疗效果显著，但由于其清除率高、半衰期短，需要一天内多次服用，其降低血压的幅度和速度不宜把控，这对人体内血压的影响很大，因此，不宜长期服用。目前服用硝苯地平的药物多为缓释片或控释片，有利于减少服药频次，提高患者的用药依从性。

382. 长期服用降压药会损害肾脏吗？

很多高血压患者担心长期吃降压药物把肾脏吃坏了，会自行停药或减药，这是不可取的。因为目前常用的降压药物中，对肾脏影响很小，不用过度担心药物对肾脏的影响，可以长期服用这些药物。"普利类药物"和"沙坦类药物"还可保护肾脏，有效降低尿蛋白、延缓肾衰竭进展，但对于严重肾功能不全者也不宜使用。此外，高血压患者如果血压长期控制不佳，可引发高血压肾病，甚至导致肾功能衰竭，而正确、规律地服用降压药使得血压维持在一个良好的水平，反而是对肾脏的一种保护功能，因此应积极控制血压，以减少高血压导致的器官损害和并发症。

383. 为何高血压患者不宜长期服用非甾体抗炎药物？

非甾体抗炎药（如对乙酰氨基酚、布洛芬、吲哚美辛）是日常生活中常用的解热、镇痛药物，对慢性疼痛如头痛、关节肌肉疼痛、牙痛等效果较好。研究发现，非甾体抗炎药可引起血压升高，而且也可降低 β 受体阻滞剂、利尿剂、"普利类药物"等其他降压药物的降压作用，如长期使用，会增加患者发生心血管事件（如心脏病发作和脑卒中）的相对危险性。非甾体抗炎药引起血压明显升高主要见于服用非甾体抗炎药的高血压患者，尤其是老年人、糖尿病和肾功不全患者，对于血压正常者影响较小。建议高血压患者尽量避免长期、大剂量使用非甾体抗炎药，如需长期使用，应在医师或药师指导下使用，用药过程中注意监测可能出现的各系统、器官和组织的损害，并根据对血压影响的程度酌情选用药物。

384. 降压药与西柚一起吃，会诱发心肌梗死？

西柚汁中含有呋喃香豆素，其对人体的肝脏活性酶具有一定的抑制作用，导致吸收进入机体的一些药物血药浓度升高，增加药效。如果在服用降压药的同时吃西柚，就如同加大降压药的剂量，会使血压短期内大幅下降，可能诱发脑卒中和心肌梗死。在我国，每年由于药物和西柚、西柚汁同时服用而导致严重后果的报道时有发生。因此，建议在吃西柚期间，不要服用心血管药物（如维拉帕米、胺碘酮、奎尼丁、辛伐他汀、阿托伐他汀、洛伐他汀等）、安眠药（如地西泮、咪达唑仑）、抗菌药物（如克拉霉素、红霉素等），以免对身体造成不必要的损害。

385. 高血压患者出现哪些情况时，应该马上停药呢？

①出现头晕、眼花、乏力等症状。通常服用降压后，高血压情况均会得到改善，但是也有部分高血压患者，在服用降压药后，血压在短时间内骤降，从而出现头晕、乏力、眼花等表现，这可能是服用降压药的剂量过大或服用其他导致血压降低的药物或食物。②服用降压药出现比较严重的药物不良反应，如服用"普利类药物"后出现比较明显的干咳，影响患者生活；又如服用钙通道阻滞药后，部分患者会出现明显的水肿、牙龈增生等不良反应。患者应当及时停用原来的药物，换成另一种降压药，以免给机体造成更为严重的损

害。③某些特殊情况下停药或换成其他降压药。如妇女处于妊娠状态，为保障孕妇及胎儿的安全，必须停用原来的降压药换为妊娠安全级别较高的药物。

386. 复方利血平不适宜哪些患者应用？

复方利血平片由利血平、氢氯噻嗪、维生素 B_6、硫酸双肼屈嗪、盐酸异丙嗪等组成，由于其不良反应较多，目前已经不作为首选降压药物。复方利血平所含成分双肼屈嗪有一定的致癌性，长期服用可造成肾功能损害，重度肾功能不全的患者禁止使用。而利血平对胃肠道具有一定的损害，有引发消化道溃疡、出血的风险。另外，由于利血平的中枢神经抑制作用，有导致抑郁症的风险，因此有抑郁症倾向或服用期间出现抑郁症倾向的患者，不宜服用该药物。氢氯噻嗪会抑制尿酸代谢，可导致痛风的发作，因此痛风患者不宜服用。此外，服用复方利血平还可能引起鼻塞、乏力、体重增加、大便次数增多等方面的不良反应，应加以注意。

387. 对磺胺类药物过敏者不宜使用何种降压药物？

磺胺类药物过敏反应较为常见，可表现为皮疹、药物热等，严重者可导致渗出性多形性红斑、剥脱性皮炎、中毒性表皮坏死、大疱性表皮松解萎缩坏死性皮炎等，也可表现为光敏反应、关节疼痛等血清病样反应。对磺胺类药物过敏的患者可能对多种与磺胺类结构相似的药物也过敏。在临床药物治疗中，许多含有磺胺类似结构的药物与磺胺类药物存在交叉过敏，须禁用或慎用。在降血压药物中，与磺胺结构相似的药物有氢氯噻嗪、吲达帕胺、呋塞米以及布美他尼等，对磺胺类药物过敏者也可能对上述药物也过敏，因此应尽量避免使用。另外，还要注意一些含有上述药物的复方制剂，如厄贝沙坦氢氯噻嗪片、氯沙坦钾氢氯噻嗪片等，对磺胺类药物过敏者也不宜使用。建议对磺胺类药物过敏者在应用药物前，仔细阅读说明书，说明书明确提到"磺胺过敏史者禁用"的药品不应使用。

388. 服用吲达帕胺治疗过程中应重点注意哪些不良反应？

吲达帕胺为磺胺类利尿剂，可引起低钠血症、低钾血症和高钙血症，因此，在用药前和用药后 1 周内密切监测电解质水平。吲达帕胺可干扰血尿酸的排泄，导致尿酸值进一步升高，因此高尿酸患者不宜使用吲达帕胺。吲达帕胺还可能会对血糖代谢形成影响，可降低糖耐量，导致血糖的升高，糖尿病患者慎用。由于吲达帕胺与磺胺类药物可发生交叉过敏反应，因此对磺胺类药物过敏者不宜使用吲达帕胺，建议用药前要仔细询问用药史及过敏史，以免造成不良后果。另外，由于吲达帕胺可引起光敏反应，建议服药期间体表暴露部位避免阳光照射，以减少发生光敏反应风险。

389. 服用降压药物后，血压降得过低，应当如何处理？

如果偶尔一次血压偏低，切忌急于调整降压药，应反复多次测量观察，如果多次测量血压均偏低（<100/60毫米汞柱），甚至有头晕、胸闷、乏力等低血压症状，则需引起重视，尽快到医院就诊，由医生明确低血压的原因，调整药物治疗方案。需明确是由于药物本身的影响还是其他原因引起的低血压，以免贻误病情。如果明确为降压药过量导致的低血压，则需要在医生的指导下，调整给药方案，切忌突然停药，因为突然停药可能会导致血压的"反跳"，出现血压骤然升高或心慌不适，甚者诱发脑出血、心肌梗死等疾病。同时，需密切监测血压，避免血压进一步下降带来的风险，也应避免血压骤然反跳升高。总之，高血压患者的降压治疗一定要遵循平稳降压的原则。

390. 为什么硝苯地平片不能舌下含服用于紧急降压？

人的舌下黏膜中含有丰富的静脉丛，因此舌下含服药物起效较快。当舌下含服硝苯地平片后2～3分钟起效，20分钟就可以达到高峰，这可能导致血压在短时间内剧烈下降，引起冠脉和脑部等重要脏器缺血，可能诱发心绞痛、心肌梗死、脑卒中等严重的缺血性心脑血管事件发生，同时还会反射性兴奋交感神经，使心动过速，心肌收缩力加强，进一步加重心肌缺血，引起心悸、憋闷等症状。国内外已有很多研究提示含服硝苯地平导致急性脑卒中、急性心肌梗死甚至猝死等不良事件的发生，因此不推荐舌下含服硝苯地平片用于紧急降压，尤其是老年人。

391. 高血压性脑出血有哪些临床表现？如何预防？

高血压是脑出血最主要的病因及危险因素。长期患高血压的人，血管张力增加，动脉壁不能耐受，容易破裂出血，导致高血压性脑出血。发病时患者常突然感到头部剧烈疼痛，随即频繁呕吐，收缩压达180毫米汞柱以上，偶见抽搐，严重者常于数分钟或数十分钟内转为昏迷，伴大便、小便失禁，多在活动和情绪激动、劳累、用力排便时骤然起病。早期发现并及时治疗高血压，可减少脑出血风险。为预防高血压脑出血，患者生活要有规律，早睡、早起，保证充足睡眠，避免情绪过度激动、压力过大、超负荷工作，注意天气变化，寒冷的秋冬季节是脑出血的高发季。血压要严格控制，严格遵医嘱服用降压药，切不可随意减药、停药。

392. 当出现高血压性脑出血时，如何进行家庭急救？

一旦怀疑患者发生高血压性脑出血，首先应立即打电话呼叫120，协助患者平躺，减少搬动，头偏向一侧，并清理口腔内分泌物，以防痰液、呕吐物吸入气管，开放气道，拉出患者舌头，防止窒息。迅速解开患者衣领和腰带，保持室内空气流通，可用冷毛巾覆盖患者头部或头下置冰枕减少出血量。如果患者大小便失禁，应就地处理，不可随意搬动患者身体，以防脑出血加重。在患者病情稳定送往医院途中，尽量减少颠簸震动，同时将患者头部稍稍抬高，与地面保持 15 ～ 30 度角，并随时注意病情变化。

393. 服用降压药出现药物过敏反应，怎么办？

一些高血压患者服用降压药物后会出现药物过敏反应，临床上可表现为皮疹、皮肤瘙痒、潮红、血管性水肿，严重时可出现心悸、呼吸困难、胸闷、肝肾损害，甚至导致休克或死亡。患者出现药物过敏后，要立即停用可能引起过敏的降压药物，及时进行治疗。如果患者只是出现局部的皮疹、瘙痒等症状，可使用一些抗过敏药物进行对症治疗，如抗组胺药（如扑尔敏、苯海拉明）、糖皮质激素（如地塞米松、甲泼尼龙）等。如果发生严重过敏反应，应立即让患者平卧，开放气道，以保持气道通畅，就近送往医院进行诊治。对于易过敏体质者，使用药物之前请做好抗过敏的准备，必要时到医院行过敏原检测，明确药物过敏种类。对于磺胺过敏者，不宜服用含吲达帕胺、氢氯噻嗪等成分的降压药物。

394. 高血压患者需要终身服药吗？

高血压分为原发性高血压和继发性高血压，通常所说的高血压为原发性高血压，占高血压的绝大多数。由于原发性高血压可以预防、控制，却难以治愈，属于终生疾病，因此需要终身规律地服药才能保证血压的达标，减少脑卒中、心肌梗死、心力衰竭、肾功能不全等并发症的发生。高血压患者不可随意的停止服用降压药，以免停药后血压过高引起不良后果。对于继发性高血压，一般原发病得到有效治疗之后血压会逐步下降或恢复正常，可以根据情况停用降压药物，不需要终身服用降压药物。

395. 血压忽高忽低控制不稳定该如何应对？

导致血压不稳定的原因主要有以下几个方面。①药物选用不妥当。选择作用时间短的降压药，会导致患者血压忽高忽低的现象。②降压药药量不足。足量的药物才能发挥理想的降压效果，用药剂量偏小则达不到稳定降压的目的。③服药时间不规律。部分患者服用降压药的时间不固定，想起来才吃，这是血压不稳定的常见原因。④精神压力大。血压受中枢神经系统调节，当出现精神压力大、休息不规律、情绪激动等现象，就会导致中枢神经系统对血压的调控不佳，引起血压升高。⑤合并有其他慢性疾病。合并冠心病、肾炎、甲状腺功能亢进等疾病会引起血压改变，要积极治疗原发病，使血压保持相对稳定。

396. 无症状的高血压需要治疗吗?

无症状高血压是指患者虽然有高血压,但是平时无任何不适症状,只有在体检测量血压的时候才发现有血压升高。无症状高血压并不代表无伤害,甚至比有症状高血压更危险,此类患者常对高血压病的认识不足,认为高血压无须治疗,但患者常在猝不及防的时候发生心、脑、肾、眼底等靶器官损伤,导致脑出血、脑梗死、心力衰竭、心绞痛等心血管疾病。因此,无论是有症状高血压还是无症状的高血压,都应定期监测血压,必要时做动态血压监测以更全面地评估血压水平。一旦确诊为高血压,都要坚持长期服用降压药物治疗,不可将有无症状作为是否用药的依据。

397. 高血压患者在哪些情况下可能出现低血压?

高血压患者出现低血压主要见于以下几种情况。①同时服用多种具有降压成分的药物。如高血压合并心绞痛患者,在服用降压药后又多次含服硝酸甘油(因为硝酸甘油可以扩张血管,降低血压),就可能引起低血压。②急于降压,擅自增加降压药物剂量,导致药效增加,引发低血压。应注意长效降压药起效缓慢,在服药初期,不宜随意加量。③高龄患者记忆力减退,重复吃药,导致低血压。建议老年人可借助服药提醒器提醒自己定时服药,以免重复吃药。④一些降压药本身也会导致直立性低血压,如噻嗪类降压药,会引起直立性低血压。⑤在一些病理状态如心律失常(如严重心动过缓、房室传导阻滞、阵发性心动过速),心肌梗死后、脑卒中后等会出现低血压。

398. 高血压患者需要定期输液疏通血管吗?

许多高血压患者认为长期的高血压会导致血管内壁会出现"斑块或血管垃圾",想通过输液来疏通血管、降低血压,其实,无论是口服药还是静脉输注的药物,它们都有一定的时效性,而且大多数药品时效都不长,通过输液是不可能起到疏通血管、降低血压的作用。因此,输液不是清除血管内斑块、降血压、保护血管的有效方法,除了一些高血压急症(如高血压脑病、主动脉夹层、急进性高血压等)需要静脉输注降压药,目的是快速控制血压。高血压较好的治疗方法是在健康的生活方式基础上,长期规律地口服降压药。

399. 高血压患者的血压控制得越低越好吗?

不同人群血压控制的目标范围不同,一般高血压患者应降至 <140/90 毫米汞柱;65 ~ 79 岁的老年人,首先应降至 <150/90 毫米汞柱,如能耐受,可进一步降至 <140/90 毫米汞柱;≥ 80 岁的老年人建议血压 <150/90 毫米汞柱即可。高血压合并糖尿病患者的

降压目标为 <130/80 毫米汞柱，老年人、冠心病、糖尿病患者的降压目标为 <140/90 毫米汞柱；严重冠状动脉狭窄或高龄患者，应根据个人的耐受情况逐步降压。血压过低会导致心、脑、肾等重要器官供血不足而引起心血管不良事件，给身体健康带来极大的风险。因此，除了一些高血压急症，一般的降压治疗均应缓慢进行，血压达标通常需要 1 ～ 3 月。

400. 监测发现血压很高，血压降得越快越好？

这种观点是错误的。因为大多数高血压患者在口服降压药前血压已经升高一段时间了，机体已经适应了较高的血压水平，如果在短时间内将血压降得过快，可导致心、脑、肾等重要脏器灌注不足而引起心脑血管不良事件。大多数高血压患者均应在 4 周内或 12 周内将血压逐渐降至目标水平。对于年轻的高血压患者，降压速度可稍快，而对于老年人、有合并症的患者，降压速度则需稍慢。大多数长效降压药需要 1 ～ 2 周才能发挥最大的降压作用，因此不要在用药初期更换降压药品种，持续、平稳降压才是正确的降压原则。

401. 服用三七粉可以降血压吗？

三七是一味传统中药，具有散瘀止血、消肿止痛的作用，但并不具有降血压的功效。对于高血压合并心绞痛患者，可以考虑服用适量三七粉，以降低心肌耗氧量，缓解心绞痛症状。一般高血压患者，完全没有必要服用三七粉，毕竟三七粉是一种中药，而不是一种食材，也不存在没病强身的功效。高血压患者如果服用三七粉，一定要控制好血压，如果血压控制不理想，会加重脑出血、消化道出血风险。

402. 保健产品可以替代药品降血压吗？

近年来，降压产品越来越多，如降压帽、降压枕、降压鞋垫、降压手表等，这些保健品都宣传具有良好的降压作用，但结果并非如此。保健品的成分与降压药的成分存在明显差别，仅凭服用保健品不仅无法控制血压，甚至还可能引发血压波动，加重病情。针对这些伪科学宣传，高血压患者和家人应当时刻保持清醒的头脑，不要轻信宣传能够根治高血压的器具及保健产品。高血压的正确治疗方法就是坚持健康的生活方式和规律服用降压药物，二者缺一不可。健康的生活方式是基础，合理用药是达到目标血压的关键。因此，高血压患者务必要谨遵医嘱，正确地服用药物。

403. "降压药不能一开始就用好药，不然以后就无药可用了" 这种说法正确吗？

这种说法是错误的，降压药不会像抗菌药物那样服用久了就出现耐药性。有些患者可能在服用一段时间的降压药后出现血压波动，这种现象通常是由于一些外界环境或自身因素导致的血压升高，如季节气温变化、休息不好、精神压力增大等因素。因此，服用降压药期间需要定期监测血压，根据血压水平调整剂量。一般所谓好的降压药是指长效的，每天服用一次，不良反应较小，也是目前临床常用的降压药。长效降压药能 24 小时平稳降压，有更好的器官保护作用，因此如果有条件尽量选用此类降压药。

404. 国外进口、价格贵的降压药比国产价格便宜的降压药效果好吗？

很多患者认为国外进口、价格贵的药比国产、价格低的药疗效要好，其实这种观点有一定的片面性。进口药之所以贵，主要原因是其为原研产品，当初药物研发费用高，为收回开发成本故价格比较昂贵。而国产药物较多是仿制国外的药物，相对成本低，同时国家实行惠民政策，减轻患者的就医负担，很多药物都在大降价，这也是国产药物便宜的重要原因。判断一个降压药的优劣主要从其降压效果、不良反应等多方面来比较，而不是单纯比较是否为进口药还是国产药。目前国产便宜的降压药大部分也是长效降压药，使用方便，每日服药一次，基本达到 24 小时控制血压，减少了心血管疾病的发生风险。因此，不管是进口降压药，还是国产降压药，只要能满足平稳降压、不良反应少就是好的降压药。

405. 一次测量血压高是否需要服用降压药物？

一次测量发现血压高于正常上限，并不能诊断高血压。因为导致血压波动的因素很多，如劳累、紧张、情绪激动等均可导致血压暂时性升高，当影响因素解除后血压可以恢复正常。当偶然发现自己血压升高时，建议在非同日不同地点连续测量 3 次，如果 3 次血压均超过正常范围，才可考虑为高血压。如果多次测量血压，有时高，有时正常，建议做 24 小时动态血压监测进行进一步诊断。偶然检测一次血压偏高，虽然不能马上诊断高血压，但有可能成为发展为高血压的前兆。如果血压并不是很高，接近高血压的诊断标准，如 130～139 毫米汞柱／85～89 毫米汞柱，可能属于"临界高血压"，此时不宜急于用药，去除诱因，注意改善生活方式也有可能把血压降到正常水平。

406. 中药降压不良反应更少吗？吃中药降压可以停用西药吗？

有些高血压患者认为，西药的不良反应大，而中药不良反应小比较安全，于是用中药代替西药来降血压，其实这样的做法是错误的。大多数所谓的"纯天然、无不良反应"的降压中药，并没有可靠的疗效，很多中成药中真正降压的成分还是西药，如珍菊降压片中含有氢氯噻嗪和可乐定这两种降血压成分。大家不必过分担心降压药的不良反应，目前临床提供的降压药物虽然都有不同程度的不良反应，但是长期服用大多都是比较安全的，且相对于药物的不良反应而言，不服用降压药导致的血压升高、血压不稳对机体的危害会更大。因此，建议患者在医生的指导下选择一种合适的降血压药物长期坚持服用。

407. 哪种降压药降压作用最强？

对于整体的高血压人群来说，常用的降压药物如钙通道阻滞药、"普利类药物"、"沙坦类药物"、利尿剂与 β 受体阻滞剂降压作用相似，不存在谁比谁更强的问题。然而由于个体差异性，不同的降压药用于不同患者时，表现出来的降压效果会有所不同。医师需要根据每个人的血压水平、疾病合并症以及用药安全性等多方面综合考虑选择适宜的降压药物。

408. 长期服用一种降压药物会产生耐药性吗？需要定期更换另一种吗？

有的患者刚开始服用某种降压药后血压控制很好，但过了几年后血压又增高了，就自以为原来用的药物"耐药"了，其实这是错误的想法，这不是"耐药"了，而是自身血压比原来更高了，其原因与年龄增长、动脉粥样硬化等有关。这时候需要在正规医院心内科医生的指导下调整用药方案。长期服用降压药，是不会产生所谓"耐药性"的。如果长期服用某种药物能维持血压稳定，无不良反应的发生，不需要更换品种，如果频繁更换降压药，可引起血压异常波动，导致心脏、大脑等重要器官损害。

409. 血压控制到正常水平是否可以停药？

患者服用降压药后血压恢复正常不能擅自停药，因为血压正常是由于服用降压药物产生的作用，而并不代表高血压已经治愈。绝大部分高血压为原发性高血压，而原发性高血压无明确的病因，也无法治愈，需要终身治疗和控制。如果擅自停药后血压很可能再度升高，对血管壁造成伤害，进而引发多种心脑血管疾病的发生。因此除非发生明显的低血压，否则不宜擅自停用降压药。患者应定期在家中测量血压，根据监测的血压水平，由医生决定是否需要调整降压药。只有长期将血压控制在适宜的范围内，才能减少高血压对机体的损害。

410. 高血压患者长期服用降压药会使血管变脆，容易引发出血吗？

常用的降压药不会导致血管变脆，更不会导致血管破裂、出血。相反，服用降压药能降低血管变脆和出血的风险，具有一定的保护血管的作用，如"普利类药物"和"沙坦类药物"不仅可以降血压，而且在一定程度上还能预防和控制动脉粥样硬化，起到保护血管的作用。如果高血压患者没有很好的控制血压，长期的血压升高会对血管会造成严重的损害，从而导致动脉硬化的发生，严重者可引起脑血管破裂，导致残疾、昏迷甚至死亡。因此，只有长期有效的控制血压，才能保护好血管，减少出血风险。

411. 长期服用降压药会影响寿命吗?

临床统计显示高血压患者服用降压药可减少 40% ~ 50% 的脑卒中发生风险，服用降压药与不服用降压药者相比，服用降压药可减少 50% 的脑卒中发病风险，并可减少 15% ~ 30% 的心肌梗死发病风险，减少 50% 的心力衰竭发生风险。早服药早获益，长期服药长期获益。坚持服药能最大限度减少、延缓并发症的发生，提高生活质量，延长生命。虽然降压药均有一定的不良反应，但目前临床使用的降压药物，都是经过长期临床应用验证过的药物，安全性较高，可根据患者的自身情况，选择一款适合的药物。很多情况下，患者的病情恶化都是错误的用药方式导致，如忽视生活方式的管理，忽视对自己血压控制情况的监测，因过度担心药物不良反应而擅自停药等，这些均是导致高血压患者不能长寿的关键因素。

412. 得了高血压，能不能出去旅游，有什么注意事项?

对于单纯的高血压患者，如果血压控制良好，是可以出去旅游的。由于旅游途中环境变化、饮食不规律、长途坐车等因素可导致血压变化，所以高血压患者必须调整好血压，才能出去旅游。旅游前，应准备好足够的降压药，按时规律服药，同时注意定期监测血压。不建议高血压患者去高原地区旅游，因为高原海拔高，含氧量少会导致血压变化，同时也不建议做一些相对高风险的项目，如过山车、蹦极、潜水等，也可导致血压升高。旅行途中注意保证足够睡眠时间，如高血压没有得到良好控制或高血压合并心衰、肾衰、脑卒中等严重并发症的患者不建议外出旅游。

413. 高血压患者需要补充叶酸吗?

叶酸是一种 B 族维生素，因在绿叶中含量十分丰富而得名，如菠菜、甜菜、甘蓝等绿叶蔬菜都富含叶酸。当机体内叶酸不足会导致血液中同型半胱氨酸水平升高，而同型半胱氨酸升高会增加动脉粥样硬化性心血管疾病的风险。当高血压患者伴有同型半胱氨酸升高，心血管事件发生率较单纯高血压患者高出约 5 倍，当机体内血浆半胱氨酸水平为 ≥ 10 微摩尔 / 升即为高血浆半胱氨酸血症，而我国高血压患者中，大约每 4 人就有 1 人是高血压伴有高同型半胱氨酸血症。此类患者应该在服用降压药的同时补充服用叶酸，服用叶酸日剂量 0.8 毫克可以达到降低高血浆半胱氨酸最佳效应，同时做到合理饮食，多吃蔬菜水果，积极预防并发症。

414. 单纯收缩压高而舒张压不高，服用降压药后是否会导致舒张压下降？

单纯收缩期高血压是老年高血压常见类型，目前所有的降压药在降低收缩压的同时也降低舒张压，但通常收缩压对降压药的作用更为敏感，下降的幅度也更大，而对舒张压的影响较小。通过服用降压药物降低收缩压，对心、脑、肾、眼等器官的保护具有重要意义。因此，不能因为患者的舒张压水平正常或偏低而放弃对收缩期高血压的降压治疗。单纯收缩期高血压在进行降压治疗过程中要注意监测血压，只要舒张压在60毫米汞柱以上，无心悸、头晕等供血不足的症状，就可以正常服用降压药。如果服药后患者的舒张压低于60毫米汞柱，可能影响心脏和大脑供血，引发心脑血管事件，建议及时就医，注意排除瓣膜类等疾病。

415. 哪些高血压患者需要抗血小板治疗？

抗血小板治疗在心脑血管疾病二级预防中的作用已被大量临床研究证实，且已得到广泛认可，可使心血管事件风险降低 1/4，其中非致死性心肌梗死下降 1/3，非致死性脑卒中下降 1/4，致死性血管事件下降 1/6。当高血压合并稳定型冠心病、心肌梗死、缺血性脑卒中或短暂性脑缺血发作史以及周围动脉粥样硬化疾病时，需小剂量阿司匹林（100毫克／天）进行二级预防，对阿司匹林不能耐受者可以试用氯吡格雷（75毫克／天）代替。抗血小板治疗对心脑血管疾病一级预防的获益主要体现在高危人群，如高血压伴糖尿病、高血压伴慢性肾病以及心血管高风险者（高血压合并 3 项及以上其他危险因素或 10 年心血管总风险 ≥ 10%），可用小剂量阿司匹林（75 ～ 150毫克／天）进行一级预防。

416. 哪些高血压患者需要服用他汀类药物？

高血压与高胆固醇血症相互影响，二者同时存在时会显著增加动脉粥样硬化疾病的发生风险，因此高血压患者不仅要严格控制血压，而且要控制胆固醇水平。高血压患者是否需要服用他汀类药物，取决于患者具体情况。以下几类情况需要服用他汀类药物：①合并心肌梗死、冠心病、脑梗死、颈动脉狭窄超过 50% 的高血压患者。②低密度脂蛋白胆固醇 >4.9毫摩尔／升的高血压患者。③合并糖尿病且低密度脂蛋白胆固醇 >1.8毫摩尔／升的高血压患者。没有上述疾病的患者，需要了解患者是否存在其他心血管危险因素，如果高血压患者满足以下 3 点，也需要服用他汀类药物：吸烟、高密度脂蛋白胆固醇 <1.0毫摩尔／升、男性 ≥ 45 岁或女性 ≥ 55 岁。如果具有以上 3 点中的 2 点，且低密度脂蛋白胆固醇 >2.6毫摩尔／升，同样需要服用他汀类药物。

417. 肠炎、腹泻的高血压患者为什么不宜服用控释和缓释类的降压药物?

胃肠道蠕动异常加快(如患肠炎、腹泻)的高血压患者不宜服用控释和缓释类长效降压药物,因为控释和缓释长效制剂需要在肠道缓慢释放药物以保持长效,而肠炎、腹泻患者的排便次数增多,若此时患者仍使用控释剂和缓释剂可造成这些药物过早地离开药物的吸收位点,造成药物无法持续发挥药效,进而使血压升高。因此,建议患者腹泻期间可选用普通的片剂,待肠炎、腹泻好转后,再选用控释或缓释制剂的降压药。

418. 高血压与低钙血症有什么关系? 补钙对高血压有益处吗?

研究认为,钙有膜稳定作用,使血管不易收缩。钙还可对细胞内的钠离子、钾离子浓度起调节作用,防止血压上升。体内影响钙代谢的因素很多,如甲状旁腺激素、维生素 D 水平等均影响钙的吸收与利用。当机体处于低钙时,高钠低钾所产生的升血压作用就明显,而当机体内的钙供应充足时,此作用就不明显。另外,原发性高血压患者与正常血压者血中钙的分布浓度也不同,这说明原发性高血压患者体内还存在钙代谢功能紊乱。因此,预防高血压不仅仅是生活中关注食盐的摄入,还需要关注钙的摄入。

第五章

冠心病的合理用药

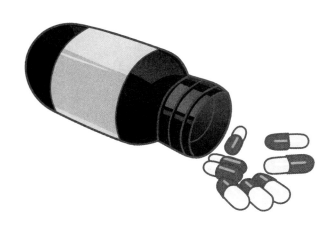

419. 什么叫冠心病？冠心病是如何形成和发展的？

冠心病全称冠状动脉粥样硬化性心脏病，为缺血性心脏病，是动脉粥样硬化导致器官病变的最常见类型。动脉粥样硬化是导致冠状动脉狭窄的最主要的原因，如果发生粥样硬化、血栓栓塞或血管发生痉挛等，管腔会狭窄甚至堵塞，进而使下游的心肌得不到充分的血流灌注，引发心肌缺血。冠状动脉粥样硬化可同时或分别累及各主要的冠状动脉，病变的狭窄程度、部位决定了缺血症状和预后。管腔狭窄＜ 50% 时，心肌供血一般不受影响；管腔狭窄 50% ～ 75% 时，静息时心肌供血不受影响，而在运动、心动过速或激动时，心脏耗氧量增加，可暂时引起心肌供血不足，引发慢性稳定型心绞痛；当粥样斑块破裂、糜烂或出血，形成血栓堵塞血管时可引发急性心肌梗死。

420. 冠心病的临床分型有哪些？

冠心病根据临床分型可分为慢性心肌缺血综合征和急性冠脉综合征。慢性心肌缺血综合征又被称为稳定型冠心病，包括隐匿型冠心病、稳定型心绞痛及缺血性心肌病等。急性冠脉综合征指冠心病中急性发病的临床类型，包括 ST 段抬高型心肌梗死、非 ST 段抬高型心肌梗死及不稳定型心绞痛。

421. 冠心病有家族遗传吗？

现实生活中确实会存在一个家庭几代人都患有冠心病的现象，研究显示，如果家族里父母患有冠心病，其子女发生冠心病的概率会比无冠心病者的子女高出 5 ～ 7 倍，并且子女发病的时间会比他们父母更早。同一个家族的人常有着相似的饮食习惯、行为习惯，如吃得过咸、运动量少、睡眠不规律等，这些都是导致冠心病的因素，使得冠心病在整个家族中延续下去，导致冠心病看起来像是家族遗传的疾病。其实，冠心病只是有家族遗传的倾向，但不是遗传病。公认的冠心病致病因素有高血压、糖尿病、肥胖、高脂血症等，而这些致病因素又和生活习惯有很大的关系。控制好冠心病的危险因素，是预防冠心病最直接有效的方式。

422. 冠心病的发病存在性别差异吗？

与男性相比，女性有着更特殊的冠心病危险因素，如多囊卵巢综合征、妊娠期高血压、子宫内膜异位症等女性特有的疾病，这些疾病会增加女性患冠心病的风险。另外，雌激素为女性提供了一些预防冠心病的保护，但在更年期之后，雌激素水平下降，这种保护能力下降，女性在这段时期更容易患上冠心病。女性在冠心病发作时，症状与男性相比更为多样，除了胸痛的表现外，还可能会以疲劳、失眠、呼吸急促、出汗、肌肉或关节疼痛等为首发症状，易误诊漏诊。另外，由于女性血管细小，急性心肌梗死再发率高，尤其未行血运重建的女性预后较差，并发症较多。

423. 冠心病可引起哪些症状?

① 胸痛：为冠心病最典型的症状，可因体力活动、情绪激动等诱发心前区或胸骨后疼痛并伴有紧迫感，常放射至左肩及左臂前内侧，每次发作持续 3 ～ 5 分钟，经休息或用硝酸酯类制剂后可缓解。② 出汗、恶心、呕吐：如果出现剧烈疼痛，常伴有大汗淋漓以及恶心、呕吐、上腹部胀痛等胃肠道症状。③ 胸闷、气短：由于冠状动脉狭窄或阻塞影响了血液和氧气的供应，从而引发心肌缺血、缺氧等表现，造成胸闷、气短，在运动或体力劳动后症状会更加明显，睡眠枕头过低时也会感到胸闷憋气，需要高枕卧位方感舒适。④ 心悸、乏力：很多冠心病患者有心悸、乏力的症状，患者可突然感觉到一连串迅速、不规律的心跳，这是心肌供血不足、心功能下降的早期表现。

424. 为什么建议怀疑患有冠心病者做颈部血管彩超或上下肢血管彩超?

很多冠心病就诊的患者在门诊或住院期间会被建议做颈部血管彩超或上下肢血管彩超，部分患者会疑问为何冠心病要检查其他部位的血管彩超，这是由于动脉粥样硬化性心血管病是与脂质代谢障碍有关的全身性的疾病，颈动脉粥样硬化、肢体血管动脉粥样硬化与冠心病及脑血管病都有着共同的危险因素。因此，当发生动脉粥样硬化性改变时，这些血管会出现相同的病变。做颈动脉血管的检查可以帮助医生了解患者冠状动脉的状况，当颈动脉内中膜明显增厚、斑块多、斑块大，均提示冠心病的风险相对较大；而部分冠心病患者颈动脉出现斑块的情况也较非冠心病者多。建议高血压、高血脂、高血糖人群以及吸烟的人群定期进行血管筛查，防止粥样硬化斑块的进展和脱落，做到有效预防、最大获益。

425. 冠心病可能引发哪些并发症?

冠心病本身并不可怕，但会引发很多严重的并发症，现已成为名副其实的"健康杀手"。冠心病引起的并发症主要包括以下几种。① 心力衰竭：冠心病患者的冠状动脉粥样硬化狭窄，导致心肌供血不足，时间长了，心肌组织会出现营养障碍，长期发展引发的不可逆转的心力衰竭。② 心律失常：心律失常是冠心病患者的常见并发症，最为主要的表现是患者的心跳加速、心房颤动，也有一部分患者会出现心跳速度减慢等表现。③ 脑卒中：脑卒中属于冠心病引发的较为严重的并发症，主要诱因在于冠心病发作之后心脏的排血量突然下降，由此脑部供血不足，如不及时救治，可能留下严重后遗症。④ 血栓：为常见的并发症，左心房内壁的血栓还有可能脱落，进而使得大脑、肾脏以及四肢等部位出现不同程度的动脉栓塞。

426. 引发冠心病的主要危险因素有哪些？

① 高血压：高血压是冠心病的主要危险因素之一，血压升高会损伤血管功能，从而促发和加剧动脉粥样硬化，导致冠心病。② 血脂异常：胆固醇是动脉粥样硬化的重要组成物质，而低密度脂蛋白胆固醇俗称"坏胆固醇"，会损伤血管，形成动脉粥样硬化。③ 糖尿病：糖尿病患者的血管内会因为一系列的氧化应激反应、胰岛素抵抗等，损伤血管细胞，引发冠状动脉的粥样硬化。④ 肥胖和超重：肥胖、超重者常伴高血压、血脂异常和糖尿病，这些都会增加发生冠心病的风险。⑤ 吸烟：冠心病发生风险与每天吸烟量以及烟龄有关，每天吸烟的量越大、吸烟时间越长，患冠心病的风险也就越高。⑥ 不良饮食习惯：饮食中有过多的胆固醇、饱和脂肪酸摄入会引起血脂异常，摄入较多的盐可导致血压不稳。⑦ 年龄、性别：随年龄增长，发生冠心病的风险逐渐增加，一般多见于50 岁以上的中老年人；冠心病发病还存在性别差异，男性发病风险高于女性，但女性在绝经后发病风险明显升高。

427. 冠心病加重有哪些信号？

冠心病患者应及时发现冠心病预警症状，避免冠心病的发作或复发，以下为冠心病加重的信号。① 心绞痛发作越来越频繁，且持续时间延长，可能超过15 分钟仍无法缓解，或心绞痛时出现剧烈疼痛，服药后症状无明显改善。② 患者除了标志性的心绞痛、胸痛外，出现肩颈、左手、左手臂疼痛，部分患者出现胃痛、咽喉痛或牙痛情况。③ 心绞痛伴有恶心、呕吐、大汗，有的无缘由出现情绪紧张、烦躁不安、全身无力、大量出汗、易疲劳等表现。④ 出现心律失常，患者感到心脏跳动忽快忽慢，伴有心悸、心慌的现象，此时需要引起警惕，这可能是冠心病的加重或复发，应当尽快到医院就诊。

428. 为避免心绞痛发作，患者在日常饮食中有哪些注意事项？

为避免心绞痛发作，心绞痛患者在日常生活饮食中应注意以下几点。① 禁忌盐超标。吃盐不宜过多，吃盐过多可导致体内钠量增加，循环血量也会增加，心脏负荷加重从而诱发心绞痛。② 禁忌辛辣刺激食物（如生姜、辣椒）。可使神经亢进，血压升高，心率加快，严重者可以引起心律失常。建议以清淡的饮食为主，避免过油、过高脂肪摄入。③ 禁忌烟。吸烟会影响心脏功能，导致心跳加快、血压升高，容易诱发心绞痛发作。④ 禁忌暴饮暴食。暴饮暴食容易导致血压升高，心绞痛发作，应避免吃得过饱。⑤ 禁忌剧烈运动。剧烈、刺激的运动会使人体心脏承受压力增大，诱发心血管不良事件的发生。

429. 冠心病主要治疗方法有哪些?

冠心病的治疗主要在于预防新的动脉粥样硬化的发生、发展以及治疗已存在的动脉粥样硬化病变，其治疗方法主要包括药物治疗、冠状动脉介入治疗和冠状动脉搭桥治疗。冠心病的用药大致分为两类，一类是改善缺血、减轻症状的药物，另一类是预防心肌梗死，改善预后的药物。冠状动脉介入治疗和冠脉搭桥手术可改善心脏心肌缺血，减少患者发生心律失常的概率。药物治疗是所有治疗的基础，介入和外科手术治疗之后也要坚持长期的标准药物治疗，至于冠心病患者选择何种治疗方法取决于患者的整体病情，以及冠状动脉狭窄程度。此外，冠心病患者应当改变不良的生活习惯，戒烟限酒，低盐低脂饮食，适当的体育锻炼，控制体重等均有助于降低心血管临床事件发生风险。

430. 冠心病的治疗原则是什么?

冠心病治疗原则主要包括以下几个方面。① 控制和保持正常血压：血压增高可加重心脏的负荷，延长了心肌收缩时间，增加了心肌的耗氧量，因此控制和保持正常血压，是治疗冠心病首要的关键原则。② 控制心率：控制心率可减少心脏的工作量和耗氧量，改善和增加心肌的血液供应，缓解或消除心肌与冠脉血流的供需矛盾。控制心率在每分钟65 次左右是治疗冠心病的第二个关键原则。③ 扩张冠状动脉：冠状小动脉口径的变化是影响冠脉血流量重要因素。当心脏处于良好内、外环境的前提下，扩张冠状动脉是治疗冠心病的第三个关键原则。④ 降低血液黏滞性：血液的黏滞性是冠状动脉阻力的主要因素。服用他汀类药物可降低血液黏滞性，而且还具有抗冠状动脉粥样硬化作用。

431. 单纯吃药能不能治愈冠心病?

冠心病是一种很难被治愈的疾病，但冠心病患者经过科学规范的治疗后，可以控制疾病的发展，预防并发症的发生。如果患者经冠脉造影检查，冠心病病变程度比较严重，则需要在冠脉支架或冠脉搭桥治疗基础上进行药物治疗，以减少心绞痛复发、心肌梗死、心律失常，甚至猝死等疾病发生。如果患者冠心病病变程度不严重，尚不需要做支架或冠脉搭桥，也要进行充分的药物基础治疗，目的是改善症状，防止冠心病的进展和复发。总之，药物治疗是冠心病治疗方式里最基础的部分，贯穿于冠心病治疗的各个阶段，患者无论是植入支架还是冠脉搭桥后，都离不开基础的药物治疗。

432. 改善缺血、减轻冠心病症状的药物有哪些?

用于改善缺血、减轻症状的药物主要包括硝酸酯类药物（如硝酸甘油、硝酸异山梨酯等)、β 受体阻滞剂(如美托洛尔、比索洛尔等)、非二氢吡啶类钙通道阻滞药(如地尔硫草、维拉帕米等)、改善代谢类药物(如曲美他嗪)以及钾通道开放剂(如尼可地尔)。硝酸酯类药物通过舒张血管,能减少心肌耗氧量,改善心肌灌注,缓解心绞痛症状。其中 β 受体阻滞剂既具有改善缺血、减轻冠心病症状,也具有改善预后的作用。钙通道阻滞药通过改善冠状动脉血流和减少心肌耗氧量发挥缓解心绞痛的作用,常作为 β 受体阻滞剂存在禁忌患者的替代治疗。尼可地尔既能特异性开放冠状动脉血管平滑肌的钾通道,改善微血管功能,又能扩张冠状动脉,对稳定型心绞痛和其他各型心绞痛均有明显疗效。

433. 改善冠心病患者预后的药物有哪些?

改善冠心病患者预后的药物主要包括抗血小板药物、调脂药物、β 受体阻滞剂和血管紧张素转换酶抑制剂或血管紧张素 Ⅱ 受体阻断药。抗血小板的经典药物阿司匹林通过阻止血液中产生血栓,降低血管痉挛,以预防脑缺血发作、心肌梗死发作。他汀类药物不仅具有调脂的作用,而且可稳定硬化斑块,保护血管内皮功能,减少冠心病并发症的发生率,有利于促进冠心病转归,对预防心肌梗死具有积极作用。β 受体阻滞剂可降低心肌氧耗量、改善供血、减少心绞痛发作,冠心病患者长期服用此类药物还可显著降低心肌梗死死亡率,缩短住院病程,延长寿命。血管紧张素转换酶抑制剂(俗称"普利类药物")或血管紧张素 Ⅱ 受体阻断药(俗称沙坦类药物)可以使冠心病患者的心血管死亡以及非致死性心肌梗死等事件的相对风险显著降低,尤其适合冠心病、心肌梗死、心力衰竭、左心室舒张功能降低、左心肥大、高血压、肝肾功能轻度损害、合并有肾病的患者。

434. 如何科学安排冠心病最佳的服药时间?

冠心病患者只要没有阿司匹林的禁忌证,都应该长期服用阿司匹林。阿司匹林肠溶片需要空腹服用,至于早晨起来服用,还是睡前服用目前没有定论。大部分他汀类药物需要晚上睡前服用,但是阿托伐他汀、瑞舒伐他汀由于药效持续时间长,可以在任何固定时间服用。硝酸甘油片是心绞痛急救药物,起效快,需舌下含服,而单硝酸异山梨酯、硝酸异山梨酯主要是预防心绞痛的发生,需规律服用。为减少硝酸酯类药物的耐药性,建议每天服用硝酸酯类药物要有 8 小时以上空白期。大部分的"普利类药物"和"沙坦类药物"均为长效制剂(卡托普利除外),可早起服用,餐前餐后均可。酒石酸美托洛尔一般每天服用 2 次,而琥珀酸美托洛尔每天 1 次,早起服用,餐前餐后均可。

435. 冠心病患者服用的哪些药物不能随意停用?

① 抗血小板药:是冠心病治疗的基石,无特殊原因不要停用。② 他汀类药物:不仅

可降低胆固醇，而且可以稳定动脉斑块，减缓甚至逆转斑块进展，因此，冠心病患者无论血脂情况如何，均建议长期服用。③ 控制心率的药物：主要代表药物有美托洛尔、比索洛尔等，可减慢心率，降低心肌耗氧量，防止心肌缺血的复发，从而改善患者的远期疗效，也是冠心病患者需要长期服用的药物。④ "普利类药物"或"沙坦类药物"：能促进血管扩张，改善心肌功能，具有抗心肌缺血的作用，也是需要长期服用的。总之冠心病患者需要在医生指导下积极治疗，坚持长期用药，不能随意自行停药。

436. 治疗冠心病的哪些药物不能长时间服用?

① 硝酸甘油。无论硝酸甘油是舌下含服还是静脉输注均只能作为急救应用，不宜长期服用，否则可能会使机体产生耐药性，长期服用可选用单硝酸异山梨酯缓释片，每天 1 次口服即可。② 复方丹参滴丸。复方丹参滴丸是冠心病常用药，但不能长期使用，这是由于该药含有的较多的冰片，会耗伤阳气，如果患者长期服用，会使得心阳不足和心气不足的情况加重，严重可导致心脏功能减退。另外，冰片对胃肠道的刺激也比较大，长期服用可能产生胃肠道的不良反应。

437. 冠心病患者应随身携带哪些药物?

冠心病患者及家属应该在家中或者出门前根据患者疾病情况，配备不同的应急药物，随身携带，以防心绞痛发生，一般建议随身携带的药物包括硝酸甘油、硝酸异山梨酯、他汀类药物、阿司匹林等药物。硝酸甘油是应用最早的高效、速效和短效抗心绞痛药，可使缺血的心肌得到血液供应，缩小心肌梗死面积。硝酸异山梨酯与硝酸甘油相似，不如硝酸甘油强，但药效较持久（能维持 4 小时以上），用于缓解心绞痛发作时，应舌下含服。他汀类药物具有调血脂、稳定斑块的作用，可避免血管被脱落的斑块堵塞。阿司匹林能够抑制血小板凝集，长期小剂量服用，可以降低出现血栓概率。每种药品的药理作用有所差异，具体每位患者更适合用哪种，还是要听取专科医生的建议。

438. 治疗冠心病的哪些药物会引起停药反应?

一些治疗冠心病的药物应长期服用，一旦停用会出现病情或症状反跳、疾病加重等现象，这就是"停药反应"，主要包括以下药物。① 硝酸酯类药物：长期服用后骤停可致严重的心绞痛复发，甚至心肌梗死而死亡，此种停药反应可能与患者对硝酸甘油产生耐受性和依赖性有关，连续应用硝酸酯类药物 12 周即发生耐药性，剂量越大出现越快，且同种类药物间还有交叉耐受现象。② β 受体阻滞剂：长期应用此类药物如骤然停药，可引起药物反跳作用，并使冠心病患者引发心绞痛和心肌梗死。因此，如有必要停用 β 受体阻滞剂，整个停药过程至少应持续两周，每 2 天至 3 天剂量减半，停药前的最后剂量至少持续 4 天。③ 钙通道阻滞药：骤然停用钙通道阻滞药可引起心肌缺血、严重不稳定心绞痛及心肌梗死。另外，突然停用 β 受体阻滞剂而改用硝苯地平，也可加重心绞痛，须逐步递减 β 受体阻滞剂药物用量。

439. 冠心病患者如何妥善保管急救药盒?

急救药盒是冠心病患者不可缺少的"伴侣"，通常有硝酸甘油片、心痛定片、安定片、速效救心丸、阿司匹林肠溶片等多种急救药物，患者一旦发病，服用盒中的药物，可起一定的急救作用。妥善保管保健药盒非常重要，患者必须做到以下几点：① 要经常检查药盒的药物，查看药物种类是否齐全。如果有变质、破碎的药品应及时更换，尤其是硝酸甘油片，如应用过期药品会影响效果。② 急救药盒中的药物有的怕潮湿，有的怕光照，患者要注意妥善保管。③ 急救药盒中所装的药物，每个药瓶只能装一种，不得混装，以免忙中用错。④ 急救药盒的用药越早越好，如用药延迟，无法达到急救作用，患者必须事先掌握药物的正确用法。⑤ 患者要时刻将药盒带在身上，应装在取出方便且固定的衣服口袋里，夜间睡觉时应将药盒放在就近处，以便急用。

440. 胸痛时为什么不能盲目服用止痛药?

胸痛很多种，病因不同治疗也不同在临床上，心肌梗死、肺栓塞、主动脉夹层被称为三个致命性胸痛，这三种疾病导致患者死亡风险极高，必须及时就诊，如盲目服用布洛芬、尼美舒利等止痛药会掩盖症状，耽误病情，增加患者死亡风险。因此，在日常生活中，如有人出现胸痛，尤其是伴有吸烟、高血压、糖尿病等心血管病危险因素时，一定要及时到医院就诊，切不可盲目服用止痛药。时间就是生命，多耽搁一分钟，就可能少一份生的希望。

441. 冠心病患者如何选用适宜的解热镇痛药?

冠心病患者常服用小剂量的阿司匹林预防心血管事件的发生，当这些患者使用解热镇痛药治疗时，需注意是否存在药理学效应的拮抗以及不良反应的叠加。布洛芬可降低小剂量阿司匹林的抗血小板作用，使其在心脏保护和预防脑卒中方面的作用减弱。因此，应尽量避免布洛芬与阿司匹林联用。目前尚未发现对乙酰氨基酚会影响阿司匹林的抗血小板作用，可以同时服用，在每天剂量小于 2 克使用时较安全。总之，解热镇痛药选用需考虑效果并且权衡消化道和心血管的风险。应按最低有效剂量和最短疗程合理使用。

442. 冠心病患者用药有哪些禁忌?

① 忌乱服用止泻药。止泻药可以让机体的毒素积聚在体内，严重的会引起感染中毒

甚至休克。② 忌乱吃急救药。冠心病的急救药物长期服用容易引起耐药性，有的还会引起不稳定型心绞痛。③ 忌随便加大剂量。冠心病患者常合并几种基础病，常需联合用药治疗，应考虑药物之间的相互作用，如擅自加大药量，容易加剧病情恶化。④ 忌擅自服用其他药物。一方面，可能是心脏问题表现的假象。如出现腹泻、呕吐，常误以为是急性胃肠炎，但实际上可能是急性下壁心肌梗死。如果仅服用止泻药，势必会延误病情。另一方面，擅自服用其他药物会使药物不良相互作用风险加大，增加心脏负担，可诱发心绞痛。⑤ 忌随意停药。冠心病患者需要长期坚持服药治疗，如突然停药可能导致心肌梗死的发生风险非常高，一旦救治不及时，可能危及生命。

443. 如何看待广告上治疗冠心病的药物宣传?

冠心病患者病情不同，在用药上也有很大区别，因此药物配合治疗也不一样。一些冠心病患者治病心切，盲目迷信广告宣传，凭经验购药，过分相信家传秘方而自行购药，不仅蒙受经济损失，而且更重要的可能起不到很好的治疗作用，还可能带来一些不良反应，耽误病情。因此，冠心病患者要到正规医院，明确诊断后按医生指导用药，服用正规厂家生产的药物，不要盲目听信广告药物宣传。

444. 心绞痛发作时为什么选择硝酸甘油?

心绞痛是由于心肌缺氧和供氧之间暂时失去平衡而发生心肌缺血的临床症候群。硝酸甘油可扩张血管，增加冠状动脉供血，缓解胸痛症状，在预计可能发作前用药也可预防发作，是治疗各种类型心绞痛发作的基本用药。当突发心绞痛时，舌下含服硝酸甘油片是普遍采用的急救方法，含服 2～5 分钟即可起效，作用可持续 20～30 分钟。

445. 心绞痛发作时选择硝酸甘油片还是速效救心丸?

确诊为冠心病的患者应备硝酸甘油作为急救用药。当冠心病患者心绞痛急性发作（劳累后出现胸痛或胸口紧缩感），可采取舌下含服硝酸甘油的方法来缓解。而对于确诊冠心病的患者，如心绞痛发作时，患者没有硝酸甘油或存在服用硝酸甘油的禁忌证或不能耐受硝酸甘油（如用后头晕目眩等）也可舌下含服 10～15 粒速效救心丸，如无效 10 分钟后可再含服一次，超过 15 分钟还未缓解，则要及时拨打 120 由专业医师救助。速效救心丸和硝酸甘油一样，也推荐坐位含服。另外，速效救心丸也可以作为气滞血瘀型冠心病患者的日常用药，每次含服 4～6 粒，每天 3 次，可起到一定的预防发作的功效。

446. 冠心病患者如何选用适宜的中成药治疗?

治疗冠心病的中药种类繁多，建议在医师的指导下，根据每个人的体质、病情不同选择适宜的药物。对于心血瘀阻型可选活血化瘀、通络止痛的药物，如速效救心丸、复方丹参滴丸、麝香保心丸、银杏叶片等；气滞血瘀型可选辛散温通、行气活血的药物，如血府逐瘀胶囊、银丹心脑通胶囊；气虚血瘀型可选益气活血止痛的药物，如舒心口服液、通心络胶囊、芪参益气滴丸等；气阴两虚型可选益气养阴、通络止痛的药物，如生脉饮、天王补心丹、心通口服液等；阳气虚衰型可选益气温阳、活血通脉、化瘀利水的药物，如心宝丸、芪苈强心胶囊、右归丸等。

447. 中西药联合治疗冠心病有哪些优势?

西医治疗冠心病以扩冠、降压、溶栓、调脂等为手段，达到改善患者血管内皮、稳定斑块等作用，以此实现患者病症缓解。而中医治疗则以扶正祛邪、气血调节为主，进行辨证施治，针对胸痛、胸闷气短患者，需采用活血通络，化瘀理气为主；针对气短，心悸，乏力，给予益气养阴治疗。冠心病患者在西药常规治疗基础上加用活血化瘀中药，不仅可减少血管再狭窄的发生、增加心脏侧支循环具有很好的疗效，而且可降低西药治疗产生的不良反应，提高整体疾病治疗效果，进而达到标本同治目的。

448. 速效救心丸是什么药? 适宜哪些人群服用?

速效救心丸属于中成药，可起到行气活血、增加冠脉血流的功效，但没有硝酸甘油起效快。冠心病的高危人群，如老年人、"三高"人群、肥胖者、有常年吸烟史者，尤其是出现过类似"心绞痛"症状但还没有确诊为冠心病的人，可以常备速效救心丸。当出现一些心绞痛的先兆症状：如胸闷、心前区（左前胸）不适、左肩感觉又酸又沉、左肘疼痛时，可含服速效救心丸。

449. 复方丹参滴丸和速效救心丸能不能联合使用治疗冠心病?

复方丹参滴丸和速效救心丸都是治疗冠心病的常用中成药，并且在心绞痛急性发作时，舌下含服复方丹参滴丸或者速效救心丸，均能较好的缓解心绞痛。但是两者不宜同时服用，因为从两者的功效上看，两药均具有活血化瘀、止痛的作用；从成分上看两药均含有冰片，而冰片是导致胃肠道不良反应的直接来源，两药同服，加大了冰片的用量，导致胃肠道不良反应明显增加。另外，冰片性寒，具有行气、耗气的特点，对于气血虚者忌服，长期服用，可能损伤阳气，导致心肌功能减弱。两药同服，属于"重复用药"，而且同服也会增加不良反应的发生概率。

450. 服用复方丹参滴丸期间有哪些注意事项?

复方丹参滴丸为滴丸剂，具有快速溶出和释放、快速起效等特点，用于冠心病心绞痛的急救时，需舌下含服，通过舌下黏膜直接吸收入血，避免肝脏首过效应和胃肠道消化液的降解，提高用药效率。复方丹参滴丸使用过程中最常见的不良反应是胃肠道不良反应，多数表现为轻度胃肠道不适，对于有胃肠道疾病患者慎用。复方丹参滴丸中丹参素含量较高，具有抗血小板作用，与阿司匹林、氯吡格雷等抗血小板药物联用时，可增加出血风险。另外服用复方丹参滴丸期间，不宜与牛奶、黄豆等食物同服，以免影响药物疗效。

451. 冠心病患者服用活血化瘀的中成药能代替抗血小板药物阿司匹林吗?

阿司匹林是临床上常用的抗血小板药物，小剂量口服（75～100毫克）是预防心肌梗死等心脑血管事件的基石，通过抗血小板的黏附聚集从而达到抗血栓效果，有充分的循证证据支持，疗效明确。活血化瘀中成药（如复方丹参滴丸）可提高机体抗凝和纤溶活性，抑制血小板聚集，但其疗效还需大量的循证医学证据支持，从目前的证据来看，活血化瘀中成药只能作为阿司匹林治疗基础上的辅助用药，无法替代阿司匹林。

452. 冠心病患者围手术期间需要停用抗血小板药物和调脂药吗?

服用抗血小板药物进行一级或二级心血管疾病预防的患者，在非心血管手术前5～7天停用；而接受过支架植入手术的患者应继续使用阿司匹林，除非医生判断出血风险超过降低心肌梗死的获益。术后如无明显出血征象，24小时后可恢复服用。他汀类药物可降低围手术期心血管事件（如急性冠状动脉综合征）的发生率，是冠心病患者需要长期服用的药物，建议可在围手术期继续使用。非他汀类调脂药物（如烟酸、吉非罗齐、非诺贝特）在围手术期服用可能增加肌病和横纹肌溶解风险，胆汁酸螯合剂（考来烯胺和考来替泊）可能干扰其他药物的肠道吸收，因此建议在手术前1天停用。

453. 冠心病患者为什么要服用 β 受体阻滞剂?

β 受体阻滞剂通过抑制心脏 β 肾上腺素能受体，减慢心率、减弱心肌收缩力、降低血压以减少心肌耗氧量，还可通过延长舒张期以增加缺血心肌灌注，因而可以减少心绞痛发作和提高运动耐量。因此，β 受体阻滞剂是冠心病患者的基石用药，患者如无禁忌证，推荐长期使用 β 受体阻滞剂如美托洛尔缓释片、比索洛尔等，达到静息目标心率（55～60次/分），以降低冠心病及心源性死亡发生率，改善心血管结局及长期预后。

454. 冠心病患者服用 β 受体阻滞剂为什么不能随意停药?

很多患者对 β 受体阻滞剂认识不足，随意停药时有发生，由此导致的"撤药综合征"，会给患者带来不可估量的后果。所谓"撤药综合征"是指长期服用 β 受体阻滞剂后突然停药，患者出现的心率增快、血压升高、心绞痛加重、心律失常甚至是心肌梗死等一系列严重表现。因此，坚持服用 β 受体阻滞剂，谨慎停药，才能为患者带来最大获益。

455. 钙通道阻滞药适合哪种类型的心绞痛患者？

钙通道阻滞药通过改善冠状动脉血流和减少心肌耗氧量发挥缓解心绞痛的作用，可用于治疗各型心绞痛，尤其适用于变异型心绞痛或以冠状动脉痉挛为主的心绞痛。稳定型心绞痛合并心力衰竭患者可选用长效钙通道阻滞药（如氨氯地平或非洛地平等），与 β 受体阻滞剂联用较单药更有效，还可减轻钙通道阻滞药引起的反射性心动过速的不良反应。非二氢吡啶类钙通道阻滞药地尔硫草或维拉帕米可作为对 β 受体阻滞剂有禁忌患者的替代治疗，能够减慢房室传导，也可用于伴有心房颤动或心房扑动的心绞痛患者，但这两种药物不宜用于已有严重心动过缓、高度房室传导阻滞及病态窦房结综合征的患者。

456. 冠心病患者如何正确、有效地服用"普利类药物"？

应用"普利类药物"可延缓动脉粥样硬化的进展，对抗心室重构、逆转左室肥厚，对冠心病患者有明显的心血管保护作用。在无禁忌证的情况下，建议尽早应用"普利类药物"，可降低再住院率和死亡率。"普利类药物"治疗的长期目标为改善生存和预后，需要强调长期使用，尤其是合并心力衰竭、心房颤动或前壁大面积心肌梗死等高危患者长期服用后获益更大。"普利类药物"治疗应从小剂量开始，逐渐增加剂量达到目标剂量，对可能存在肾动脉粥样硬化、低血压、糖尿病以及服用保钾利尿剂者更应如此。

457. 阿司匹林在冠心病治疗中是什么地位？

抗血小板治疗是冠状动脉粥样硬化性心脏病的基础治疗之一，其中阿司匹林更是全球应用最为广泛的抗血小板药物。阿司匹林通过抑制血小板血栓素的生成抑制血小板聚集，防止血栓形成，在冠心病二级预防中的地位已经完全明确，对于确诊的冠心病患者，无论有无症状都应该终身服用，可以明显减少以后发生心绞痛、心肌梗死和脑梗死的概率，除非服用阿司匹林发生了无法耐受的不良反应，如消化道出血、阿司匹林过敏等。

458. 曲美他嗪主要适用哪种类型的冠心病患者？服药过程中有哪些注意事项？

曲美他嗪具有改善心肌能量代谢、扩张冠状动脉的重要作用，主要用于一线抗心绞痛疗法控制不佳或无法耐受的稳定型心绞痛患者对症治疗的二线药物。在常规治疗的基础上联用曲美他嗪，可以有效减少心绞痛的发作次数和程度，改善心肌供血，减轻心慌、胸闷、胸痛等不适，改善患者预后。曲美他嗪最常见的不良反应是胃肠道反应，如恶心、呕吐、腹痛、食欲减退等，但大多数不需要停药，减少药量即可；建议患者在餐后或者餐中服用，减轻胃肠道的不良反应。另外需要注意的是，曲美他嗪可引起或加重帕金森症状，应定期进行检查，尤其老年患者。

459. 尼可地尔主要适用哪种类型的冠心病患者？服药过程中有哪些注意事项？

改善冠状动脉供血就是临床防治冠心病的重要原则之一，硝酸酯类药物最为常用，但上述药物使用时间过长会产生耐药性，并且容易导致低血压、头痛等不良反应，因此很多患者无法耐受。尼可地尔是一种钾通道开放剂，可扩张冠状动脉血管，尤其是冠状动脉微小血管，对于外周血压的影响较小，当使用硝酸酯类药物或 β 受体阻滞剂存在禁忌证、效果不佳或出现不良反应时，可使用尼可地尔缓解症状，尤其适用于微血管性心绞痛。尼可地尔最常见的不良反应是头痛、头晕、耳鸣等头面部反应，这与其对于内耳循环的影响有关，可以通过口服阿司匹林来缓解症状。另外，尼可地尔容易导致眼压增大，因此青光眼患者禁用。

460. 冠心病患者长期用药过程中应当注意哪些药物相互作用？

冠心病患者常同时患有多种慢性疾病，一天内需要服用多种药物，应当注意药物之间会产生相互作用，以免引发不良后果。"普利类药物"与保钾利尿剂同用，易引起高血钾，应尽量减免共同使用；辛伐他汀、阿托伐他汀应避免与克拉霉素、罗红霉素、伊曲康唑、胺碘酮等药物合用，以免引起他汀类药物血药浓度增高，引起肌肉毒性和肝损害。β 受体阻滞剂（如美托洛尔）避免与其他抗心律失常药物（如普罗帕酮、胺碘酮）合用，可能会导致心动过缓和血压下降，对患者造成严重伤害。另外，苯巴比妥、利福平可促进 β 受体阻滞剂的代谢，降低其疗效。

461. 稳定型心绞痛与不稳定型心绞痛有何区别？

稳定型心绞痛又称劳力性心绞痛，是在冠状动脉固定性严重狭窄基础上，由于心肌负荷增加引起的心肌急剧的、短暂的缺血缺氧临床综合征，通常为一过性的胸部不适，其特点为短暂的胸骨后压榨性疼痛或憋闷感，可由运动、情绪波动或其他应激诱发，休息或舌下含服硝酸甘油可缓解。不稳定型心绞痛多由动脉粥样硬化斑块糜烂或破裂等原因所致，无明显诱因下即可发作，发作时常伴有不同程度的血栓形成、血管痉挛及远端血管栓塞等，其持续时间可达数十分钟之久，对患者生命健康构成较大威胁，休息或舌下含服硝酸甘油可减轻部分疼痛，介于稳定型心绞痛和急性心肌梗死之间的临床状态，属于急性冠脉综合征的常见类型。

462. 稳定型心绞痛该如何选择适宜药物?

稳定型心绞痛患者主要根据合并症和药物不良反应情况选择适宜药物。如无 β 受体阻滞剂禁忌证，可优先选择 β 受体阻滞剂，尤其适宜合并左心室功能障碍或既往心肌梗死患者。当患者无法耐受 β 受体阻滞剂或 β 受体阻滞剂作为初始治疗药物效果不满意时，可使用钙通道阻滞药、长效硝酸酯类（单硝酸异山梨酯）或尼可地尔作为减轻症状的治疗药物；合并高血压的心绞痛患者可应用长效钙通道阻滞药（如氨氯地平或非洛地平等）作为初始治疗药物，如用药 2～4 周后心绞痛仍未达到充分缓解，可考虑使用更高剂量或使用长效硝酸酯类。使用硝酸酯类药物过程中，应注意避免发生耐药性，可以使用曲美他嗪作为辅助治疗或作为传统治疗药物不能耐受时的替代治疗。

463. 不稳定型心绞痛如何选药治疗?

相比稳定型心绞痛患者，不稳定型心绞痛患者进展为心肌梗死或猝死的风险更高。若不及时治疗，将有 10%～20% 的不稳定型心绞痛患者进展为非致死性心肌梗死并且 5%～10% 的患者死亡。不稳定型心绞痛急性期治疗目标是恢复心肌氧供需间的平衡和稳定冠状动脉内血栓。所有患者均应该立即给予阿司匹林和（或）氯吡格雷（如果存在过敏或不耐受等阿司匹林禁忌证）以及一种抗凝药。在较高风险的急性冠脉综合征患者中，应考虑使用一种比氯吡格雷更为强效的抗血小板药，如普拉格雷、替格瑞洛和（或）替罗非班等。如无 β 受体阻滞剂禁忌，应考虑经静脉和（或）口服 β 受体阻滞剂治疗。如不能耐受 β 受体阻滞剂和（或）存在使用禁忌，则可以考虑应用非二氢吡啶类钙通道阻滞药（如地尔硫䓬、维拉帕米）。对于接受足量 β 受体阻滞剂和硝酸酯治疗仍反复心绞痛的患者，可以考虑应用舒张血管的钙通道阻滞药，如氨氯地平。对于高危急性冠脉综合征患者应该早期实施介入性治疗。

464. 为什么不稳定型心绞痛患者不推荐进行溶栓治疗?

不稳定型心绞痛是由于动脉粥样斑块破裂或糜烂，伴有不同程度的表面血栓形成、血管痉挛及远端血管栓塞所导致的一组临床症状。对不稳定型心绞痛患者进行心脏导管检查，可发现大多数患者冠状动脉的一支或多支存在管腔狭窄，提示血小板聚集和（或）血栓形成。冠状动脉内的血栓多为非闭塞性或形成闭塞性血栓后短期内再通，血管通常还存在血流，血栓也正在持续地自发形成和溶解，因此溶栓疗法对于改善预后无效，故不被推荐。如果冠状动脉内存在与病程相关的高度狭窄病变，则可以进行经皮冠状动脉介入治疗。

465. 为什么钙通道阻滞药禁用于不稳定型心绞痛？

钙通道阻滞药（如非洛地平、硝苯地平等）的缺点是引起反射性心动过速的发生率高，即使改良为缓控释制剂，也不能完全避免这个缺点。不稳定型心绞痛本身存在心肌缺血，如使用钙通道阻滞药会反射性心动过速加重心肌氧耗，因此不建议在不稳定型心绞痛及心肌梗死中应用。

466. 何为变异型心绞痛？选用何种药物适宜？

变异型心绞痛是由于冠状动脉血管痉挛所导致的冠状动脉缺血，进而引发心脏疼痛的一种疾病。与一般心绞痛不同，变异型心绞痛的病情发作与是否剧烈运动、情绪起伏无关，是一种自发性的疾病。发作时患者可出现剧烈的胸痛、晕厥等症状，如果发生心肌梗死，还可伴有发热、恶心、呕吐等症状。吸烟是血管痉挛最常见的危险因素，因此戒烟是治疗的关键。其他诱发因素还包括寒冷刺激、精神压力等。硝苯地平、地尔硫草等钙通道阻滞药可以减轻冠脉痉挛，降低变异型心绞痛的发生率。在疾病急性发作时，患者可以遵医嘱服用硝酸甘油等药物扩张冠状动脉，缓解心绞痛的情况。症状严重的患者，可直接行冠状动脉介入治疗、溶栓治疗等再灌注治疗方法。

467. 何为卧位型心绞痛？如何进行选药治疗？

卧位型心绞痛是指平卧时发生的心绞痛，常发作于夜间睡时，午休或白天安静平卧时也可诱发，而饱餐后平卧的危险性最大。患者可表现为心率加快、血压增高、背部疼痛、坐起或站立舒服、走动后舒服，还可能伴有头晕、胸闷、心慌。严重患者可于平卧后数十分钟发作，一夜可发作多次。卧位型心绞痛发作时立即坐起或站立即可缓解，也可以下床走动，同时口含硝酸甘油，让症状更快减轻。垫高床头，不要超过 15 度，有助于预防卧位型心绞痛。

468. 何为心肌梗死后心绞痛？如何进行药物治疗？

心肌梗死后心绞痛指在出现急性心肌梗死后的 1 天～ 7 周内，并发心绞痛，此时因冠状动脉受阻，供血不足，代谢物不断聚积对神经末梢有刺激影响而出现痛感。部分急性心肌梗死患者在身体尚未康复前过早活动，或者出现情绪过于激动的情况，导致心率加快，心肌耗氧量增加，心肌缺血更加显著，这种情况容易导致心肌梗死后心绞痛发生。硝酸甘油对血管平滑肌的作用最为明显，能够舒张全身动脉和静脉血管，有效解除冠脉痉挛。钙通道阻滞药通常对心肌梗死后冠状动脉痉挛所致的心绞痛具有显著解除痉挛的作用，它能够增加侧支循环，改善缺血区的供血和供氧。抗血小板药物通过抑制血小板聚集，防止血管收缩和血栓形成，可缓解和减少心肌梗死后心绞痛的发生。

469. 何为混合型心绞痛？如何进行选药治疗？

混合型心绞痛是劳力性心绞痛和自发性心绞痛混合出现的心绞痛，患者在休息和劳累时均可能发生。这种类型的心绞痛患者一般都存在冠状动脉器质性狭窄的情况，属于不稳定型心绞痛，随着病程的延长，发作的次数也会明显增加，有时轻微的劳累也可能会引发较重的心绞痛发作。混合型心绞痛可使用血管扩张剂（如硝酸酯类药物、β 受体阻滞剂）以解除血管痉挛和收缩以及降低心肌耗氧量，尽量避免各种已知足以诱发的危险因素，调整日常生活与工作量，减轻精神负担。

470. 何为缺血性心肌病？如何治疗？

缺血性心肌病属于冠心病的一种特殊类型或晚期阶段，是指由于长期心肌缺血导致心肌局限性或弥漫性纤维化，从而产生心脏收缩和（或）舒张功能受损，引起心脏扩大或僵硬、慢性心力衰竭、心律失常等一系列临床表现的临床综合征，其临床表现与特发性扩张型心肌病相似。对患者进行积极的血运重建治疗、开通血管是治疗缺血性心肌病的重要治疗手段。而给予标准药物治疗也必不可少，只有及时、充分地药物治疗才可能控制心肌细胞功能丧失、心肌纤维化进展。可选择的药物种类包括：硝酸酯类药物、利尿剂、β 受体阻滞剂、他汀类药物等。

471. 何为隐匿型冠心病？

隐匿型冠心病又被称为无症状性心肌缺血，是无临床症状但有心肌缺血客观证据（心电活动、心肌血流灌注等）的冠心病。隐匿型冠心病的心电图表现可见于静息时或在增加心肌负荷时才出现，常为动态心电图记录所发现，这些患者经冠状动脉造影或尸检证实冠状动脉有明显狭窄病变。无症状性心肌缺血在冠心病中非常普遍，且可造成心肌可逆性或永久性损伤，引起心绞痛、心律失常甚至猝死。隐匿型冠心病可分为完全无症状性心肌缺血和心肌梗死后无症状性心肌缺血。完全无症状性心肌缺血，即既往无冠心病病史，也无冠心病症状，但存在无症状性心肌缺血，发生率约为5%。心肌梗死后无症状性心肌缺血，即心肌梗死后有无症状性心肌缺血发作，多数冠心病患者属这一类型。

472. 有哪些方法有助于识别隐匿型冠心病？

隐匿型冠心病患者存在心脏疾病但没有临床症状，容易漏诊，而这类心脏病危害非常大。在人体常规中等量或小量运动时没有任何不适，在进行剧烈运动或情绪激动时猝死的概率明显上升。因此可通过适当的爬楼梯、提重物、小跑步进行测试，如果在从事上述活动过程中出现胸痛、憋气、气短等症状，则提示存在隐匿型冠心病的可能，需进一步做冠脉 CT 血管造影检查来判断是否有隐匿型冠心病。

473. 治疗隐匿型冠心病的常用药物有哪几类?

隐匿型冠心病的治疗与有症状性心肌缺血治疗原则相同，包括药物治疗、介入治疗及外科手术，其治疗原则上包括扩张冠状动脉、减慢心率，减轻心肌细胞氧耗，降低血小板活性，保护血小板内皮功能等。药物种类包括硝酸酯类药物、β 受体阻滞剂、钙通道阻滞药、抗血小板药物及他汀类药物。其中硝酸酯类药物可减少无症状性心肌缺血发生率及缺血发作的持续时间，β 受体阻滞剂和钙通道阻滞药可减少缺血发作次数和持续时间，以减少缺血性心律失常的发生，进一步提高患者存活率；长期服用阿司匹林及他汀类调脂药物可将血脂控制在满意水平，保护血管内皮功能，稳定动脉粥样斑块并防止无症状性心肌缺血进一步恶化。

474. 何为猝死型冠心病? 如何识别?

猝死型冠心病是指无心脏病史或仅有轻微心脏病症状的人，在病情基本稳定，无明显外因的情况下，由于心肌衰竭或机械性衰竭使心脏丧失功能而突然死亡。导致猝死型冠心病的主要发病原因包括过度劳累、长期熬夜、长期大量饮酒、精神过度兴奋、吸烟、高脂肪饮食，服用某些抗心律失常药物等。猝死型冠心病起病急、进展快，但是它的早期症状依然有迹可循。如能早期观察到并重视"早期信号"（主要有胸闷、气短、乏力、胸痛、心律失常等），及时采取有效的治疗措施，将会大幅降低猝死型冠心病的死亡风险。

475. 如何预防猝死型冠心病的发生?

为预防猝死型冠心病的发生，首先需改变不良的生活方式，预防为主，应戒烟、限酒，控制体重，控制血脂、血压、血糖等，适当运动，合理膳食，保持心情愉悦。另外，应高度重视"早期信号"，及时治疗。如果出现胸闷、气短、乏力、胸痛等情况，应及早到医院进行检查和治疗。如果已经确诊猝死型冠心病，一定要遵医嘱规范治疗，切不可自行随便停药，以免病情进展，导致严重后果。另外，如家族有相关病史，应及时排查。很多猝死型冠心病患者，其家族中都有类似疾病的发生。如果家族中有人有相关病史，应定期到医院进行心电图、心脏彩超等检查，发现苗头及时应对。

476. 为什么常有患者会把心绞痛误当成胃痛？应该如何分辨？

在临床上，常有不少患者把心绞痛误当成胃痛而贻误了治疗，两者发病的严重程度和危害大不相同，因此，区分究竟是胃痛还是心绞痛非常重要。胃病初发常见于中年之前，病程较长，疼痛多于进食不当或因气候骤变诱发，疼痛的部位在上腹部，有烧灼或闷胀感，可有泛酸、嗳气现象，选用胃黏膜保护剂或抑酸药，即可缓解。心绞痛的典型部位在胸骨体中、上段之后，或心前区，界限不清楚，可表现为胸痛，上到下颌牙痛，下到腹痛，都可能是心绞痛的表现。对于40岁以上无胃痛病史的人，若出现胸或上腹部疼痛，或有胸闷、气短时，首先要排除心脏疾病。高血压、糖尿病的中老年患者，如果突然出现心前区、胸口、上腹部不适，即使平时有胃痛史，也不可简单按照胃病处理，应及时前往医院明确病因，警惕心绞痛甚至心肌梗死的发生。

477. 为何建议心绞痛患者联合使用 β 受体阻滞剂和硝酸酯类药物？

β 受体阻滞剂与硝酸酯类药物联合使用可产生协同作用，增强抗心绞痛作用，是心绞痛治疗的经典用药方案。β 受体阻滞剂可对抗硝酸酯类所引起的反射性心率加快和心肌收缩力增强。而硝酸酯类药物又可缩小 β 受体阻滞剂所致的心室容积增大和心室射血时间延长的问题，两药合用能协同降低耗氧量，减少用量，减少药物不良反应。

478. 哪些药物服用不当可能引起心绞痛发作？

有些药物由于其自身的药理和不良作用及应用不当（剂量过大），会引起心绞痛。① 硝酸甘油：硝酸甘油用量过大时，可使血压及冠状动脉灌注压过度降低，增加心肌耗氧量，故可加剧心绞痛。长期或大量使用后，如果突然停用可致心绞痛反跳性加剧。② 硝苯地平：在治疗心绞痛的过程中或长期应用而突然停药时，均可诱发或加重心绞痛。③ β 受体阻滞剂（美托洛尔等）：长期使用突然停药时，可引起冠状动脉痉挛，而致心绞痛加剧或引起急性心肌梗死。④ 多巴胺：可兴奋冠状动脉引起血管收缩、心率加快和心肌耗氧量增加，应用剂量过大可诱发和加重心绞痛。⑤ 洋地黄类药物：可增加心肌收缩力，还可通过兴奋迷走神经致冠状动脉收缩而诱发心绞痛。⑥胰岛素：应用过量可引起低血糖而致心肌损害，诱发心绞痛。

479. 心绞痛患者用药时应注意哪些问题？

心绞痛发作时用药应注意以下几点。① 按照心绞痛发作的规律用药，如心绞痛多发生在深夜或凌晨，体内药浓度降至最低水平时，为避免此现象，可拉长 2 次服药时间间隔，并在睡前加服 1 次非硝酸酯类扩张血管药，如地尔硫䓬、氨氯地平等，既可避免硝酸甘油耐药，又可避免夜间心绞痛的发生。② 可以采用预防性用药法，如心绞痛常易发生在情绪激动后，因此，可提前半小时服药，达到预防心绞痛发生的目的。③ 应从小剂量开始服用药物，以减少药物不良反应的发生。④ 长期用药不宜骤然停药，如需停用应在 1 ～ 2 周内逐渐减量，突然停用可导致心绞痛加剧或（和）诱发心肌梗死。

480. 为何心绞痛患者需长期服用抗血小板药物及他汀类药物？

抗血小板药物能够有效抑制血小板聚集，改善血流动力学状态，防止血栓形成，对改善心绞痛患者的症状具有重要意义，是降低稳定型冠心病患者心血管风险的重要疗法。对于无法耐受阿司匹林或存在禁忌证者，可选择氯吡格雷或替格瑞洛。他汀类药物在治疗冠状动脉粥样硬化中具有重要作用，无论血脂水平高低，都需要服用。他汀类药物能够延缓斑块进展、稳定斑块、预防和减缓动脉粥样硬化的发生和发展，减少心肌梗死发生概率，改善患者的预后。

481. 何为急性冠脉综合征？有哪些危害？

急性冠脉综合征是由于冠状动脉粥样斑块急性破裂，释放大量的促凝物质，导致血栓形成，最终引起冠状动脉阻塞，是心肌发生缺血或不同程度坏死而出现的一组临床综合征。急性冠脉综合征起病突然，危害性大，可导致心功能不全、恶性心律失常、猝死等恶性心血管事件。当冠状动脉被不完全阻塞时，可引起不稳定型心绞痛。冠状动脉被完全阻塞或几乎完全阻塞，但伴有体内早期溶栓或伴有充分的侧支循环等时，可引起非 ST 段抬高型心肌梗死；而不伴有体内早期溶栓或不伴有充分的侧支循环等时，则引起 ST 段抬高型心肌梗死。冠状动脉内存在动脉粥样硬化斑块是引起急性冠脉综合征的根本原因，而斑块破裂是引起急性冠脉综合征的直接原因。预防动脉粥样硬化斑块破裂是预防急性冠脉综合征的最主要手段。

482. 为什么急性冠脉综合征容易被漏诊或误诊？

急性冠脉综合征的典型表现是一种胸部压迫感，可放射至左臂，也可表现为呼吸困难、孤立性下颌或手臂疼痛、双侧手臂疼痛和背痛、恶心及呕吐，使患者和医生无法及时识别急性冠脉综合征。此外，缺少心电图和血清肌钙蛋白等急性冠脉综合征诊断的重要检测措施，更容易导致误诊。

483. 如何对急性冠脉综合征患者进行强化治疗？

急性冠脉综合征的强化治疗主要包括强化抗血小板治疗及强化调脂治疗。由于急性冠脉综合征有动脉粥样硬化斑块破裂或侵袭，因而一般需要较强的抗血栓方案。强化抗血小板治疗主要是指在是常规应用阿司匹林的基础上，联合应用氯吡格雷或替格瑞洛以增强抗血小板作用，进而减少心肌梗死、心血管死亡或脑卒中发生率。他汀类药物不仅具有调脂作用，还具有抗炎、改善内皮功能、预防胆固醇沉积、抗栓及扩张冠脉微血管等作用。强化他汀治疗就是大剂量和（或）大幅度降低低密度脂蛋白胆固醇的他汀治疗。他汀强化调脂并不局限于通过增加剂量，使用强效他汀同样可以达到效果。

484. 为什么急性冠脉综合征患者需要抗凝治疗？

急性冠脉综合征患者的凝血系统激活，凝血酶活性增加，凝血和纤溶系统动态平衡失调，血液处于高凝状态。经皮冠状动脉介入治疗的有创性操作和导管接触血管内皮表面诱发内/外源性凝血系统的激活，活化凝血酶，促使纤维蛋白原转变成纤维蛋白最终形成血栓，故经皮冠状动脉介入治疗围手术期前中后阶段均为血栓事件的高发时期。因此，急性冠脉综合征应尽早启动抗凝治疗。对于接受经皮冠状动脉介入治疗的 ST 段抬高型心肌梗死患者，术中均应给予抗凝药物治疗，应用过程中应权衡有效性、缺血和出血风险，选择性使用普通肝素、依诺肝素或比伐芦定等药物。

485. 急性冠脉综合征患者常用的肠外抗凝药物都有哪些？有什么区别？

急性冠脉综合征患者应用抗凝药可抑制血栓生成及活性，减少血栓相关事件的发生，肠外抗凝药物主要包括普通肝素、低分子量肝素及直接凝血酶抑制剂等。① 普通肝素：为常用抗凝药，主要通过激活抗凝血酶发挥抗凝作用。在使用中需要监测活化部分凝血活酶时间（APTT），以评估出血风险。② 低分子量肝素：是从普通肝素中衍生出的小分子复合物，可以皮下注射，无须监测 APTT，使用方便，其疗效等于或优于普通肝素。具体品种包括达肝素、依诺肝素和那屈肝素等。对于急诊经皮冠状动脉介入术可考虑常规静脉注射依诺肝素抗凝，同时联合抗血小板治疗。③ 直接凝血酶抑制剂：临床常用制剂包括水蛭素、比伐芦定和阿加曲班。比伐芦定是凝血酶直接、特异、可逆性的抑制剂，而其作用特点是短暂、可逆的。

486. 什么是急性心肌梗死？有哪些典型症状？

急性心肌梗死是由于冠状动脉急性、持续性缺血缺氧导致的心肌坏死。患者多有剧烈而持久的胸骨后或心前区的疼痛，休息及硝酸酯类药物无法完全缓解，可伴有放射痛，部分患者可放射至左上臂尺侧、颈部、下颌、上背部。疼痛感觉患者多主诉在胸部有沉重或挤压感，有窒息感、闷痛，也有描述为刺痛、刀割样、烧灼痛等。疼痛时间常超过 30 分钟，常长达数小时。部分患者疼痛开始于上腹部，类似腹部疾病，伴有胃肠道症状，如恶心、呕吐、上腹胀痛。血清心肌酶活性增高及进行性心电图变化，常见并发症有心律失常、休克或心力衰竭，常可危及生命。

487. 哪些因素可能导致急性心肌梗死的发作?

以下因素可能诱发急性心肌梗死的发作。① 过度劳累：过度劳累可导致心脏负担加重，增加心脏做功，诱发斑块破裂而导致急性心肌梗死的发作。②情绪主导：激动、紧张、焦虑、愤怒等情绪可使心肌梗死发作的概率增加。③寒冷刺激：寒冷刺激下易引起血管骤然收缩，血压升高，从而诱发心肌梗死，因此冬季是急性心肌梗死的高发期，冠心病患者要尤其注意防寒保暖。④ 生活习惯：暴饮暴食、吸烟、酗酒等不良生活习惯可增加心肌耗氧量，诱发冠状动脉痉挛。⑤ 便秘：用力屏气排便使腹压增加，同时增加心脏负荷，诱发心肌梗死。

488. 心肌梗死的前驱症状有哪些?

① 牙痛，容易误诊漏诊。高危人群牙痛，不要自认为口服止痛药或者拔掉牙齿就好了，先要排除心肌缺血的问题。② 胸口压迫感，胸口感觉被石头压迫或胶带缠绕紧缩感，要当心是心肌梗死的预兆。③ 肩胛骨疼痛或后背疼痛，部分急性心肌梗死患者无典型胸痛表现，而是以反复发作的肩胛骨疼痛或后背疼痛为症状，开通冠脉血管后，肩胛骨疼痛不再发作。④ 掐脖感或喉咙紧缩感，上楼或快步行走时突然感到被人卡住脖子或喉咙发紧，停止活动后，上述症状仍持续 3 ～ 5 分钟后即消失，应当心是心肌梗死的预兆。⑤ 左上肢无力或疼痛，很多患者表现左侧肩胛骨和左上肢酸胀、无力，检查发现是心肌缺血。通过药物或者手术治疗之后，症状很快消失。⑥ 乏力、嗜睡、食欲减退，这在老人当中比较常见，要高度警惕心肌缺血问题。⑦ 上腹部疼痛，不少患者急性心肌梗死发病时上腹部疼痛，以为是肠胃不适，查心电图发现有心肌梗死。

489. 急性心肌梗死有哪些并发症?

① 心力衰竭或心源性休克：一般在发病几个小时以后，由于心肌梗死导致心肌泵血的功能受到严重的损害，无法给全身的血液循环进行充分的供应，表现为咳嗽、气促以及呼吸困难等。② 心律失常：一旦患者发生急性心肌缺血，其血流动力学就会发生异常，导致心律失常。如果不能得到及时的治疗，就会进一步发展为室颤，严重危及患者的生命。③ 心脏破裂：一般在急性心肌梗死患者发病后一两周才会出现，由于梗死部位的心肌慢慢地坏死，就会变得越来越薄，导致心脏发生破裂。④ 心肌梗死综合征：一般在发病几

周或者几个月才出现，容易反复发作，可表现为胸膜炎、肺炎或者心包炎等。⑤ 动脉栓塞：一般发病一两周后会有出现，主要是左心室血栓脱落导致，引起肾、脑、四肢等发生动脉栓塞。如果是下肢静脉血栓部分脱落，则可导致肺部的动脉形成栓塞。

490. 为什么有的年轻人也会发生心肌梗死？

青年人发生心肌梗死的主要原因有以下几个方面。① 生活习惯差：很多年轻人都有持续熬夜、过度疲劳、吸烟酗酒、饮食不规律等习惯，这样容易造成机体神经及体液调节紊乱，导致血管痉挛、血液黏度增加以及血管内皮损伤，甚至局部血栓形成、血管急性闭塞。② 工作生活压力大：青年人是各行业工作中的中坚力量和家庭的顶梁柱，他们在家庭及工作上承受着巨大的压力，这也是导致心肌梗死发生的重要诱因。③ 运动锻炼少：很多青年人缺乏必要的运动锻炼，这可能是造成高血脂、高血压、糖尿病等的重要因素。④ 健康意识淡漠：不少人仗着年轻，出现胸闷胸痛不就医，以为扛一扛就过去了，而当疾病突发时，又毫无急救意识，错失了最佳救治时间。

491. 年轻的冠心病患者如何预防心肌梗死发生？

对于年轻的冠心病患者，应该警惕自己的病情，采取及时有效的生活干预方式，具体措施有以下几种。① 戒除不良嗜好：如果已经发生了冠心病，一定要戒除各种不良嗜好，戒酒、戒烟，保证充足的睡眠，健康饮食，生活规律，这些措施对保证冠脉的健康是非常重要。② 积极治疗基础疾病：对于有高血压、糖尿病、高尿酸血症等疾病患者来说，务必保持这些基本病情的稳定，将各项指标控制在合理的范围之内，才能有效地延缓动脉硬化的进程。③ 心态平和，避免劳累：大多数心绞痛都是在情绪激动或劳累的情况下发生，因此，尽量减少上述事件的发生，可以有效减少不良的预后。④ 定期体检：对于有家族性冠心病病史的年轻患者，建议每3年做一次冠脉CT检查，了解自己冠状动脉的硬化情况，对于心脏的动脉血管病变情况有良好的预警作用。如果超过45岁，检查频率应该有所增加。

492. ST 段抬高型心肌梗死与非 ST 段抬高型心肌梗死有什么区别？

ST 段抬高型和非 ST 段抬高型心肌梗死具体区别如下。① 血管狭窄程度不一样：ST 段抬高型心肌梗死患者血管狭窄程度多不严重，病变时间较短，不容易建立侧支循环，而非 ST 段抬高型心肌梗死则血管狭窄多较严重，病变时间较久，因此多已建立了侧支循环，而且多支血管病变率非常高。② 梗死面积不一样：ST 段抬高型心肌梗死冠脉完全闭塞，通常梗死面积大，而非 ST 段抬高型心肌梗死大多病变仅累及心室壁的内层或者为小范围灶性心肌梗死，因此梗死面积较 ST 段抬高型心肌梗死小。③ 转归不一样：ST 段抬高心肌梗死容易发生室颤，而非 ST 段抬高心肌梗死容易发生心力衰竭。此外，非 ST 段抬高型心肌梗死患者既往多有高血压、糖尿病、心绞痛史，患者冠状动脉病变较弥漫，有侧支循环建立；而 ST 段抬高型心肌梗死患者易合并心力衰竭、心律失常、心源性休克等，冠脉病变多为单支，两者死亡率无明显差异，但是非 ST 段抬高型心肌梗死远期预后较差。

493. 如果发生心肌梗死，如何进行院前急救？

急性心肌梗死发作时，院前自救很重要，处理不当可能会造成严重的后果，院前急救的主要措施如下。① 休息，镇静。平卧休息，保持情绪平稳，不可搀扶走动或乱加搬动以免加重病情，有条件可进行吸氧。② 立刻拨打 120，送医院就诊。第一时间向家人求救，让家人呼叫救护车。如无人在旁，应先拨打 120 再通知家人，等待救护人员到来。不可自行去医院，以免活动加重心肌缺血，导致严重后果。③ 服药。可舌下含服硝酸甘油或速效救心丸，用药前需测量血压，如果血压低或者无法测量不可盲目服用。如突然意识丧失、脉搏消失，应立即进行人工呼吸和胸外按压。

494. 如何预防心肌梗死的发作？

急性心肌梗死已经成为影响健康、威胁生命的主要疾病。预防心肌梗死要做好以下几点。① 控制低密度脂蛋白胆固醇水平：低密度脂蛋白胆固醇称"坏胆固醇"，与心肌梗死关系密切。"坏胆固醇"水平升高会导致动脉粥样硬化，造成血管狭窄，引发冠心病和脑卒中等心脑血管疾病。无他汀类药物禁忌证的患者均应长期规律服用他汀类药物来控制低密度脂蛋白胆固醇水平，减少心肌梗死发作的风险。② 警惕胸痛等症状：心肌梗死的常见先兆症状有下列几种，包括近期内心绞痛发作频繁；突然感到胸闷不适，并在活动后有心悸、气短、呼吸困难的表现；胸痛剧烈，并伴有恶心呕吐、出汗等症状。患者在出现上述任意症状后，应及早到医院诊治。③ 生活方式干预：控制体重、戒烟戒酒、放松身心、均衡饮食均有助于减少心肌梗死的发作。

495. 急性心肌梗死患者为何使用吗啡？

在急性心肌梗死早期，临床上经常给予吗啡治疗。吗啡不但能够改善患者临床症状，还具有心肌保护的作用。吗啡可增加舒血管作用物质起到扩张冠脉血管，改善循环作用；另外吗啡具有镇痛、镇静作用，可抑制交感神经活性、扩张动静脉血管以减轻心脏负荷，降低心肌耗氧。另外，有研究发现吗啡可能还具有减小梗死范围的作用。但需要注意的是，吗啡可引起低血压和呼吸抑制，使用过程中务必监测血压和呼吸。

496. 吸氧对急性心肌梗死的治疗有何价值？

急性心肌梗死是在冠状动脉病变的基础上发生冠状动脉血供减少或中断，使相应的心肌发生严重而持久的急性缺血，通过吸氧可以提高动脉血氧分压，纠正低氧血症，确保组织氧供应，缓解组织缺氧，有助于向梗死周围缺血的心肌供氧，缩小梗死范围，减少心肌缺氧性损伤。一般动脉血氧饱和度＞ 90% 的患者不推荐常规吸氧，当患者合并低氧血症，且动脉血氧饱和度＜ 90% 时建议进行吸氧治疗。

497. 哪些药物可用于改善急性心肌梗死的预后？

改善急性心肌梗死预后的药物主要包括以下几种。①"普利类药物"（如福辛普利、卡托普利、贝那普利等）/"沙坦类药物"（如氯沙坦、缬沙坦和坎地沙坦）：不仅可降压，而且可预防缺血性心脏事件再次发生，改善心室重构。② β 受体阻滞剂（如美托洛尔、比索洛尔）：可减少心肌缺血的发作和心肌梗死的发展，改善心室重构。③ 抗血小板药物（如阿司匹林、氯吡格雷、替格瑞洛）：可预防血栓形成。④ 调脂药物（如阿托伐他汀、瑞舒伐他汀等）：不仅可调节血脂，而且具有稳定粥样硬化斑块，改善内皮的功能。

498. 为何心肌梗死患者需长期服用阿司匹林？

阿司匹林通过抑制血小板的聚集，减少血栓形成，可以限制心肌梗死面积，降低病死率，提高治愈率。在心肌梗死急性期服用阿司匹林可使死亡率下降20% ～ 30%。既往诊断为冠心病和心肌梗死的患者如突发不稳定型心绞痛和急性心肌梗死，应立即一次性嚼服阿司匹林 300 毫克，可快速抑制血小板聚集，最大限度阻止急性血栓形成，为挽救濒死的心肌细胞和抢救生命赢得宝贵的时间，显著降低死亡率。待病情平稳后再转为每天小剂量服用。

499. 哪些急性心肌梗死患者需要溶栓治疗？

目前治疗急性心肌梗死主要包括 3 种方式，药物溶栓、支架治疗、外科手术。支架治疗和外科手术对医院的医疗水平是有严格要求的。不具备医疗条件地方的患者药物可以选择溶栓治疗。突发急性心肌梗死患者如果年龄不超过 75 岁，发病时间在 12 小时以内，无法迅速转运到医院接受治疗，且没有明显的出血、溶栓禁忌证者，可以进行溶栓治疗。溶栓治疗快速、简便，院前溶栓的效果优于入院后溶栓。有条件时可在救护车上开始溶栓治疗。随着心肌梗死发病时间的延长，溶栓治疗的临床获益会降低。患者就诊越晚（尤其是发病 3 小时后），越应考虑经皮冠状动脉介入治疗，而不是溶栓治疗。

500. 用于急性心肌梗死溶栓治疗的药物有哪些?

目前临床应用的主要溶栓药物包括特异性纤溶酶原激活剂和非特异性纤溶酶原激活剂两大类。特异性纤溶酶原激活剂有尿激酶原、瑞替普酶和重组人组织型纤溶酶原激活剂等。其中重组人组织型纤溶酶原激活剂阿替普酶是目前常用的溶栓剂,可选择性激活纤溶酶原,对全身纤溶活性影响较小,无抗原性。但其半衰期短,为防止梗死相关动脉血栓再阻塞,需联合应用肝素 24 ~ 48 小时。非特异性纤溶酶原激活剂,如尿激酶、链激酶等,可直接将循环血液中的纤溶酶原转变为有活性的纤溶酶,无抗原性和过敏反应,但由于非特异性纤溶酶原激活剂溶栓再通率低、出血风险较高且使用不方便,已不推荐院前溶栓使用。

501. 急性心肌梗死患者溶栓后的辅助抗栓治疗药物有哪些?

急性心肌梗死早期体内凝血系统活性很高,凝血及纤溶系统处于动态平衡之中,在溶栓药物溶解的同时或之后仍然不断有新的血栓形成。因此,溶栓治疗期间及之后必须联合使用抗凝和抗血小板治疗,以抑制新的血栓形成。对于急性 ST 段心肌梗死静脉溶栓患者,如年龄≤ 75 岁,给予阿司匹林联合氯吡格雷的治疗方案。如年龄> 75 岁,则单使用氯吡格雷即可。对于静脉溶栓治疗的急性 ST 段抬高型心肌梗死患者应至少接受 48 小时抗凝治疗,最长不超过 8 天,可根据病情选用普通肝素、依诺肝素或磺达肝癸钠。

502. 哪些急性心肌梗死患者适合应用 β 受体阻滞剂,哪些不适合应用?

ST 段抬高型心肌梗死患者建议早期应用 β 受体阻滞剂,可缩小 15% 的梗死面积,降低 18% 的再梗死风险,还可预防室性心动过速和心脏破裂,降低 10.5% ~ 36% 的死亡风险。因此,若无明确禁忌,建议心肌梗死患者应长期接受 β 受体阻滞剂治疗。对于有以下情况需暂缓或减量使用 β 受体阻滞剂。① 心力衰竭或低心排血量;② 心源性休克高危患者;③ 其他相对禁忌证:二度或三度房室阻滞、活动性哮喘或反应性气道疾病等。部分 ST 段抬高型心肌梗死患者应用 β 受体阻滞剂治疗后会新发窦性心动过缓,通常具有自限性,无须特殊治疗,但在心动过缓消退前,需要暂缓应用 β 受体阻滞剂。若有症状或血流动力学不稳定的严重窦性心动过缓,应考虑使用阿托品或临时起搏治疗,在纠正后重新评估 β 受体阻滞剂的应用。

503. 为什么急性心肌梗死患者主张使用"普利类药物"治疗?

急性心衰是心肌梗死常见并发症之一,主要为急性左心力衰竭,发生率为 32% ~ 48%。

"普利类药物"可逆转心室重构，改善舒张功能，降低心室负荷，并可预防心肌细胞凋亡，进而减少心力衰竭的发生，降低死亡率。如无禁忌证，对于心肌梗死合并糖尿病、心力衰竭或左心室收缩功能不全的患者均建议长期使用"普利类药物"。如果患者不能耐受"普利类药物"，可考虑换用"沙坦类药物"。

504. "沙坦类药物"能否替代"普利类药物"用于急性心肌梗死患者?

"普利类药物"可显著降低患者全因死亡、心血管死亡和心肌梗死发生率，在心力衰竭及冠心病预防和治疗方面，"普利类药物"的心血管保护作用优于"沙坦类药物"，而"沙坦类药物"常为其"替补药物"。并不是所有的"沙坦类药物"都有预防心力衰竭的证据，目前证据明确的只有氯沙坦、缬沙坦和坎地沙坦。

505. 急性心肌梗死患者何时需使用醛固酮受体拮抗剂?

醛固酮受体拮抗剂（如螺内酯和依普利酮）具有防止心肌纤维化、抗心律失常作用，可降低慢性心力衰竭患者病死率。如心肌梗死患者已接受"普利类药物"和（或）β 受体阻滞剂治疗，但仍存在左心室收缩功能不全、心力衰竭或糖尿病，且无明显肾功能不全，应给予醛固酮受体拮抗剂治疗，可进一步抑制醛固酮对机体的危害，对急性心肌梗死合并心衰患者有益。

506. 急性心肌梗死患者应用硝酸酯类药物有什么治疗意义?

硝酸酯类药物是抗心肌缺血的首选血管扩张剂，能够通过降低心脏负荷保护心脏；扩张冠状动脉，增加缺血区心肌供血量，缩小心肌梗死范围，降低心力衰竭发生率和心室颤动发生率。对于急性心肌梗死早期可以持续静脉滴注硝酸甘油以控制心肌缺血，病情稳定后 12 ～ 24 小时，为防止耐药性需更换为口服硝酸酯类药物继续治疗。

507. 急性心肌梗死患者静脉滴注硝酸酯类药物需要注意哪些问题?

静脉滴注硝酸甘油应从低剂量开始，逐渐增加剂量，直至达到症状控制的有效治疗剂量。在静脉滴注硝酸甘油过程中应密切监测血压和心率（尤其大剂量应用时），如出现心率明显加快或收缩压≤ 90 毫米汞柱，应降低剂量或暂停使用。如急性心肌梗死合并有低血压、严重心动过缓或心动过速、拟诊右心室梗死的心肌梗死患者，应避免使用硝酸酯类药物。

508. 哪些药物使用不当可能引发心肌梗死?

① 降压药物：老年人群由于血管弹性变差，易形成血管内壁粥样硬化和斑块，如果

降压药物使用不当导致治疗过度，使血压骤然降低，必然会使心、脑、肾等重要器官血流量减少，缺血缺氧，发生功能障碍，甚至发生心肌梗死和脑梗死等严重并发症。② 抗血小板药物：支架手术是冠心病、心肌梗死患者的最常见治疗手段。为防止术后复发心肌梗死，需同时服用两种不同类型抗血小板药物长达 1 年以上，如果仅服用一种抗血小板药物或服用期间随意停药，可能诱发心肌梗死的发生。③ 长期口服避孕药：避孕药可使血液变得黏稠，可引起高凝栓塞，有心血管病史的女性口服避孕药后的脑卒中及心肌梗死风险较健康女性大幅度增加。

509. 为何服用了治疗冠心病的药物，心肌梗死还是发作了？

冠心病的病理基础是心脏的血管形成斑块，造成了冠脉狭窄和心肌缺血，甚至最后会发生急性心肌梗死。为了改善或者逆转冠状动脉斑块，患者需要持续的、长期服药，并非在短期内就能迅速实现对病情的良好控制。另外，很多患者只是关注了自己吃药的时间，却没有定期复查，也没有关注服药后有没有达到医生设定的防控目标，是否需要调整剂量或者更换药物。如果没有达到治疗所要求的标准，即使服药的时间再长，也并没有起到非常好的治疗作用。另外，急性心肌梗死的发作也有一些偶然的因素，包括情绪激动、大喜大悲、寒冷、饱食等，这些都是触发急性心肌梗死的常见诱因。

510. 急性心肌梗死合并心衰的患者如何选用硝酸酯类药物和硝普钠？

硝酸酯类药物和硝普钠都是最常用的血管扩张剂。硝普钠因扩张动脉作用较强，故其降低后负荷的作用较显著。而硝酸酯类药物是以扩张静脉为主，同时可通过扩张冠状动脉进而缓解心肌缺血。对于收缩压＞ 90 毫米汞柱的 ST 段抬高型心肌梗死合并心力衰竭患者，应给予硝酸酯类药物以缓解症状及减轻肺淤血；心力衰竭伴有收缩压升高的 ST 段抬高型心肌梗死患者可考虑使用硝酸酯类药物或硝普钠控制血压及缓解症状。

511. 何为心肌梗死后综合征？如何进行治疗？

心肌梗死后综合征是急性心肌梗死后的一种临床并发症，指急性心肌梗死后数日至数周（主要出现在梗死后的 2 ～ 11 天）出现以发热、心包炎、肺炎、胸膜炎等非特异性炎症为特征的一种综合征，并有反复发生的倾向。最初的症状多为低热、乏力和胸痛，其后可逐渐出现呼吸困难、肢体水肿等表现。在治疗上，此种疾病尚无预防方法，对于心包炎或胸膜炎的患者，可使用非甾体抗炎药，酌情给予止痛等治疗，视情况给予类固醇皮质激素。当有大量胸腔积液时可进行治疗性胸腔穿刺，应及时抽取，以防引起心包压塞。随着溶栓及冠脉介入等再灌注治疗的开展，心肌梗死后综合征发生率已明显下降。

512. 为什么女性心肌梗死更危险？如何应对？

研究显示，女性急性心肌梗死的死亡率能达到男性的 2 倍。女性在绝经期，体内雌激素水平下降，更容易发生血管内皮功能紊乱，心血管病患病率会明显增加，尤其是急性心肌梗死，显示男女差别。首先，女性急性心肌梗死患者中，糖尿病、心力衰竭、高血压、焦虑抑郁及肾功能不全的患病率高于男性，治疗效果也较差。其次，吸烟、高血压、血脂异常、肥胖、糖尿病等危险因素，对女性影响比对男性更大，其中吸烟是女性心肌梗死最重要的危险因素。女性心肌梗死的发病率与男性相似，但发病年龄较男性延迟，可能无症状，且症状不够典型，容易被忽视，导致误诊和治疗延迟。女性发生急性心肌梗死常有先兆，出现牙痛、下巴痛、大汗淋漓、上吐下泻等表现，须及时识别。

513. 心肌梗死后患者为什么需要长期用药？

许多心肌梗死患者在住院期间接受过介入治疗，如血栓抽吸、球囊扩张，也可能是支架植入。还有一些患者因为条件限制未能接受介入治疗，代之以溶栓或药物保守治疗。无论接受何种治疗，患者出院后都必须继续用药，而且是终身用药。长期用药可防止冠脉支架或非支架处再发生血栓，预防再发心肌梗死；减轻心脏负担，使心肌充分休息，保证坏死心肌修复完整结实，预防心力衰竭；防止发生严重心律失常，预防猝死。

514. 心肌梗死患者出院后如何合理用药预防再梗死？

对于心肌梗死患者而言，最为重要的事情，就是做好预防心肌梗死再发生和并发症的工作。只要无禁忌证，按时、长期服用阿司匹林、他汀类药物、β 受体阻滞剂、"普利类药物"及硝酸酯类药物是预防心肌梗死后并发症或者再梗死的最好方法，不要轻易停药，即使几年没有症状也要坚持服药，因为一旦停药，就可能引发再梗死或者相关并发症的发生。高血压与糖尿病患者是冠心病的高发人群，应该重视原发病的治疗，定期到门诊复查，可有效预防心肌梗死复发。另外，生活上注意避免过度劳累，情绪上保持稳定，避免搬抬过重的物品。气候变化时要当心，在严寒或强冷空气影响下，冠状动脉可发生痉挛而诱发急性心肌梗死。因此每遇气候恶劣时，冠心病患者要注意保暖或适当防护。

515. 何为微血管性心绞痛？

微血管性心绞痛也称冠状动脉微循环功能不全，是指冠状动脉微循环障碍导致心肌缺血而引发劳力性心绞痛或类似心绞痛样的不适症状。根据临床症状可以分为稳定型微血管性心绞痛和不稳定型微血管性心绞痛两类。稳定型微血管性心绞痛主要表现为由劳力诱发较为典型的心绞痛症状，胸痛持续时间大于 15 ～ 20 分钟，使用硝酸甘油后无明显改善；不稳定型微血管性心绞痛是由冠状动脉微循环异常引起的初发或恶化性心绞痛，可表现为胸痛时间延长、频率增高、静息状态或轻微劳力即可触发，常被初诊为"急性冠脉综合征"，但通过冠状动脉造影检查并无冠状动脉狭窄。

516. 微血管性心绞痛的药物治疗包括哪些？

微血管性心绞痛的治疗药物主要包括 β 受体阻滞剂、硝酸酯类药物、血管紧张素转化酶抑制剂以及他汀类药物等。β 受体阻滞剂是治疗微血管性心绞痛的首选药物之一，尤其适合静息状态时心率快或低劳动强度的患者。口服硝酸酯类药物可在一定程度上缓解微血管性心绞痛，但临床证据不足，需谨慎使用。"普利类药物"可以提高微血管性心绞痛患者活动耐量、内皮功能以及减少患者的心绞痛发作频率。他汀类药物、前列地尔等药物在改善微血管性心绞痛患者症状方面均有一定的作用。其中前列地尔具有扩张冠状动脉血管、抑制血小板聚集、保护血管内皮的作用，在缓解心绞痛的同时可有效改善心肌缺血，增加心肌灌注。

517. 什么是冠状动脉痉挛？药物治疗策略有哪些？

依据发生部位、严重程度及有无侧支循环，冠状动脉痉挛可分为典型变异型心绞痛、非典型冠状动脉痉挛性心绞痛、心肌梗死、猝死、心力衰竭等，统称为冠状动脉痉挛综合征。急性发作期治疗总体原则为缓解持续性冠状动脉痉挛状态，同时处理并发症。推荐药物如硝酸甘油（首选舌下含服或喷雾剂口腔内喷雾）、钙通道阻滞药以及抗血小板药物。稳定期治疗：对于诊断明确的各种类型冠状动脉痉挛综合征，均应坚持长期治疗，目的为防止复发，减少冠状动脉痉挛性心绞痛或无症状性心肌缺血发作，避免或减少急性心脏事件的发生。① 钙通道阻滞药：是疗效最稳定且应用最广泛的药物，其中地尔硫䓬适用于心率偏快且心功能良好的患者。硝苯地平缓释或控释制剂主要适用于心动过缓和合并高血压的冠状动脉痉挛综合征患者。②硝酸酯类药物：预防冠状动脉痉挛综合征复发的疗效不及钙通道阻滞药，常用于不能使用钙通道阻滞药时的替代或当钙通道阻滞药疗效不佳时与之联合。③ 他汀类药物：可以显著降低冠状动脉痉挛综合征的发作频率并改善血管内皮功能，应坚持长期应用。④ 抗血小板治疗：冠状动脉痉挛患者均应接受抗血小板治疗，长期口服阿司匹林 100 毫克 / 天，以防发生急性不良冠状动脉事件。

518. 什么是冠心病二级预防用药的"ABCDE"？

冠心病二级预防目的是改善症状，降低病死率、病残率，防止复发。所有的冠心病都要遵循"ABCDE"方案来进行二级预防。A——抗血小板治疗（Anti-platelet therapy）、血管紧张素转化酶抑制剂／血管紧张素Ⅱ受体阻滞剂（ACEI/ARB）：抗血小板药物通过抑制血小板的聚集，有效预防动脉血栓形成，减少冠心病的发生或再次发病。ACEI/ARB能显著降低冠心病患者的死亡率和再发心血管事件的风险，是冠心病预防和治疗的重要药物之一。B——β受体阻滞剂（β Blocker）与血压控制（Blood pressure control）：β受体阻滞剂不仅有降压的作用，也可以减慢冠心病患者的心率，降低心脏心肌细胞的耗氧，若无禁忌证应早期使用。冠心病患者应积极将血压控制在 130/80 毫米汞柱以下。C——降低胆固醇（Cholesterol-lowering）和戒烟（Cigarette quitting）：冠心病患者都应关注自身的胆固醇水平，尤其是低密度脂蛋白胆固醇，而他汀类药物可以有效降低机体内胆固醇的水平。所有冠心病患者均应戒烟，结合行为干预和药物治疗最大限度地提高戒烟率。D——合理饮食（Diet）、控制糖尿病（Diabetes control）：冠心病患者病情稳定后应注意空腹血糖检测，通过改善生活方式和使用降糖药物管理糖尿病。E——运动（Exercise）、教育（Education）：成年人每周应至少进行 150 分钟的中等强度有氧运动或每周 75 分钟的剧烈有氧运动，以降低心血管疾病发生风险。关注冠心病的健康教育，不听信虚假广告，积极向医师或是药师寻求合理的冠心病防治意见。

519. 如何应对冬季高发的心血管疾病？

冬季是心血管疾病的"高发期"，寒冷的天气会使机体处于一种应激的状态，表现为血管收缩，血压升高，血流缓慢，血液黏度增高，进而导致心、脑负荷加重，加上感冒、肺炎等呼吸道疾病也是冬季的高发病，这些都会加大心脏的负担。为减少冬季心血管疾病的发作，要做到以下几点。① 生活规律，注意保暖。冬季早晚温差大，早晨气温较低，老年人最好在早饭后 9 ～ 10 点钟再出去锻炼，外出时，务必做好防寒保暖工作，避免感染呼吸道疾病而加重心脏负担，引发心脑血管疾病。② 合理饮食，科学运动。在寒冷的冬季，应做到少食多餐，均衡膳食，遵循"少糖、少脂、多蔬菜"的饮食原则，减少食用动物油、奶油、糖和高脂食物，以减少心脏的负担。③ 按时服药、定期复查。绝大部分心脑血管疾病都需要通过规律的服药进行控制。只要是医生建议长期服用的心脑血管疾病的药物，即使没有任何不舒服，也不宜随便停药。

520. 冠脉造影术前有什么注意事项？

造影术前建议充分水化，尽量减少造影剂用量。使用造影剂后尤其需注意患者出入量，并至少连续监测肾功能 3 天。对于需服用二甲双胍控制血糖的糖尿病合并冠心病患者，因二甲双胍存在乳酸性酸中毒的风险，故使用造影剂及全身麻醉术前 48 小时应当暂时停用二甲双胍，之后还需停药 48 ～ 72 小时，复查肾功能结果正常后可继续用药。

521. 冠心病合并糖尿病如何用药？

冠心病合并糖尿病在临床中十分常见，此类患者应采取综合管理策略，在控制血糖的同时，全面管理好各种心血管危险因素，具体措施包括生活方式干预、降压、调脂、抗血小板治疗等，以期最大程度降低心血管事件和死亡风险。①调脂治疗：调脂治疗可以使冠心病合并糖尿病患者获益；低密度脂蛋白胆固醇应降至＜ 1.8 毫摩尔 / 升，或至少使其降幅≥ 50%。② 控制血糖：血糖控制目标需综合考虑患者的年龄、病程的长短以及合并症等综合因素制订相应的目标值。若无禁忌证或其他不良反应，应持续使用二甲双胍进行降糖治疗，若不适合二甲双胍降糖治疗，可选择 α - 糖苷酶抑制剂（如阿卡波糖）或胰岛素促泌剂（如瑞格列奈）。③ β 受体阻滞剂：此类药物有加重胰岛素抵抗和掩盖低血糖症状的风险，应用选择性的 $β_1$ 受体阻滞剂，如美托洛尔、比索洛尔、阿替洛尔等相对安全。④ 血管紧张素转化酶抑制剂（"普利类药物"）和血管紧张素 Ⅱ 受体阻滞药（沙坦类药物）：这两类药物是糖尿病合并冠心病患者治疗的重要组成部分，可以抑制和延缓糖尿病患者动脉粥样硬化的发生，保护血管内皮细胞，从而使心血管事件发生率明显降低。同时，应常规使用阿司匹林作为二级预防措施，对于阿司匹林过敏或不耐受的患者，可考虑使用氯吡格雷作为替代治疗。

522. 妊娠期冠心病要如何选药治疗？

冠心病患者怀孕期间在心脏功能不能代偿时，可因冠心病缺氧而代偿性心率加快，心排血量增加，使心脏负荷增加，出现心慌、气短、下肢水肿等多种不适症状。和其他冠心病患者一样，孕妇应该注意生活方式相关的危险因素，如戒烟戒酒、减少饱和脂肪酸的摄入等。β 受体阻滞剂可降低心肌梗死后的死亡率，对于孕妇相对安全。最常使用的 β 受体阻滞剂（美托洛尔、比索洛尔、卡维地洛）可以通过胎盘和进入母乳中，但没有证实有致畸性以及引起胎儿心动过缓和低血糖。硝酸酯类药物可以用于急性和稳定期的孕妇来缓解心绞痛以及降低血压，但使用过程中应监测其不良反应。他汀类药物禁用于孕期，并且在计划怀孕前 3 个月就应该停用。

523. 冠心病合并房颤如何选用适宜的抗栓治疗方案？

冠心病需抗血小板治疗，心房颤动需口服抗凝药降低脑卒中等血栓栓塞风险，但抗血小板和抗凝药物不能互相替代，而联用抗血小板和抗凝药物又增加出血风险。对于合并心房颤动的冠心病患者，抗栓治疗前均需评估出血风险和心房颤动血栓风险，结合评估结果推荐合适的抗栓方案。对于发生脑卒中的中、高危心房颤动合并急性冠脉综合征患者，可口服抗凝药联合一种抗血小板药物。对于脑卒中低危心房颤动合并急性冠状动脉综合征患者，可仅用双联抗血小板药物。长期联合应用抗凝和抗血小板治疗的患者必要时可联用质子泵抑制剂或 H_2 受体拮抗剂，以减少消化道不良反应。

524. 冠心病合并焦虑或抑郁如何选用适宜的药物治疗方案？

冠心病患者常会伴有焦虑或（和）抑郁状态的发生，而焦虑或（和）抑郁状态的存在，则可以严重影响冠心病的治疗效果。苯二氮䓬类药物（如氯硝西泮、地西泮、艾司唑仑）小剂量起到抗焦虑作用，较大剂量则起到镇静催眠作用。此类药物不宜长期服用，减药时要缓慢。对于合并抑郁症患者可考虑应用选择性 5- 羟色胺再摄取抑制剂（代表药有氟西汀、舍曲林、帕罗西汀、艾司西酞普兰），不仅具有抗焦虑作用，而且抗胆碱能及心脏不良反应较轻，不增加心血管事件的危险性，所以被推荐用于冠心病伴抑郁症的患者。此外，为患者进行健康知识讲座和宣教，从心理上帮助患者重新认识本病，恢复患者的自信心，则有利于提高缓解率，巩固治疗效果，减少复发。

525. 冠心病合并脑卒中的患者如何选用适宜的药物治疗方案？

冠心病合并脑卒中，因二者具有相同的病理生理基础，治疗原则大体相似，均包括抗血小板、调脂、改善循环等治疗。治疗最主要目的是预防心脑血管事件的再发，同时减轻心绞痛和脑供血不足的症状，改善患者的生活质量和预后。治疗方案包括药物治疗、血运重建和康复治疗等 3 个方面。其中药物治疗包括改善预后和缓解症状两个方面。抗血小板治疗是冠心病和缺血性脑卒中治疗的基石，如无禁忌证，推荐长期服用阿司匹林治疗；对于出血风险较高（尤其是胃肠道出血）或者有阿司匹林禁忌证的患者，可考虑长期应用氯吡格雷或者替格瑞洛治疗。他汀类药物治疗可显著降低冠心病和心血管高危人群的脑卒中发生风险，低密度脂蛋白胆固醇每降低 10%，缺血性脑卒中的发生风险下降 15.6%。

526. 冠心病抗栓治疗时发生消化道出血如何自救？如何预防？

抗血小板治疗是冠心病药物治疗的基石，然而在抗血小板药物（如阿司匹林、氯吡格雷）的治疗过程中可能引起消化道出血。一旦发生，患者应冷静不要慌张，立即平躺卧床，切勿突然站立，以免引起跌倒。呕血时头要偏向一侧及时吐出防止窒息，含漱冷开水或矿泉水将口中血液清除减轻恶心反应。对于出血原因不明时暂不要进食，以便进行急诊胃镜检查和诊断。应及时拨打 120，尽快到医院静脉补液、生命体征监护。

冠心病患者应该在心血管医生的指导下，合理使用抗血小板药物，包括合适的药物种类以及剂量。另外，对于长期使用抗血小板药物的冠心病患者，都应进行幽门螺杆菌检测，若幽门螺杆菌检测结果为阳性，应在消化专科医生的指导下进行规范的抗幽门螺杆菌治疗，并及时复查幽门螺杆菌是否根除。此外对于消化道出血高风险患者，需要预防性使用质子泵抑制剂或 H_2 受体拮抗剂。

527. 稳定型冠心病合并肺栓塞如何进行适宜的抗栓治疗?

对于稳定型冠心病合并肺栓塞的患者至少要接受 3 个月的华法林初始抗凝治疗，以避免早期复发的高风险。同时，为减少出血风险，应避免联用阿司匹林。如果 3 个月后患者血栓危险因素消除可中止抗凝治疗，转为阿司匹林 100 毫克 / 天，这样既可以减少冠心病血栓事件，也可以降低肺栓塞复发，而且可能有助于避免停用口服抗凝药物后导致血栓复发的风险。对于肺栓塞复发风险高，而出血风险小的患者，建议长期进行抗凝治疗，并定期评估患者的获益和出血风险。总之，无论何种类型的冠心病合并肺栓塞，制订综合抗凝治疗方案的前提在于全面评估肺栓塞风险、冠状动脉事件发生风险以及患者的出血风险。

第六章

心律失常的合理用药

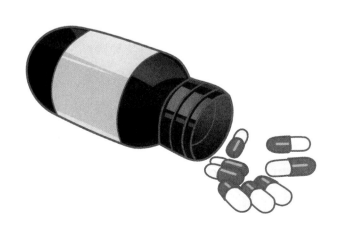

528. 什么是心律失常？常见的心律失常有哪些？

所谓心律失常是指心脏冲动的频率、节律、起源部位、传导速度或激动次序的异常，它是合并在心脏疾病或全身性疾病中的一组症状。在临床中将心律失常分为生理性和病理性两种，生理性的心律失常通常是由于情绪激动、剧烈运动、过度劳累等原因所致，可出现窦性心动过速、室上性阵发性心动过速等。病理性的心律失常可分为窦性心律失常（包括窦性心动过速、窦性心动过缓、窦性停搏、窦房传导阻滞和病态窦房结综合征）、房性心律失常（包括房性期前收缩、房性心动过速、心房扑动和心房颤动）、房室交界性心律失常（包括房室传导阻滞、室性传导阻滞和室内传导阻滞）和室性心律失常（包括室性期前收缩、室性心动过速、心室扑动和心室颤动）、心脏传导阻滞等几大类。

529. 导致心律失常发生的原因有哪些？

导致心律失常发生的原因主要有以下几个方面。①心脏问题。冠状动脉疾病、心脏瓣膜、心力衰竭、心脏动脉狭窄、心肌病等心脏疾病均是诱发心律失常的重要因素。②高血压。长期的高血压状态会导致心脏结构和功能的改变，继而引起高血压心脏病，引起心律失常。③糖尿病。糖尿病会加速动脉粥样硬化的进程，可导致心脏的器质性和功能性改变，诱发心律失常。④甲状腺疾病。甲状腺功能减退时，较低水平的甲状腺激素可能造成缓慢性心律失常。甲状腺功能亢进时，高水平的甲状腺激素可能导致快速性心律失常。⑤药物。如抗心律失常药物、抗精神病药物、抗过敏药物等使用不当时可诱发或加重原有的心律失常。⑥其他诱因。如吸烟、劳累、寒冷刺激、酗酒、情绪激动等因素，均可能诱发心律失常。

530. 什么检查能确诊心律失常？

通过心电图检查可明确是否为心律失常。心脏的体格检查也有助于发现心律失常，但要明确心律失常的性质，还需通过心电图检查。普通心电图能查出频发的心律失常，但是记录时间较短，对于偶发的或突发心律失常，则难以捕捉。特殊心电图检查包括动态心电图、运动心电图等。动态心电图是长时间连续记录心电图的一种特种检查方法，对于偶发或突发的心律失常，具有独到的价值。

531. 心律失常是不是一定需要治疗？

心律失常的种类很多，除了器质性疾病可以导致心律失常外，健康人也可以在某些特定的生理条件下发生心律失常，并不是所有的心律失常一定要治疗。是否需要治疗取决于心律失常的症状和危险性。心律失常治疗的目的是消除症状和降低危险性。对于无症状的、危险性低的心律失常，无须治疗。对于有症状，但危险性低的心律失常，治疗的目的主要是消除症状，可选择不良反应小的治疗方法。对于既有症状又有危险性的心律失常，应权衡治疗的利弊，选择合理的治疗，能消除症状又能降低危险性。

532. 针对心律失常，有哪些治疗手段？

心律失常的治疗分为药物治疗和非药物治疗。药物治疗是心律失常最常用的治疗方法，对快速型和缓慢型心律失常，均有可选择的药物。非药物治疗包括心脏起搏器治疗、射频消融治疗、除颤治疗等。对于非可逆、持续性心动过缓，尤其是症状性心动过缓，心脏起搏器是安全有效且唯一的治疗手段。射频消融术对机体的创伤小，是介入疗法中治疗心律失常的首选方法。外科手术治疗主要是用于治疗房颤合并其他心脏病需要开胸手术的患者，电复律可用于终止异位快速心律失常发作，而除颤治疗是治疗致死性心律失常最重要的方法。

533. 治疗心律失常的常用药物有哪些？

治疗心律失常的常用药物有两大类（图 6-1）：一类是治疗快速型心律失常的药物，另一类是治疗缓慢型心律失常的药物。治疗快速型心律失常的药物较多，主要分为四类分别为钠通道阻滞剂（如利多卡因、普罗帕酮）、β 受体阻滞剂（如普萘洛尔、美托洛尔）、延长心脏复极过程的药物（如胺碘酮、索他洛尔）、钙通道阻滞药（如维拉帕米、地尔硫草）。而对于缓慢型心律失常，药物较少（如阿托品、异丙肾上腺素），而且安全性、有效性欠佳，常需非药物治疗的方法，如安装起搏器治疗。

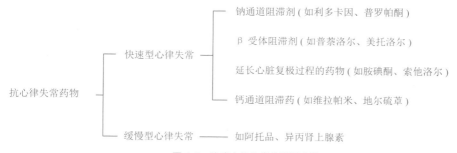

图 6-1　治疗心律失常的常用药物

534. 抗心律失常药物在什么时间服用适宜？

抗心律失常的用药时间应根据自身情况而定，有些患者的心律失常主要在白天发作，有些则集中在夜间，而大部分患者昼夜均可发生。对于仅在白天发作的心律失常患者，晨起服用一次药物即可；对于仅夜间发作的患者如果必须服用抗心律失常药物，则可在晚餐后或睡前服用抗心律失常药物。为减少药物对胃肠道的刺激及服药的方便性，对于每天需要隔 6 小时服用一次的药物，可选取三餐后及睡前服药。

535. 心律失常患者如何服用适宜的给药剂量？

大多数抗心律失常药物的剂量与血药浓度呈非线性关系，因此为保证用药安全有效，有时需监测血药浓度，并注意观察病情变化，以确定适宜的给药剂量。如过高估计患者心律失常的风险，给予超大剂量的抗心律失常药物，可能增加药物不良反应发生的风险；而过度担心抗心律失常药物的不良反应，每天服用的药物维持量明显低于治疗维持量，如胺碘酮 100 毫克 / 隔日，则无法达到治疗目的。因此，抗心律失常药物的使用应始终遵循个体化治疗原则，针对每一个患者的病情，选择适宜的药物种类、剂量、给药方式等，尤其是合并心力衰竭、肝肾功能不全的患者应注意调整剂量。

536. 抗心律失常给药方案适宜单一用药还是联合用药？

与抗高血压药物推荐的联合用药不同，抗心律失常药物治疗的首选方案是单一用药，从小剂量开始，根据病情逐渐增加到适宜剂量，尽量减少联合用药。对于单一药物治疗无效或剂量过大难以耐受其不良反应、反复发作的恶性或潜在恶性心律失常、合并存在多种类型的心律失常以及需长期抗复发治疗者方可考虑联合用药。联合用药时，每种药物的用量应为单一药物的最小有效剂量，并选择作用机制不同的药物。此外，还应注意药物相互的不良作用及配伍禁忌。长期用药，有条件者应监测血药浓度，一旦出现心律失常加重或新发心律失常，应停用所服用的药物并及时就医。

537. 抗心律失常药应避免与哪些药物合用？

①避免抗心律失常药物的联合应用（如维拉帕米与美托洛尔、胺碘酮与索他洛尔），不仅对窦房结自律性、房室结传导性、心肌收缩性具有抑制作用，而且延长 QT 间期，尤其对于女性、心力衰竭、器质性心脏病患者。②避免抗心律失常药物与三唑类抗真菌药、大环内酯类抗菌药物及三环类抗抑郁药、抗精神病药等联合使用，可能导致 QT 间期延长，引发心律失常发作风险增加。③胺碘酮不仅延长 QT 间期，还能通过延长国际标准化比值（INR），使华法林的作用增强。因此，胺碘酮与华法林的联合治疗应谨慎。总之，抗心律失常药物和其他药物联合应用时，应留意相互的不良作用及配伍禁忌，切不可盲目使用。

538. 哪些药物可能诱发或加重心律失常？

首先，心血管系统用药特别是抗心律失常药物，可能会诱发或加重新的心律失常。其次，一些非心血管系统用药如大环内酯类抗菌药物（如红霉素、克拉霉素）、抗抑郁药（如阿米替林、多塞平、氯米帕明）、抗精神病药（如氯丙嗪、奋乃静）、促胃肠道动力药（如多潘立酮、西沙比利）也可能引发心律失常，虽然这些药物致心律失常作用发生率较抗心律失常药物低，但因其应用广泛，导致心律失常甚至致死者不在少数。因此，应用上述药物须在专科医生指导下使用，尤其是存在器质性心脏病、肝肾功能损害和电解质紊乱的患者更应注意，最好避免服用上述药物，如必须服用时应尽量纠正存在的高危因素，同时服用过程中应监测心电图，如出现头晕、心悸等症状，及时停药并进行心电监护。

539. 治疗心律失常的药物主要有哪些毒性作用？

治疗心律失常药物的毒性作用主要来自两方面，一方面是对心脏的毒性作用，另一方面是对机体全身其他器官的毒性作用。抗心律失常药物能治疗心律失常，同时也能诱发或加重心律失常，治疗快速型心律失常的药物可能导致严重的缓慢型心律失常，而治疗缓慢型心律失常的药物也可能导致严重的快速型心律失常。另外，抗心律失常药物对心脏收缩功能也具有一定的抑制作用。因此在接受药物治疗前，必须权衡各种因素。抗心律失常药物对机体全身其他器官的毒性作用应包括肝肾功能损害、胃肠道反应、神经系统反应以及过敏反应等。

540. 服用抗心律失常药一段时间后感觉不适症状消失，是不是就可以停药了？

心律失常病因复杂、诱因较多，心律失常的患者不可贸然停用抗心律失常药，有些患者自我感觉症状缓解，便随意中断或停服药物，会出现症状反复或加重的现象，尤其是未行手术治疗的患者，一旦失去药物控制，心律失常很容易复发，严重时可危及生命。

541. 中药能不能治疗心律失常？

中药通过多靶点作用综合施治，可以从改善心脏整体功能方面来改善患者心律失常的症状，而且相较西药不良反应少，对于防治心律失常具有重要价值。常用于心律失常的中成药有参松养心胶囊、稳心颗粒、益心舒片、心可舒片、生脉饮等，可在专科医生的指导下辨证使用。然而有一部分老年患者存在用药误区，认为西药比中药毒性大，想以中药替代西药治疗心律失常等，这容易导致心律失常复发。另外，中药起效时间较长，对于大多的心律失常可能在短期内无法得到理想的疗效。

542. 如何选择治疗心律失常的中成药？

目前上市的治疗心律失常的中成药种类繁多，根据患者的症状不同，常常辨证选用不同的药物。①对于气阴两虚的心律失常患者，常有心悸不宁、气短乏力、胸闷胸痛等表现，可服用稳心颗粒，该药对各种心律失常治疗均有效，尤其适用于快速型心律失常，早搏、房颤、窦性心动过速等心律失常。②对于心肾阳虚的心律失常患者，可选择心宝丸，该药具有温补心肾，益气助阳，活血通脉之功，对窦房结功能不全引起的心动过缓、病态窦房结综合征等都有较好的疗效。③参松养心胶囊具有益气养阴、活血通络、清心安神的功效，对于治疗缓慢型心律失常也有一定效果，对于室性早搏伴有窦性心动过缓的患者，参松养心胶囊不仅可以减少早搏数量，还能提高窦性心动过缓的心率。

543. 不同类型的室性心律失常的治疗有哪些？

室性心律失常是临床上十分常见的心律失常。①对于无明显器质性心脏病的患者，首先去除诱发因素，避免不良生活方式如精神紧张、过度劳累，以及烟、咖啡、酒摄入等。②对于反复发作的室性早搏、短暂阵发性室性心动过速，药物治疗首选 β_1 受体阻滞剂，如口服美托洛尔，能降低交感神经活性、保护心脏、降低心脏性猝死的发生率。③对于持续性室性心动过速发作，无论有无器质性心脏病，均应给予治疗。室性心动过速患者如无血流动力学障碍，应给予静脉注射利多卡因；如合并器质性心脏病，可以静脉使用胺碘酮，努力寻找和治疗诱发及使室性心动过速持续的可逆性病变，如心肌缺血、低钾血症等。④对于心力衰竭诱发的室性心律失常，治疗心力衰竭有助于减少室性心律失常的发作。

544. 美西律适用于哪类心律失常患者？使用期间有哪些注意事项？

美西律是一种常用的抗心律失常药物，主要是用来治疗有症状的室性心律失常，包括室性早搏及室性心动过速。美西律治疗心律失常的服药剂量不是一成不变的，需根据心率的频率和室早的控制情况调整药物剂量，因此切勿持续口服固定剂量，需根据医嘱定期调整药物剂量。美西律的主要不良反应是使心率变慢，严重时患者可表现为头晕、黑矇、乏力等，因此服药期间应监测心率，如出现显著心动过缓时需及时停药并就诊。美西律的服药间隔最好为 6～8 小时，同时餐后服用，可明显减少服药后的恶心、呕吐等消化道不适。

545. 普罗帕酮适用于哪类心律失常患者？使用期间有哪些注意事项？

普罗帕酮，又名心律平，属于广谱抗心律失常药物。无论房性早搏、室性早搏，普罗帕酮的有效率为 70%～90%，是常用的治疗早搏的药物。普罗帕酮也是预防和治疗房性心动过速、室性心动过速、交界性心动过速、心房颤动和心房扑动的基本药物，该药起效较快，一般服药后 2～3 小时抗心律失常作用达峰效，由于其代谢较快，一般每日需要口服 3 到 4 次，最好间隔 6 小时或 8 小时服一次。服用普罗帕酮可能会出现口干、眩晕、头痛、恶心、呕吐等，通常在减量或停药后消失。与其他抗心律失常药物一样，普罗帕酮也可引起心律失常（包括室内传导阻滞、房扑伴快心室率、转复后心动过缓等），因此服药期间需要监测心率，定期复查心电图或动态心电图。老年患者服药后可能会出现血压下降，应监测血压。

546. 莫雷西嗪适用于哪类心律失常患者？使用期间有哪些注意事项？

莫雷西嗪主要用于治疗无器质性心脏病患者的房性早搏和室性早搏，常用剂量为口服150毫克/次，间隔8小时，服用一次；必要时2～3天后可每次增加50毫克，最大剂量250毫克/次。莫雷西嗪不良反应相对较少，可能出现头晕、恶心、消化不良、呕吐、口干、感觉异常、复视等。心肌梗死、心功能不全、Ⅱ度以上房室及室内传导阻滞患者不推荐使用。

547. 奎尼丁适用于哪类心律失常患者？使用期间有哪些注意事项？

奎尼丁是一种广谱抗心律失常药，主要适用于心房颤动或心房扑动经电转复后的维持治疗，对房性早搏、室性早搏、室性心动过速以及阵发性室上性心动过速也有效，但由于不良反应较多，目前已较少应用。奎尼丁最常见的不良反应为胃肠道反应，包括恶心、呕吐、食欲下降、腹泻等。"金鸡纳反应"是奎尼丁特殊而又少见不良反应，可表现为头痛、头晕、恶心、耳鸣、视物模糊、腹泻等症状。心血管系统不良反应主要有低血压、心动过缓等。另外，少数患者应用奎尼丁可发生奎尼丁晕厥，发作时患者意识突然丧失，伴有惊厥及阵发性心动过速等。因此应用奎尼丁时，注意监测血压、心率等，出现严重不良反应需停药并及时就医。

548. 普鲁卡因胺适用于哪类心律失常患者？使用期间有哪些注意事项？

普鲁卡因胺为广谱抗心律失常药，由于有效浓度范围窄、不良反应大，目前一般仅用于危及生命的室性心律失常。普鲁卡因胺与西咪替丁合用可使普鲁卡因胺清除率降低30%～50%，增加普鲁卡因胺的血药浓度，故两药合用时需减低普鲁卡因胺的用量。另外，普鲁卡因胺与其他抗心律失常药物合用时作用增强，不良反应增加，故不建议与其他抗心律失常药物联合使用，且老年人及肾功能不全患者应用普鲁卡因胺也需酌情减量。对于严重低血压、病态窦房结综合征、传导功能障碍、有红斑狼疮病史、重症肌无力者不宜使用普鲁卡因胺。

549. 利多卡因适用于哪类心律失常患者？使用期间有哪些注意事项？

利多卡因主要用于治疗心肌梗死或复发性室性心律失常，也可用于强心苷中毒导致心律失常。利多卡因可引起神经系统不良反应，患者可表现为眩晕、感觉异常、视力模糊、意识模糊、昏迷、言语不清、定向障碍等，这些不良反应在儿童、老年人以及肝肾功能不全者中常见，并与剂量有关。心脏方面的毒性有房室传导阻滞，用药前已存在束支阻滞和下壁心肌梗死的患者较易发生。因此，在应用利多卡因时必须监测心电图。另外，利多卡因主要经肝脏代谢，若有严重肝病、肝功能衰竭患者慎用。

550. 胺碘酮主要用于哪类心律失常？

胺碘酮是一种多功能延长动作电位时程的抗心律失常药物，被认为是临床最有效且应用最广泛的抗心律失常药物之一，可用于房性心律失常（心房扑动、心房纤颤转律、转律后窦性心律的维持）、室性心律失常（用于治疗危及生命的室性期前收缩、室性心动过速、室性心律过速或心室纤颤的预防）、其他药物治疗无效的阵发性室上性心动过速、阵发心房扑动、心房颤动、危及生命的阵发室性心动过速及室颤的预防。

551. 服用胺碘酮应重点关注哪些不良反应？

①胺碘酮可诱导心电图改变，尤其在老年患者中，心率可明显减慢，因此在开始胺碘酮治疗之前，必须检查心电图和血清钾水平，治疗期间推荐监测心电图。②胺碘酮可以引起甲状腺异常，特别是在老年患者和有甲状腺疾病病史的患者中。在胺碘酮治疗之前、治疗过程中以及治疗停止后的数月内推荐对所有的患者进行甲状腺的相关检查。③胺碘酮片剂可引起咳嗽和进展性呼吸困难，当开始使用胺碘酮治疗前，应当进行胸部 X 线检查、肺功能检查。④胺碘酮可能引起急性肝病和慢性肝病。建议在整个胺碘酮治疗期间，应该定期对肝脏功能进行监测。⑤胺碘酮可能引起视神经病变和（或）视神经炎，这些疾病通常导致视力受损，甚至进展为永久性失明。因此患者在出现视觉模糊不清或者视力出现下降时，必须立即实施完全的眼科评估，包括眼底检查。

552. 胺碘酮应避免与哪些药物合用？

胺碘酮与多种药物存在相互作用，合用会降低疗效或增加不良反应的发生风险，因此不建议联合应用。①胺碘酮经肝药酶的代谢，而西咪替丁可抑制肝药酶，增加胺碘酮血浆药物浓度。利福平诱导肝药酶，可降低胺碘酮血浆药物浓度。②胺碘酮也抑制其他肝脏代谢酶，能增加地高辛、华法林等的血浆药物浓度。胺碘酮与地高辛合用还可增加胺碘酮血浆药物浓度，加重对窦房结和房室结的抑制作用以及对神经系统和消化系统的毒性作用。③胺碘酮与普鲁卡因胺、奎尼丁合用，会导致血药浓度升高，增加尖端扭转型心律失常的发生率。④胺碘酮与地尔硫草、维拉帕米合用，易导致房室传导阻滞、心动过缓。⑤胺碘

酮与 β 受体阻滞剂合用可发生心动过缓、房室传导阻滞，应避免合用。

553. 地高辛主要用于哪类心律失常？有哪些注意事项？

地高辛主要用于减慢房颤或房扑的快速心室率及终止室上性心动过速，尤其合并心功能不全时。口服维持量 0.125 ～ 0.250 毫克，每天 1 次，食物可能干扰地高辛的胃肠吸收，建议餐前 30 ～ 60 分钟服用，每天固定在同一时间服药，以便维持稳定的血药浓度，避免突然停药。地高辛过量易引起中毒，可出现各种心律失常，尤其是低体重、高龄、肾功能不全、低钾血症、低镁血症的患者，需严格遵医嘱用药。许多药物会影响地高辛的血药浓度，从而诱发严重不良反应，如胺碘酮、普罗帕酮、呋塞米、氢氯噻嗪、吲达帕胺、布洛芬、骨化三醇、枸橼酸钾、甲泼尼龙、克拉霉素、硫糖铝等，因此服药期间如果需要服用其他药物，应咨询医师或药师。同时，用药期间需监测血压、心率、心电图、血钾、血钙、肾功能、血药浓度等。不推荐用于预激综合征合并房颤 / 房扑、肥厚性梗阻型心肌病、室速或室颤的患者。

554. 伊布利特主要用于哪类心律失常？有哪些注意事项？

伊布利特主要用于近期发作的房颤或房扑逆转成窦性心律的患者，也可用于血流动力学稳定的房扑、房颤患者。伊布利特主要风险是可能诱发或加重某些患者室性心律失常症状，甚至导致潜在致命性的后果。因此应用伊布利特后，应当连续监测心电图至少 4 小时，并配备心肺复苏设备，如果出现明显的心律不齐现象，应当延长监测时间。如果原心律失常消失、出现连续性或间歇性室性心动过速，应当立即停止使用。老年患者，剂量选择要慎重，通常从最低剂量开始。由于抗心律失常药物如丙吡胺、普鲁卡因胺、奎尼丁，以及其他Ⅲ类药物如胺碘酮、索他洛尔可能延长不应期，故不能与伊布利特联合使用。

555. 妊娠及哺乳期女性可以服用索他洛尔吗？

美国食品药品监督管理局 (FDA) 就药物对胎儿的安全性评价，妊娠期用药的危险因素分为 A、B、C、D、X 类。A 类可能对胎儿的影响甚微，可用于孕妇。B 类：动物实验无致畸性，或者动物实验对胎儿有不良影响，但这些反应在孕妇中未被证实，可慎用于孕妇。C 类：动物实验有致畸性或可导致胚胎死亡，但缺乏可靠的人群资料，或者无人和动物的并行研究，本类药物只有在权衡利弊后，方可应用。大多数抗心律失常药物被归类为 C 类，但索他洛尔为 B 类，是抗心律失常药物中较安全的。索他洛尔可通过胎盘屏障，并有导致新生儿低体重的报道。妊娠期只有潜在获益大于风险时才建议应用索他洛尔。考虑到药物可能的致畸性，应尽可能推迟至妊娠晚期且采用最低有效剂量。索他洛尔可通过乳汁分泌，可能对婴儿产生潜在不良反应。根据药物对母体治疗的重要性评价，推荐采取停止母乳喂养或停药。

556. 使用索他洛尔期间有哪些注意事项?

索他洛尔作为常用的抗心律失常药物，主要的不良反应为心动过缓、疲劳、虚弱、致心律失常、呼吸困难和头晕等，尤其是伴严重器质性心脏病、严重心力衰竭和有持续性室性快速性心律失常病史的患者，会显著增加致心律失常的风险。索他洛尔避免与其他延长 QT 间期的药物（如胺碘酮、克拉霉素、维拉帕米、伏立康唑等）联用；服用索他洛尔后 2 小时内同用制酸剂（如氧化铝或氢氧化镁等），会使前者生物利用度降低 20% ~ 25%，而在服用索他洛尔 2 小时后再服用对其生物利用度无影响。而对于患有支气管哮喘或慢性阻塞性气道疾病、窦性心动过缓、病窦综合征、心源性休克或未控制的失代偿性心力衰竭、肾衰竭及低血压的患者不宜使用索他洛尔。

557. 使用普萘洛尔期间有哪些注意事项?

普萘洛尔主要用于长 QT 综合征和儿茶酚胺敏感型室速的治疗。成人起始量为 10 毫克 / 次，每天 3 次；儿童 0.5 ~ 1 毫克 / 千克 / 天，分 3 次给药；根据患者的临床症状及耐受性增减剂量至最大可耐受剂量。患者用药后可能出现头痛、失眠、恶心、呕吐、疲劳等不适。长期用药应定期监测脉搏、血压、心功能、心电图、肝功能、肾功能和血常规等。同时，需要注意的是，长期大剂量服用后应缓慢减量停药，避免盲目停药诱发严重心律失常、心绞痛等。不推荐支气管痉挛、病态窦房结综合征、房室传导阻滞、低血压或休克的患者使用。

558. 使用艾司洛尔期间有哪些注意事项?

艾司洛尔为选择性 β_1 受体阻滞剂，可用于心律失常、高血压急症等的治疗。艾司洛尔可快速改变心率和血压，应用时推荐持续监测血压、心电图。低血压是艾司洛尔最常见的不良反应。为避免低血压的发生，当血管收缩压 >100 毫米汞柱时，可按推荐剂量使用；若在应用艾司洛尔过程中出现了严重的低血压，减量或停止应用后 30 分钟便可纠正，必要时可使用去甲肾上腺素升高血压。艾司洛尔高浓度给药可能造成静脉炎，包括血栓性静脉炎，使用前应稀释原药，当通过外周静脉给药时，应确保输注部位无渗透和漏出。肾脏疾病患者应监测电解质水平。因其可掩盖低血糖症状，糖尿病患者应密切监测血糖。支气管哮喘或有支气管哮喘病史、心源性休克、严重慢性阻塞性肺疾病者禁忌使用艾司洛尔。

559. 地尔硫䓬适宜哪类心律失常患者？使用过程中有哪些注意事项？

地尔硫䓬是非二氢吡啶类钙通道阻滞药的代表药物，可扩张冠状动脉，防止和缓解冠状动脉痉挛，降低血压和心率，控制室上性心律失常，减少心肌耗氧量，临床上可用于治疗心绞痛、高血压、室上性快速心律失常等。地尔硫䓬的服用剂量应个体化，每日剂量分数次口服时，可在餐前或临睡时服。停药时，应逐渐减量，不可突然停药，以免出现高血压反跳或诱发心绞痛。由于地尔硫䓬有负性肌力作用，因此病态窦房结综合征患者，Ⅱ度以上房室传导阻滞者、心源性休克者、急性心肌梗死伴肺充血者、严重充血性心衰者、严重心肌病患者不推荐使用。

560. 哪些药物会影响地尔硫䓬的疗效？

地尔硫䓬与多种药物存在相互作用，故与下述药物联合使用时，需注意调整药物剂量。①西咪替丁影响地尔硫䓬首过代谢，可明显增加地尔硫䓬血药浓度峰值；雷尼替丁仅使地尔硫䓬血药浓度轻度升高。②麻醉药与地尔硫䓬有协同作用，会增强对心肌收缩、传导、自律性的抑制作用，因此，两药合用时须调整剂量。③利福平与地尔硫䓬合用，可以明显降低地尔硫䓬血浆药物浓度及疗效。

561. 维拉帕米适用于哪类心律失常患者？使用期间有哪些注意事项？

维拉帕米，又名异搏定，可用于治疗阵发性室上性心动过速、房性早搏、阵发性心房颤动等疾病。服用维拉帕米期间不宜突然停药，否则可能导致病情恶化。为了减少不良反应的发生，服药期间不宜食用葡萄柚汁并避免饮酒。对于已经使用 β 受体阻滞剂（如普萘洛尔、美托洛尔）的患者，应谨慎使用维拉帕米，因为这两类药物都具有降低血压、减慢心率的作用，合用可能导致严重的心动过缓或低血压。严重窦性心动过缓、二度或三度房室传导阻滞的患者禁用。

562. 哪些药物会影响维拉帕米的疗效？

维拉帕米与多种药物存在相互作用，故与下述药物联合使用时，需注意不良反应，必要时调整药物剂量。①环磷酰胺、长春新碱、强的松、阿霉素、顺铂等细胞毒性药物会减少维拉帕米的吸收。②苯巴比妥、维生素 D 通过增加肝脏代谢降低维拉帕米的血浆浓度。③西咪替丁可能提高维拉帕米的生物利用度。④ β 受体阻滞剂可增强维拉帕米对房室传导的抑制作用。⑤维拉帕米与血管扩张剂、血管紧张素转换酶抑制剂、利尿剂等抗高血压药合用时，降压作用叠加，应注意监测患者血压。⑥胺碘酮与维拉帕米合用可能增加心脏毒性。

563. 使用伊伐布雷定期间有哪些注意事项?

伊伐布雷定用于治疗不适当窦性心动过速或心脏慢性收缩功能不全,在服用 β 受体阻滞剂后,窦性心律仍 ≥ 75 次 / 分钟的患者。成人常用口服剂量 2.5 ～ 7.5 毫克 / 次,每天 2 次,食物可能增加伊伐布雷定的药效,建议每天早晚餐时服用。可与 β 受体阻滞剂合用,静息心率目标值 50 ～ 60 次 / 分。开始用药或调整剂量时需连续监测心率、心电图或进行 24 小时动态心电图监测,如果出现心跳过慢(表现为头晕、乏力、低血压等)、心房颤动(表现为心绞痛恶化、心悸等),需及时就诊。禁用于低血压、急性心功能不全、严重肝损害患者;避免与地尔硫䓬或维拉帕米合用,可引起心动过缓。

564. 心房颤动、心房扑动有何异同?

心房颤动和心房扑动均属于房性快速型心律失常,两者经常并存或相互转化,常发生于器质性心脏病患者中。心房扑动的异位起搏点频率达到 250 ～ 350 次 / 分钟,相对整齐,可以认为是在房性心动过速与心房颤动之间的中间型。心房颤动的异位起搏点频率可以高达 350 ～ 700 次 / 分,心房肌完全不能进行正常的收缩而表现为不规则的颤抖样运动,不仅比心房扑动心跳快得多,而且绝对不整齐,患者可表现为意识丧失、抽搐,如不及时抢救,可出现呼吸、心跳停止。

565. 什么是心房颤动? 导致心房颤动发生主要原因是什么?

心房颤动(简称房颤),是心房电活动紊乱导致的一种室上性快速性心律失常,心跳频率快而不规则,为最常见的持续性心律失常。据统计,我国房颤患者在 800 万以上,其中有 70% 的患者是大于 65 岁的老年人,老年人是房颤的高发人群。房颤是一种常见的慢性持续性心律失常,一方面为心脏原因(如风湿性心脏病、高血压心脏病、冠状动脉疾病、心脏瓣膜病等)是引起心动房颤的主要原因,其脑卒中湿性心脏病约占心房颤动病因的 33%,另一方面为非心脏原因(如家族性房颤、外伤、电解质紊乱、嗜酒、迷走神经刺激等),也可引起房颤。

566. 心房颤动有哪些症状? 会引起哪些危害?

大多数房颤患者没有症状,10% ～ 30% 患者的首发症状也并非房颤,常见的症状包括心悸、胸闷、乏力、运动耐量下降或活动后气促。当患者出现这些症状时,表明患者心功能已下降或心率过快。

房颤可引起以下危害。①脑卒中及血栓栓塞。由于易导致血栓形成，房颤可显著增加缺血性脑卒中（脑梗死）及体循环动脉栓塞的风险。房颤患者脑卒中的风险是非房颤患者的 4 ～ 5 倍，可导致高致残率及致死率。②心力衰竭。心力衰竭易诱发并加重房颤，而房颤会进一步加重患者的心衰症状。③认知功能减退。房颤可以引起认知功能减退，增加患者发生阿尔茨海默病、血管性痴呆等疾病的风险。④慢性肾脏病。慢性肾脏病是房颤的危险因素，同时房颤会增加肾功能损害的风险。两者协同又会加重脑卒中、心脏不良后果和死亡的风险。⑤日常生活活动能力下降。超过 60% 的房颤患者运动耐量明显下降，导致患者心悸乏力，尤其是伴有合并症的人群，生活活动能力降低更为显著。

567. 如何预防房颤的发生？

①控制体重：肥胖增加房颤患病风险，且与房颤的进展密切相关，建议身体质量指数（BMI）>30 千克／平方米的患者控制体重，以降低房颤的发生风险，房颤患者应尽量控制 BMI<27 千克／平方米。②酒精：饮酒增加房颤发生风险，并且增加抗凝治疗的出血风险，长期大量饮酒可增加血栓事件及死亡的发生率，故建议房颤患者戒酒。③睡眠和情绪：失眠或夜间睡眠中断均会增加房颤的发生风险，同时，睡眠时间过长（> 8 小时）或过短（< 6 小时）也会增加房颤发生风险，因此保证适度时间和良好的睡眠可减少房颤的发生。房颤可引发患者焦虑和抑郁情绪，而焦虑和抑郁同时也会增加房颤的发生风险，且与心源性脑卒中发生风险相关。④运动：运动员房颤发生率高于普通人群，而缺乏运动人群的房颤发生风险也显著增加，因此应保持适度的规律运动，避免竞技性、高强度运动。

568. 房颤患者如何进行增强心肺功能的运动锻炼？

①运动的强度：房颤患者一般推荐进行中等强度有氧运动，但同时需结合患者的个体情况、血压、症状等，随时调整运动强度。可通过运动中的谈话试验来判断运动强度，即在进行中等强度运动时，患者可以正常说话交谈，但不能唱歌。②运动的频率：推荐房颤患者每天进行有氧运动，如果不能耐受，至少保证每周 3 次。③运动持续的时间：每次有氧运动的时间最少持续 10 分钟，根据患者的耐受程度，可以逐渐将时间增加至 30 ～ 60 分钟。④运动的类型：房颤患者常交感神经兴奋，运动过程会出现心率增加不足，导致心排血量不够，容易导致呼吸困难或下肢疲劳的现象。因此，运动类型推荐从短时间、多组数的间歇性的有氧运动开始，逐渐过渡到长时间的持续性的有氧运动类型。

569. 房颤患者的饮食有哪些注意事项？

①适量补充钙、镁、维生素 C 等多种微量元素和维生素。②限制饮酒。不饮酒者，

不建议饮酒。如有饮酒习惯，建议男性一天的饮酒量不超过 25 克酒精，相当于 50 度白酒的 50 毫升（1 两），或 38 度白酒 75 毫升，或葡萄酒 250 毫升（1 杯），或啤酒 750 毫升（1 瓶）。③服用华法林的患者，应注意保持每日相对稳定的维生素 K 摄入量。维生素 K 含量丰富的食物有绿色蔬菜（西芹、菠菜、甘蓝等）、鱼类、豆类、乳制品、动物内脏等。

570. 对于伴有睡眠障碍的房颤患者如何干预？

对于伴有睡眠障碍的房颤患者，首先应明确患者睡眠障碍的病因，包括心血管疾病各种症状、服用药物、相关手术后不适症状、焦虑抑郁情绪、睡眠呼吸暂停等导致的睡眠障碍以及原发性睡眠障碍等。然后了解患者睡眠行为，纠正患者不正确的睡眠障碍认知和睡眠习惯，同时结合正念疗法、生物反馈疗法等改善患者的睡眠状况。对于严重或长期存在睡眠障碍的患者，可在医师指导下，服用镇静催眠药物（如安定、舒乐安定、唑吡坦、佐匹克隆等）。

571. 心房颤动的治疗药物有哪些？

①预防脑卒脑卒中险的抗凝治疗。心房颤动患者最严重的并发症是脑卒中等血栓栓塞疾病的发生，因此房颤患者需要服用华法林、达比加群、利伐沙班等抗凝药物。②控制心率的药物治疗。控制心率能够显著减轻心房颤动相关的临床症状，是心房颤动治疗的基本目标之一。常用药物为美托洛尔、比索洛尔等 β 受体阻滞剂，以及地尔硫草等非二氢吡啶类钙通道阻滞药。但对于伴有急性心力衰竭的心房颤动患者，可选用胺碘酮或洋地黄类药物。③房颤转复并维持窦律的药物治疗。改善心房颤动患者症状的主要治疗措施就是恢复并维持患者的窦性心律，主要的药物包括胺碘酮、普罗帕酮、伊布利特等。

572. 房颤患者心室率控制的最佳目标值？

一般房颤的患者每分钟的心室率可以达 120 ～ 160 次，严重时还会达到每分钟300 ～ 600 次，此时患者会有明显的胸闷、气短、心悸等症状。房颤患者心室率控制的最佳目标值尚不明确，需根据患者的症状及合并症、心功能状态等情况个体化地确定，一般推荐是将心室率控制在 <110 次 / 分钟。

573. 哪些药物可用于房颤心室率的控制？

心率控制是缓解房颤相关症状的主要治疗手段，且可改善血流动力学，防止心衰发生。可用于控制房颤患者心率的药物主要有 β 受体阻滞剂（美托洛尔、比索洛尔等）、洋地黄类药物（地高辛等）、非二氢吡啶类钙通道阻滞药（地尔硫草、维拉帕米）。对于房颤合并心衰患者，目前洋地黄还是主要药物。地尔硫䓬、维拉帕米相比 β 受体阻滞剂，更适用于哮喘患者，不良反应少。β 受体阻滞剂可作为房颤患者的一线治疗药物，但对于哮喘患者，尤其是敏感度高的患者，会造成症状加剧。

574. 无症状心房颤动与心房扑动如何应对？

无症状房颤是指患者无明显临床症状，因例行检查而偶然发现的房颤，多见于老人、男性和非阵发性房颤患者。但是，不论房颤患者有无症状均应采相同的治疗原则。对于无症状房颤患者建议改变生活方式，并根据脑卒中风险采取抗凝治疗。至于心律控制方面，应首先明确患者是否真正无症状，或已适应房颤症状；对于心率加快的无症状房颤患者，建议给予药物控制心率，从而减少心动过速性心肌病的发生风险。同时，必要时在综合评估患者潜在获益及手术相关的风险时，可根据患者意愿考虑射频消融治疗。

575. 房颤患者为何易形成血栓？

房颤对人体最大的危害在于血栓的形成。房颤时，心脏的电活动不再受窦房结支配，而被杂乱无章的电活动替代，相应地心室出现快速而没有规律的收缩和舒张。由于房颤，心房丧失了有效的收缩，血液在心房内瘀滞，极易形成血栓。有研究表明，房颤患者脑卒中发生率比正常人高 6 倍。房颤患者容易在左心耳处（左心房右前方向前突出部分）形成血栓，这是由于左心耳特殊的生理结构以及房颤所引发的特殊血流动力学改变导致的。当心房出现快速且不规则跳动时，会导致左心耳内的血流形成涡流，同时减慢左心耳内的血液流速，进而导致血液在此瘀滞、沉积，从而形成血栓。因此，房颤患者必须接受抗凝治疗，抗凝治疗药物包括华法林、利伐沙班、达比加群等。

576. 什么是心动过缓？有哪些临床表现？

心动过缓指患者的心跳频率小于 60 次 / 分钟。心动过缓可以分为两类，一类是功能性心动过缓，另一类是病理性心动过缓。运动员由于长期大量运动，可能造成心动过缓，是一种良性适应过程，一般无须特殊处理，是功能性心动过缓。病理性心动过缓是由于疾病、电解质紊乱、药物等导致，如患有心肌梗死、心肌炎、脑卒中等疾病，或服用普萘洛尔、地高辛等减慢心率的药物引发心动过缓，并出现乏力、头晕、眼前发黑等症状。心动过缓临床表现多变，有的患者无明显症状，有的患者可出现疲惫、乏力、头晕、心悸等轻症表现；而有的患者可出现晕厥、黑矇、心力衰竭等严重症状，更有甚者因心脏停搏或者继发心室颤动而导致死亡。长时间出现病理性心动过缓，有可能引起心搏骤停，危及生命。因此，一旦发现不明原因的心动过缓，要引起足够重视，及时就医检查，以免情况恶化，引发不良后果。

577. 不同病因导致的心动过缓如何选择药物?

引起心动过缓的原因较多，要明确心动过缓的原因是否可逆。如果是可逆原因导致的心动过缓，只需要将可逆的原因去除，即可恢复到正常的心率范围。对于症状性窦房结功能障碍患者，建议使用阿托品提高窦性心律；对于因服用过量钙通道阻滞药（如硝苯地平、地尔硫䓬、维拉帕米等）而出现的心动过缓，建议静脉注射钙剂以增加心率改善症状；对于因服用过量 β 受体阻滞剂（如美托洛尔、普萘洛尔等）或钙通道阻滞药而出现的心动过缓，建议使用胰高血糖素或大剂量胰岛素以增加心率和改善症状；在症状性且不伴有冠状动脉缺血的窦房结功能障碍患者中，可以考虑给予血管活性药物（如异丙肾上腺素、多巴胺或肾上腺素等）增加心率，改善症状。

578. 什么是窦性心动过缓? 哪些因素会导致窦性心动过缓?

正常成年人窦性心律的范围是 60 ～ 100 次 / 分，如果心率低于 60 次 / 分属于窦性心动过缓。如果心率低于 45 次 / 分，则属于显著窦性心动过缓，为病态窦性综合征的一种表现。窦性心动过缓分为生理性和病理性两种。生理性窦性心动过缓在普通人群中就可发现，常见于运动员、长期体力劳动者或深度睡眠状态者。病理性的窦性心动过缓可由心源性因素和非心源性因素导致。心源性因素主要是由于心肌缺血，窦房结本身功能异常（如冠心病、病态窦房结综合征、心肌炎等）导致。非心源性因素是由于颅内疾病、甲状腺功能减退、高钾血症、低温、严重缺氧、口服抑制心率药物（如 β 受体阻滞剂和胺碘酮）等因素导致。

579. 窦性心动过缓都需要治疗吗?

生理性窦性心动过缓一般没有不适症状，无须进行处理。病理性窦性心动过缓需积极治疗原发病，如果由于服用一些影响心率的药物导致，一般停用相关药物后，心率会逐渐恢复正常。如果没有任何症状，且心率不低于 40 次 / 分无须针对心率进行治疗。如果心率低于 40 次 / 分，且伴有黑矇、晕厥症状，可应用提高心率的药物，如阿托品、异丙肾上腺素或安装临时起搏器。如因窦性心动过缓导致心脑供血不足，出现心绞痛发作、黑矇，甚至晕厥等情况，则需要考虑排除病态窦性综合征的可能，这种情况下，一般需安装人工心脏起搏器。

580. 窦性心动过缓患者在日常生活中需要注意什么?

窦性心动过缓患者应定期检测自己的心率和脉搏，一旦发现心率和脉搏特别慢，或者出现了不规则跳动，则要进行针对性治疗。如突然出现疲劳、呼吸短促或头晕现象，应及时就医。窦性心动过缓患者，在饮食方面要特别注意，尽量多吃富含蛋白质和维生素而且比较容易消化的食物（如鱼虾、蔬菜、鸡肉、水果等），少吃辛辣刺激性食物，会对心脏以及血管造成刺激，使心率受到影响。适量的运动对身体有一定的好处，但一定要量力而为，避免因过量运动或者从事剧烈运动而导致病情加重，可做一些低强度的运动，如骑自行车、打太极拳等。

581. 无症状心动过缓如何处理？

无症状心动过缓是指患者无晕厥、眩晕、胸闷、乏力、运动不耐受等心动过缓的相关临床症状，无症状心动过缓主要包括窦房结功能障碍和房室传导阻滞，多见于休息状态的年轻人和竞技运动员，如果没有潜在结构性心脏病一般无须处理。对于无症状间歇性心动过缓，伴有晕厥史，但无长时间停搏的患者，起搏治疗临床证据尚不足；对于无症状患者存在停搏的，不一定需要起搏治疗，也不一定提示预后不良；无症状心动过缓多见于运动员，若停搏 3 秒需限制运动或接受治疗；无症状房颤患者 3～5 秒长间歇无须治疗；对于心动过缓患者，需要明确房室传导阻滞的阻滞位点是房室结还是结下，通常结下阻滞需植入起搏器。

582. 治疗缓慢性心律失常的药物有哪些？使用期间有哪些注意事项？

缓慢性心律失常是临床常见的心律失常，多见于老年人。临床上可表现为头晕、乏力、黑矇、晕厥、劳力性呼吸困难等症状。应评估患者是否具有心动过缓相关症状，无症状心动过缓大多不需要治疗。治疗缓慢性心律失常的药物有阿托品、异丙肾上腺素等。阿托品常见不良反应有便秘、口干、皮肤潮红、视力模糊、排尿困难，当出现心率快并伴有室性期前收缩、室性心动过速时，应立即停药。青光眼、前列腺肥大、高热者禁止使用。如应用阿托品无效，可选择异丙肾上腺素，可增强心肌收缩力，提高心率，但因其可引起心脏耗氧量增加、灌注压下降，故心绞痛、甲状腺功能亢进、心肌梗死患者不宜使用。另外，应用期间若心率 > 110 次 / 分，心电图异常或患者发生胸痛时，建议立即停药。

583. 伴有急性心肌梗死的心动过缓患者如何治疗？

①急性心肌梗死患者出现药物难治的症状性或血流动力学不稳定的窦房结功能不全或房室传导阻滞时，建议给予临时起搏治疗。②急性心肌梗死合并三度二型房室传导阻滞、高度房室传导阻滞、交替性束支阻滞或三度房室传导阻滞时（持续的或房室结以下传导阻滞），推荐观察一段时间后给予永久起搏治疗。③急性心肌梗死患者出现有症状或血流动

力学受损的窦房结功能不全或房室结水平的房室传导阻滞，建议给予阿托品治疗。④急性心肌梗死患者若出现一过性房室传导阻滞，大多数可以恢复，不建议给予永久起搏器治疗。⑤急性心肌梗死患者出现新发的束支阻滞或单纯的分支阻滞，无二度或三度房室传导阻滞，不建议给予永久起搏器治疗。

584. 心力衰竭合并心律失常如何处理?

心衰患者可并发不同类型的心律失常，要积极治疗心力衰竭疾病，改善心功能，并注意寻找、纠正诱发因素，如感染、电解质紊乱（低钾血症、低镁血症、高钾血症）、高血压、心肌缺血、甲状腺功能亢进或减退症等。房颤是心衰患者最常合并的心律失常，二者具有共同的危险因素，常同时存在，相互促进，互为因果。房颤一般治疗原则包括节律控制、室率控制及抗栓治疗 3 个方面。建议首选口服 β 受体阻滞剂控制心室率，以减少运动和静息时的症状为目的，可以控制心率在 60 ～ 100 次 / 分钟。心衰合并房颤时血栓栓塞风险显著增加，抗凝治疗需要权衡获益与出血风险，根据患者情况进行口服抗凝药物治疗。

585. 何为窦性心动过速? 由哪些因素导致?

正常成年人的窦性心律应该在每分钟 60 ～ 100 次，当超过 100 次 / 分钟，在 101 ～ 160 次 / 分钟，就是窦性心动过速，是最常见的心律失常。生理状态下可因运动、情绪激动、焦虑以及服用咖啡、吸烟、茶水等引起；病理性的窦性心动过速可由心力衰竭、急性心肌炎、急性心肌梗死、休克、贫血、发热、感染、甲状腺功能亢进等疾患引起，另外也可由应用阿托品、肾上腺素、甲状腺素等药物引起。

586. 窦性心动过速都需要治疗吗? 如需治疗可选哪些药物?

生理性的窦性心动过速不需要治疗，去除诱因即可。对于病理性的因素导致的窦性心动过速本身一般无须特殊处理，关键是找出引起心动过速的原因，进行针对性的处理，病因解除一般也会恢复正常。对于症状明显时可给予 β 受体阻滞剂（如普萘洛尔），必要时加镇静药。由充血性心力衰竭引起的窦性心动过速，应给予洋地黄制剂、利尿药和血管扩张药等。持续性窦性心动过速出现心力衰竭，并且药物治疗无效时，可考虑消融治疗。非心力衰竭所致的窦性心动过速的治疗，如甲状腺功能亢进症所引起的窦性心动过速应使用较大剂量的 β 受体阻滞剂。

587. 窦性心动过速患者在日常生活中需要注意什么?

窦性心动过速患者在日常生活中应积极治疗原发病，消除诱因；戒烟戒酒，避免精神紧张、要保持好自己的心态；少食多餐，定时用餐，而且每餐都不要太饱，不宜喝咖啡或者浓茶，否则会使交感神经兴奋，导致心率加快；在煲汤、煮粥时可适当选用具有减慢心率作用的中药（如生地黄、葛根、麦冬、金针菜、玉竹等）；积极配合医生的医嘱，不宜随便加药、减药或停药。

588. 何为房性心动过速？有什么治疗方式？

房性心动过速，又称为房速，是起搏点在心房的异位性心动过速，一般频率在150 ～ 200 次 / 分，较心房扑动慢，心跳整齐且有规律，可引起心悸、气短等症状，少数出现晕厥、心力衰竭、血压下降等严重症状。情绪、应激、失眠、咖啡、浓茶、中毒、酗酒、炎症、甲亢、心衰、瓣膜病、高血压等都是房性心动过速的诱因和病因学基础。无症状性房速在中老年人有较高的发生率，症状性房性心动过速第一次发病年龄多为 10 ～ 39 岁，性别与发病无关。绝大多数房性心动过速可自行缓解，持续性房速比较少见。房性心动过速的预后取决于器质性心脏病基础，无器质性心脏病的房速通常预后良好，但无休止性房性心动过速，可引起心动过速性心肌病和心力衰竭。无症状房性心动过速可不干预或对因治疗，而症状性房性心动过速可根据临床情况予以分别处理。由于不良反应相对较少，β受体阻滞剂和钙通道阻滞药是治疗房性心动过速的一线药物，但长期服用药物预防房性心动过速复发疗效不够满意。

589. 何为房性早搏？如何治疗？

房性早搏即房性期前收缩，是指基础心律提前出现的房性异位搏动，临床上比较常见，部分患者可能无症状。在健康人群中，精神紧张、过度劳累及过量的烟、咖啡、酒等也可导致房性早搏。而器质性心脏病（如冠心病、心肌病、瓣膜性心脏病等）、电解质紊乱（如低钾、低镁）及药物因素均是导致房性早搏常见原因。房性早搏通常无须治疗，而对于症状明显，治疗效果不佳，出现心房颤动、心房扑动以及其他快速性心律失常合并器质性疾病患者，应积极治疗原发病。频发房性早搏会增加房颤的发生风险，进而导致脑卒中和死亡风险增加，而且部分频发房性早搏的患者可能存在亚临床心房心肌病。评估房性早搏发作频率最有效的手段是 24 小时动态心电图监测。对于房性早搏发作超过 500 次 /24 小时或任何连续发作超过 20 个房性早搏时，建议给予个体化抗凝治疗。

590. 何为房室传导阻滞？有哪些危害？

房室传导阻滞是指在心脏传导过程中，心房和心室之间的电路异常导致心律失常，使得心脏无法正常收缩和射血。房室传导阻滞的病因可分为遗传性与获得性，其中获得性因素更为常见，包括退行性病变、感染、炎症、迷走神经过度激活、缺血、医源性、内环境紊乱等。根据阻滞的严重程度，房室阻滞分为一度、二度及三度。其中一度、二度又称为不完全性房室阻滞；三度房室阻滞又称为完全性房室阻滞。其中二度房室传导阻滞包括二度Ⅰ型房室传导阻滞、二度Ⅱ型房室传导阻滞和高度房室传导阻滞。房室传导阻滞患者可表现为疲倦、乏力、头晕等症状，重者可出现心、脑、肾等重要器官供血不足的症状，表现为晕厥、黑矇、心力衰竭或者阿—斯综合征，甚至因心脏停搏或者继发心室颤动而导致死亡。

591. 一度房室传导阻滞有哪些特点？

一度房室传导阻滞是指房室传导时间延长，超过正常范围，但每个心房激动仍能传入心室，又称房室传导延迟。一度房室传导阻滞可见于正常人，中青年人发病率为0.65%～1.1%，在50岁以上的正常人中可达约1.3%。迷走神经张力增高是其产生的原因，一些运动员中发生率可达8.7%。某些药物如洋地黄、普鲁卡因胺、β受体阻滞剂、奎尼丁、钾盐及钙通道阻滞药，中枢和周围交感神经阻滞药等均可致一度房室传导阻滞。在急性心肌梗死患者其发生率为4%～15%，尤其多见于急性下壁心肌梗死患者，也可见于心肌炎、甲状腺功能亢进或肾上腺皮质功能减低、心脏手术、先天性心脏病等患者。大多为暂时性的，可迅速消失或经过一段时间后消失。

592. 一度房室传导阻滞需要治疗吗？如何预防？

一度房室传导阻滞通常不产生血流动力学改变，对于无症状、亦无低血压或窦性心动过缓者无须特殊处理，主要针对原发病因治疗；对于心率较慢又有明显症状者可口服阿托品治疗。对于风湿热导致的一度房室传导阻滞，经抗风湿治疗后一般可恢复正常。如果患者有晕厥发作病史而又排除了其他原因，尽管心电图上只有一度房室传导阻滞，仍应考虑安置起搏器治疗。积极治疗原发疾病，及时控制、消除原因和诱因是预防发生一度房室传导阻滞的关键。饮食有节、情志舒畅、劳逸适度、适当参加体育锻炼，以增强体质亦有助于预防一度房室传导阻滞。

593. 二度房室传导阻滞有哪些特点？如何治疗？

二度房室阻滞是指激动自心房传至心室的过程中，部分激动传导中断，即出现心室漏搏的现象。二度房室传导阻滞分为Ⅰ型和Ⅱ型，两型之间在心电图表现和预后等方面，均具有显著的差异。二度Ⅰ型房室传导阻滞与一度房室传导阻滞类似，多数情况下可见于正常人，尤其是运动员，需要复诊随访，甚至接受临床治疗，一般应用阿托品可以明显改善症状，预后相对良好。而二度Ⅱ型房室传导阻滞几乎都是病理原因或者是器质性因素所致，如急性心肌梗死、冠心病、电解质紊乱、风湿热、心肌炎、非特异性纤维性变以及服用某些药物等均是导致二度Ⅱ型房室传导阻滞的原因，危险性大于二度Ⅰ型房室传导阻滞。二度Ⅱ型房室传导阻滞均需要接受临床治疗，否则会带来严重的后果，目前植入永久起搏器是这类患者的最佳治疗手段。

594. 三度房室传导阻滞有哪些特点？如何治疗？

三度房室传导阻滞又称为完全性房室阻滞。是指心房冲动不能通过房室结传导至心室，心房和心室活动完全分离。急性心肌缺血累及传导系统、急性心肌炎、近期心脏手术损伤以及近期使用抑制心脏传导的药物等均可导致三度房室传导阻滞。少数患者可以完全无症状，但较多患者可呈某种程度的乏力、气短，还有部分患者，会有近似晕厥或晕厥的表现。三度房室传导阻滞的治疗重点为纠正病因，包括电解质紊乱、缺血和影响房室结传导的药物不良作用等。如果排除急性冠状动脉缺血导致的房室传导阻滞，可选用异丙肾上腺素、多巴胺、肾上腺素等提高心室率；对于血流动力学不稳定者，可使用药物提升心率，安装临时起搏器等。阿托品解除迷走神经张力，若有效，提示阻滞部位在房室结。一旦血流动力学稳定，应考虑安装永久起搏器，但需要先排除可逆病因。

595. 何为阵发性室上性心动过速？如何预防其发作？

阵发性室上性心动过速是一种临床上常见的快速型心律失常，通常表现为突然发作、突然停止的心悸、胸闷、头晕，少数患者可出现严重并发症，发作时心率为150～250次/分，每次发作可持续数秒、数分或数小时，自动或经治疗后终止，部分可反复发作，发作间歇期如正常人。各种心脏器质性病变（如先天性心脏病、心肌炎、预激综合征）、药物毒性作用、各种原因的酸碱平衡失调、电解质紊乱等是诱发阵发性室上性心动过速的病因。对于精神压力大者，如长期焦虑、高强度工作的人群，由于易发生自主神经功能紊乱，也可诱发阵发性室上性心动过速。阵发性室上性心动过速患者可通过改变以下生活方式，避免患病或复发。①确保充分地休息、健康饮食、保持正常体重、积极锻炼。②戒烟限酒。③减轻心理压力，做好情绪管理。④积极治疗机体其他疾病，如先天性心脏病、甲状腺疾病、慢性阻塞性肺疾病等。

596. 阵发性室上性心动过速的院前自救方法有哪些？

对于阵发性室上性心动过速突然发作的患者，迷走神经刺激可减慢窦房结的自律性，减慢房室传导，使心率减慢。目前常用以下5种迷走神经刺激方法。①刺激咽部：较为常用，相对安全。可用勺子刺激咽部腭垂，诱导恶心，兴奋迷走神经，使心动过速终止或频率减慢。②按压颈动脉窦：颈动脉窦的位置在脖子气管正中部旁开 2 ～ 3 厘米位置，也就是脖子两侧颈动脉搏动最明显处。颈动脉窦内含压力感受器，可将压力信号传递给大脑，大脑发出信号兴奋迷走神经，使心率减慢。③冷刺激：将面部浸于冰水中，进行冷刺激，也可用冰毛巾外敷面部。④深呼吸：深吸气后屏气，再用力作呼气动作。⑤压迫眼球：因易致视网膜脱落，故禁用于青光眼或高度近视者。如果经上述方法阵发性室上性心动过速未终止，应及早至医院进行药物治疗。

597. 阵发性室上性心动过速的治疗药物有哪些?

对于无血流动力学障碍的患者可采用迷走神经刺激措施、药物治疗、食管心房调搏超速抑制等方式终止心动过速。刺激迷走神经方法仅在发作早期使用效果较好。治疗阵发性室上性心动过速的药物有腺苷、维拉帕米、地尔硫䓬或 β 受体阻滞剂。腺苷作为终止室上性心动过速的首选药物，有效率较高。维拉帕米或地尔硫䓬应用过程中需关注诱发的恶性室性心律失常、低血压的风险。普罗帕酮对心房内、心室内和房室旁路传导具有显著的减慢作用，是终止室上性心动过速的有效药物，但对于伴器质性心脏病，尤其是冠心病及心力衰竭者禁忌使用该药。胺碘酮仅用于上述药物无效或不适用时。对伴心肌缺血、心力衰竭、休克、晕厥等血流动力学不稳定或上述治疗措施无效等情况时，可直接行心脏电转复治疗。

598. 什么是室性心律失常? 包括哪些类型?

心律失常中最常见的就是室性心律失常，主要包括室性早搏（室早）、室性心动过速（室速）、心室扑动（室扑）和心室颤动（室颤）。室性心律失常好发于诊断明确的结构性心脏病或离子通道病患者，但部分心脏结构正常的人群中也会发生室性心律失常。室性心律失常的临床症状存在个体差异，有的患者可能完全无症状，有的患者会出现明显的心悸或黑矇，甚至发生心源性猝死。多数存在基础心脏疾病的患者中，室性心律失常常伴随其他症状出现，但在部分心脏异常的患者中，室性心律失常可能是患者出现最早或唯一的临床症状。

599. 什么是室性早搏? 有哪些临床表现?

室性早搏是指在窦房结冲动尚未抵达心室之前，自心室中某一起搏点提前发生激动，而产生的心室期前收缩。在普通人群中，其发病率为 1% ～ 4%，可见于正常人，精神紧张、长期失眠、自主神经紊乱、过度疲劳、过量烟酒茶的摄入等均可导致室性早搏。室性早搏的临床表现存在个体差异，大多数患者为无症状性室性早搏，但个别室性早搏患者也可能导致严重的症状，包括心悸、胸闷、心跳停搏感等。部分室性早搏可引起心排血量下降及重要脏器血流灌注不足，从而导致乏力、气促、汗出、头晕等。器质性心脏病的室性早搏可加重原有基础疾病，甚至诱发室性心动过速造成猝死等风险。

600. 哪些因素可引发室性早搏？

室性早搏的病因多种多样，任何会引发心室肌提前除极的因素均可成为室性早搏的病因。①不良生活方式：如压力、过度劳累，过量吸烟、饮酒等可诱发室性早搏发生。②器质性心脏病：如患有急性心肌梗死、冠心病、心肌病、心肌炎、二尖瓣脱垂等。③药源性疾病：如洋地黄或奎尼丁中毒、三环类抗抑郁药中毒也可引起室性早搏。

601. 哪些药物可以用于治疗室性早搏？

对于无结构性心脏病且症状轻微 / 无症状的室早患者，主要是对患者宣教室早的良性特性并给予安抚；对于健康教育后症状仍然不能有效控制的患者，可考虑使用 β 受体阻滞剂或非二氢吡啶类钙通道阻滞药（如地尔硫䓬、维拉帕米），但这些药物的疗效有限，且有可能会导致明显的不良反应；也可应用参松养心等中成药减少室早的发生，缓解临床症状。

602. 室性心动过速有哪些特点？

室性心动过速是由于心脏的正常结构和功能发生改变或受到损害，干扰了控制心室率的信号传输，导致心室的搏动节律异常加快，大多与器质性心脏病（如冠心病、心肌炎、原发性心肌病等）、电解质紊乱（如低钾血症、高钾血症、低镁血症）、药物或毒物（如洋地黄类、抗心律失常药物）刺激等有关。根据持续时间，室性心动过速分为持续性室性心动过速（发作时间大于 30 秒）及非持续性室性心动过速（发作时间小于 30 秒）。室性心动过速发病突然，经治疗或自限性突然消失，可导致胸闷、晕厥、黑矇、头晕、心悸等症状，甚至失去意识，是一种严重的快速心律失常，也是导致心室扑动和心室颤动甚至心源性猝死的主要原因之一。

603. 治疗室性心动过速的药物有哪些？

室性心动过速的治疗应首先积极针对原发病进行治疗，消除诱发室性心动过速的诱因。对于室性心动过速症状轻微极少发作时无须治疗。终止室性心动过速急性发作的药物包括利多卡因、普鲁卡因胺、β 受体阻滞剂、胺碘酮或普罗帕酮等，其中利多卡因适用于血流动力学稳定的室性心动过速和心室颤动；β 受体阻滞剂可用于多形性室性心动过速、反复发作单形性室性心动过速。胺碘酮则适用于血流动力学稳定的单形性室性心动过速。维拉帕米可用于特发性室性心动过速。洋地黄中毒所致室速不宜用电复律，可用苯妥英钠、利多卡因；如为特发性室速可选维拉帕米静脉注射。对于血流动力学不稳定以及室性心动过速出现了意识障碍、气促、胸闷、胸痛等症状，可以考虑立即给予电复律治疗。

604. 什么是 QT 间期延长？可能引发哪些危害？

QT 间期是指心电图中 QRS 波群起点至 T 波终点的时间间隔，是心室完成一次完整收缩所需要的时间。正常的 QT 间期范围为 0.32 ～ 0.44 秒。一般年轻人 QT 间期较短，而老年人则较长，男性略短，女性略长。不论男女，如果 QT 间期超过 0.5 秒，均属于 QT 间期延长。一般分先天性和获得性，先天性的 QT 间期延长也叫长 QT 综合征。QT 间期延长患者可以出现突发的恶性心律失常而导致晕厥、癫痫样发作，甚至心搏骤停，导致猝死。有晕厥病史的患者应注意排除心源性的原因，服用有关药物时要注意观察心率（律），监测心电图。

605. 引起 QT 间延长的危险因素有哪些？哪些药物易引发 QT 间期延长？

QT 间期延长是常见的心律失常之一，引起 QT 间延长的危险因素主要有以下几种。①心脏基础疾病，如心动过缓、心力衰竭、心肌梗死、心肌炎。②电解质紊乱，如低钾血症、低镁血症、低钙血症等。③药物诱发，主要包括抗心律失常药（如奎尼丁、普鲁卡因胺、胺碘酮、索他洛尔、伊布利特等）、抗精神病药物（如氯氮平、奥氮平、利培酮、喹硫平、氟哌啶醇、奋乃静）、抗抑郁药（如阿米替林、多塞平）、抗菌药物（如大环内酯类抗菌药物：红霉素、罗红霉素、克拉霉素、阿奇霉素；喹诺酮类抗菌药物：环丙沙星、左氧氟沙星、加替沙星、莫西沙星）、消化系统用药（如多潘立酮、西沙必利）、抗肿瘤药物（他莫昔芬）等。④其他因素，如老年、肝肾功能异常、遗传易感性等均可能引起 QT 间期延长。由于 QT 间延长易诱发尖端扭转型室性心动过速，导致猝死，故早期识别导致 QT 间期延长的危险因素对避免临床意外死亡有重要意义。

606. 获得性 QT 间期延长伴尖端扭转型室速如何治疗？

明确并纠正可引起 QT 间期延长的药物或其他相关因素；对于发作频繁且不易自行转复的患者，建议静脉给予硫酸镁用于预防复发，减少尖端扭转型室速并使 QT 间期 ≤ 0.5 秒；同时，注意补钾，将血钾维持在 4.5 ～ 5.0 毫摩尔 / 升；对于心动过缓相关的尖端扭转型室速，建议给予临时起搏治疗。行临时起搏治疗前，建议给予异丙肾上腺素（先天性长 QT 综合征或冠心病患者除外）、阿托品，用于提高心室率；对于部分获得性 QT 间期延长合并尖端扭转型室速的患者，若上述治疗措施均无效时，建议给予 β 受体阻滞剂或利多卡因联合临时起搏治疗，不推荐使用其他抗心律失常药物。

607. 先天性 QT 间期延长伴尖端扭转型室速如何治疗？

纠正电解质紊乱，并对症治疗。β 受体阻滞剂是先天性 QT 间期延长伴尖端扭转型室速的一线用药，常需大剂量应用，故建议给予患者可耐受的最大剂量（维持静息心率 50 ～ 60 次 / 分钟）；美西律对先天性长 QT 综合征具有一定的治疗价值。

608. 什么是尖端扭转型室性心动过速？ 哪些因素可导致其发生？

尖端扭转型室性心动过速是较为严重的一种室性心动过速，常见于心电图 QT 间期延长者，主要表现为心电图 QT 间期延长、晕厥、恶性心律失常，在心律失常发作期，常导致晕厥或癫痫样发作，可发展为室颤致死。引起尖端扭转型室性心动过速发作最常见原因是各种原因所致的 QT 间期延长，如各种器质性心脏病、代谢性疾病以及导致 QT 延长的药物等。

609. 如何预防和治疗尖端扭转型室性心动过速？

引起尖端扭转型室性心动过速发作最常见原因是 QT 延长，因此监测 QT 间期显得尤为重要。注重原发病的治疗，如是否有严重的心肌缺血或其他心肌病变、是否使用延长心肌复极药物（如奎尼丁、普鲁卡因胺、胺碘酮等）以及是否存在电解质紊乱（如低钾、低镁、低钙），进而从根本上预防尖端扭转型室性心动过速发作。一旦发生尖端扭转型室性心动过速，首先应静脉补镁和补钾，除非合并高血钾症、高血镁，其次需提高基础心率，缩短 QT 间期，如应用异丙肾上腺素可缩短 QT 间期及提高基础心率，使心室复极差异缩小，有利于控制尖端扭转型室性心动过速的发作；如果异丙肾上腺素治疗无效或对应用异丙肾上腺素有禁忌证时，可用阿托品替代；对于顽固发作伴严重心动过缓、严重传导阻滞或药物不能耐受的患者，宜安装永久调搏器。

610. 缺血性心脏病合并室性心律失常如何治疗？

对于缺血性心脏病持续性室性心律失常患者和心脏性猝死幸存的患者，应当评估是否有急性心肌缺血存在，如果存在应行血运重建，并联合抗心律失常药物或导管消融防止复发。对于缺血性心脏病合并室性心律失常患者，建议给予胺碘酮和 β 受体阻滞剂等抗心律失常药物；如果 β 受体阻滞剂或胺碘酮均无效或不能耐受时，可考虑静脉给予利多卡因治疗。对于经完全血运重建和优化的药物治疗后仍频繁发作室速/室颤的患者，建议给予导管消融治疗。对于抗心律失常药物和导管消融疗效仍不佳的患者，如室壁瘤室速，可以考虑手术切除。对于合并心功能不良的缺血性心脏病者，尤其是左心室射血分数低于35%的缺血性心脏病患者，心脏性猝死的发生率较高，而植入心律转复除颤器可有效降低患者的死亡率。而对于左心室射血分数低于40%合并非持续性室速的陈旧性心肌梗死患者，建议根据电生理检查的结果明确是否需要植入心律转复除颤器。

611. 何为预激综合征？该如何治疗？

预激是一种较少见的心律失常，它是一种房室传导的异常现象，冲动经通道下传并提早兴奋心室的一部分或全部，引起部分心室肌提前激动，称为"预激"，预激合并室上性心动过速发作者称为预激综合征。本病症多见于青年人，患者大多无器质性心脏病，单纯预激并无症状。并发室上性心动过速与一般室上性心动过速相似。并发房扑或房颤者，心室率多在200次/分钟。患者应注意休息，保持情绪稳定，低盐低脂饮食。预激本身不需特殊治疗，并发室上性心动过速时，治疗同一般室上性心动过速。利多卡因、普鲁卡因胺、普罗帕酮与胺碘酮可减慢旁路的传导，使心室率减慢或使房颤和房扑转复为窦性心律。

612. 何为病态窦房结综合征？

病态窦房结综合征是指由窦房结功能异常而引起多种心律失常及相关症状的一组症候群，患者的发病年龄大多在60～70岁。常见原因可分为器质性和功能性。冠心病、心肌病、外科手术、复律术后等是引起器质性病态窦房结综合征的主要原因。而迷走神经张力增高、药物（如利多卡因、普鲁卡因胺、普萘洛尔等）是功能性病态窦房结综合征的主要原因。病窦综合征起病隐匿，病程发展缓慢，患者大多数在40岁以上，60～70岁最多见。轻者可出现乏力、头昏、失眠、眼花、记忆力差、反应迟钝等，严重者可出现短暂黑矇、晕厥等。一般通过心电图、动态心电图等可确诊，必要时可选择心脏电生理检查。

613. 病态窦房结综合征该如何治疗？

病态窦房结综合征目前的治疗主要包括药物治疗和心脏起搏治疗两部分，尚无疗效较好的治疗药物，现行的药物治疗措施主要是提高心室率和抗凝治疗。提高心室率的药物主要有阿托品、茶碱和沙丁胺醇，主要用于缓解急性、严重心动过缓的症状，以保证重要脏器的血液供给。当患者发生了导致黑矇、晕厥等可能致残或危险的症状可考虑安装永久起搏器，此为治疗病态窦房结综合征患者心动过缓最有效的方法。

614. 何为阿—斯综合征？有哪些临床特点？

阿—斯综合征是指突然发作、严重、致命性的缓慢性或快速性心律失常，通常引起心排血量在短时间内锐减，产生严重脑缺氧、意识丧失和晕厥等症状的急性心源性脑缺血综合征。阿—斯综合征发作常由于心率突然严重过速或过缓引起晕厥，轻者只有眩晕、意识障碍，重者意识完全丧失，常伴有抽搐及大小便失禁、面色苍白，进而青紫，可有鼾声及喘息性呼吸。阿—斯综合征是心律失常的常见表现形式，是导致心脏性猝死的常见原因。

615. 如何预防和治疗阿—斯综合征？

预防阿—斯综合征，需要注意以下几点。①平时应避免情绪激动、疲劳、饥饿、惊恐等诱发的因素。②注意在排尿、排便、咳嗽、吞咽时的体位及其变化，以预防晕厥，注意避免从卧位突然站立，如在起床前应先活动腿部，然后慢慢坐在床边，观察有无头晕或者眩晕的感觉，而后再进行下地的行走。③注意合理膳食营养搭配。一旦出现阿—斯综合征，立即予以标准心肺复苏，同时注意呼救，寻找就近的自动体外除颤仪，必要时进行电除颤。如室速、房颤或快速性室上性心动过速可以同步电复律。可根据患者心功能配合药物治疗，缓慢性心律失常可给予阿托品、异丙肾上腺素、临时起搏治疗等。

616. 用于预防心脏性猝死的抗心律失常药物有哪些？

β 受体阻滞剂（如美托洛尔、阿替洛尔、比索洛尔、卡维地洛）可有效治疗室性心律失常、降低猝死风险，且具有较好的安全性，是预防心脏性猝死的一线用药。在预防心脏性猝死的药物中，除 β 受体阻滞剂外，其他抗心律失常药物改善预后的效果尚不明确，但可以减少心律失常的发作并改善症状。同时，需要警惕这些药物的导致心律失常的不良反应。纳多洛尔和普萘洛尔可作为先天性长 QT 综合征、儿茶酚胺敏感性室性心动过速等遗传性心律失常综合征患者的一线用药；胺碘酮可用于导致心脏骤停的恶性心律失常及血流动力学稳定的室性心动过速，也可用于植入除颤器的辅助治疗，减少电除颤次数。索他洛尔用于室性心律失常的疗效和安全性较好，也可用于植入除颤器后的长期辅助治疗。

617. 哪些患者需要植入心律转复除颤器预防心脏性猝死？

植入型心律转复除颤器可有效终止恶性室性心律失常，是防治心脏性猝死的有效手段。以下人群可考虑植入心律转复除颤器预防心脏性猝死。①因非可逆原因的室性心动过速/室性颤动导致心脏骤停或出现血流动力学不稳定的室性心动过速，且预期生存时间超过 1 年的患者。②伴有结构性心脏病的自发持续性室性心动过速患者，且预期生存时间超过 1 年的患者。③结构性心脏病患者，若出现不明原因的晕厥，电生理检查能够诱发出持续性单形性室性心动过速，且预期生存时间超过 1 年的患者。④对于致心律失常性右室心肌病的患者，若合并 ≥ 1 项猝死危险因素（如心脏骤停幸存者、持续性室速、心室射血分数低于 35% 等），且预期生存时间超过 1 年的患者。⑤对于症状性长 QT 综合征患者或儿茶酚胺敏感性多形性室性心动过速的患者，给予 β 受体阻滞剂疗效不佳或不能耐受，且仍有反复持续性室性心动过速或晕厥发作的患者。

618. 女性心律失常的诊疗与男性相比有何差异?

相较于男性，女性心律失常患者一般为高龄患者，且更易出现心悸、焦虑等症状，其高血压、瓣膜性心脏病、心衰等的患病率更高。虽然男女两性抗心律失常药物使用率及疗效相似，但严重不良反应的发生风险并不相同。服用抗心律失常药物时，女性更易发生获得性长 QT 综合征、尖端扭转型室速和其他不良反应，这可能与女性固有 QT 间期比男性更长及女性自身生理周期激素水平变化有关。因此，建议女性患者使用抗心律失常药物应当了解尖端扭转型室速相关风险和症状，定期评估其抗心律失常治疗的合理性，并注意监测心电图（心率、QT 间期延长等），尤其在服用抗心律失常药物初期和调整剂量 1 ～ 2 周后。

619. 为何妊娠期会增加室性心律失常的风险?

由于女性妊娠期间，血容量明显增高，同时血流动力学及儿茶酚胺等激素水平也会发生明显改变，因此既往有室性心律失常病史的患者，妊娠期心律失常复发风险会明显增高。而对于结构性心脏病患者，妊娠期发生心律失常风险明显高于正常人群。虽然妊娠期室性心律失常的风险会增加，但妊娠期间发生致命性室性心律失常的事件较少。需要注意的是，对于妊娠期新发室性心律失常的患者，需明确是否存在潜在的结构性心脏疾病或遗传性心律失常综合征，并进一步评估患者的风险。

620. 妊娠合并室性心律失常急性期如何处理?

对于妊娠期出现持续性室速的患者，无论是否存在血流动力学不稳定，均建议给予电转复治疗。临床实践表明，电复律在整个妊娠期实施都是安全的，并不会增加流产的风险，且诱发胎儿心律失常及早产的风险是很低的。对于血流动力学稳定的单形持续性室速的患者，推荐 β 受体阻滞剂用于急性期转复；若 β 受体阻滞剂无效或不耐受的，建议服用索他洛尔。对于特发性左心室分支室速的患者，一般 β 受体阻滞剂无效，可以考虑使用维拉帕米。

621. 妊娠合并室性心律失常慢性期如何控制？

妊娠期间最常见的是特发性室速，若发作时有明显症状患者，建议长期口服 β 受体阻滞剂或维拉帕米预防。妊娠期间服用 β 受体阻滞剂可能会增加新生儿低体重和低血糖的风险，但不增加流产风险，也不影响正常宫缩及经阴道分娩。若对于上述药物效果欠佳或不耐受的持续性单形性室速，建议口服索他洛尔预防复发。对于抗心律失常药物治疗无效且无法耐受的室速，可谨慎考虑导管消融治疗，但需注意在消融过程中做好胎儿保护，并告知孕妇和家属相关的风险；对于长 QT 综合征和儿茶酚胺敏感性多形性室速的女性患者，妊娠后期及产后发生室速的风险明显增高，建议妊娠期全程及产后（≥ 40 周）服用 β 受体阻滞剂，从而显著降低患者晕厥及心脏猝死的风险。

622. 心律失常的女性患者，是否可以怀孕和自然分娩？是否可以哺乳？

心律失常对女性患者的怀孕和分娩有一定的影响，首先心律失常可以增加孕妇的心脏负担，若患者原有心功能不全，会增加心律失常的危险性。其次抗心律失常的药物可能对胎儿或新生儿有影响，故妊娠期和哺乳期的药物治疗应谨慎。因此，对于在心脏疾病活动期或有严重的频发的心律失常患者，应避免怀孕，且分娩时应选择剖宫术来缩短产程。经过系统治疗后，控制良好的心律失常患者大多仍能怀孕和自然分娩。心律失常本身对哺乳没有影响，但抗心律失常药物可能通过乳汁影响婴儿，因此在抗心律失常药物治疗期间，建议选择人工喂养。

623. 更年期心律失常有哪些特点？如何预防和治疗？

女性更年期由于雌激素水平迅速、大幅度降低，其心血管病风险随之增加，也易导致心律失常的频繁发作，严重者甚至会出现房颤等高危情况。更年期心律失常类型包括窦性心动过速、窦性心律不齐、房性早搏及室性早搏，症状表现为阵发性心悸、心慌，一般无诱因，发作时间一般持续几十秒或几分钟不等，可自行缓解。更年期女性可以适当采用激素替代疗法改善激素水平，同时戒烟、戒酒，合理膳食，控制体重、体脂、血压、血糖，避免导致心律失常发生的这些高危因素。另外，日常生活中注意保持积极乐观的心态，工作劳逸结合，尽量让生活丰富多彩起来，从而避免焦虑、抑郁等心血管疾病的常见精神性诱发因素。

624. 运动导致的心律失常如何应对?

心律失常是运动员最常见的死亡原因,也是最早出现的心脏事件。与同龄普通人群相比,运动员的频发非持续性室速、持续性室速和心脏骤停/心脏性猝死的发生率更高。相较于女性运动员,男性运动员的危险性更高。运动员发生心脏骤停/心脏性猝死的原因主要包括结构性心肌病(以肥厚型心肌病为主)、冠状动脉疾病(先天性和获得性)、心肌炎及其他遗传性疾病等。运动员心律失常的治疗手段与非运动员相同。对于竞技运动员而言,一般建议在训练中提供自动体外除颤器等设施。对于已接受遗传性疾病治疗、心律转复除颤器植入等治疗措施的运动员能否参加竞技比赛,需要综合评估自身疾病的性质和严重程度,且需要对潜在的风险采取适当的预防措施。

625. 老年人服用抗心律失常药物有哪些注意事项?

老年患者常同时合并多种疾病,服用药物种类也比较多,药物之间的相互作用易增加药物不良反应,故建议老年患者服用抗心律失常药物前应详细告知医师和药师目前使用的所有药物,严格按照医师或药师指导用药,服药期间如有不适应及时就诊。老年患者服用抗心律失常药物后,更需要加强监测,如心电图、肝肾功能、血尿常规等指标,必要时可进行动态心电图、胸部 X 线、超声心动图等监测,有助于观察药物的疗效,并及早发现、处理药物的不良反应。

626. 老年人在日常生活中如何预防心律失常的发作?

老年人由于其特殊的病理生理特性,容易发生心律失常,为预防心律失常的发作,应注意以下几点。①注意季节、时令、气候的变化。寒冷、闷热的天气,均容易诱发或加重心律失常,应提前做好防护,分别采取保暖或通风、降温等措施。②保持平和心态,避免情绪刺激。大喜大悲、忧思过度以及惊恐、愤怒等情绪波动会导致心跳不规则,引起各种早搏或心动过速等,因此心律失常患者要保持愉悦心情,遇事要心态平和。③平衡饮食,荤素搭配。过饥、过饿都容易引发心律失常,要尽量避免。需要注意的是,便秘也容易引发心律失常,因此患者要注意调整饮食,多吃蔬菜,保持大便的通畅。另外,吸烟饮酒是引起心律失常的重要诱发因素,应戒烟忌酒。④坚持科学用药。对于合并冠心病、高血压、心力衰竭等心血管疾病患者,应坚持规律用药,以免上述疾病诱发心律失常。

627. 年轻人为何会发生心律失常? 如何预防?

很多人认为心律失常是中老年疾病,但其实很多年轻人也会出现心律失常。心律失常的年轻患者常为熬夜加班族,通常在长期熬夜劳累后出现心慌、手抖等情况,或在平静的时候突然心跳加速，又突然恢复正常，发作的持续时间长短不一。年轻人在情绪激动、惊吓、过度劳累、忧郁、饮酒及浓咖啡等也会发生心律失常，通常没有器质性的心脏病，一般不需要用药，但若是症状比较严重，也可给予辅助用药。年轻人为预防心律失常的发生，一定注意保持生活规律，避免工作过劳，戒烟、戒酒，心态乐观，保持充足的睡眠。

628. 儿童服用抗心律失常药物有哪些注意事项？

与成人不同，儿童心律失常以各类快速性心动过速最常见。如室性早搏，可以继发于心肌炎、心肌病、先天性心脏病术后等。小部分儿童可因母体因素或遗传因素患有先天性房室传导阻滞、长 QT 综合征等罕见心律失常。儿童心律失常的临床表现主要取决于患儿心律失常的性质、类型、心功能以及对儿童心功能的整体影响程度。儿童服用抗心律失常药物的原则与成人相同，但服用药物的剂量应严格根据体重来计算，药物的增减必须咨询医师或药师。家长应监督孩子正确服药，不可漏服，以免影响治疗效果，平时应多关注儿童服药后的反应，注意倾听和询问，及时复查。儿童心律失常的诱发常常与细菌或病毒感染相关，因此避免着凉，预防感染非常重要。出现感染应及时就医，遵嘱服药，注意观察。

629. 高血压并发室上性心律失常如何治疗？

对于高血压并发规律性室上性心动过速，局灶性房性心动过速（房速）、心房颤动、心房扑动的患者，给予射频消融术的成功率较高且安全性良好；由于无症状房颤也会增加脑卒中的发生率，建议延长监测时间明确患者是否存在房颤。30 天心电监测或可植入性心电监测仪可用于房颤的发现。对于房颤患者 >5 秒停搏，则需起搏治疗；建议优化降压药物治疗，改善生活方式，从而降低阵发性室上速的发生率；高血压合并心律失常的治疗，需要综合评估多种因素，如症状出现时间及严重性、事件发生频率及治疗意义等。

630. 高血压合并室性心律失常在治疗上有哪些注意事项？

高血压并室性心律失常的治疗应注意以下几方面。①在心律失常治疗中应注意适当的血压控制，特别是对于合并室性心律失常、严重左心室功能紊乱的患者。②对于高血压合并冠心病或心衰的患者，建议给予 β 受体阻滞剂治疗。③对于高血压高危及具有猝死风险的患者，建议给予"普利类药物"或"沙坦类药物"治疗；对于高血压、左心室肥厚的患者，不建议应用易导致低血钾或 QT 间期延长的药物。

631. 房颤合并高血压的患者如何进行综合治疗？

临床上多数的房颤患者伴有高血压，而高血压也是发作性房颤、连续性房颤及房颤相关性脑卒中的危险因素，同时高血压增加房颤患者抗凝治疗出血的发生率。因此对于房颤合并高血压患者的治疗，应注意以下几点。①对于房颤合并高血压的患者建议优化高血压的治疗，降低脑卒中及血栓形成的风险，减少抗凝治疗患者的出血危险。②目前建议血压控制的最佳目标值仍为<140/90毫米汞柱。③由于无症状房颤比较常见，因此建议高血压患者经常性筛查是否存在潜在性房颤。④对于多数高血压伴房颤的患者，建议给予口服抗凝药物，以降低脑卒中发生风险。

632. 房颤合并稳定性冠心病或外周动脉疾病的患者如何选用抗凝药物？

对于房颤合并稳定性冠心病或外周动脉疾病的患者，其最佳抗凝治疗的方案尚未统一。虽然有些专家建议此类患者联合应用抗血小板药（特别是阿司匹林）与华法林，但目前研究显示在华法林联合阿司匹林治疗并不能进一步降低脑卒中与心肌梗死的发生率，却显著增加患者出血事件的风险。而冠心病患者单独应用华法林进行二级预防的效果不比阿司匹林差，因此目前仍建议此类患者仅应用华法林治疗。

633. 房颤合并急性冠状动脉综合征的患者如何进行抗栓治疗？

对于房颤合并急性冠状动脉综合征患者，虽然华法林联合双联抗血小板药物（阿司匹林＋氯吡格雷）治疗可减少房颤脑卒中及冠状动脉事件的发生，但会增加出血风险。目前的临床研究表明，与仅应用双联抗血小板药物治疗者相比，短期（如4周）加用华法林并不会显著增加出血事件风险，具有可接受的获益风险比，但长期应用三联抗栓药物的安全性尚有待论证。有研究发现，华法林加氯吡格雷组的心血管事件与华法林加双联抗血小板组相比无增加，且前者出血更少。因此，房颤合并急性冠脉综合征患者的抗栓治疗方案的确定，需要综合患者的危险因素，个体化选择。

634. 房颤合并肥厚型心肌病的患者如何进行综合治疗？

由于左室舒张功能较差，肥厚型心肌病患者伴发房颤的比例很高。早期的规范化药物治疗，有助于延迟房颤发生的时间，并降低房颤发生的比例。一旦房颤出现，由于发作时心率极快，对于肥厚型心肌病患者症状的加重要比一般房颤患者显著，更需要积极配合与治疗，才能保护心脏功能、有效缓解症状。β受体阻滞剂、胺碘酮可稳定心率、减少诱发房颤发作的诱因。一旦肥厚型心肌病患者发生房颤，不论是阵发性还是持续性，都应当开始进行抗凝治疗，首选药物为华法林。如果药物无法有效控制，应尽早选择射频消融术治疗，防止因心房内径显著扩大，而导致手术成功率的明显下降。

635. 房颤患者发生脑卒中后急性期的抗栓药物如何选择?

①由于出血的风险,房颤患者脑卒中后急性期不推荐使用华法林、肝素等抗凝治疗,一般在 2 周后根据患者病情权衡收益与出血风险后,开始启动抗凝治疗。②房颤患者脑卒中急性期推荐使用抗血小板药物治疗,急性期阿司匹林的日剂量推荐为 150 ~ 300 毫克。③对于心源性栓塞复发风险高的患者(如有心房内血栓形成、机械瓣膜置换术后脑卒中患者),在轻型卒中或无脑出血证据情况下可考虑早期抗凝治疗。可先使用低分子量肝素,2 周后过渡为华法林抗凝治疗。④新型口服抗凝药达比加群酯、阿哌沙班、利伐沙班等在房颤脑卒中后早期使用的循证医学证据尚不足。

636. 心律失常合并心衰如何进行有效处理?

心力衰竭患者通常合并多种心律失常,其中以室性心律失常和房颤最为常见。如果这些心律失常未得到有效治疗,最终将会加重患者心力衰竭的症状,因此治疗原发病和防止诱因尤为关键。心律失常合并心衰患者的基本用药包括"普利类药物"或"沙坦类药物"、β 受体阻滞剂和醛固酮受体拮抗剂。β 受体阻滞剂可抑制心力衰竭或非心力衰竭患者致命性室性心律失常的出现,预防心脏性猝死。临床常用的有艾司洛尔、美托洛尔、阿替洛尔、比索洛尔等药物。洋地黄类药物也是心力衰竭合并房颤心室率控制的一线药物,静脉应用可降低心室率。口服洋地黄也可降低静息心室率,但对活动后心室率效果不佳,可联用 β 受体阻滞剂。

637. 甲亢引起的心律失常如何治疗?

心律失常是甲亢患者常有的并发心脏疾病。早搏、窦性心动过速等都容易由甲亢引起,而其中最常见的是心房颤动,临床上有超过 10% ~ 30% 的房颤可由甲亢引起,患者可表现为心慌、胸闷、气短,严重时会发生心力衰竭,死亡率较高。由甲亢引起的心律失常,通常是可逆的,当患者的甲亢症状得到有效控制后,心律失常便可好转。抗甲状腺药物治疗可以选择甲巯咪唑或丙硫氧嘧啶,维持甲状腺功能在正常范围。接受口服药物治疗的甲亢患者,必须按照医嘱按时规律服药,及时调整药量治疗,定期复查;同时不宜过度劳累,保证休息,放松心情,避免紧张情绪。

638. 何为恶性心律失常? 如何进行预防和治疗?

恶性心律失常是指心律失常造成血流动力学的不稳定,可导致意识不清、低血压、休克、急性左心衰甚至猝死。这类心律失常发病机制复杂、表现形式多样、起病急等特点,故对恶性心律失常首先需要正确识别。大部分恶性心律失常合并于器质性心脏病,其发生与基础心脏病的严重程度有关，多脏器功能衰竭、内环境紊乱、医源性诱因等均可诱发急重症心律失常。因此，对于罹患心脏疾病的患者来说，尤为重要的是自我的日常心律失常监控，一旦出现胸痛、胸闷、憋气等症状，尤其是有猝死家族史的患者，应及时就医诊治，尽早进行心肺复苏，规范、及时、高质量的心肺复苏是抢救成功的关键。

639. 围手术期心律失常主要有哪些？如何处理？

围手术期是围绕手术的全过程，从患者决定接受手术治疗开始，到手术治疗直至基本康复，时间为术前 5 ～ 7 天至术后 7 ～ 12 天。心律失常多发生于手术后 4 天以内，此期间正是炎症反应的高峰。引起围手术期心律失常的原因有多种，包括基础心脏病、围手术期药物的使用、手术相关疾病、术后各种合并症以及内环境紊乱等。围手术期心律失常的处理首先应明确心律失常类型及相关诱因，然后确定治疗方案。对于未导致血流动力学紊乱且不会产生严重后果的心律失常，一般不需要积极地治疗和处理。通常需要处理的心律失常，主要是为防止其恶化、最终消除心律失常。对于室性和室上性心动过速，则多先用药物或其他治疗，无效时可选用电除颤。性质未明或并发预激综合征的异位快速心律失常，选用药物常有困难，宜用同步电复律治疗。

640. 为什么术后会发生心律失常？

部分患者接受心血管外科术后会发生心律失常，较常见的是室上性心律失常，尤其是心房颤动。主要有以下病因。①心脏的病因，如伴有基础心脏疾病、心律失常、心肌缺血/心肌梗死、术中心肌保护不良、心肌再血管化不全等。②存在电解质紊乱，如低钾血症、高钾血症、低镁血症等。③药物诱发的不良反应，多为血管活性药物或抗心律失常药物导致的心律失常。④手术创伤。⑤呼吸系统的病因，如气管插管刺激或位置不当、低氧血症、高碳酸血症、气胸、酸中毒等。⑥心内导管（如肺动脉导管、临时起搏导管等）的刺激。⑦其他因素，如低温、焦虑、发热、疼痛、急性胃扩张等。

641. 心血管外科术后出现的缓慢心律失常如何治疗？

缓慢性心律失常是心血管外科术后比较常见的心律失常。由于心动过缓减少了心排血量，为了维持患者的血流动力学稳定，建议采取以下治疗措施。①首先应尽量明确心律失常的病因、纠正相关可逆因素。②对于高危患者，推荐术中放置临时心脏起搏导线。③对于出现缓慢心律失常且术后未放置心外膜起搏导线的患者，推荐置入临时心内膜起搏电极。④对于行心脏手术和经导管主动脉瓣植入术后高度或完全性房室传导阻滞的患者，建议密切观察 1 周，进而观察心律失常能否自行消失。⑤对于心脏手术和心脏移植后窦房结功能障碍的患者，建议密切观察数周，进而评估心律时长能否自行消失。⑥对于高度房室传导阻滞患者，禁用 β 受体阻滞剂、胺碘酮、钙通道阻滞药、地高辛等药物。⑦对于窦性心动过缓患者，建议给予阿托品治疗。

642. 心律失常患者手术前需停用抗心律失常药物吗?

抗心律失常的药物，一般术前不推荐停药，因为突然停药可能会出现撤药综合征，增加心肌耗氧量，严重时可危及生命。但胺碘酮是一个例外，因为胺碘酮可诱发进行性的心动过缓，甚至需要用到起搏器来抢救，且其导致的低血压对于常规的升压药物是无效的，同时，由于该药脂溶性较高，半衰期长，因此应当在术前尽早地停药。另外服用强心苷类药物的患者，如地高辛，一般不需要停药。

第七章

血脂异常的合理用药

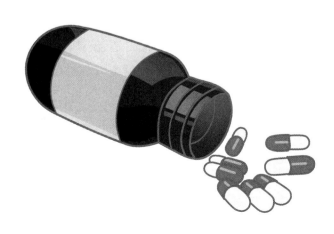

643. 什么是血脂异常？血脂异常包括哪些类型？

血脂是指血浆中的胆固醇、甘油三酯和类脂（如磷脂）的总称。血脂异常是指由于脂肪代谢或转运异常而使血浆中血脂水平异常（过高或过低），从而引起如动脉粥样硬化、冠心病、胰腺炎等严重危害人体健康的疾病。血脂异常可分为高胆固醇血症、高甘油三酯血症、混合型高脂血症、低高密度脂蛋白血症等。

644. 哪些人易患血脂异常？

易患血脂异常的人群主要包括：具有血脂异常家族史患者；糖尿病、肥胖、肾病、脂肪肝患者；长期食用高脂肪、高糖人群；长期吸烟、饮酒人群；长期使用利尿剂、抗精神病药等药物的患者；运动量少的办公室一族、绝经后妇女、中老年人以及长期生活不规律、情绪易激动、精神紧张的人。

645. 哪些征兆提示血脂异常？

①经常头晕犯困：血脂偏高，可导致血液流速下降，供氧功能降低，这时候人不但容易感到困倦，而且稍微运动还会增加心脏负荷，从而加重疲劳感。②出现脸黄疣：一些中老年人，尤其是肥胖女性容易出现"黄色瘤"，这是血脂明显升高的一个信号，不仅影响外观，更反映出血脂、心脑血管疾病问题。③腹痛：如果患者在饭后或吃了油腻食物之后出现间歇性腹痛，应考虑腹痛是否由血脂异常引起。④腿抽筋：血脂异常时，机体过高的胆固醇无法正常代谢，积聚在肌肉中可刺激肌肉收缩，导致抽筋。如果患者经常出现腿抽筋和小腿发凉、发麻，多休息和补钙也无法缓解症状，则应考虑是否为血脂异常引起的。⑤听力异常：血脂异常导致动脉粥样硬化，进而影响内耳供血，造成内耳微循环交流障碍，甚至影响听力，出现耳鸣。

646. 血脂合适水平和异常分层的标准是什么？

血清总胆固醇（TC）或低密度脂蛋白胆固醇（LDL-C）升高是冠心病和缺血性脑卒中的独立危险因素之一。因而，血脂异常的防与治非常重要。根据中国血脂管理指南，血脂各指标的正常水平及异常标准如表 7-1 所示。

表 7-1　血脂正常水平及异常标准　　　　　　　　　　　　　　　　单位：毫摩尔/升

分层	总胆固醇	低密度脂蛋白胆固醇	高密度脂蛋白胆固醇	甘油三酯
合适范围	<5.2	<3.4	—	<1.7
边缘升高	5.2～6.2	3.4～4.1	—	1.7～2.3
升高	≥6.2	≥4.1	—	≥2.3
降低	—	—	<1.0	—

647. 为什么血脂异常可以引起动脉粥样硬化?

血脂异常是引起动脉粥样硬化的主要危险因素,而动脉粥样硬化可引发心脑血管疾病,导致冠心病、脑卒中等。血脂异常使得血液中的脂质更易于沉积于血管壁内膜,引起血管壁内膜的炎症反应,使动脉血管壁失去弹性,逐渐变硬、增厚,血管腔变得狭窄,如果出现血管被阻塞的情况,或者血管壁脆性太强,出现破裂出血等问题,就会引发心肌梗死、脑梗死、脑出血等。血脂异常虽然不是导致动脉粥样硬化的唯一原因,但血脂异常是导致动脉粥样硬化的病理基础。高血脂引发的疾病见图7-1。

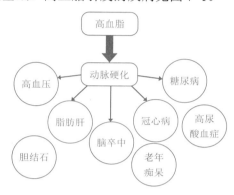

图7-1　高血脂引发的疾病

648. 为何称血脂异常为机体健康的"隐形杀手"?

血脂异常是常见的慢性疾病之一,是心脑血管病发生发展的危险因素。血脂异常的患者在初期通常没有明显的临床症状,但是长期的血脂异常可损害机体重要器官,具体影响如下。①动脉粥样硬化。血液中大量脂蛋白长期附着、堆积在动脉的血管内皮上,进而引起血管硬化。②冠心病。长期的高脂血症可使冠状动脉变得狭窄,循环的血量减少,从而引起心肌供血减少,诱发冠心病。③高血压。高脂血症导致动脉粥样硬化后,可使血管动脉收缩的物质分泌增多,血液中升压物质也增多,引发血压升高。④脑卒中。血脂异常也可引起脑血管硬化,导致血管损伤、破碎,进而发生出血性脑卒中,甚至还会导致脑血栓和脑栓塞。

649. 为什么血脂异常会导致胰腺炎?

血脂异常,尤其是甘油三酯异常升高,容易导致血管出现斑块,引起血管梗阻,当栓子在胰腺的血管内壁造成阻塞,引起胰腺的微循环障碍和胰腺组织缺氧,容易导致胰腺缺血、坏死,从而出现相关的炎症坏死性病变,进而导致急性胰腺炎的发作。此外,血脂异常还可以诱发胰腺组织代谢障碍及紊乱,从而促使胰腺炎的发生。因此,对于甘油三酯长期高于 5.65 毫摩尔 / 升的人群，一定要关注自己的身体情况，一旦出现持续性的腹部疼痛，需要警惕胰腺炎的发生。

650. 血脂异常患者能不能吃鸡蛋？

血脂异常患者可以适量吃鸡蛋。对于单纯高胆固醇者宜选择含多不饱和脂肪酸丰富或低胆固醇的食物，而鸡蛋黄中的胆固醇含量较高，故此类患者不建议食用鸡蛋黄，可适当进食鸡蛋白。对于单纯高甘油三酯者需控制总热量的摄入，对食物中胆固醇不必严格限制，故患者可适当进食鸡蛋。对于胆固醇和甘油三酯都升高者，也需控制胆固醇的摄入量，故患者应避免进食鸡蛋黄，可以适当吃一些鸡蛋白即可。

651. 为什么说血脂异常是现代生活方式病？

随着生活水平的提高，人们的饮食结构上的不均衡，吃得太荤、太素都会造成体脂代谢失调，引起血脂异常。另外，经常熬夜、作息不规律、缺乏运动等也都会导致自己身体被高血脂"盯上"！近 30 年来，我国人群的血脂水平逐步升高，血脂异常患病率明显增加，成人血脂异常总体患病率高达 40.4%。因此，血脂异常是我们现代生活中一种十分常见的疾病，也是一种可怕的疾病，为防止血脂异常的发生，我们应当积极调整生活方式，改变不良的饮食习惯，适度锻炼。

652. 日常生活中如何预防高血脂？

虽然高血脂对心血管系统具有严重不利影响，但只要加强预防，就可以显著降低其发生率，进而减少其对心血管系统的危害。研究表明，健康的生活方式是预防高血脂有效且必要的手段。主要包括合理饮食、增加有氧运动（如健走）、戒烟限酒、控制体重等。通过合理饮食减少胆固醇摄入可有效降低血液中胆固醇水平。常见的胆固醇含量较高的食物有动物内脏、猪油、肥肉、油炸食品、蟹黄等，上述食物不宜进食过多。此外，规律而适量的运动也是预防高血脂的有效措施之一，健走强度需因人而异，一般要求每周 3 ～ 5 次，每次持续 30 ～ 60 分钟。对于肥胖或超重者应积极减轻体重，可有效降低血脂水平。

653. 血脂异常可以治愈吗？

通常血脂异常很难治愈，但以下 3 种情况的患者是可以治愈的。①单纯甘油三酯升高的患者：一般在甘油三酯 <5.63 毫摩尔 / 升，且没有其他并发症（高血压、糖尿病等）时，可以通过改善生活方式，严格控制饮食，减少高脂肪、高热量食物摄入，减轻体重等将血脂降下来，通常是可以使血脂恢复正常的。②单纯胆固醇升高的患者：总胆固醇低于 5.7 毫摩尔 / 升，或是低密度脂蛋白胆固醇低于 3.6 毫摩尔 / 升时，也可以通过改善生活方式，

严格控制饮食、加强运动等，使血脂降下来，并恢复正常。③能够去除病因的继发性血脂异常：因疾病（如糖尿病、肥胖、肾病综合征、肾功能衰竭、甲状腺功能减退症、肝脏疾病等）或药物（如利尿剂、糖皮质激素）引起的血脂异常，在去除病因或停药后，血脂也可恢复正常。

654. 按摩穴位有助于治疗血脂异常吗？

中医根据高血脂形成的根本病机，总结出两个能有效改善高血脂的穴位，具体如下。①阴陵泉穴：是足太阴脾经的穴位，在小腿内侧，胫骨内侧髁下缘与胫骨内侧缘之间的凹陷中。按摩方法：用拇指指腹按压阴陵泉穴，其余四指搭在小腿内侧，顺时针方向揉按2分钟，以局部有酸胀感为佳。②天枢穴：位于腹部，横平脐中，前正中线旁开2寸。按摩方法：用双手拇指或者中指按压同侧天枢穴半分钟，然后顺时针揉按2分钟，以局部感觉到酸胀并向整个腹部放散为好。应当注意，按摩穴位仅是有助于血脂异常的治疗，但不能替代药物治疗。

655. 为什么身体偏瘦的人也会罹患血脂异常？

不少人认为，只有身体偏胖的人才会有血脂异常的风险，瘦人不用担心。但实际上，很多体型苗条的人也会罹患血脂异常，这是因为影响人体血脂水平的因素很多，包括膳食中摄入的糖和脂肪、年龄、遗传、精神状态以及多种疾病。影响血脂水平的常见疾病包括糖尿病、甲状腺功能低下、肾病综合征、家族性高脂血症等。因此，患者不论体型胖瘦，只要出现血脂异常，就容易造成"血液黏稠"，使血流变慢，严重时血流中断，不仅可诱发心脑血管疾病，而且还会导致脂肪肝、肝硬化等疾病的发生，故应同样重视血脂异常的预防。

656. 胆固醇也有"好坏"之分？如何区分？

胆固醇分为高密度脂蛋白胆固醇和低密度脂蛋白胆固醇，是人体血浆中脂质物质和胆固醇结合形成的一种脂蛋白。高密度脂蛋白胆固醇被称为"好胆固醇"，可将胆固醇从周围组织（包括动脉粥样硬化斑块）转运到肝脏进行再循环或以胆酸的形式排泄出去。高密度脂蛋白胆固醇能够起到抗动脉粥样硬化的作用，可以减少冠心病发生的危险。低密度脂蛋白被称为"坏胆固醇"，可将肝脏合成的胆固醇运输到血液循环中，引起血浆胆固醇含量升高，促进动脉粥样硬化的形成，是冠心病、脑卒中等心脑血管疾病的罪魁祸首。

657. 哪些药物会引起血脂异常？

临床研究发现，一些药物容易引起血脂异常。①糖皮质激素：大剂量长期使用糖皮质激素会增高血浆胆固醇，激活四肢皮下的脂酶，促使皮下脂肪分解，使脂肪在体内重新分布，形成向心性肥胖。②利尿药：如氢氯噻嗪和氯噻酮可使血液中的甘油三酯水平升高，血液黏稠度增加，引发高脂血症。③降压药：复方降压片、硝苯地平可使血液中甘油三酯和血清总胆固醇升高，促进动脉硬化疾病的进展；而服用美托洛尔后，不仅血液中的甘油三酯和血清总胆固醇升高，同时低密度脂蛋白水平也会升高。④抗癫痫药：如苯妥英钠可引起血清总胆固醇升高。⑤抗精神疾病药物：如氯丙嗪可使血清甘油三酯和总胆固醇水平明显升高。此外，该药物亦可通过影响某些脂蛋白代谢酶的活性，使血脂代谢发生障碍，引起血脂异常。⑥口服避孕药：口服避孕药可使血液中甘油三酯和低密度脂蛋白胆固醇水平明显升高，而对高密度脂蛋白的影响则取决于口服避孕药中所含雌激素和孕激素的比例。

658. 哪些疾病会导致血脂异常？

在临床中，许多疾病可以引起血脂异常。①甲状腺疾病：甲状腺激素有助于机体胆固醇的清除，而甲状腺功能低下患者的总胆固醇和低密度脂蛋白胆固醇的水平常有所升高。②糖尿病：糖尿病患者的血糖升高可引起机体的低密度脂蛋白胆固醇水平升高，从而进一步增加糖尿病患者的心血管疾病发生的风险。③肝脏疾病：当肝脏细胞脂肪化程度加剧，就会影响脂质代谢，造成血脂升高的问题。④肾病综合征：肾病综合征患者在病情没有得到良好控制的情况下，通常会合并不同程度的高脂血症，一般表现为胆固醇、低密度脂蛋白胆固醇、甘油三酯水平升高。⑤其他：如系统性红斑狼疮、骨髓瘤、脂肪萎缩症、急性卟啉病、多囊卵巢综合征等。

659. 血脂化验单中指标都在正常值范围，就代表血脂正常吗？

很多医院的化验单均会注明各项血脂指标的参考值范围，一些患者认为只要各项检验参数都在参考值范围内就代表血脂正常，其实如此理解是不准确的。胆固醇是形成动脉斑块的原料，胆固醇、低密度脂蛋白胆固醇水平越高，就越容易形成动脉斑块。如果患者无诱发动脉粥样硬化疾病的危险因素如高血压、糖尿病、肥胖等，则其低密度脂蛋白胆固醇只要不超过 4.1 毫摩尔 / 升即可；但对于已经发生冠心病、脑卒中、心肌梗死等动脉粥样硬化疾病的患者来说，其低密度脂蛋白胆固醇只要 >1.8 毫摩尔 / 升就必须进行药物治疗。因此不能简单认为血脂化验单上各项指标在参考值范围内就无须治疗。是否需调脂治疗要考虑多种因素，患者不能自行决定用药与否，而应遵从医生的专业建议。

660. 哪些食物有助于高血脂患者的治疗？

不良的饮食习惯是引发高血脂的重要因素，通过饮食调整有助于降低甘油三酯、总胆固醇、低密度脂蛋白胆固醇，升高高密度脂蛋白胆固醇。因此，建议高血脂患者平时可适当多食用以下食物。①燕麦：含有丰富的可溶性膳食纤维 β-葡聚糖和植物固醇，可以降低血浆总胆固醇和低密度脂蛋白胆固醇含量。②豆类：大豆等豆类含有丰富的不饱和脂肪酸，有助于降低血浆中的总胆固醇、低密度脂蛋白胆固醇的水平。③菌菇类：香菇、木耳等菌菇类含有丰富的多糖类物质，有助于降低血浆总胆固醇和甘油三酯含量，从而具有调节血脂的作用。④洋葱：含有丰富的二硫化物，可以降低血浆总胆固醇，减少主动脉脂类的沉积。

661. 血脂异常患者如何通过运动疗法进行调脂治疗？

运动疗法可降低血液甘油三酯水平，增加高密度脂蛋白胆固醇水平，对血脂水平产生积极影响。因此，推荐血脂异常的患者定期进行中等强度以上的有氧运动，如快走、游泳、骑自行车、慢跑、俯卧撑等运动项目，最好达到每天超过 30 分钟的运动时间，如果做不到每天运动，也要保证每周运动 3 次以上。如果一次时间只有 10 分钟左右，那么保证每天总的锻炼时间在 30 分钟以上同样也可达到效果。需要提醒的是，单次运动对血脂水平的影响不大。因此，需要几个月或更长时间的长期运动疗法才能对血脂水平产生积极影响。另外，运动前做好确认没有心力衰竭、缺血性心脏病等疾病，然后根据个人的体力、体重、年龄等来设定运动量。

662. 血脂异常患者采取生活方式干预可以代替调脂药物治疗吗？

饮食治疗和健康的生活方式改善是治疗血脂异常的基础措施，也是防治动脉粥样硬化性心血管疾病的基本策略。无论患者是否进行药物的调脂治疗，都必须坚持控制饮食和生活方式的干预。早期发现的血脂异常患者，可从生活方式干预、控制危险因素入手，如上述方式干预后，血脂仍然没有恢复到正常水平，则建议服用调脂药物干预。而对于动脉粥样硬化高危人群则必须长期服用调脂药物进行治疗，不能以生活方式干预代替调脂药物治疗。

663. 血脂异常患者何时启动药物治疗？

对于未合并高血压、糖尿病及心脑血管疾病的血脂异常患者，初期一般无须服用调脂药，先通过改善生活方式（如加强体育锻炼、控制体重、调节饮食、戒烟限酒等）进行血脂控制，经过 3～6 个月生活方式干预后，如果血脂水平仍未达标，就需要启动药物治疗。如果血脂异常合并高血压、冠心病、脑卒中等心脑血管疾病，则需要长期规律进行调脂药物治疗，以减少心脑血管疾病再发生的风险。

664. 血脂化验单"正常"，医生为何还开具了他汀类调脂药？

目前大规模临床研究的结果表明，为了有效降低严重心脑血管疾病的风险，需要根据患者不同的风险制订不同的低密度脂蛋白胆固醇目标，即风险越高，低密度脂蛋白胆固醇目标值则应越低。低密度脂蛋白胆固醇是形成粥样硬化斑块的主要"原料"，因此要积极控制低密度脂蛋白胆固醇减少动脉粥样硬化性心脑血管疾病（如冠心病、心肌梗死、脑卒中）的发生。化验单上低密度脂蛋白胆固醇的参考标准是 <3.37 毫摩尔/升，这是针对无心脑血管疾病人群的参考标准。对于合并高血压、糖尿病等基础疾病的人群有引发动脉粥样硬化的风险，建议低密度脂蛋白胆固醇控制在 2.6 毫摩尔/升以下。对于明确患有动脉粥样硬化疾病者，为预防疾病复发，建议低密度脂蛋白胆固醇标准控制在 1.8 毫摩尔/升以下，低密度脂蛋白胆固醇水平越低，对心脑血管的保护作用就越强。他汀类药物不仅能够降低胆固醇和低密度脂蛋白胆固醇水平，而且具有稳定斑块甚至逆转斑块的作用，可有效减少脑梗死、心肌梗死等心脑血管不良事件的发生，因此他汀类药物是抗动脉粥样硬化，防治心脑血管疾病的"基石"，需长期服用，并按照医嘱定期复查血脂及肝功能等。

665. 脂肪肝就是高血脂吗？两者意义相同吗？

很多人以为，脂肪肝是由高血脂引起的。其实，血脂高的人不一定得脂肪肝，而患有脂肪肝的人也不都伴有血脂升高，两者无必然联系。脂肪肝是指由于各种原因使肝细胞内脂肪堆积过多而引起的病变，肥胖、酒精、营养不良以及药物均有可能导致脂肪肝发生。脂肪肝病情的严重程度是根据脂肪含量来分级，当脂肪含量达到10％～25％为中度脂肪肝，如果脂肪含量超过25％则定义为重度脂肪肝。而高脂血症是指血脂水平过高引起一些严重危害人体健康的疾病，如冠心病、动脉粥样硬化、胰腺炎等。评价高脂血症的主要指标为甘油三酯和胆固醇。甘油三酯过高主要让肝脏受累，而胆固醇过高则主要影响心脑血管。

666. 目前临床使用的调血脂药主要包括哪几类？

目前临床使用的调脂药主要包括以下 6 类。①他汀类药物：是治疗高胆固醇血症的首选药物，适用于治疗除纯合子家族性高胆固醇血症以外的任何类型的高胆固醇血症。②贝特类药物：是治疗高甘油三酯血症的首选药物，但对降低血中胆固醇含量的作用则明显弱于他汀类药物。③烟酸类及其衍生物（代表药有烟酸、阿昔莫司）：适用于治疗高甘油三酯血症及以甘油三酯升高为主的混合型高脂血症。④胆酸螯合剂（代表药有考来烯胺、考来替泊）：主要用于高胆固醇血症的治疗，也可与其他调脂药物合用治疗混合型高脂血症。⑤胆固醇吸收抑制剂：代表药物是依折麦布，用来降低高胆固醇血症患者的胆固醇的水平。

⑥ PCSK9 抑制剂（代表药有阿利西尤单抗、依洛尤单抗）：常作为他汀类药物不耐受或单药治疗低密度脂蛋白胆固醇不能达标时的联合用药。

667. 调脂药物联合应用需要注意什么？

为了提高血脂达标率，同时降低不良反应的发生率，有时需要联合应用不同类别的调脂药物。由于他汀类药物作用肯定、不良反应少以及具有调脂外的多效性作用，因此，调脂药物的联合应用方案多由他汀类药物与另一种调脂药组成。在大剂量使用他汀类药物血脂仍不能达标时，通常可以加用依折麦布联合治疗。依折麦布不良反应小，与他汀类药物联合使用治疗的耐受性较好，两者联用不增加肝毒性、肌病和横纹肌溶解的发生率。他汀类与贝特类药物联合应用，适用于混合型高脂血症、致动脉粥样硬化性血脂异常的治疗，尤其是糖尿病和代谢综合征伴有的血脂异常。他汀类与烟酸类药物联合应用，可显著升高高密度脂蛋白胆固醇，而不发生严重的不良反应。他汀类与胆酸螯合剂联合应用，有协同降低血清低密度脂蛋白胆固醇水平的作用，可延缓动脉粥样硬化的发生和发展进程，从而减少冠心病事件的发生。

668. 高胆固醇血症可以选用哪些调血脂药？

高胆固醇血症是冠心病、脑卒中等心脑血管疾病的独立危险因素，严重威胁人类健康。降低异常升高的胆固醇可有效降低心血管事件的发生。目前，降低胆固醇的药物主要包括抑制胆固醇合成和抑制胆固醇吸收的两大类药物。抑制胆固醇合成的药物主要为他汀类药物，代表药有阿托伐他汀、瑞舒伐他汀、辛伐他汀、氟伐他汀、洛伐他汀等，他汀类药物是治疗高胆固醇血症的主要药物。抑制胆固醇吸收的药物通过抑制小肠对胆固醇的吸收来减少血液中胆固醇水平，由于其不影响甘油三酯、脂肪酸、胆汁酸等，在临床应用中具有较好的耐受性和安全性，这类药物主要包括依折麦布和海博麦布。而胆汁酸螯合剂（考来烯胺、考来替泊），具有阻滞胆汁酸的重吸收、促进其排泄的作用，也可使血浆中胆固醇和低密度脂蛋白胆固醇水平下降。

669. 高甘油三酯血症可以选用哪些调血脂药？

高甘油三酯血症宜选用以降低甘油三酯为主的药物：包括贝特类、烟酸类和高纯度 ω-3 脂肪酸。其中贝特类药物是降低甘油三酯的首选药物，代表药物有非诺贝特、苯扎贝特、吉非罗齐，适用于高甘油三酯血症或以甘油三酯升高为主的混合型高脂血症。常规剂量的贝特类药物可以使甘油三酯水平下降 25% ~ 50%，同时使低密度脂蛋白胆固醇下降约 20%。烟酸也适用于高甘油三酯血症或者以甘油三酯升高为主的混合型高脂血症，代表药物有烟酸、阿昔莫司等，在常规剂量下可以使甘油三酯下降 35%，同时使低密度脂蛋白胆固醇约降低 20%，高密度脂蛋白胆固醇提高 30% 左右。高纯度 ω-3 脂肪酸，具有降低甘油三酯和升高高密度脂蛋白胆固醇的作用，易引起恶心、腹部不适等不良反应，有出血倾向的患者不宜使用。

670. 胆固醇和甘油三酯均升高的患者如何选用调脂药？

胆固醇和甘油三酯都升高的患者，往往存在不健康的生活习惯，如肥胖、运动少、饮酒多、油腻性食物摄入较多等，故首先应积极改变不良的生活习惯，此为药物治疗的基础。如果患者甘油三酯明显增高，超过 5.6 毫摩尔 / 升，为了预防急性胰腺炎，应该首先应用贝特类药物治疗，尽快把甘油三酯降下来。如果甘油三酯升高不明显（< 5.6 毫摩尔 / 升），则应服用他汀类药物，由于其具有较强的降胆固醇作用，且对甘油三酯也有一定降低的作用。部分患者服用他汀类药物后甘油三酯仍然较高（超过 2.3 毫摩尔 / 升），则可以在继续服用他汀类药物治疗的基础上联合非诺贝特，建议可以早晨服用非诺贝特，晚上服用他汀类药物。如果他汀类药物治疗后甘油三酯超过 1.7 毫摩尔 / 升但未超过 2.3 毫摩尔 / 升，则继续服用他汀类药物即可，无须联合应用贝特类药物。

671. 低密度脂蛋白胆固醇高选用哪种调血脂药物？

低密度脂蛋白胆固醇会使脂肪沉积于血管壁上，形成粥样硬化，引起血管堵塞，引起心绞痛、心肌梗死等冠状动脉疾病。低密度脂蛋白胆固醇越高，对人体越不利。他汀类药物是降低低密度脂蛋白胆固醇的首选药物，该类药物不仅可以降低总胆固醇和低密度脂蛋白胆固醇水平，还具有稳定斑块，延缓动脉粥样硬化发展，起到全面防治心脑血管病的作用。在服用他汀类药物的同时应改善生活方式，如坚持低脂肪、低胆固醇、低盐饮食，加强运动，戒烟限酒等，利于低密度脂蛋白胆固醇的降低。另外，不同人群低密度脂蛋白胆固醇的降低标准不同，对于动脉粥样硬化的高危和极高危的人群，即使低密度脂蛋白胆固醇不高，也需长期服用他汀类药物，以起到稳定斑块，预防血栓，减少心肌梗死或脑梗死的发生概率。而对于动脉粥样硬化的低危人群，低密度脂蛋白胆固醇控制在 3.4 毫摩尔 / 升以下即可。

672. 高密度脂蛋白胆固醇低选用哪种调血脂药物？

高密度脂蛋白胆固醇有助于预防斑块形成，降低发生动脉粥样硬化（如心肌梗死、脑梗死等）的风险。如果高密度脂蛋白胆固醇低于正常水平（<1.0 毫摩尔 / 升），则意味着发生心脑血管疾病的风险相对较高。烟酸类药物（如阿昔莫司）有助于升高高密度脂蛋白胆固醇，可将高密度脂蛋白胆固醇升高约 30%。另外，贝特类药物、他汀类药物也可轻度

升高高密度脂蛋白胆固醇。如果患者是单纯高密度脂蛋白胆固醇偏低，则不推荐服用调脂药，可首先通过改善生活方式来治疗，如进行规律的有氧运动、控制体重、少吃肥肉和动物内脏、远离反式脂肪酸、适当增加深海鱼的摄入（富含的 ω-3 脂肪酸，能提高高密度脂蛋白胆固醇水平）等，这些均利于高密度脂蛋白胆固醇的升高。

673. 高胆固醇血症合并高血压如何治疗?

在我国，80% 以上的门诊高血压患者合并血脂异常。而接受调脂治疗的血脂异常患者中，约 66% 合并高血压。高血压患者首先要长期控制血压水平，此外还要降低多重心脑血管疾病的危险因素，其中调血脂治疗是最重要的手段之一，这对心脑血管疾病的一级预防具有重要意义。低中危患者首先应当进行生活方式干预，对于高危或极高危患者，一经确诊，应在生活方式干预的基础上，服用降胆固醇药物治疗，推荐根据胆固醇水平和目标值选择适合的他汀类药物，且应在医生指导下坚持长期服用，不应随意减量和停药。对于不能耐受他汀类药物治疗的患者，尤其是老年人，可考虑非他汀类降胆固醇药物治疗，如依折麦布、依洛尤单抗等。

674. 血脂异常合并痛风的患者如何选择调脂药物?

高尿酸血症是嘌呤代谢紊乱所引起的一种代谢综合征。高甘油三酯血症是发生高尿酸血症的独立预测因素，二者互相影响，互为因果。对于高尿酸血症合并高脂血症的患者，应进行生活方式干预，如限制酒精和高嘌呤食物的摄入。如果血脂和（或）血尿酸仍然无法达标，应当在医生的指导下，开启药物治疗。他汀类药物不仅可稳定和缩小动脉粥样硬化斑块，还具有降低尿酸作用，是高尿酸血症合并高胆固醇血症患者的首选调脂药。非诺贝特可降低血清甘油三酯水平，升高高密度脂蛋白胆固醇水平，还可以促进尿酸排泄而降低尿酸水平，也可用于高尿酸血症合并高甘油三酯血症患者的调脂治疗。

675. 血脂异常合并糖尿病的患者适宜选用哪些调脂药?

糖尿病患者常合并血脂代谢异常，如甘油三酯水平升高、高密度脂蛋白胆固醇水平降低、低密度脂蛋白胆固醇水平升高等。低密度脂蛋白胆固醇水平越高，糖尿病患者发生心脑血管疾病风险越大。此类患者首选中等强度的他汀类药物治疗，若血脂未达标可考虑加用依折麦布，而不宜继续加大他汀类药物的剂量。近年来的研究发现，他汀类药物有致新发糖尿病的风险，并呈剂量依赖性，高龄和强化他汀类药物治疗是新发糖尿病的危险因素。辛伐他汀和阿托伐他汀导致糖尿病发生风险最高，而普伐他汀、洛伐他汀、氟伐他汀等风险相对较低，故对已有糖尿病风险（如糖耐量异常、糖化血红蛋白偏高、空腹血糖受损等）

且尚未确诊糖尿病的患者，尽量选择致糖尿病风险较低的他汀类药物。

676. 糖尿病患者在什么情况下需要服用调脂药物？

糖尿病最大的危害不是高血糖，而是增加心肌梗死、脑梗死以及其他心脑血管疾病的风险。大量研究证实，积极控制血压水平、胆固醇水平可以明显降低糖尿病患者心脑血管病的发生率。因此，治疗糖尿病不仅要控制血糖，而且应该重视对血压和血脂的管理。如果糖尿病患者已经合并心脑血管疾病，且无他汀类药物用药禁忌证，均应长期规律服用他汀类药物，必要时还可联合其他降低胆固醇的药物，控制低密度脂蛋白胆固醇在 1.8 毫摩尔／升以下。如果没有发生心脑血管疾病但年龄超过 40 岁的糖尿病患者，也应将低密度脂蛋白胆固醇水平控制在 2.6 毫摩尔／升以下，或将低密度脂蛋白胆固醇较基础水平降低50% 以上。40 岁以下且无心脑血管疾病的糖尿病患者可暂不予调脂药物治疗。

677. 合并肾病综合征的血脂异常患者如何进行药物治疗？

高脂血症是肾病综合征的主要临床表现之一，也会增加血栓形成以及肾脏功能损伤的风险。肾病综合征患者应积极进行调脂治疗，以改善其心血管预后。他汀类药物是治疗肾病综合征患者血脂异常的常用的药物，包括阿托伐他汀、辛伐他汀、普伐他汀等；对于以甘油三酯升高为主的患者可考虑使用贝特类调脂药（如非诺贝特等），可显著降低甘油三酯水平，同时使胆固醇和低密度脂蛋白胆固醇水平轻度下降。对于合并严重高脂血症的肾病综合征患者，可以考虑他汀类药物和依折麦布联合治疗。总体来说，肾病综合征合并高脂血症最重要的治疗是控制肾病综合征本身的进展，同时进行生活方式干预和适当的调脂药物治疗。

678. 血脂异常合并慢性肾脏病的患者如何选用适宜的调脂药？

慢性肾脏病患者常伴随着蛋白尿、低蛋白血症等情况，从而引起肝脏代偿性合成血脂增加，导致血脂异常，增加动脉粥样硬化性心血管疾病的发生风险。慢性肾脏病患者中90% 以上总胆固醇升高，85% 低密度脂蛋白胆固醇升高，50% 高密度脂蛋白胆固醇降低。基于上述情况，建议慢性肾脏病患者在可耐受的前提下接受他汀类药物治疗，可有效降低总胆固醇及低密度脂蛋白胆固醇水平，升高高密度脂蛋白胆固醇水平。推荐中等强度他汀类药物治疗，必要时可联合胆固醇吸收抑制剂（如依折麦布）。终末期肾病和血液透析患者，需仔细评估降低胆固醇治疗的风险和获益，建议个体化选择用药。值得注意的是，慢性肾脏病患者是他汀类药物引起肌肉损害的高危人群，应避免大剂量应用，贝特类药物也可升高肌酸激酶水平，不宜与他汀类药物联用。

679. 绝经后女性血脂异常如何选药?

女性绝经期前,卵巢分泌足量的雌激素,有利于血脂的调控,然而,随着更年期的到来,女性卵巢功能减退,雌激素分泌减少,对血脂的调节功能逐渐减退,高脂血症及相关心脑血管疾病的发病率也随之增加。生活方式干预是动脉粥样硬化性疾病一级预防的基石,可通过控制饮食中胆固醇的摄入、适度体力活动、控制体重等生活方式进行干预。如果经过一段时间的生活方干预后仍不达标,则可考虑加用他汀类、贝特类或烟酸类药物进行治疗。同时,绝经期女性,尤其是具有冠心病高危因素或已发生冠心病的人群,应用雌激素替代治疗对于心血管疾病的防治具有重要作用,建议由临床专家根据患者病情进行判断后,个体化选择用药品种及最佳用药剂量。

680. 乳腺肿瘤患者为什么更要关注血脂水平?

对于乳腺肿瘤患者来说,血脂异常是需要格外关注的一个重点问题。血脂异常可增加乳腺肿瘤患者心脑血管疾病的发生风险,如进行早期监测并积极控制血脂及心脑血管疾病危险因素,可减少动脉粥样硬化性心脑血管疾病的发生概率。因此,建议乳腺肿瘤患者首先应积极改善生活方式,并在此基础上进行药物干预治疗。他汀类药物具有降低胆固醇、低密度脂蛋白胆固醇,轻度升高高密度脂蛋白胆固醇的作用,是乳腺肿瘤患者进行血脂调控的重要药物,具体服药种类及剂量需要在专业的医师指导下应用。

681. 家族性高胆固醇血症如何选择调脂药物?

家族性高胆固醇血症是一种常染色体显性遗传疾病,患者血浆低密度脂蛋白胆固醇水平显著升高,发生动脉粥样硬化性心血管疾病风险较高。在未经治疗的杂合子型家族性高胆固醇血症患者中,第一次冠脉事件的发生时间要比一般人群早大约20年。因此,早筛查、早诊断并进行一级预防有助于降低家族性高胆固醇血症诱发心血管不良事件的风险。他汀类药物是降低低密度脂蛋白胆固醇的一线治疗药物,应尽早服用,以减少心血管不良事件的发生率。如果他汀类药物无法有效降低低密度脂蛋白胆固醇,可以联合其他降胆固醇的药物共同治疗,如依折麦布是联合治疗的首选药物。

682. 肿瘤合并血脂异常患者如何进行调脂治疗?

研究表明,高血脂可能与多种恶性肿瘤的发生与发展相关。脂类代谢异常是恶病质的重要相关因素之一。纠正肿瘤患者血脂异常可在一定程度上缓解恶病质的发展,有利于肿瘤疾病的治疗。肿瘤患者血脂异常的干预方式包括非药物干预和药物干预。非药物干预主要包括调整饮食结构、控制体重、戒烟戒酒等。药物干预方式主要通过服用他汀类、贝特类、胆固醇吸收抑制剂等药物控制血脂水平。需注意的是，吉非罗齐与他汀类药物不宜联合应用，以免加重肝损害、肌肉损害等不良反应。患者因不良反应无法耐受他汀类药物治疗时，可考虑更换或联合其他种类的调脂药物进行治疗。

683. 代谢综合征患者如何改善血脂异常？

代谢综合征患者的血脂常表现为甘油三酯和低密度脂蛋白胆固醇水平升高、高密度脂蛋白胆固醇水平降低，其主要防治目标是预防动脉粥样硬化性疾病的发生，以及具有动脉粥样硬化性疾病病史患者心血管事件的再发。积极规律的生活方式干预是达到治疗目标的重要基础，可先启动生活方式干预治疗，如果无法达到治疗目标，则应采取相应药物治疗使低密度脂蛋白胆固醇 <2.6 毫摩尔 / 升、甘油三酯 <1.7 毫摩尔 / 升、高密度脂蛋白胆固醇 ≥ 1.0 毫摩尔 / 升。常用的药物有他汀类药物、贝特类药物、烟酸等。他汀类药物具有降低低密度脂蛋白胆固醇和抗动脉粥样硬化作用，可降低此类患者心血管事件的发生风险。

684. 缺血性脑卒中合并血脂异常的患者如何进行调脂治疗？

血脂异常是缺血性脑卒中发生、发展的重要独立危险因素，其血脂管理的目标是降低缺血性卒中的发生及复发风险。他汀类药物是血脂异常药物治疗的基石，可延缓动脉粥样斑块的生成，甚至逆转已形成的斑块，故对预防和治疗脑卒中、冠心病等心脑血管疾病具有重要价值。因此，缺血性脑卒中患者无论胆固醇水平是否正常，必须尽早启动他汀类药物治疗，以期降低心脑血管不良事件复发风险，将低密度脂蛋白胆固醇降至＜ 1.8 毫摩尔 / 升或在原有基线基础上将低密度脂蛋白胆固醇降低 50% 以上。

685. 甲状腺功能减退合并血脂异常的患者如何进行调脂治疗？

甲状腺功能减退时，胆固醇的分解代谢减慢，可导致血清中总胆固醇和低密度脂蛋白胆固醇水平升高，尤其是低密度脂蛋白胆固醇水平明显升高。因此，甲状腺功能减退患者，应服用调脂药物降低低密度脂蛋白胆固醇。他汀类药物如阿托伐他汀、瑞舒伐他汀等具有降低低密度脂蛋白胆固醇的作用，但需要注意的是，在应用他汀类药物期间，若患者出现不明原因的肌肉疼痛、肌无力或痉挛等症状，应注意到医院检测肌酸激酶水平。部分初次诊断为甲状腺功能减退的患者常伴有肌无力、疼痛、痉挛、僵硬等神经和肌肉症状，这些患者在服用他汀类药物时应格外慎重，因其发生肌病的风险较高。

686. 黄色瘤与血脂异常有何关系？如何治疗？

黄色瘤是由于脂质代谢异常，尤其是胆固醇和低密度脂蛋白升高引起脂类物质在真皮或皮下组织内堆积而形成，因其颜色多为黄色故为黄色瘤。对于黄色瘤，目前还没有统一的治疗方案，药物治疗可服用调脂药物，如非诺贝特、考来烯胺、烟酸、阿托伐他汀、辛伐他汀等，一般采用一种或两种即可。较小的黄色瘤也可采用电分解术、液氮冷冻疗法、电凝术等方法局部治疗。

687. 哪些儿童及青少年需要进行血脂筛查？

①一级或二级亲属中女性＜65岁或男性＜55岁有心肌梗死、心绞痛、脑卒中、支架置入、血管成形术、猝死。②父母血清总胆固醇≥6.2毫摩尔/升或有已知的脂质异常病史。③有皮肤黄色瘤或睑黄色瘤或脂性角膜弓。④有糖尿病、高血压、肥胖（2～8岁）或超重（12～16岁）或有吸烟行为。对于怀疑家族性高胆固醇血症的对象应进行血脂异常基因筛查。

688. 儿童青少年血脂异常如何治疗？

随着现代生活水平的不断提高，很多儿童存在过度肥胖的问题，之后血脂异常也会接踵而至。儿童青少年血脂异常与其成年后冠心病、动脉粥样硬化及其相关性心血管疾病的发生密切相关。饮食和生活方式干预是治疗血脂异常的基础，特别是对于儿童患者，可能是最佳选择。对于血脂异常的儿童青少年，可通过减少饱和脂肪酸、总脂肪、胆固醇的摄入，增加运动，控制体重，保持情绪稳定等方式进行干预。如果生活方式干预达不到良好的控制效果，就需要采取一定的药物治疗方式。对于8岁以下儿童的高胆固醇血症的治疗，应以膳食治疗为主，不主张使用药物治疗。8岁以上的儿童青少年高胆固醇血症患者，经膳食干预治疗6～12个月后血浆低密度脂蛋白胆固醇水平仍高于4.14毫摩尔/升（伴高血压、肥胖、家族性早发心脏病史）或低密度脂蛋白胆固醇水平高于4.91毫摩尔/升（不伴心血管疾病高危因素）时，可考虑实施药物治疗。

689. 妊娠期发生血脂异常如何治疗？

孕期在一定范围内升高的血脂，是妊娠期正常的生理过程。当孕妇的血脂水平超出一定范围时，则属于病理表现，可导致胎盘血管中的脂肪堆积，使得胎盘中血流受阻，引起胎儿在子宫内缺氧，进而导致流产、早产等不良预后。妊娠期一般不推荐使用调脂药物，调整生活方式、合理控制饮食，是孕期高脂血症患者的首选治疗方法。妊娠期发生血脂异常的患者，应限制高脂肪、高胆固醇、高糖饮食，如动物脑髓、鸡肝、黄油、蛋黄等，提倡多食用优质蛋白食物，如豆类（黄豆、黑豆、青豆）、鱼虾等低脂肪低热量食物。对于正在备孕的女性，如果存在血脂异常，建议在怀孕前控制血脂达标。

690. 为何颈动脉斑块患者需要服用他汀类药物？

颈动脉斑块是动脉粥样硬化的结果，好发于颈总动脉分叉处，与缺血性脑卒中的发生密切相关。他汀类药物不仅具有调血脂和抑制炎症的作用，而且可以逆转动脉粥样硬化性斑块，包括颈动脉斑块。如果颈动脉斑块导致颈动脉明显狭窄（狭窄 ≥ 50%），则应与确诊冠心病或缺血性脑卒中相同，建议立即启动他汀类药物治疗，将低密度脂蛋白胆固醇控制在 1.8 毫摩尔 / 升以下。若颈动脉斑块未导致明显狭窄（狭窄程度 < 50%），则需要评估患者是否存在心血管病或其他心血管病危险因素来决定是否需要服用他汀类药物。

691. 何为强化调脂治疗？适用于哪些人群？

血浆低密度脂蛋白胆固醇水平与动脉粥样硬化性心血管疾病风险密切相关，降低低密度脂蛋白胆固醇水平可显著降低动脉粥样硬化性心脏病患者心血管事件的发生风险。强化调脂治疗可使心血管疾病发生风险的高危人群获益良多，降低严重心血管事件的发生率。极高危患者的低密度脂蛋白胆固醇目标值应该控制在 1.8 毫摩尔 / 升以下，高危患者的低密度脂蛋白胆固醇目标值应该控制在 2.6 毫摩尔 / 升以下，达到强化调脂的目标。强化调脂治疗主要有两种方式：一是选择调脂力度较强的他汀类药物，如阿托伐他汀每天 40 ～ 80 毫克、瑞舒伐他汀每天 20 毫克，如果强化他汀类药物治疗仍不能使患者血脂达标，不宜再增加他汀类药物的使用剂量，以免增加药物不良反应发生率，可联用其他调脂类药物，如依折麦布、依洛尤单抗等，达到强化调脂的目的。

692. 服用他汀类药物后低密度脂蛋白胆固醇未达标，该怎么办？

无论服用何种调脂药，健康的生活方式都是基础，药物替代不了健康的生活方式。如果患者规律服用他汀类药物 6 个月以上，且保持健康的生活方式，但低密度脂蛋白胆固醇仍未达标，则需要咨询医生调整用药方案。一方面可以在医生指导下适当增加他汀类药物的剂量，但需注意剂量不宜过大，以免出现相关不良反应。另一方面，可以考虑联合其他类调脂药物。他汀类药物联合依折麦布比单纯服用他汀类药物的平均降脂强度可以提高 24%，而且可减少缺血性事件如心血管死亡、非致死性心肌梗死以及脑卒中等的发生，安全性较好。他汀联合 PCSK9 抑制剂（如依洛尤单抗）也能有效降低胆固醇水平，减少主要临床终点事件的发生率，安全性较好，但 PCSK9 抑制剂因其需皮下注射、价格相对较高，故性价比方面较低。

693. 贝特类药物主要有哪些品种？哪些人群适宜选用贝特类药物？

甘油三酯水平与心血管疾病进程密切相关。贝特类药物是目前最常用、最有效的降低甘油三酯的药物，代表药物有非诺贝特、吉非罗齐、苯扎贝特等，主要用于治疗高甘油三酯血症及以甘油三酯升高为主的混合型高脂血症。当甘油三酯水平≥5.6毫摩尔/升或心血管疾病患者及其高危人群经过2～3个月生活方式改善以及他汀类药物治疗后，低密度脂蛋白胆固醇已达标，但是甘油三酯≥2.3毫摩尔/升者，应考虑加用贝特类药物。患者在用药初期每隔4～8周应注意监测肝功能和血肌酸激酶水平。

694. 临床常用的非诺贝特、非诺贝特Ⅱ、非诺贝特Ⅲ，有何区别？如何选择？

非诺贝特是一种非常难溶的药物，未经处理的非诺贝特为结晶性粉末，在胃肠道难以溶解和吸收。因此非诺贝特片或胶囊的服用方法为每次0.1克，每天3次。非诺贝特胶囊（Ⅱ）是经微粉化处理后的药物，可加快药物的溶出速度，增加药物的吸收，故非诺贝特胶囊（Ⅱ）的服用方法为每次0.2克，每天1次。非诺贝特片（Ⅲ）是将微粉化技术与微粉包衣技术相结合制备的剂型，药物溶出更快，吸收更多。因此非诺贝特片（Ⅲ）的服用方法为每次0.16克，每天1次，整片吞服。由于食物可增加非诺贝特的吸收，并降低非诺贝特引起的胃肠道反应，因此所有非诺贝特制剂都要求与餐同服。

695. 非诺贝特、吉非罗齐、苯扎贝特等贝特类药物在临床应用和安全性方面有何区别？

非诺贝特是临床常用的一种治疗高甘油三酯血症的药物，不仅能降低甘油三酯水平，而且还能降低血尿酸及血糖水平，故可用于伴有高尿酸血症或糖尿病的高甘油三酯血症的患者。吉非罗齐可消退黄色瘤，改善心绞痛和间歇性跛行，降低冠状动脉事件的发生率，但由于吉非罗齐与他汀类药物合用时，可使他汀类药物的血药峰浓度增加1.8～2.8倍，增加不良反应的发生率，故不建议两者联合使用。苯扎贝特可降低血清总胆固醇和甘油三酯水平，提高血清高密度脂蛋白胆固醇水平，而且具有抗血栓作用，有助于防止动脉粥样硬化的发生和发展，适用于各型原发性血脂异常和继发性血脂异常者，尤其是经控制饮食和增加运动等生活方式干预无效者。

696. 服用苯扎贝特期间要注意哪些问题？

苯扎贝特是目前临床上应用较为广泛的药物，可用于高甘油三酯血症、高胆固醇血症、混合型高脂血症的治疗，最常见的不良反应为胃肠道不适，如消化不良、厌食、恶心、饱胀感等，故建议在饭后或与饭同服，以减少胃肠道不良反应。苯扎贝特也有可能引起肌炎、肌病和横纹肌溶解综合征等，发生横纹肌溶解时，主要表现为肌痛合并血肌酸磷酸激酶升高、肌红蛋白尿，并可导致肾衰，但较罕见。苯扎贝特可增强华法林的抗凝作用，同时服用时应减少华法林的服用剂量；另外，苯扎贝特还可增强胰岛素或磺胺类降糖药的作用，糖尿病患者应注意监测血糖水平，必要时调整降糖药的用量。

697. 哪些患者不宜使用贝特类药物？

以下患者不宜使用贝特类药物。①胆囊疾病者、胆石症者，可能使胆囊疾病患者症状加剧，引起胆石症。②严重肝功能障碍患者、活动性肝病者，包括原发性胆汁性肝硬化及不明原因持续性肝功能异常。③严重肾功能受损者，包括接受透析者，可能致横纹肌溶解和严重高血钾。④孕妇、哺乳期妇女、儿童禁止使用。

698. 依折麦布属于何种药物？为什么总与他汀类药物做搭档？

依折麦布是一种胆固醇吸收抑制剂，通过抑制肠道内胆固醇吸收，从而达到降低胆固醇的作用，可用于原发性高胆固醇血症、纯合子家族性高胆固醇血症的治疗。由于依折麦布的作用单一，只是抑制胆固醇的吸收，故只能小幅度降低血清胆固醇的水平。而他汀类药物降低胆固醇的强度可以达到30% ～ 50%，同时还可以改善动脉血管内膜的代谢，增加斑块的稳定性，使之不容易破溃，且长期用药时，还有可能使斑块逆转。因此在抗动脉粥样硬化的治疗上，他汀类药物是"基石"。只有在他汀类药物不能使低密度脂蛋白胆固醇水平达标的时候，才考虑联合使用依折麦布，从而进一步降低低密度脂蛋白胆固醇水平。所以依折麦布通常常作为他汀类药物的搭档，一般不单独用药。

699. 服用依折麦布过程中，患者应了解哪些注意事项？

依折麦布可在一天内任何时间服用，不受饮食影响。通常每天1次，每次10毫克，可单独服用或与他汀类药物或非诺贝特联合应用，耐受性和安全性良好。老年人、轻度肝功能或肾功能受损者无须调整剂量，中度或重度肝功能异常的患者不推荐使用。与他汀类药物合用时，应首先检查肝功能，对于活动性肝病或不明原因的血清转氨酶持续升高者不宜使用。禁用于孕妇及哺乳期妇女。另外，当患者同时服用胆酸螯合剂（如考来烯胺、考来替泊）时，应在用药前2小时以上或服用4小时以上再服用依折麦布。

700. 普罗布考主要适用于哪些人群？

普罗布考可减少胆固醇合成，促进胆固醇分解，从而降低血胆固醇、低密度脂蛋白胆固醇和高密度脂蛋白胆固醇，而且具有抗脂质过氧化作用，可延缓动脉粥样硬化斑块的形成，消退已形成的动脉粥样硬化斑块。因此，普罗布考可用于家族性高胆固醇血症治疗，还可用于稳定型或不稳定型心绞痛、急性冠脉综合征、心肌梗死等动脉粥样硬化性疾病的治疗。

701. 使用普罗布考过程中有哪些注意事项？

　　普罗布考与食物同服可提高吸收度，建议早、晚餐时服用，常用剂量为每次 0.5 克，每天 2 次。普罗布考与他汀类药物合用可发挥协同调脂作用，其常见不良反应有腹泻、QT 间期延长、室性心动过速、心律失常等。因此，普罗布考禁用于新近心肌梗死、严重室性心律失常、心源性晕厥、QT 间期延长、血钾或血镁过低的患者。同时，患者服用普罗布考期间应定期检查心电图、肝功能、肌酸激酶等指标，注意预防低血钾和低血镁。另外，普罗布考不宜与三环类抗抑郁药物、I 类及 Ⅲ 类抗心律失常药物和吩噻嗪类药物联用，易增加心律失常的发生风险。

702. 烟酸类调脂药物主要适用于哪些人群？使用期间有哪些注意事项？

　　烟酸又称作维生素 B_3，为人体必需的维生素，大剂量服用时具有降低胆固醇、低密度脂蛋白胆固醇和甘油三酯以及升高高密度脂蛋白胆固醇的作用。烟酸类药物主要的不良反应包括胃肠道反应、颜面潮红、高血糖、高尿酸、肝损害、黑棘皮症等，故禁用于慢性活动性肝病、活动性消化性溃疡和严重痛风者。

　　阿昔莫司是一种人工合成的烟酸衍生物，它的适用范围与烟酸相似，以降低甘油三酯为主，可用于治疗高甘油三酯血症、高胆固醇血症、高脂蛋白血症。与烟酸相比，阿昔莫司调脂活性约为烟酸的 20 倍，但用量仅为烟酸用量的 1/6 左右。阿昔莫司可明显改善葡萄糖的耐受性，降低空腹血糖，与口服降糖药无相互作用，故能用于糖尿病患者；另外，阿昔莫司不引起尿酸代谢变化，故可用于高尿酸血症患者。在不良反应方面，阿昔莫司导致的肝肾毒性及横纹肌溶解等肌肉并发症较少。在阿昔莫司治疗初期可引起皮肤血管扩张，提高对热的敏感性，可引起肢体瘙痒、皮疹或面部潮红，这些症状通常在用药后几天内消失，无须停药。

703. 用于治疗血脂异常的中成药有哪些？如何辨证选择？

　　中医认为，高血脂属本虚标实之证，肝、脾、肾不足为"本"，痰浊、瘀血为"标"，常见的分型有脾虚痰湿、肝肾阴虚、脾肾阳虚、血脉瘀阻等证型，要根据不同分型，对症选药。①脾虚痰湿型：这类患者常身体虚胖、四肢沉重、食少乏力、腹胀便溏，可给予血脂康胶囊、脂可清胶囊以及降脂通便胶囊等治疗。②肝肾阴虚型：这类患者常体形偏瘦、头晕耳鸣、腰腿酸软、四肢麻木，可给予调脂片、降脂灵颗粒、首乌片等治疗。③脾肾阳虚形：这类患者常虚胖怕冷，手脚发凉，面色苍白，小腹冷痛，可给予丹田降脂丸、济生肾气丸等。④血脉瘀阻型：这类患者常伴有动脉硬化、头晕失眠、胸闷、心律失常、四肢水肿，可给予山楂精降脂片、通脉降脂片等治疗。

704. 血脂康适用于哪些血脂异常患者？使用过程中有哪些注意事项？

血脂康胶囊的主要成分是红曲，含有多种天然复合他汀、不饱和脂肪酸、甾醇和少量黄酮类物质等，具有调节血脂、活血化瘀、抗动脉粥样硬化、改善胰岛素抵抗等作用，主要用于治疗老年群体的血脂异常以及其他他汀类药物治疗无法耐受的血脂异常患者。血脂康主要不良反应为胃肠道不适，也可引起肝脏转氨酶和肌酸激酶升高，一般不建议与他汀类药物联合使用。若单独服用血脂康调脂效果不佳者，可在医师指导下联合其他类型的调脂药物。建议首次服用血脂康 4～8 周后复查肝功能及肌酸激酶，若无异常可继续服用，待 6～12 个月后再复查。若肝脏转氨酶升高＞正常值上限 3 倍，且合并总胆红素升高时应减量或停药。若肌酸激酶升高＞正常值上限 5 倍时，也应减少剂量或停药观察。

705. 调血脂药脂必泰主要适用于哪些患者？

脂必泰胶囊是由山楂、泽泻、白术、红曲组成的中药复方制剂，可降低总胆固醇、低密度脂蛋白胆固醇和甘油三酯，升高高密度脂蛋白胆固醇，不良反应少见且轻微，能安全地与他汀类药物联合使用，具有良好的协同调脂作用。脂必泰主要用于以下人群：①以胆固醇升高为主的混合性血脂异常患者。②单纯甘油三酯轻度升高及高密度脂蛋白胆固醇降低的患者。③防治动脉粥样硬化性心血管疾病（一级或二级预防），可以单药应用，也可与低、中等强度他汀类药物或依折麦布联合使用。④特殊人群的调脂治疗，包括他汀类药物不能耐受者，如肝脏转氨酶升高、肌酸激酶升高、肝功能轻中度异常及脂肪肝的患者可以使用脂必泰进行治疗。

706. 胆酸螯合剂主要有哪些品种？哪些人群适宜使用胆酸螯合剂？

胆酸螯合剂包括考来烯胺（消胆胺）、考来替泊等。胆酸螯合剂是一种碱性阴离子交换树脂，可以阻止肠道对胆酸及胆固醇的吸收。同时可促进胆酸和胆固醇随粪便排出，促进胆固醇降解，能降低主要冠状动脉事件和冠心病死亡。胆酸螯合剂仅有降低血中胆固醇的作用，对高甘油三酯血症患者及纯合子家族性高胆固醇血症患者无效。胆酸螯合剂的不良反应较大，常见不良反应有胃肠道不适、便秘以及影响某些药物的吸收。因此，该类药物只适用于对他汀类药物治疗无效的高胆固醇血症的患者。

707. 考来烯胺主要用于哪类高血脂患者？使用过程有哪些注意事项？

考来烯胺为胆酸螯合剂类调脂药，在肠道内考来烯胺与胆酸结合，可阻断肠道内胆固醇的重吸收，从而降低血清胆固醇水平。由于考来烯胺的胃肠道不良反应较大，调脂作用相对较弱，因此适用于对他汀类药物治疗无效的高胆固醇血症患者，也可与他汀类药物联合使用，增强调脂作用。考来烯胺与洋地黄毒苷（或地高辛）合用，可能导致后者吸收减少、疗效降低。如必须合用时，应尽可能延长两药的给药间隔，可在服用本药前 2 小时或服用 4 ～ 6 小时后再服用洋地黄毒苷（或地高辛）。

708. 新型调血脂药物依洛尤单抗主要适用于哪类人群？

依洛尤单抗注射液于 2018 年获得我国国家药品监督管理局批准，成为首个批准用于治疗 12 岁以上青少年及成人纯合子型家族性高胆固醇血症的单抗类药物。对于部分杂合子或纯合子家族性高胆固醇血症患者在接受大剂量他汀类药物治疗后低密度脂蛋白胆固醇仍无法达到理想水平，并存在较高的心血管疾病发生风险者，也可给予依洛尤单抗治疗。依洛尤单抗可有效降低低密度脂蛋白胆固醇水平，其降脂作用强于大剂量的他汀类药物，而且不良反应发生率较低。虽然依洛尤单抗注射液已经显示出诸多优势，但目前主要作为他汀类药物的补充和辅助用药，临床中还不能最终代替他汀类药物。

709. 使用依洛尤单抗期间有哪些注意事项？

依洛尤单抗属于新型调血脂药物，可单独或联合他汀类药物治疗，从而有效降低低密度脂蛋白胆固醇水平。①依洛尤单抗需在 2 ～ 8℃的冰箱中避光保存。②在使用前，需将依洛尤单抗恢复至室温至少 30 分钟，给药前应检查药品的外观，应为澄清至乳白、无色至淡黄色的液体，如果溶液浑浊、变色或出现颗粒物，则不建议使用。③依洛尤单抗给药方法为皮下给药，可在腹部、大腿或上臂轮换注射，推荐皮下给药剂量为 140 毫克，每 2 周 1 次或者 420 毫克每月 1 次。④如果错过给药时间，在 7 天以内的可给予依洛尤单抗，并继续使用以前的给药时间表；超过 7 天的可给予依洛尤单抗，并基于这次给药时间重新计划给药时间表。

710. 服用含有深海鱼油的保健品调血脂效果怎样？

近年来在商业的大力推动下，很多人相信"深海鱼油"具有调血脂作用，可以预防心脑血管疾病的发生，导致不少民众购买服用，甚至替代了规范的调脂药物治疗，其实这种做法不可取。深海鱼油的主要功效成分是二十二碳六烯酸（DHA）和二十碳五烯酸（EPA），两者均可促进机体甘油三酯的排泄。因此，对于单纯甘油三酯高的患者，服用高纯度的鱼油可能有一定作用，但对于伴有动脉粥样硬化性心血管疾病的血脂异常（低密度脂蛋白胆固醇或总胆固醇高）患者，服用鱼油的治疗价值不大。另外，现在市面上深海鱼油的种类繁多，质量参差不齐，很难达到高纯度的标准，其成分也尚未经过临床试验的验证，单凭商品宣传的说法并不可信。因此，对于鱼油等保健品，不可盲目迷信，更不能替代规范的药物治疗！

711. 维生素具有调血脂作用吗？血脂高的人需要多吃吗？

研究发现，许多维生素具有一定的调血脂作用。维生素 B_2 能显著降低血脂中的脂肪酸水平，促进脂肪代谢。维生素 B_6 可降低血液中胆固醇水平，促进脂肪代谢。维生素 C 可促进胆固醇转化为胆汁酸，加速低密度脂蛋白和甘油三酯的降解，抑制脂质过氧化，从而减少动脉粥样硬化的形成。维生素 E 是微循环活化剂，既能强化低密度脂蛋白的抗氧化能力，还能补充低密度脂蛋白在氧化修饰过程中体内维生素 E 的丢失，从而预防动脉粥样硬化斑块的形成。但是高血压和冠心病患者血清维生素 A、维生素 C 和维生素 E 的含量为正常，而高脂血症患者血清中维生素 A 和维生素 E 的含量超标。因此，一般心脑血管患者无须额外补充维生素。而对于高血脂患者，可以适当服用一些维生素以发挥其调血脂作用，但如果是已经明确的高脂血症患者，应坚持服用调脂药，不可单纯依赖维生素调血脂治疗。

712. 老年患者服用调脂药有哪些注意事项？

由于老年患者多伴有不同程度的肝肾功能减退，对药物的代谢能力下降，发生不良反应的风险也随之增加，因此老年患者服用调脂药物的剂量需要适当减少，尤其是起始剂量不宜过大。对于使用中等剂量他汀类药物无法达标的老年患者，可与依折麦布联用。具有多种心血管疾病危险的老年人，可考虑使用小剂量他汀药物进行一级预防，用药过程中应密切监测药物不良反应，关注有无肌痛、肌无力、乏力和消化道症状等。另外，老年人常需服用多种药物，要注意药物间的相互作用。对于依从性差的老年患者，应强调药物长期治疗的重要治疗价值，并告知在定期监测情况下应用调脂药物是安全的。如果患者怀疑出现与药物有关的不良反应时，应及时就医检查，而不应擅自停药。

713. 服用调血脂药的疗程是多长时间？

对于冠心病、脑梗死等心脑血管病患者，需要长期服用他汀类药物，把低密度脂蛋白胆固醇控制在 1.8 毫摩尔 / 升甚至 1.4 毫摩尔 / 升以下，一般不应停药，否则心脑血管病复发的风险就会显著增加。如果无心脑血管疾病，但低密度脂蛋白胆固醇严重升高（超过 4.9 毫摩尔 / 升），发生心脑血管病的风险非常高，也需要长期服用他汀类药物，把低密度脂蛋白胆固醇控制在 1.8 毫摩尔 / 升以下。如果没有心脑血管病，低密度脂蛋白胆固醇只是轻中度升高，可以在他汀类药物治疗的同时改变不健康生活习惯，部分患者的胆固醇可以降低到理想水平，这种可以尝试停药。如果是高甘油三酯血症，多数人的甘油三酯升高主要由不健康的生活方式所致。主要选用贝特类药物治疗，这些人在服用贝特类药物治疗的同时，改变不健康生活习惯，其甘油三酯完全可以得到理想控制。这种情况下也可以考虑停药。总之，调脂药物的使用要在医生指导下治疗，不要擅自用药或者停药。

714. 服药期间怎样规范监测血脂？

血脂检查主要是对血液中所含脂类进行的一种定量测定方法。抽血化验前 2 周内要保持平常的生活习惯和饮食习惯，才能反映出真实的血脂情况，进而才可以判断是否需要调整用药方案。血脂检查前 3 天内避免高脂饮食（尽量不要吃油腻的食品）和饮酒，以免影响化验结果。由于餐后血脂尤其是甘油三酯的浓度会明显升高，8 小时后基本恢复至空腹水平，因此血脂检查前要空腹 10 ～ 12 小时为佳。另外，血脂水平可随一些生理及病理状态变化，如创伤、发热、急性感染、心肌梗死等，这时检查出来的血脂都不太准确，建议应该在身体状态比较稳定的情况下进行化验。

715. 服用调脂药物期间多长时间做一次相关检查？

对于服用调脂药者，应在用药 6 周内复查血脂、转氨酶和肌酸激酶。如血脂能达到目标值，且无相关药物不良反应，可逐步改为每 6 ～ 12 个月复查 1 次；如血脂未达标且无药物不良反应者，每 3 个月监测 1 次。如治疗 3 ～ 6 个月后，血脂仍未达到目标值，则需调整调脂药剂量或种类。每当调整调脂药种类或剂量时，都应在治疗 6 周内复查 1 次。

716. 不同种类调血脂药物联合使用时有哪些注意事项？

部分血脂异常患者使用单一调脂药物尚未达标时，应避免增大某一种药物剂量而产生不良反应，可联合其他种类的调脂药物治疗，从而提高血脂水平的达标率，有利于全面纠正血脂异常，但联合应用时需注意以下几点。①由于不同种类的调脂药有相似的不良反应，因此联合使用时剂量不宜过大，避免血药浓度的显著升高。②治疗期间应密切监测肝功能和肌酸激酶，如无不良反应，可逐渐增加剂量。③如他汀类药物和贝特类药物联用时，非诺贝特为贝特类药物的首选。④依折麦布与他汀类药物联合治疗可达到高剂量他汀类药物的效果，而且不良反应较少。⑤在常规他汀类药物治疗的基础上，加用小剂量烟酸可显著升高高密度脂蛋白胆固醇，但较单用他汀类药物治疗有增加血糖升高的风险，应注意加强血糖监测。

717. 何为横纹肌溶解？哪些调脂药可引起横纹肌溶解？

横纹肌溶解是指各种原因引起的横纹肌细胞坏死，导致肌细胞内容物渗出到细胞外液及血液中，进而导致脏器功能损害，严重的可伴有急性肾衰竭、电解质紊乱等，患者典型的临床表现为肌痛、乏力、发热、深色尿（肌红蛋白尿）、恶心、呕吐等。引起药源性横纹肌溶解的药物主要有调脂药、抗感染类药物、抗病毒药物、阿片类药物、引起低钾血症的药物等。调脂药中他汀类药物是引起药源性横纹肌溶解的最常见药物，通常大于 80 岁的老年患者，联合用药、剂量过大时会出现。贝特类降脂药如苯扎贝特、非诺贝特也能引起横纹肌溶解症，主要见于大剂量应用贝特类药物、联合使用其他能引起横纹肌溶解的药物以及肾功能不全的老年患者。

718. 服用调脂药过程中如何避免横纹肌溶解的发生？

在应用调脂药过程中，为避免横纹肌溶解症的发生，应做到以下几点。①避免大剂量服用他汀类药物或贝特类药物。②注意联合用药。克拉霉素、唑类抗真菌剂、胺碘酮、环孢素不应与辛伐他汀、阿托伐他汀联用，如需联用，可应用普伐他汀或氟伐他汀；能引起横纹肌溶解的药物要尽量避免合用，如他汀类药物和贝特类药物不宜联合使用，以免增加肌病和横纹肌溶解的发生。③使用调脂药过程中要定期监测肌酸激酶、肝肾功能变化，特别是联合用药的老年心肌梗死、脑梗死患者。如患者出现弥漫性肌肉疼痛、肌肉触痛、肌无力以及关节痛等症状，要考虑到药物引起的肌肉骨骼损害，立即停药，并给予对症治疗。④严重代谢和内分泌疾病患者应禁用他汀类血脂调节药。

第八章

心力衰竭的合理用药

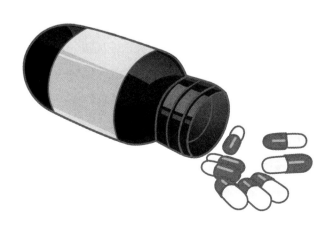

719. 何为心力衰竭？哪些疾病可能导致心衰？

心力衰竭（心衰）是由于心脏结构和（或）功能的异常改变，使心室收缩和（或）舒张功能发生障碍，从而引起的一组复杂临床综合征，为各种心脏疾病的终末阶段，主要表现为呼吸困难、疲乏和液体潴留（体循环淤血、肺淤血及外周水肿）等。各种心血管疾病如冠心病、高血压、心瓣膜病、心肌病、先天性心脏病、心肌炎和肺源性心脏病等均可导致心肌收缩力减弱，心脏变大，诱发心衰。根据心衰发生的时间、速度，分为慢性心衰和急性心衰。多数急性心衰患者经住院治疗后症状部分缓解转入慢性心衰，而慢性心衰患者常因各种诱因急性加重而需住院治疗。

720. 哪些早期信号提示患者可能发生心力衰竭？

①气短和体力差。这是心衰常见的症状，很多患者轻微活动即可出现气短、呼吸困难等症状，这是由于患者心脏功能下降，导致流通到肌肉和组织的血液减少所致。②下肢肿胀。脚和脚踝肿胀也是心衰常见的症状，这是由于心衰和肾功能减退导致的体液聚积引起。③急性肺水肿。心衰患者常因肺部血液无法充分回流到心脏会造成肺淤血，表现出咳嗽、咳痰、咳血等肺水肿症状。④脖子暴青筋。心衰患者心脏泵血的能力下降，心腔中留存血液增多，从而影响血液回流，造成颈静脉充盈，显现脖子暴青筋。⑤消化道症状。患者合并消化道淤血时，可表现为恶心、呕吐、腹胀、食欲减退等症状。

721. 哪些因素可诱发急性心衰发生？

急性心衰是由多种病因引起的急性临床综合征，心衰症状和体征迅速发生或急性加重，常危及生命，需立即进行干预。急性心衰中大部分为原有慢性心衰的急性加重引起，有15%～20%为新发心衰。新发心衰的常见病因为急性心肌坏死和（或）损伤（如急性冠脉综合征、重症心肌炎等）和急性血流动力学障碍（如急性瓣膜关闭不全、心包压塞、高血压危象等）。慢性心衰急性失代偿常有一个或多个诱因引起，如血压显著升高、急性冠脉综合征、心律失常、急性肺栓塞、贫血、慢性阻塞性肺疾病急性加重、围手术期、肾功能恶化、甲状腺功能异常、药物（如非甾体类抗炎药、皮质激素、负性肌力药物）等。

722. 哪些因素可导致慢性心衰急性加重？治疗策略有哪些？

慢性心衰急性加重是指慢性心衰患者在病情稳定一段时间后出现心衰症状或体征（如呼吸困难、腹胀、食欲减退、疲乏、肺部啰音、水肿）加重或出现心衰并发症，如新发心律失常、心包积液等，需要及时进行干预治疗。肺部感染是诱发心衰加重的常见原因，其次为心源性疾病（如心律失常、冠心病），其他疾病如慢性阻塞性肺疾病急性加重、电解质紊乱、血糖控制不良等也可诱发慢性心衰急性加重。早期发现并及时纠正可逆因素，有助于减少住院、改善预后。对于慢性心衰急性加重并有液体潴留证据的心衰患者均应使用利尿剂以减轻心脏负荷，推荐使用呋塞米或托拉塞米。血管扩张剂可通过扩张静脉血管来缓解心衰症状，对于有心绞痛症状的患者可选用硝酸酯类药物。正在服用 β 受体阻滞剂、"普利类药物"或"沙坦类药物"的心衰加重患者，可继续使用。

723. 如何区别急性心衰和支气管哮喘引起的呼吸困难?

急性心衰和支气管哮喘均可表现为"喘"，其抢救的方法和治疗药物截然不同，可参照患者过去相关病史进行简单判断，对于基础病为心血管疾病者发生急性心衰的可能性大，反之，如果患者既往诊断支气管哮喘，无心血管疾病，则发生支气管哮喘的可能性较大。从临床表现上看，急性心衰的"喘"常在睡眠中突然发生，平卧时"喘"明显加剧，端坐时"喘"减轻；而支气管哮喘的加重和缓解，与体位改变的关系不明显，常由接触一些过敏原如花粉、尘螨等引起。从治疗药物疗效上看，支气管扩张剂有效者更支持支气管哮喘，而对强心、利尿及扩血管药有效者则支持是心衰引起的呼吸困难。

724. 采取哪些措施可预防心衰的发生?

①积极控制心血管疾病：高血压、糖尿病、冠心病、心瓣膜病、心肌病等都是引起心衰的发生常见疾病，因此应对血压、血脂、血糖指标等进行有效干预，有助于预防或延缓心衰发生。②预防呼吸道感染：心血管患者抵抗力低，容易诱发呼吸道感染，是引发心衰的常见诱因。季节变化期间是流感的高发时期，心血管患者应根据天气变化及时增减衣物，以防止流感成为发生心衰的诱因。③避免激动，保持情绪稳定：焦虑抑郁、烦躁恼怒等不良情绪，易诱发心衰，因此应调整好自己的心态，乐观面对心衰。④合理饮食，适量运动：心衰患者应限制食物中的钠盐量，少吃多餐，避免油腻食品。运动应量力而行，不宜过度疲劳。在病情稳定时，可在医生的指导下进行力所能及的活动。

725. 心衰患者为什么要保持大便通畅? 如何预防便秘?

便秘是心衰患者常见的问题。慢性心衰患者由于胃肠道淤血，加上长时间卧床，活动量减少，可导致胃肠蠕动减慢，尤其是老年人，直肠肌肉萎缩，导致排便无力。便秘、大便干硬会让患者排便前紧张、费力，如果排便时用力过猛，会使患者全身血管收缩，血压骤升，排便时可能诱发心力衰竭急性发作。为避免这种情况，患者应适当活动，多食用如芹菜、香蕉、苹果、韭菜、菠菜等，增加膳食纤维摄入，必要时服用通便药物，保持大便松软。如遇大便干硬难排，可用开塞露或甘油灌肠剂辅助排便。

726. 发生了急性心衰，如何进行家庭自救？

急性心衰一旦发生需要立即治疗，首先尽快拨打急救电话，让救护人员立即到家里进行救治。在救护人员还未来之前，应对患者进行如下救治。①改变体位：尽量让患者采取坐位，可坐在床边或椅子上，双腿自然下垂，上身前倾，可减轻回心血量，减轻心脏负荷；使肺活量增加，缓解呼吸困难。②患者可舌下含服硝酸甘油或速效救心丸等急救药物，降低心脏负荷，不可使用支气管哮喘患者常用的各种气雾剂，也不宜口服平喘药，这些药物可加重心衰。③急性左心衰竭患者常有濒死感，心情紧张，心率加快，心脏负担加重，对病情不利。家属应安慰患者，消除其紧张情绪。

727. 左心衰和右心衰有何不同？如何治疗？

左心衰主要是由于左心损伤、过度负荷和阻力增加引起，最先表现为肺部症状，如出现劳力性呼吸困难、粉红色的泡沫痰、端坐呼吸等。而右心衰主要是由于肺充血和肺动脉高压引起，患者主要表现为体循环淤血，如身体低垂部位水肿、消化道淤血、肝肿大、恶心、呕吐、食欲不振、少尿等。左心衰主要治疗导致心脏损伤的常见疾病，如高血压、冠心病、糖尿病、代谢综合征等。右心衰的治疗是积极治疗导致右心衰竭的原发疾病，减轻右心负荷，增强心肌收缩力，同时纠正诱发因素，如感染、发热、情绪激动、劳累、妊娠或分娩、长时间乘飞机或高原旅行等。

728. 病情稳定的心衰患者生活中需要注意哪些问题？

病情稳定的慢性心衰患者可以在家中接受治疗，患者及其家属应注意以下 5 点，以防病情恶化。①心态平衡。良好的心态是治疗成功的开始，患者应面对现实，放松精神，主动参与并积极配合治疗。②饮水有度。由于心衰疾病的特殊性，患者日常需要注意控制液体的摄入量，包括汤、奶、茶、粥、饮料等流动液体。③营养均衡。心衰患者应注意保持营养均衡，每餐七成饱，少油少盐。④运动适量。由于心衰患者很难承受高强度运动，因此应控制好运动量和时间，在医生的指导下适当活动。⑤监测体重。体重增加是反映体液潴留的可靠指标，因此在院外接受治疗的患者应注意观察体重变化。如每周增加 2 ～ 3 公斤，无论有无不适症状，均应及时就诊。

729. 吸氧有利于心衰治疗吗？

长期的心力衰竭导致心脏射血功能不足，血液无法输送到全身，导致机体各器官缺氧。

因此，对于急性心衰患者来说，吸氧在一定程度上可缓解症状，是一种比较推荐的治疗方式，但是如果慢性心衰患者血氧正常，则不需要吸氧，心衰急性发作时患者出现呼吸困难，应立即进行高流量鼻导管吸氧。所谓"高流量"是指氧流量控制在 6 ～ 8 升 / 分钟范围内。严重缺氧者可采用无创呼吸机辅助通气。当患者处于病情稳定期，就可以改为低流量吸氧，一般氧流量在 1 ～ 3 升 / 分钟（氧浓度为 25% ～ 33%）。

730. 治疗慢性心力衰竭的药物有哪些？

慢性心衰的常规用药包括利尿剂、扩血管药以及强心药三大类。常用的利尿剂主要包括袢利尿剂（如呋塞米、托拉塞米）、噻嗪类利尿剂（如氢氯噻嗪）以及醛固酮受体拮抗剂（如螺内酯）。对于有液体潴留的心衰患者，利尿剂能充分控制和有效消除液体潴留，是心衰标准治疗中必不可少的组成部分。常用的扩血管药有"普利类药物"、"沙坦类药物"、硝酸酯类药物等，通过扩张动脉、静脉血管减轻心脏负荷，降低心衰的发病率和死亡率。强心药又称正性肌力药，主要分为强心苷类和非强心苷类，强心苷类包括毛花苷丙、洋地黄毒苷、毒毛花苷 K、地高辛等，临床上最为常用的为地高辛，主要适用于标准治疗后射血分数较低的心力衰竭患者。非强心苷类主要有儿茶酚胺类和磷酸二酯酶抑制剂，儿茶酚胺类包括多巴胺、多巴酚丁胺等，磷酸二酯酶抑制剂主要有米力农、奥普力农等药物。另外，心力衰竭患者如无 β 受体阻滞剂禁忌证，建议逐渐增加剂量，适量长期维持以减轻症状、改善预后、降低死亡率和住院率。

731. 治疗急性心衰的药物主要有哪些？

急性心力衰竭是常见的心血管急重症，常危及生命，必须快速诊断和紧急抢救治疗。治疗原则为减轻心脏负荷、改善心脏功能、积极去除诱因以及治疗原发病变。为了尽快达到疗效，急性期通常采用静脉给药，选用利尿药、扩血管药和（或）正性肌力药。有液体潴留证据的急性心衰患者应使用利尿剂，首选静脉袢利尿剂，如呋塞米、托拉塞米、布美他尼，应及早应用。常用的扩血管药包括硝酸甘油与硝酸异山梨酯、硝普钠、乌拉地尔等。硝酸酯类药物适用于急性心衰合并高血压、冠心病、二尖瓣反流患者。紧急时也可选择舌下含服硝酸甘油。硝普钠适用于严重心衰、后负荷增加以及伴肺淤血或肺水肿患者。临床上应用强心药主要有多巴胺和多巴酚丁胺、米力农以及洋地黄类药，该类药物通过增强心肌收缩力，提高心排血量。

732. 治疗心衰的"四联标准治疗药物"，包括哪些药物？

以往的心衰基石治疗是俗称的"金三角"方案，包括药物有血管紧张素转换酶抑制剂

（"普利类药物"）/血管紧张素Ⅱ受体阻滞剂（沙坦类药物）、β 受体阻滞剂、醛固酮受体拮抗剂（如螺内酯）。最新的心衰指南，将标准的"金三角方案"改为"四联标准治疗方案"，即在以往"金三角"治疗基础上加用了钠—葡萄糖共转运蛋白 2 抑制剂（如恩格列净、达格列净），这类药物除了降低血糖之外，还有潜在的心血管保护作用。四联标准治疗药物的联合使用能有效延缓心肌重构的发展，显著降低死亡率和住院率，成为心力衰竭药物治疗的基石。

733. 诊断慢性心衰之后，哪些药物需要长期服用？

病情较轻的心衰患者一般表现为活动耐力的轻度下降，这部分患者通过规范的药物治疗，心衰有可能得到治愈。如果患者心衰初期无明显症状，没有及时治疗，发现时就需要终身服药了。以下药物需要长期服用。① 血管紧张素转换酶抑制剂（"普利类药物"）：这类药物是被证实能降低心衰患者病死率的第一类药物，如无禁忌，应当长期服用，如无法耐受时，可选用血管紧张素Ⅱ受体阻滞剂（沙坦类药物）。② β 受体阻滞剂（如琥珀酸美托洛尔、比索洛尔和卡维地洛）：长期应用可延缓或逆转心肌重构，并显著降低猝死率。③ 醛固酮受体拮抗剂（如螺内酯）：可促进心肌重构，在"普利类药物"的基础上加用醛固酮受体拮抗剂，可抑制醛固酮的有害作用，对心衰患者有益。

734. 心衰患者不宜使用哪些药物？

心衰患者应避免使用或慎用的药物主要包括以下 6 种。①非甾体抗炎药：阿司匹林、布洛芬、塞来昔布等药物有增加全身性血管抵抗，使血压难以控制。②某些降糖药物：如吡格列酮、罗格列酮，会诱发或加重心衰。③某些中草药：如人参、甘草等，有升高血压的作用，会加重心衰患者的心脏负担。④抗心律失常药物：大部分抗心律失常药物有负性肌力作用，可导致心衰恶化。⑤糖皮质激素：糖皮质激素可引起水钠潴留，使用前应权衡用药的获益和水钠潴留的不利作用。⑥神经和精神科相关药物：如西酞普兰、替瑞巴林、卡马西平、溴隐亭等药物可通过多种不同的作用机制影响心肌收缩力，导致心衰程度加重。

735. 心衰患者为何要进行利尿治疗？

心衰最常见的临床症状是由于心衰患者心脏泵血能力下降，导致血液在静脉系统淤滞，血液中的水分渗透到组织间隙造成水肿，患者常有呼吸困难、乏力、下肢水肿、食欲不振等临床表现。治疗心衰要从减轻心脏负荷、增加心脏射血量等方面考虑，利尿剂会降低血管内的血容量，促进肾脏排出更多的水分，从而消除水肿，减轻心脏的负担，减缓患者的临床症状。

736. 不同心衰患者如何选用适宜的利尿剂?

对于有明显液体潴留的患者,建议首选袢利尿剂(如呋塞米、托拉塞米、布美他尼)。对于有轻度液体潴留伴有高血压且肾功能正常的心衰患者建议选用噻嗪类利尿剂,但痛风患者不适宜使用噻嗪类利尿剂。醛固酮受体拮抗剂(如螺内酯)具有改善心肌重构作用,也可联合袢利尿剂,改善利尿剂抵抗。托伐普坦对低钠血症或顽固性水肿者疗效显著,对于老年、低血压、低蛋白血症、肾功能损伤等高危人群依然有效,推荐用于常规利尿剂治疗效果不佳、有低钠血症或有肾功能损害倾向患者。

737. 心衰患者服用利尿剂时需要注意哪些问题?

①呋塞米、托拉塞米和氢氯噻嗪这三种药都是排钾利尿剂,因此服用时一般需遵医嘱适当补钾,或合并使用保钾利尿剂。鼓励患者多吃富含钾的食物及水果,如芹菜、香蕉、橘子等。②利尿剂在心衰稳定后应以最小剂量长期维持,并根据病情需要(症状、尿量、水肿、体重等变化)调整剂量。③呋塞米、托拉塞米及托伐普坦一般建议在早餐后服用,而螺内酯建议在进食时或餐后服药,以减少胃肠道反应,并可提高药物生物利用。④服用利尿剂期间定期抽血复查电解质,尤其是注意血钾、血钠水平,避免因过度利尿引起水、电解质紊乱,发生低血容量、低血钠、低血氯及低血钾。由于氢氯噻嗪能降低尿酸排除,长期用药可引起高尿酸血症,因此痛风患者尽量避免使用。另外,利尿剂治疗中可出现肾功能损伤(血肌酐、尿素氮升高),因此,应用期间应监测肾功能。

738. 服用利尿剂螺内酯治疗心衰期间有哪些注意事项?

螺内酯有较弱的保钾利尿的作用,另外还具有改善心肌重构的作用,推荐初始剂量为10 ～ 20 毫克,1 次 / 天,至少观察 2 周后再加量,目标剂量为 20 ～ 40 毫克,1 次 / 天。螺内酯应于进食时或餐后服药,以减少胃肠道反应,并可提高本药的生物利用度。通常建议螺内酯与呋塞米、托拉塞米等排钾利尿剂合用,以避免高血钾发生。螺内酯和"普利类药物"或"沙坦类药物"合用治疗心力衰竭时有导致高钾血症的风险,因此用药期间注意定期监测血钾水平,出现高血钾症时应中断或终止治疗。另外,螺内酯可引起男性乳房疼痛或乳腺增生症(发生率约10%),一般为可逆性,停药后可消失。

739. 托拉塞米与呋塞米均为强效利尿剂,用于心衰有何区别?

恰当使用利尿剂是心衰药物取得成功的关键和基础,托拉塞米和呋塞米都是高效利尿药物,用于需要迅速利尿的充血性心力衰竭患者。呋塞米是传统的利尿剂,起效快,但长期或大量使用，易导致低血钾、心律失常等不良反应的发生。托拉塞米是一种新型利尿剂，作用持续时间长，通常每日只需用药 1 次，对血钾影响较小，对糖、脂代谢及尿酸排泄无影响，主要经肝脏代谢，对肾功能几乎不产生影响；此外，还具有利尿作用时间长，电解质紊乱发生率低及不易产生利尿剂抵抗等优点。

740. 心衰患者使用托伐普坦过程中有哪些注意事项？

托伐普坦可用于治疗心力衰竭引起的体液潴留，尤其是适用于袢利尿剂等其他利尿剂治疗效果不理想的心力衰竭引起的体液潴留，可与其他利尿剂（袢利尿剂、噻嗪类利尿剂、醛固酮受体拮抗剂）合并应用。托伐普坦主要的不良反应主要是口渴和高钠血症。为避免老年患者发生高钠血症风险，建议老年患者服用托伐普坦时从半量（7.5 毫克）开始服用。当体液潴留状态被良好控制时，需及时停药。服药初期，可能会出现一定程度的肝损伤，因此在服药前及用药过程中进行肝功能检查。另外，托伐普坦可引起血尿酸浓度升高，当血尿酸明显升高，建议使用降尿酸药物，以降低痛风发作风险。

741. 心衰患者应用利尿剂治疗反应不佳（抵抗），该如何处理？

利尿剂是心衰治疗的基石药物，能够通过增加患者尿量使细胞外液容量降低，显著缓解心衰症状，并对体液潴留起到控制作用。然而利尿剂治疗反应不佳（抵抗）是心衰患者治疗中的常见临床问题，与住院期间或出院后临床预后密切相关。为此，首先可通过增加利尿剂剂量及改变用药途径的方法预防利尿剂抵抗，再者还可换用其他利尿剂治疗，一般40 毫克呋塞米与 20 毫克托拉塞米、1 毫克布美他尼的利尿效果相当。另外也可以通过联用两种及以上利尿剂，如在袢利尿剂基础上加用噻嗪类利尿剂或者螺内酯改善利尿剂治疗反应不佳，若仍然无法达到有效利尿效果，可考虑加用托伐普坦或加用增加肾血流药物（如小剂量多巴胺或重组人利钠肽）及糖皮质激素等。

742. 心衰患者常用的扩血管药物有哪些？如何选择？

血管扩张剂类药物可分为动脉、静脉扩张剂。动脉扩张剂包括乌拉地尔、肼屈嗪、酚妥拉明等药物；静脉扩张剂包括硝酸酯类药物（单硝酸异山梨酯、硝酸甘油等）、血管紧张素转换酶抑制剂（"普利类药物"）、血管紧张素 II 受体阻滞剂（"沙坦类药物"）以及血管紧张素受体脑啡肽酶抑制剂（代表药物为沙库巴曲缬沙坦钠）。"普利类药物"是目前治疗慢性心衰的首选用药，如因"普利类药物"不良反应而无法耐受时，可改用"沙坦类药物"。硝酸酯类药物适用于急性心衰合并高血压、冠心病心肌缺血、二尖瓣反流患者，紧急时也可选择舌下含服硝酸甘油。硝普钠直接松弛小动脉和小静脉血管，此药对动静脉的扩张强度是均衡的，更适用于严重心衰、原有后负荷增加以及伴肺淤血或肺水肿的患者。乌拉地尔适用于高血压合并急性心衰、主动脉夹层合并急性心衰的患者。

743. 治疗心衰时，血压低还能用血管扩张药吗？

血管扩张药物是心衰治疗的重要一环，正确使用血管扩张药物对心衰患者的预后具有重要意义。心衰发生时，心排血量明显下降，可出现低血压，但外周血管阻力明显增高。扩血管药物主要是降低外周血管阻力，增加心排血量，有助于升高血压，缓解心衰。血压偏低并不是应用血管扩张药的绝对禁忌，但使用过程中要严密监测血压，如出现明显的低血压症状，则不建议使用。

744. 心衰患者服用"普利类药物"时需要注意哪些问题？

除非有禁忌证或不能耐受，所有心衰患者均应尽早服用"普利类药物"，并长期坚持。服药剂量遵医嘱，由小剂量开始，逐渐递增，直至达到目标剂量，一般每隔 2 周，剂量倍增 1 次，调整至合适剂量应终生维持使用，避免突然停药，以免导致临床恶化。服用"普利类药物"期间应监测血压，避免出现低血压或直立性低血压。由于"普利类药物"可导致血钾升高及肾功能恶化，应在开始治疗后 1～2 周检查血钾和肾功能，并每个月定期复查生化指标，尤其是合并低血压、低钠血症、糖尿病、氮质血症患者。

745. 心衰患者服用"普利类药物"后，血肌酐水平升高怎么办？

由于重度心衰患者、低钠血症患者容易出现肾功能恶化，表现为血肌酐浓度升高，肌酐清除率降低，这些患者在使用"普利类药物"的初期，血肌酐和血钾水平可能有一定程度的增高，建议在用药 1～2 周后，及时复查血肌酐浓度，如果增高低于用药前基线水平的 30%，可以继续用药并且继续监测；如果增高超过用药前基线水平的 30%，应减小剂量或停药；如果增高超过用药前基线水平的 50% 的应立即停药。对于严重肾功能减退的患者，如果肌酐 >3 毫克 / 分升，应慎用"普利类药物"。

746. "沙坦类药物"与"普利类药物"哪类药更适合心衰患者？

研究发现，心力衰竭患者的血浆肾素活性升高，血液及心肌中血管紧张素Ⅱ含量明显升高，而血管紧张素Ⅱ可引起心肌肥厚、心室重构、水钠潴留等。"普利类药物"通过抑制血管紧张素转换酶，降低血管紧张素Ⅱ含量，是治疗心力衰竭的基石，可降低心衰患者住院风险和死亡率。"沙坦类药物"属于血管紧张素Ⅱ受体阻断药，心血管保护作用不及"普利类药物"，一般用于无法耐受"普利类药物"的慢性心衰患者。对于因其他适应证已服用"沙坦类药物"的患者，如果随后发生慢性心衰，可继续使用"沙坦类药物"。如无不良反应或禁忌证，需长期坚持服用。建议从小剂量开始，逐步将剂量增至推荐的目标剂量或可耐受的最大剂量。

747. 沙库巴曲缬沙坦钠治疗心衰有何优势？

沙库巴曲缬沙坦钠是由脑啡肽酶抑制剂沙库巴曲和缬沙坦组成的复方制剂，可通过减轻心肌损伤、逆转心室重构、抗炎等机制改善心衰患者的心功能。该药物还可通过调节肾脏利尿排钠，促进水电解质的平衡，降低蛋白尿，不仅具有保护肾脏作用，也有良好的降压效果。研究证实，沙库巴曲缬沙坦钠用于射血分数降低的慢性心力衰竭成人患者，可使心衰住院和心血管死亡的复合事件风险显著降低。

748. 哪些人群不适宜服用沙库巴曲缬沙坦钠？

①血管性水肿。由于沙库巴曲缬沙坦钠片可能导致血管性水肿，因此以往服用"普利类药物"或者"沙坦类药物"后出现血管性水肿既往病史者，以及遗传性或特发性血管性水肿者，禁止使用沙库巴曲缬沙坦钠。②同时服用"普利类药物"或"沙坦类药物"患者。因沙库巴曲缬沙坦钠有发生血管性水肿的风险，因此沙库巴曲缬沙坦钠禁止与"普利类药物"或者"沙坦类药物"合用，如果从"普利类药物"换成沙库巴曲缬沙坦钠，必须在停止"普利类药物"治疗至少 36 小时之后才能开始应用。③在 2 型糖尿病患者中，沙库巴曲缬沙坦钠片禁止与阿利吉仑合用。④重度肝功能损害、胆汁性肝硬化和胆汁淤积者禁止使用该药。⑤妊娠期不宜服用沙库巴曲缬沙坦钠，可能会对胎儿造成损伤。如果服药后发现怀孕了，应立即停止服用，服药期间也不推荐哺乳。

749. 心衰患者服用沙库巴曲缬沙坦钠期间有哪些注意事项？

服用沙库巴曲缬沙坦钠应从小剂量开始，多数心衰患者可以每次 100 毫克进行起始用药，> 75 岁的心衰患者可以 50 毫克 / 次、每天 2 次起始用药，每 2 ～ 4 周剂量加倍，逐渐增加至目标剂量，可以空腹服用也可与食物一起服用，效果不会受到影响。中度肝损伤、≥ 75 岁患者起始剂量要小。患者服用"普利类药物"或"沙坦类药物"转为沙库巴曲缬沙坦钠前血压需稳定，并于停用"普利类药物"或"沙坦类药物"36 小时后才可开始服用沙库巴曲缬沙坦钠；因沙库巴曲缬沙坦钠和"沙坦类药物"联用会增加血管性水肿的风险，禁止合用；由于该药可导致血钾升高及肾功能恶化，应在开始治疗后 1 ～ 2 周检查血钾和肾功能，并每个月定期复查生化指标，尤其是低血压、低钠血症、糖尿病、氮质血症患者。

750. 硝普钠适宜哪类心衰的治疗？使用过程中有哪些注意事项？

硝普钠是一种速效、强效血管扩张剂，是心血管内科常用药物之一，常用于急性心力衰竭、高血压急症、高血压危象等。该药对光敏感，滴注溶液应新鲜配制并迅速将输液瓶用黑纸或铝箔包裹避光，输液部位也应该严格避光。由于该药扩张血管作用明显、迅速，若患者出现心悸、头晕、面色苍白、出冷汗等低血压症状，应及时调整输液速度，严重者立即停止输注。一般开始输注前半小时内每隔 5 分钟测量一次血压，直至血压稳定在合理范围内改为每 30 分钟测量一次。在使用硝普钠期间避免突然坐起、直立，以免血压骤降引起昏厥而发生意外。

751. 心衰患者为何要控制心率？

心衰是各种心血管疾病的终末阶段，死亡率高，预后差。心率是心衰死亡的重要预测因子之一，有效控制心率至关重要，将静息心率降至 60 次 / 分左右是慢性稳定性心衰患者心率管理的目标，如果心率超过 75 次 / 分或者低于 50 次 / 分，患者预后相对较差。因此，心衰患者的心率管理应当贯穿于心衰治疗整个过程，选择恰当的控制心率药物，不仅有利于心衰患者临床症状的改善，而且可进一步降低心衰患者再入院和死亡的风险。

752. 心衰患者控制心率主要选择哪些药物？如何选用？

对心衰患者来说，目前控制心率主要选择的药物有 β 受体阻滞剂和伊伐布雷定。射血分数降低的心衰患者应用 β 受体阻滞剂（如酒石酸美托洛尔、比索洛尔及卡维地洛）可改善患者症状和生活质量，降低住院、死亡风险，建议长期应用除非有禁忌证或无法耐受。伊伐布雷定主要适用于窦性心律且心率 ≥ 75 次 / 分钟、伴有心脏收缩功能障碍的慢性心力衰竭患者，可与 β 受体阻滞剂联合使用，也可用于禁忌或不能耐受 β 受体阻滞剂治疗的患者。β 受体阻滞剂通过负性传导作用来达到控制心率的作用，但是同时抑制心肌的收缩力和心脏传导，影响心排血量以及血压，有诱发和加重心衰的风险。伊伐布雷通过选择性抑制窦房结来减慢心率，不影响心肌收缩力和心脏传导，但由于伊伐布雷定使用的限定条件比较多，较 β 受体阻滞剂应用具有一定的局限性。

753 . 服用 β 受体阻滞剂治疗心衰时有哪些注意事项？

由于 β 受体阻滞剂的负性肌力作用可能诱发和加重心衰，故起始剂量需小，每隔 2～4 周可剂量加倍，逐渐达到推荐的目标剂量或最大可耐受剂量，并长期使用。用药过程中要密切观察心率、血压、体重、呼吸困难的症状及体征。有液体潴留的患者必须同时使用利尿剂，应避免突然停用 β 受体阻滞剂以免导致病情恶化。β 受体阻滞剂还会对血糖、血脂等代谢造成影响，导致正在治疗的糖尿病患者出现低血糖现象；β 受体阻滞剂会导致呼吸道收缩，诱导支气管哮喘发作，导致机体缺氧。

754. 对于急性心衰患者 β 受体阻滞剂能不能用?

在慢性心力衰竭的治疗中，β 受体阻滞剂可进一步降低心衰患者的总死亡率，提高生存率，占据了心力衰竭治疗的基石地位。由于 β 受体阻滞剂（如比索洛尔、美托洛尔和卡维地洛）具有抑制心肌收缩力作用，可降低心排血量而不利于改善心衰症状，因此急性心衰患者不宜使用，但当患者伴有心肌缺血和心动过速时，可考虑静脉注射美托洛尔。

755. 伊伐布雷定主要适用于哪些心衰患者? 服用过程中有哪些注意事项?

心衰患者一般推荐伊伐布雷定起始剂量为 5 毫克，每天 2 次，≥ 75 岁的老年患者应考虑起始剂量 2.5 毫克，建议在早、晚进餐时服用，如果漏服，不需要补服，下次服药时按时按量服用即可，开始使用或调整剂量时需连续监测心率、心电图或进行 24 小时动态心电图监测，如心率持续低于 50 次 / 分或者心动过缓症状持续存在，必须停药并及时就诊。服药后在光强度突然发生变化时，可能出现光幻视，一般为轻度至中度，大部分可自行消失。若视觉功能恶化时，应及时停药并就诊。服药期间避免使用葡萄柚及其制品，可能会引起心跳过慢的风险。

756. 什么情况下需加用达格列净或恩格列净用于心衰的治疗?

心衰患者在应用推荐剂量"普利类药物"或"沙坦类药物"、β 受体阻滞剂及醛固酮受体拮抗剂达到最大耐受剂量后，心衰症状仍未得到改善，射血分数比较低，则可加用达格列净（每次 10 毫克，每天 1 次），以进一步降低心血管死亡和心衰恶化风险。目前达格列净及恩格列净已经在我国获得用于治疗射血分数降低的慢性心力衰竭成人患者。

757. 达格列净用于心衰治疗时有哪些注意事项?

达格列净可用于慢性心衰患者以降低心血管死亡率和心衰住院率，无论其是否合并糖尿病。建议在清晨服用，可掰开服用，空腹或进食后给药。在使用达格列净期间，尤其是使用的第 1 个月，需要密切关注患者是否出现感染症状（尿频、尿急、尿痛、血尿、下腹部不适、发热、腰痛等），及时就医并做尿常规等相关检查以明确有无感染。如果已发生感染，则建议进行专科治疗。开始使用达格列净治疗后可能导致血清肌酐小幅度升高，一般为可逆的，不应因此过早停药。对于轻度肾功能不全患者应进行更频繁的肾功能监测。

758. 治疗心衰的强心药有哪些？如何选择？

强心药，又称正性肌力药，是治疗心力衰竭常用药。可分为强心苷类和非强心苷类。强心苷类药物主要包括洋地黄类药物，代表药有地高辛，去乙酰毛花苷，洋地黄毒苷，主要应用于充血性心衰，尤其适用于房颤伴快速心室率（＞110次/分）的急性心衰患者，可以轻度增加其心排血量并改善患者症状。该类药物半衰期较长，治疗量和中毒量之间范围狭小，患者耐受性不同，极易引起中毒。非强心苷类药物主要包括多巴胺、多巴酚丁胺，异丙肾上腺素、米力农等，常用于急性心衰或慢性心衰恶化期，对于低血压（收缩压＜90毫米汞柱）和（或）组织器官低灌注的心衰患者可根据患者情况选用多巴酚丁胺/多巴胺、米力农、左西孟旦等药物以增加患者心排血量，升高血压，缓解组织低灌注，维持重要脏器功能，这类药并不能改善患者长期预后，不建议长期应用。

759. 地高辛片与去乙酰毛花苷注射液均为洋地黄类药物，有何区别？

地高辛与去乙酰毛花苷均为洋地黄类药物，可改善心衰患者的症状，降低慢性心衰患者的住院风险。去乙酰毛花苷注射液属于临床上应用较多的强心药，主要用于心力衰竭。由于其作用较快，适用于急性心功能不全或慢性心功能不全急性加重的患者，病情稳定后，可改为口服地高辛维持。地高辛片一般用药后0.5～2小时起效，持续时间可达4～7天，主要用于慢性心力衰竭患者。地高辛主要经肾脏以排泄，对于肾功能不全者，不宜应用地高辛，而肝功能不全者，可选用不经肝脏代谢的地高辛。

760. 洋地黄类药物不良反应的表现？

①消化道症状：恶心、呕吐、腹泻、下腹痛等，常为洋地黄类药物中毒的先兆。②视觉异常：如视物模糊或"色视"（黄视、绿视）等，视觉异常为中毒先兆，发现后须及时停药。③心脏表现：心律失常是洋地黄类药物最危险的毒性反应，各种心律失常均可出现，临床表现为多源性室性早搏、阵发性或加速性交界性心动过速、房室传导阻滞、阵发性房性心动过速伴房室传导阻滞、窦性停搏、室性心动过速、心室颤动等。如果患者心衰一度好转后突然加重应警惕洋地黄类药物中毒。注意，应用洋地黄类药物后心电图出现鱼钩样ST-T改变，称为洋地黄作用，并非洋地黄类药物中毒表现。④神经系统症状：头痛、头晕、失眠、嗜睡、精神抑郁或错乱等。

761. 如何预防洋地黄类药物中毒？

①谨慎用量：洋地黄类药物应根据患者的个体情况采用小剂量服用，开始用药后注意

观察不良反应，特别是消化道症状和视觉异常等，对低体重、肾功能不全的患者应警惕。②监测血药浓度：服用地高辛期间，可通过监测地高辛的血药浓度及临床症状调整剂量。③避免诱发因素：用药期间应避免可能导致洋地黄类药物中毒的各种因素，如电解质紊乱（低钾血症、低镁血症等）、心肌缺血、低氧血症、甲状腺功能异常、酸碱失衡等。同时，注意联合用药的影响，对于存在相互作用药物，应及时调整剂量并密切监测血药浓度。

762. 老年患者应用洋地黄类药物需要注意什么？

目前使用洋地黄类药物的人群中老年患者的比例高，老年人应用此类药物时，需要注意以下问题：老年人肝肾功能不全，导致药物代谢能力减弱，对洋地黄类药物的耐受性降低。另外，老年人常伴发多种慢性疾病和多重用药的情况，易发生电解质紊乱、低氧血症等，导致洋地黄类药物中毒的风险增加。因此老年患者应用洋地黄类药物时，需要去除可纠正的危险因素，小剂量使用，加强监测。

763. 为什么地高辛在心跳慢时不能服用？

地高辛是临床常用的强心苷类药物，不仅具有增强心肌收缩作用，而且能减慢心率，有效改善心力衰竭症状和心功能。口服地高辛期间，若心率低于 60 次 / 分钟或节律不规则应暂停用药，及时就医，判断是否为地高辛中毒（地高辛中毒最常见的表现有心率极度缓慢，出现室性早搏、视物变黄变绿），否则会引起房室传导阻滞，严重者可导致心脏骤停。

764. 服用地高辛时需要注意哪些问题？

地高辛的药物治疗量和中毒量之间相差很小，安全范围窄，易发生毒性反应。不良反应常出现于地高辛用药剂量过大时，如合并低钾血症、低镁血症、缺氧、心肌缺血、甲状腺功能减退等情况时发生毒性反应的概率增大，故应用时应警惕。用药期间需注意监测电解质（尤其是钾、钙、镁水平）及肾功能，必要时需监测地高辛血药浓度，以防地高辛中毒。食物（尤其是富含纤维的食物）可能干扰地高辛的胃肠吸收，最好在餐前 30 ～ 60 分钟服用，且固定在每天同一时间服药，以便维持稳定的血药浓度，更好地发挥药效。

765. 地高辛是否可用于妊娠期和哺乳期？

临床研究表明，孕妇使用地高辛未发现重大出生缺陷、流产等相关风险。但地高辛可通过胎盘存在于羊水中，需注意监测新生儿是否出现呕吐、心律失常等地高辛中毒的症状和体征。妊娠晚期由于肾脏对药物清除增加，地高辛的需求量可能增加，而产后需要量可能减少，因此在妊娠晚期和产后期间应根据血药浓度调整地高辛剂量。地高辛可通过乳汁分泌，哺乳期妇女应用须权衡利弊。

766. 心衰患者长期服用地高辛安全吗？

地高辛作为正性肌力药物的代表，用于慢性心力衰竭的治疗已经有两百余年历史，由于其安全范围窄，且影响其血药浓度变化的因素较多，因此易导致疗效不佳或中毒反应。如果患者服用地高辛时掌握好剂量及用药时机，同时注意药物间的相互作用可减少地高辛中毒的风险。建议一般人群每天服用地高辛的剂量是 0.125 毫克，如果是 70 岁以上的老年患者、肾功能损害或低体重患者，可以隔日服用地高辛，建议起始剂量为 0.125 毫克。另外，患者应定期至专科医师处复诊，监测血压、心率、电解质、肝肾功能及心脏彩超的情况，严密观察用药安全。如怀疑出现中毒时，可以进行地高辛血药浓度测定。总之，地高辛只要使用得当，引起中毒的概率并不高，可以安全服用。

767. 哪些药物不宜与地高辛联合使用？

地高辛与两性霉素、布美他尼、氢氯噻嗪等药物合用时，可能易引起低钾血症进而引起地高辛中毒；与抗心律失常药物如维拉帕米、钙盐注射剂同用时，可能会导致心律失常；与美托洛尔、比索洛尔等药物合用时，可能导致心动过缓、房室传导阻滞；与螺内酯、"普利类药物"等合用时，可能会增加地高辛的血药浓度；抗酸药氢氧化铝、氢氧化镁或三硅酸镁能中和胃酸，改变肠蠕动，减少地高辛的吸收，同时可包附于地高辛片剂表面，使其血药浓度降低；促胃动力药（甲氧氯普胺、多潘立酮、西沙必利）可使地高辛加速通过十二指肠和小肠而减少吸收。另外，罗红霉素、克拉霉素等抗菌药物与地高辛合用也可导致地高辛血药浓度升高，增加地高辛中毒的风险。

768. 哪些信号提示患者可能为地高辛中毒？如何应对？

地高辛的个体差异大，有效剂量和中毒剂量十分接近，因此被列为高警示药品。服药期间一旦出现明显的恶心、呕吐、腹泻、头晕、视物模糊、黄视、绿视、室性早搏、心跳不规则等症状，提示可能与地高辛中毒有关，应立即停药，并前去医院检查治疗。进行地高辛血药浓度监测是调整给药方案、维持有效血药浓度和预防药物中毒的重要方法，如出现缓慢性心律失常者可给予阿托品。

769. 什么情况下不宜使用地高辛？

具有以下情况严禁使用地高辛：室性心动过速、心室颤动患者、对洋地黄类药过敏、洋地黄制剂中毒、梗阻性肥厚型心肌病患者（若伴收缩功能不全或心房颤动可以考虑）、预激综合征伴心房颤动或扑动患者、与钙注射剂合用者。而对于低钾血症、高钙血症、甲状腺功能低下、不完全性房室传导阻滞、缺血性心脏病、急性心肌梗死、心肌炎、肾脏功能损害患者慎用地高辛。

770. 米力农主要用于哪类心衰患者？使用过程中有哪些注意事项？

米力农不仅具有强心作用，而且能够扩张动静脉血管，降低心脏负荷，扩张肾血管，具有轻度利尿作用。米力农起效快，适用于经洋地黄、利尿剂、血管扩张剂治疗无效或效果欠佳等各种原因引起的急、慢性顽固性充血性心力衰竭患者的治疗。在用药期间观察心率、心律的变化，用药前需纠正电解质紊乱、低氧血症等易致心律失常的高危因素。给药时推注的速度不宜过快，否则可能会出现低血压的情况，这是由于大剂量的米力农扩张外周血管作用明显，导致低血压。不建议与强利尿剂合用，易引起水、电解质失衡。

771. 左西孟旦主要用于哪类心衰患者？使用过程中有哪些注意事项？

左西孟旦是钙离子增敏剂类强心药物，可促进心肌细胞收缩，改善心衰患者的血流动力学指标，主要用于经传统治疗（如利尿剂、洋地黄类、"普利类药物"）疗效不佳，且需增加心肌收缩力的急性失代偿性心力衰竭的短期治疗。左西孟旦耐受性良好，大部分不良反应是由于剂量过大或血管扩张所致。常见不良反应有头痛、低血压和室性心动过速，应用时需监测血压和心电图，避免血压过低或心律失常。为了避免血压过度降低带来的风险，在应用时尽量避免同时使用具有血管扩张作用的药物。为防止心动过速建议使用期间维持血钾≥ 4.0 毫摩尔 / 升，使用过程中如出现持续性室性心动过速应及时停用左西孟旦。

772. 曲美他嗪主要适用于哪类心力衰竭患者？使用过程中有哪些注意事项？

心肌细胞能量代谢障碍在心力衰竭的发生和发展中发挥一定的作用。曲美他嗪作为心肌能量代谢药物的代表药物，通过减少脂肪酸代谢、增加葡萄糖代谢可有效改善慢性心衰患者的运动耐量、生活质量，具有心肌保护的作用，尤其适用于冠心病合并心力衰竭患者。曲美他嗪常见的不良反应包括恶心、呕吐、腹痛、腹泻、消化不良等胃肠道反应，餐时服用，可减轻胃肠道反应，另外餐时服用曲美他嗪可促进药物吸收，有助于提高生物利用度。由于曲美他嗪主要通过肾脏排泄，对于肾功能正常或轻度损害（肌酐清除率 >60 毫升 / 分钟）患者无须调整剂量，中度肾功能损害（肌酐清除率 30 ～ 60 毫升 / 分钟）的患者推荐剂量为每日 2 次，每次 1 片，严重肾功能损害（肌酐清除率 <30 毫升 / 分钟）的患者应禁用曲美他嗪。

773. 辅酶 Q10 作为辅助治疗慢性心衰的药物，可以长期服用吗？

辅酶 Q10 是一种脂溶性醌类物质，广泛存在于人体的组织和细胞当中，对于人体中的能量代谢具有重要作用。辅酶 Q10 可作为辅助治疗慢性心衰的药物，虽然其本身并不具有明显的强心或者降压作用，但是通过加强能量供给和抗氧化反应，可以辅助改善慢性心衰患者的症状。慢性心衰患者可以长期低剂量服用，一般每次 10 毫克，每日 1～2 次。由于辅酶 Q10 长期服用下仍然会有食欲减退、恶心、腹泻等胃肠道不良反应，因此建议既往有慢性胃病（如慢性胃炎、胃溃疡等）的患者饭后服用，以减轻其胃肠道反应，如不良反应比较明显，可以暂时停药，待症状缓解后恢复使用。

774. 左卡尼汀主要用于哪些心衰患者？

左卡尼汀又称左旋肉毒碱，属维生素类生理活性物质，是机体能量代谢中必需的天然物质。长期血透患者常因透析而损失较多的左卡尼汀，心肌细胞无法及时被氧化代谢，堆积过多会损伤心肌，出现因肉碱缺乏导致的心力衰竭、心肌痛等症状。左卡尼汀可用于治疗血液透析后肉碱缺乏症，可使心肌细胞内能量代谢失衡趋于恢复，从而改善心肌缺血，改善心功能。大剂量左卡尼汀还可改善合并心脏病的血液透析患者心衰、心律失常症状，以帮助患者更好地耐受血液透析治疗。

775. 磷酸肌酸主要用于哪些心衰患者？

心肌细胞能量代谢障碍在心衰的发生和发展中发挥一定作用，磷酸肌酸作为改善心肌细胞能量代谢和稳定心肌细胞膜的药物，可以改善心衰患者症状和心脏功能，主要用于急性心衰致缺血状态下的心肌代谢异常患者，此类患者由于能量的绝对和相对匮乏，酌情使用磷酸肌酸起到一过性、短暂的能量替代作用。另外，通过外源性补充磷酸肌酸，也有利于提高心肌细胞对能量的利用效率，改善心脏缺血及心力衰竭的相关症状，还对其预后产生积极的作用。

776. 心衰治疗新药维立西呱有何优势？注意事项有哪些？

维立西呱是一种新型的口服治疗有症状的慢性心力衰竭和射血分数低于 45% 的慢性心力衰竭。维立西呱够能在传统药物治疗心衰基础上使心力衰竭住院率和病死率降低 10% 左右。建议起始服用维立西呱每次 2.5 毫克，每天 1 次，与食物同服，约每 2 周上调剂量，根据患者耐受性，最大可达到每天 10 毫克，每天 1 次的目标维持剂量。对于无法吞下整片药物的患者，可将药片压碎，与水混合服用。由于可能出现低血压，不建议将维立西呱与长效硝酸盐或磷酸二酯酶 -5 抑制剂联用，妊娠患者禁用，也不推荐用于哺乳期患者。

777. 心衰患者如何选用适宜的中成药治疗心衰？

中医药治疗心衰有多年历史，在临床实践中积累了大量经验，在改善心衰患者临床症状、提高生活质量、增加活动耐量等方面具有一定优势。治疗心力衰竭的中成药主要有芪苈强心胶囊、芪参益气滴丸、补益强心片、参附强心丸等，需辨证选用上述中成药。芪参益气滴丸推荐用于气虚血瘀（临床表现为气短/喘息，乏力，心慌，易汗出，舌质暗）的慢性心衰患者；补益强心片适宜于气阴两虚兼血瘀水停（临床表现为心悸，气短，乏力，胸闷痛，口唇青紫，口干，手足心热，舌瘦少苔）的慢性心衰患者；芪苈强心胶囊、参附强心丸等具有温阳益气，活血利水功效，适宜于阳气亏虚血瘀（临床表现为心慌气短，动则加剧，下肢浮肿，倦怠乏力，口唇青紫，怕冷，舌胖或有齿痕）的慢性心衰患者。

778. 慢性心衰患者应注意哪些中西药联用的相互作用？

慢性心衰患者服用较多药物，一旦使用中西药治疗时，要对药物间相互作用有一定的认识。地高辛与麻黄、丹参、人参合用，能加强地高辛对心脏的毒性，引起心律失常；抗血小板药物阿司匹林与当归、姜黄等药合用可能增加出血风险；β 受体阻滞剂与麻黄联用，会减少 β 受体阻滞剂作用；硝酸酯类药物及钙通道阻滞药与山楂联用可增加血管舒张作用；螺内酯与甘草联用可增加螺内酯药理作用。以上可能的药物相互作用为临床用药起到提醒注意的作用，并不代表临床联合使用就是绝对禁忌，提示联合使用应加强临床观察，以便及时发现和处理潜在的不良反应。

779. 中成药联合西医治疗慢性心衰，疗效及安全性如何？

中医药是治疗心力衰竭的重要措施，具有多靶点、多层次、多环节的作用机制，是我国治疗心衰的重要手段。在慢性心衰的不同阶段，以西医治疗为基础，配合中医辨证论治，形成个体化的治疗方案，充分发挥中西医结合优势互补，实现慢性心衰从"防"到"治"的全面管理，不仅有助于改善慢性心衰患者临床症状、增强活动耐力、提高生活质量，甚至可能改善患者的长期预后，值得临床重视和应用。但是，慢性心衰患者常因基础疾病较多，存在多种合并症，联合用药增加了药物不良反应发生率。因此，中西医结合治疗慢性心衰时需充分考虑药物间的相互作用，加强临床观察。

780. 心衰患者需要常规使用他汀类药物吗？

他汀类药物广泛用于动脉粥样硬化性心血管疾病的一级和二级预防。对于近期或既往发生心肌梗死或急性冠脉综合征的心衰患者推荐使用他汀类药物预防心血管事件，而仅有心衰而无他汀类药物治疗适应证时使用他汀类药物不能获益。因此，根据目前的证据，无他汀类药物治疗适应证的心衰患者不推荐常规使用他汀类药物。对于已经接受过他汀类药物治疗的心衰患者，如果出现心力衰竭，无须停用他汀类药物。

781. 心衰合并房颤时，如何选用适宜的药物进行有效治疗?

心衰和房颤具有相似的危险因素，两者互为因果，并互相加重。心衰合并房颤可进一步增加血栓栓塞风险，因此建议患者长期口服抗凝剂，在没有禁忌证的前提下优先选择新型口服抗凝药物如利伐沙班、艾多沙班、达比加群等。过快的心率会影响心衰合并房颤的患者的心脏泵血，因此在患者血容量正常的前提下，可口服 β 受体阻滞剂（如美托洛尔、比索洛尔或卡维地洛）控制心率。另外，识别和管理危险因素（如减重、戒烟戒酒、适当运动、血压管理、血糖管理、血脂管理等）是心衰合并房颤患者综合治疗的重要部分，可降低房颤负担，同时也可以减少心衰的发生发展。

782. 慢性心衰合并冠心病，如何选用适宜的药物进行有效治疗?

慢性心衰合并冠心病患者，只要无"普利类药物"或"沙坦类药物"禁忌证，应尽早使用此类药物治疗。他汀类药物和抗血小板药物也是冠心病合并心衰患者的基础治疗药物，如无禁忌，也均应尽早使用。为缓解心绞痛症状，建议首选 β 受体阻滞剂，如使用该类药物治疗后仍有心绞痛症状，可联合使用伊伐布雷定、硝酸酯类、氨氯地平。不推荐常规应用抗血小板和抗凝联合治疗，除非合并急性冠脉综合征。

783. 心衰合并糖尿病，如何选用适宜的药物进行有效治疗?

心衰合并糖尿病的患者推荐使用"普利类药物"，不仅可降低心衰患者死亡率和发病率，还可改善患者症状，因严重不良反应无法耐受"普利类药物"的患者推荐使用"沙坦类药物"。无论是否合并糖尿病，β 受体阻滞剂已被证明可降低心衰患者的死亡率及住院率，同时改善心衰症状，建议从低剂量开始服用，并逐渐增至最大耐受剂量。另外，推荐使用醛固酮受体拮抗剂（螺内酯或依普利酮）以降低死亡率和心衰住院风险。二甲双胍是糖尿病合并心衰患者的一线降糖药物，可降低患者的死亡率。另外，钠—葡萄糖共转运体 2 抑制剂（如达格列净、恩格列净）能够显著降低主要复合心血管事件、心血管死亡和全因死亡。罗格列酮、吡格列酮、沙格列汀可显著增加心衰风险及死亡率禁止其用于心衰患者。

784. 心衰合并代谢综合征，如何选用适宜的药物进行有效治疗?

代谢综合征指因机体碳水化合物、脂肪与蛋白质代谢紊乱造成的疾病，主要是肥胖，同时还伴有高血压、糖尿病、高血脂及高尿酸血症等。代谢综合征是心力衰竭发生的重要危险因素，对于代谢综合征的早期防治非常重要。一般人群中代谢综合征的防治方法，并不一定完全适宜于心力衰竭伴代谢综合征患者。不建议使用罗格列酮类药物进行治疗，因其可增加心衰恶化及再住院的风险。二甲双胍不仅可有效降糖、控制体重，而且具有心血管保护作用，为 2 型糖尿病合并心衰的患者的一线治疗药物。沙库巴曲缬沙坦钠除了降低心衰患者心血管死亡或因心衰住院风险获益之外，也有利于改善心衰合并糖尿病患者的血糖控制水平。另外，钠—葡萄糖协同转运蛋白 -2 抑制剂（如达格列净、恩格列净）也可降低 2 型糖尿病患者的心衰住院和全因死亡风险，是心衰合并代谢综合征的推荐药物。

785. 心衰合并贫血，如何选用适宜的药物进行有效治疗?

心衰合并贫血的治疗主要包括心衰本身的治疗、贫血的治疗以及针对贫血其他病因的治疗三方面。①积极控制心衰：对于无禁忌证的射血分数降低的心衰患者都应尽早应用治疗心衰的"新四联疗法"药物进行治疗，而对于射血分数轻度降低的心衰患者，应使用利尿剂控制充血。②贫血的治疗：心衰患者一旦确诊铁缺乏，铁剂治疗应作为首选。血红蛋白低于 6 ~ 8 克 / 分升时，可考虑输血治疗。③针对贫血其他病因的治疗：如心衰伴有慢性肾脏病时，可导致促红细胞生成素缺乏，铁的吸收、利用障碍，从而引起或加重贫血。因此，必须采取针对性的有效干预措施治疗慢性肾脏病。

786. 心衰合并高尿酸血症，如何选用适宜的药物进行有效治疗?

在心力衰竭患者中，高尿酸血症的患病率高达约 50%。高尿酸血症与心衰不良预后密切相关，降尿酸治疗对心衰患者有益。心衰患者血尿酸＞ 480 微摩尔 / 升或有痛风性关节炎发作史者，需进行降尿酸治疗，并进行长期管理，维持血尿酸低于目标值。降尿酸治疗分为非药物治疗（饮食治疗、改善生活方式、慎用导致尿酸升高的药物）以及药物治疗两方面。饮食治疗是降尿酸的基础治疗，但难以使尿酸长期达标。抑制尿酸生成的代表药物是别嘌醇和非布司他。别嘌呤临床应用历史长、价格低、应用广泛，降尿酸的同时带来心血管获益，是长期应用的首选药物。促进尿酸排泄的代表药物为苯溴马隆。

787. 心衰合并高钾血症，如何选用适宜的药物进行有效治疗?

心衰合并高钾血症较为常见，可增加心血管事件的发生风险。如果心衰患者确诊高钾血症后，应全面评估合并症、用药和饮食情况。在饮食方面，应适当限制高钾食物的摄入，如橘子、橙子、土豆、西红柿等食物的摄入。当血钾＞ 5.5 毫摩尔 / 升可酌情应用排钾利尿剂（如呋塞米、托拉塞米等）和噻嗪类利尿剂（如氢氯噻嗪）。对于严重高钾血症（＞ 6.5 毫摩尔 / 升）患者需减量或停用"普利类药物""沙坦类药物"。对于肾功能极差、反复发作高钾血症的心力衰竭患者，需及时入院进行治疗。

788. 心衰合并慢性阻塞性肺疾病，β 受体阻滞剂能不能用？

心衰和慢性阻塞性肺疾病常合并存在，患者病情复杂且预后较差。心衰患者，应用β 受体阻滞剂治疗可以显著降低心血管事件风险，并改善其远期预后，但应避免用于合并慢性阻塞性肺疾病患者中应用非选择性 β 受体阻滞剂（如普萘洛尔、噻吗洛尔），因为可能引起支气管收缩，加重呼吸困难。建议患者应用选择性 β 受体阻滞剂（如美托洛尔、阿替洛尔、比索洛尔），可减少药物对支气管的影响，在应用过程中若出现新发症状（如呼吸困难、不能耐受运动、咳嗽）或者用药模式改变（如 β 受体激动剂吸入需求增加），则需及时停药并就医。

789. 心衰合并肺动脉高压，如何选用适宜的药物进行有效治疗？

慢性心衰常合并肺动脉高压，从而严重影响患者运动能力、生活质量和预后。研究发现，约 75% 的肺动脉高压由慢性左心衰导致，即左心疾病相关性肺动脉高压。心衰合并肺动脉高压患者生活中可适当地进行运动锻炼，避免加重病情的因素（如精神紧张、激烈运动、过度疲劳等）。根据患者症状可采用氧疗、抗凝抗栓、利尿减轻心脏负荷以及预防性抗感染治疗。降低肺动脉压力的药物主要有内皮素受体拮抗剂（波生坦、安立生坦）、前列环素类（伊洛前列素）、钙通道阻滞药、利奥西呱、西地那非等，可根据患者情况选用。

790. 需要透析的心衰患者，如何选用适宜的药物治疗心衰？

心衰是透析患者的常见并发症，在我国透析患者中心衰的发生率超过 45%，并且有超过 50% 的透析患者死于心衰等心脑血管疾病。由于透析患者肾功能极差，且慢性并发症多，加之透析本身的特殊性，导致现有的治疗药物无法满足其治疗需求。对于仍保有尿量且存在液体潴留患者，建议使用强效利尿剂，如呋塞米、托拉塞米等。对于透析伴射血分数降低的心衰患者，推荐应用 β 受体阻滞剂，可与"普利类药物"或"沙坦类药物"联合治疗。沙库巴曲缬沙坦钠不易被透析清除，不仅可有效控制透析患者的血压，保护患者的肾功能，而且可降低患者心血管死亡或心衰住院率，比较适合血液透析合并心衰患者。

791. 心衰合并甲状腺疾病，如何选用适宜的药物治疗心衰？

甲状腺功能减退和甲状腺功能亢进均可增加心衰的发病风险和死亡率。甲状腺功能亢进可使机体耗氧量、液体潴留和血容量增加，促进或加重心力衰竭。而甲状腺功能减退由于低甲状腺激素引起心动过缓、外周血管阻力增加、心排血量减少等，导致或者诱发心衰。建议所有的心衰患者进行甲状腺功能评估，对患者预后具有重要的临床意义。对于甲状腺功能减退者补充甲状腺激素应从小剂量开始，逐渐增加到患者的耐受剂量，使患者的甲状腺功能恢复到正常范围内，再维持治疗。对于甲状腺功能亢进合并心衰患者，应及时应用抗甲状腺药物，改善甲状腺功能。

792. 心力衰竭合并焦虑或抑郁，如何选用适宜的药物进行有效治疗?

心衰患者常合并不同程度的焦虑、抑郁等精神症状，两者互相促进，形成恶性循环，导致一系列不良健康转归的风险。对于心衰合并焦虑、抑郁者，心理治疗在很多方面优于药物治疗，患者可根据自身情况选择如音乐疗法、放松训练等减轻焦虑、抑郁等不良情绪，恰当的情绪管理对心衰患者生活质量的提高有较大的帮助。药物治疗方面，抗抑郁药中选择性 5- 羟色胺再摄取抑制剂（氟西汀、帕罗西汀、舍曲林、西酞普兰、艾斯西酞普兰等）是心衰合并抑郁的一线治疗，安全性较三环类药物要高，但应用过程中需要密切观察不良反应，从最小剂量的半量开始，老年体弱者从 1/4 量开始，每 5 ～ 7 天缓慢加量至最低有效剂量。为避免患者自感乏力，倦怠等不适，可以睡前服用。

793. 心肌梗死后心衰如何选药治疗?

心肌梗死是心衰最常见、最重要的病因之一。流行病学资料显示，我国心梗后心衰有着较高的发病率，虽然随着药物和非药物治疗手段的发展，心肌梗死后心衰患者的结局得到一定改善，但其全因死亡率、心血管事件发生率和再住院率仍然较高。为防止心肌梗死后心衰，应积极控制危险因素，如生活方式干预、戒烟，控制高血压、血脂代谢异常均可延缓心衰发作并延长生存期。所有心肌梗死后患者均应长期服用 β 受体阻滞剂和血管紧张素转换酶抑制剂（"普利类药物"）治疗，以预防和延缓心衰发生，延长寿命；对不能耐受"普利类药物"的患者，可应用血管紧张素 Ⅱ 受体阻断药（"沙坦类药物"），有液体潴留表现的患者应使用利尿剂。

794. 何为肿瘤化疗性心力衰竭? 如何预防和治疗?

肿瘤患者的心脏损害问题一直是困扰临床的难题，一些化疗药物如多柔比星、表柔比星，以及靶向药物如曲妥珠单抗可导致左心室收缩功能异常，引发心力衰竭。在化疗期间应用上述药物需加强症状、体征、心电图和常规心脏超声的监测，及时诊断是提高预后的最佳方法。右丙亚胺可减少蒽环类药物引起的心脏毒性的发生率和严重程度。发现有心力衰竭症状者，应立即停止化疗和靶向药物治疗，可选用利尿剂治疗，改善症状，然后应用"普利类药物"或"沙坦类药物"、β 受体阻滞剂和醛固酮受体拮抗剂，也可以使用促进心肌能量代谢的药物如曲美他嗪进行心衰治疗。

第九章

心血管介入的合理用药

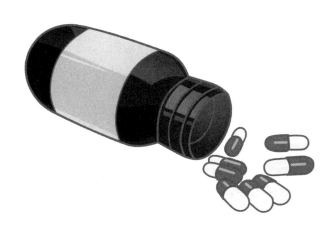

795. 何为冠状动脉介入治疗？与其他治疗方法相比有哪些优势？

冠状动脉介入治疗是通过穿刺患者股动脉、桡动脉或肱动脉，将指引导管插入大的周围动脉送至冠状动脉开口行冠状动脉造影，在 X 线检查或血管内超声的指引下，把导丝送入狭窄处远端，采用头部带球囊的导管在导丝辅助下送至狭窄处，然后使球囊充气将粥样硬化斑块挤碎从而扩大动脉管腔，对冠状动脉狭窄甚至闭塞病变进行诊断和治疗的方法。冠心病冠脉介入治疗包括冠状动脉造影术、球囊扩张术、支架植入术及药物球囊扩张术，由于具有无须开胸，微创，可迅速缓解症状，快速挽救尚未坏死的缺血心肌，降低风险等特点，冠脉介入治疗因此成为冠心病最有效的治疗手段之一。

796. 哪些患者适合做冠状动脉介入治疗？

冠状动脉介入治疗的患者主要目标人群：①慢性稳定型冠心病患者经药物治疗后仍有症状，有较大范围心肌缺血的患者。②有轻度心绞痛症状或无症状，但心肌缺血的客观证据明确，冠状动脉狭窄显著，狭窄血管供应中到大面积存活心肌的患者。③介入治疗后心绞痛复发，管腔再狭窄的患者。④不稳定型心绞痛高危患者。⑤急性心肌梗死患者。

797. 高龄患者能做冠状动脉介入治疗吗？有哪些注意事项？

随着冠状动脉介入治疗技术的发展和成熟，高龄已不是冠状动脉介入治疗的禁忌，经过充分的术前评估，很多高龄冠心病患者都可通过冠状动脉介入治疗得到很好的干预。如果患者仅是稳定型心绞痛，建议可先行正规药物治疗，药物治疗效果不佳可考虑再行冠脉介入治疗。对于合并其他慢性疾病，同时冠脉病变复杂的高龄患者行冠脉介入治疗的手术难度增加，术中和术后易出现并发症，因此此类患者更应注意在术前进行评估，做好预防，术后一定要遵从医嘱，按时复诊，通过相关检查，监测有无并发症的发生，同时关注有无不良事件的发生。患者不宜随便增加或者减少药物种类和剂量，也不要随意服用各种保健品，坚持正规的二级预防药物治疗，可改善患者的短期和长期预后。

798. 冠状动脉介入治疗前抗血小板药物如何使用？

冠心病患者介入治疗术前应用抗血小板药物能够明显降低冠脉支架术中及术后心血管事件的发生风险，对改善患者预后具有重要意义。对于未服用过抗血小板药物的择期治疗患者，建议术前 3 ~ 5 天开始口服阿司匹林 100 毫克 / 天，同时口服氯吡格雷 75 毫克 / 天（或替格瑞洛 90 毫克，每天 2 次）。对于已经口服阿司匹林 7 天以上的择期治疗患者，继续服用阿司匹林肠溶片 100 毫克 / 天，加服氯吡格雷 75 毫克 / 天（或替格瑞洛 90 毫克，每天 2 次）。急诊冠状动脉介入治疗患者常在入院前、救护车上或急诊科就给予负荷量抗血小板药物：阿司匹林 300 毫克嚼服，替格瑞洛 180 毫克嚼服或氯吡格雷 600 毫克嚼服。

799. 心绞痛患者行冠状动脉介入治疗术前抗心绞痛药物如何使用？

病情稳定的心绞痛患者行冠脉介入治疗术前可继续使用原有的抗心绞痛药物。对于心绞痛不稳定、反复发作的患者，应及时给予硝酸甘油持续静脉滴注以缓解症状。同时予以足量的抗血小板、抗凝药物，防止斑块破裂诱发的血栓进一步增大导致管腔闭塞。如果患者血压高于正常，加用"普利类药物"或"沙坦类药物"控制血压，必要时可联合钙通道阻滞药控制血压，从而降低心肌耗氧。对于心率增快的患者，可加用 β 受体阻滞剂类药物控制心率，若患者术前长期服用 β 受体阻滞剂，可适当增加 β 受体阻滞剂剂量，如果心率依然控制不佳，可联用伊伐布雷定控制心率，进一步降低心肌耗氧，保护缺血心肌。对于怀疑有冠状动脉痉挛的患者，建议继续服用硝酸酯类药物扩张血管，同时应加用钙通道阻滞药抑制冠脉痉挛。此类患者积极予以药物治疗后，要及时进行冠状动脉造影检查明确患者冠脉病变情况，对严重冠脉病变进行干预，从而改善患者预后。

800. 冠状动脉介入术后有哪些并发症？有哪些预防措施？

冠状动脉介入治疗已成为冠心病最常用的有效且安全的治疗方法，这是一种微创性检查及治疗手段，术中及术后可能会出现各种并发症，但发生率很低，大多数并发症发现后都能处理，如果不能及时发现并干预，可能会影响患者的预后，甚至危及生命。冠状动脉介入治疗的并发症主要包括：支架内血栓、支架内再狭窄、冠状动脉夹层、无复流或慢血流、心包压塞等。为预防支架内血栓形成的发生，首先应规律服用抗血小板药物以及他汀类药物，必要时予以抗凝治疗，可减少支架内血栓形成，减少急性心肌梗死再发概率。患者做完冠脉介入治疗后，除坚持冠心病二级预防治疗外，还需要改变不良的生活方式，如戒烟、限酒、适度运动、控制饮食、控制体重以及对相关危险因素的治疗（包括高血压、糖尿病、高脂血症等），切记不要随意停药。

801. 冠状动脉介入治疗术后需常规服用哪些药物？

冠状动脉介入治疗术后需常规服用冠心病二级预防药物包括以下几种。①抗血小板药物，如阿司匹林、氯吡格雷、替格瑞洛等，是防止冠脉内血栓、支架内血栓风险的关键。②他汀类药物，如瑞舒伐他汀、阿托伐他汀、辛伐他汀等，该类药物具有调节血脂、抗炎、稳定或逆转动脉粥样硬化斑块等作用。这两类药物建议介入术后患者终身服用。③ β 受体阻滞剂类药物,如美托洛尔、比索洛尔等,这类药物可减慢心率,降低心肌耗氧量,防止心肌缺血的发作,改善患者的远期预后。④血管紧张素转换酶抑制剂,如依那普利、培哚普利等,这类药物能扩张血管,减轻心脏后负荷,延缓心室重塑,从而改善患者远期的预后,冠心病尤其是合并心力衰竭的患者无用药禁忌,应长期服用此类药物,不能随意停用。如果出现干咳等不良反应,大部分患者可以耐受,不能耐受者建议换用"沙坦类药物"。

802. 冠状动脉介入术后用药有哪些注意事项?

①坚持长期规律用药。长期服用抗血小板药物、调脂药物等不仅能阻止冠状动脉硬化的进展,而且还可预防支架内血栓形成以及再狭窄等并发症的发生。同时对高血压、高血脂、糖尿病等危险因素进行积极干预,坚持服用相关药物对各种危险因素进行控制。②调整生活方式:在用药基础上还必须规律饮食,限盐、戒烟,积极进行体育运动。③警惕药物不良反应发生。服用阿司匹林、氯吡格雷等抗血小板药物部分患者可引起出血、胃溃疡出现或加重等;他汀类药物部分患者可引起的肝损伤、肌肉损害,一旦出现,应当尽快查明原因,及时调整药物。④定期复查随诊。一般冠脉介入术后 1 月、3 月、6 月、9 月、12 月都应随访检查,以后每 3 个月至半年应随访检查。如出现胸闷、胸痛等症状,警惕可能是病情复发的危险信号,应及时就诊。

803. 为什么冠状动脉支架术后要吃双联抗血小板药物?

对于冠心病或急性冠脉综合征患者来说,冠状动脉支架术可以帮助患者解除冠状动脉狭窄,疏通冠状动脉血流,从而有效降低急性心肌梗死患者的病死率。但是支架毕竟属于异物,在内皮未完全覆盖支架之前,可能通过直接或间接激活血小板形成支架内血栓。单用阿司匹林的抗血小板作用强度相对较弱,无法有效降低心血管不良事件。因此,需要在支架置入术后进行双联抗血小板治疗,比较常见的联合用药方案是阿司匹林联合氯吡格雷或者阿司匹林联合替格瑞洛。替格瑞洛为新型抗血小板药物,无须经肝脏代谢激活即可直接起效,与氯吡格雷相比,其特点为起效快、抗血小板作用强且可逆。目前阿司匹林联合替格瑞洛在急性冠脉综合征患者中应用较多。

804. 冠状动脉支架术后,双联抗血小板药物要服用多久?

冠状动脉支架术后,双联抗血小板的服用时间主要根据患者心脏病的类型、缺血 / 出血风险以及植入支架的种类综合评估决定。稳定型心绞痛患者接受支架治疗后,双联抗血小板治疗时间一般需要 12 个月,但是对于高出血风险者,可与手术医师协商调整抗血小板方案;接受支架治疗的急性冠脉综合征患者发生血栓风险高,因此标准双联抗血小板治疗疗程为 12 个月，但是对于高出血风险者，也需根据具体情况进行个体化调整；对于缺血 / 栓塞风险高患者，双联抗血小板耐受性好，无出血并发症者，推荐延长双联抗血小板治疗疗程满 12 个月。另外，由于金属裸支架因内皮化快，故双联抗血小板时间短，但支架内再狭窄率高。药物涂层支架再狭窄率明显降低，但晚期血栓风险高，双联抗血小板治疗时间需要更长。支架植入的部位、长度、数量、直径等因素也是影响抗血小板治疗时长的重要因素，因此双联抗血小板药物的服用时间应根据患者疾病状态、合并症情况、支架植入情况等综合因素考量而定。

805. 冠状动脉支架术后阿司匹林联用哪种抗血小板效果更好？

冠状动脉支架植入的第 1 年，推荐双联抗血小板治疗，也就是在使用阿司匹林的基础上再加用另一种抗血栓药物，目前我国常用的抗血小板药物还有氯吡格雷或替格瑞洛，两者是临床常用的抗血小板药物。替格瑞洛的抗血小板作用更强，起效更快，在降低心血管死亡、心肌梗死的发生率方面优于氯吡格雷。在不良反应方面，短期使用两者的出血发生率无显著差别，但长期应用替格瑞洛的出血风险略高于氯吡格雷。为减少出血风险，对于年龄≥ 75 岁或者血小板减少、肾功能不全患者，建议氯吡格雷作为首选，而对急性心肌梗死需要迅速起效时可建议使用替格瑞洛。

806. 冠状动脉介入术后如何科学服用氯吡格雷？

冠状动脉介入治疗术后推荐每天服用氯吡格雷的剂量为 75 毫克，每天 1 次，饭前饭后服用均可，每天固定时间服药，不得自行增加或减少用药次数和剂量。在药物球囊置入后至少服用 1 个月，药物洗脱支架置入术后至少服用 1 年，均应同时服用阿司匹林。对于稳定型冠心病患者置入药物洗脱支架后，阿司匹林联合氯吡格雷服用 6 ～ 12 个月后停用氯吡格雷，以后单用阿司匹林即可。氯吡格雷的用药期间出血时间会延长，应特别注意异常出血情况，及时告知医生出血部位和出血时间，以便进行正确处理。如需择期外科手术，须提前告知医生，并在术前 1 周停止服用氯吡格雷。

807. 冠状动脉支架术后漏服抗血小板药物怎么办？

冠状动脉支架术后应尽量避免漏服抗血小板药物，若在常规服药时间的 12 小时之内发现漏服氯吡格雷，可立即补服一次标准剂量并按照常规服药时间服用下一次剂量；若超过常规服药时间 12 小时之后发现漏服，则应在下次服药时间服用标准剂量即可，无须剂量加倍。如阿司匹林和替格瑞洛偶尔漏服一次时无须补服，只需要在下次服药时间服用标准剂量即可。

808. 如何预防冠脉支架术后服用抗血小板药物导致的出血不良反应?

出血是抗血小板药物主要的不良反应,占到冠状动脉支架术后并发症的 50% 以上。服用阿司匹林、氯吡格雷等抗血小板药物过程中如出现不明原因的鼻出血、黑便、牙龈出血、血尿或皮下瘀斑等症状应及时告知医生出血部位和出血时间(尤其是在服用抗血小板的最初几周和冠脉介入治疗后、外科手术之前)。皮下瘀斑、结膜出血、牙龈出血、少量鼻出血为常见小出血,并不影响服用抗血小板药物,不必停用抗血小板药物,可在心血管临床医师指导下调整用药,以免造成严重后果。既往有消化道出血和(或)溃疡、胃炎病史的患者需同时服用抑酸药物,降低消化道溃疡和(或)出血发生风险。常用的抑酸药物有质子泵抑制剂(如雷贝拉唑、泮托拉唑等)或 H_2 受体阻断药(如法莫替丁、雷尼替丁等)。用药后如发生严重出血者应输注血小板悬液、新鲜血补充凝血因子。幽门螺杆菌是消化道出血的独立危险因素,建议进行幽门螺杆菌检测,若为阳性,应进行幽门螺杆菌根除治疗,以降低消化道出血风险。用药期间应规律均衡饮食,戒烟戒酒,适度运动,避免外伤。如需进行择期外科手术,应提前告知医生,术前 1 周停止服用抗血小板药物,必要时可予以普通肝素或低分子量肝素替代治疗。

809. 冠状动脉支架术后发生消化道出血,如何处置?

消化道出血程度的不同、支架植入术后的时间长短、病变类型和部位、支架内血栓形成的风险等因素,均会影响冠状动脉支架术后消化道出血的治疗策略。如出现活动性消化道出血,一般需停用双联抗血小板药,必要时予以胃镜下止血,经治疗出血停止后,改为单一药物抗血小板治疗,单药优选阿司匹林,同时联合质子泵抑制剂保护胃黏膜。待病情好转后再考虑恢复双联抗血小板治疗。急性冠脉综合征、药物洗脱支架 6 个月内、植入裸金属支架 1 个月内患者,由于停用抗血小板药物会增加血栓事件风险,尽量避免完全停用抗血小板药物,应考虑减少抗血小板药物的种类和剂量。当严重消化道出血威胁生命时,需要输血,维持血流动力学稳定,停用所有的抗凝和抗血小板药物,静脉使用质子泵抑制剂。

810. 为何冠状动脉支架术后需要长期服用他汀类药物?

对于急性心肌梗死和其他严重类型的冠心病,冠状动脉支架疗效可靠,可将原本狭窄或闭塞的冠状动脉重新开通,使血流通畅,从而缓解心肌缺血,但这只是通过物理或机械手段解决了一处或少数几处已经发生严重闭塞或狭窄的血管,动脉硬化的机制还存在,干预的靶血管以及其他部位的血管的病变仍有可能进展至严重狭窄,因此需加强调脂治疗,抑制斑块进展。安装支架并不等于治愈了冠心病,仍需要长期应用他汀类药物治疗,使低密度脂蛋白胆固醇降低到 1.8 毫摩尔 / 升以下，预防和控制斑块形成，并避免已有的斑块进一步增大，对于维持植入支架部位血管的畅通也有很大帮助。因此，植入冠状动脉支架术后一定要听从医生的建议，坚持长期规律服用他汀类药物。

811. 糖尿病患者进行冠状动脉造影检查前均需要停用二甲双胍吗？

二甲双胍不是冠状动脉造影检查的绝对禁忌证，也不是造影剂肾病的独立危险因素，但是服用二甲双胍的糖尿病患者在造影检查时应给予特别关注，尤其是老年患者及肾功能不全患者。目前应用的造影剂如碘帕醇、碘海醇等，大多经肾脏排泄，对于肾功能不全的患者，尤其是患者已存在中、重度肾脏损害或潜在的严重疾病，容易发生造影剂肾病，影响二甲双胍的清除，可诱发严重甚至致死性的二甲双胍相关性乳酸酸中毒。对于肾功能正常的患者，造影剂剂量用量小的患者在造影前不必停用二甲双胍，嘱患者多饮水促进造影剂排泄即可；对于肾功能异常的患者（肌酐清除率＜ 45 毫升 / 分钟），使用造影剂前 48小时应当暂时停用二甲双胍。

812. 冠心病合并房颤者行介入治疗，抗凝、抗血小板治疗有哪些注意事项？

冠心病合并房颤患者若冠脉存在严重病变需要进行冠脉介入治疗，目前建议起始给予三联抗栓治疗：即双联抗血小板治疗（阿司匹林 100 毫克，每天 1 次＋氯吡格雷 75 毫克，每天 1 次）+1 种抗凝药物（抗凝药物目前多使用利伐沙班 2.5 毫克，每天 2 次）联合使用1 周或 1 个月，之后改为一种口服抗凝药（利伐沙班 15 毫克，每天 1 次）联合一种抗血小板药物（氯吡格雷 75 毫克，每天 1 次）抗凝、抗血小板治疗，1 年后改为单用抗凝药物（利伐沙班 20 毫克，每天 1 次）治疗即可。对于服用双联抗血小板药物治疗的患者，建议抗栓期间联合服用质子泵抑制剂，避免使用非甾体抗炎药物或糖皮质激素，以减少胃肠道出血风险。

813. 急性心肌梗死支架术后，明明血压不高，为什么医生却让服用降压药？

急性心肌梗死行急诊冠脉介入治疗术后，患者血压正常，但医生会为患者开具 β 受体阻滞剂和"普利类药物"或者"沙坦类药物"，用这些药的目的不是单纯降低血压，更重要是为了让这些药物发挥抑制心脏神经内分泌激活，抑制心室重构，保护心功能，减少急性心肌梗死患者发生恶性心律失常的风险，最终达到改善患者预后的目的。在服用上述药物期间需要动态监测血压，当出现血压偏低时应该及时调整用药剂量，如果患者心率、血压能够耐受，建议 β 受体阻滞剂和"普利类药物"或者"沙坦类药物"逐渐加量至药物的靶剂量或者患者最大耐受量。

814. 冠状动脉支架术后，患者服用感冒药有哪些注意事项?

感冒是比较常见的疾病，支架术后患者在气候变化明显的季节应该积极预防感冒，发生感冒后需积极治疗。很多人家里都会备一些感冒药，一般感冒常用药支架术后患者服用都没有问题，但含有伪麻黄碱和马来酸氯苯那敏等成分的感冒药不适宜冠脉支架患者服用。因为伪麻黄碱可引起血管收缩，血压升高，心率加快，而马来酸氯苯那敏也能够收缩毛细血管引起高血压、心悸等不适，应尽量避免使用。冠状动脉支架患者在生活上需要多注意休息，避免受凉，忌辛辣食物，在冬季前可规律注射流感疫苗进行预防。

815. 何为药物支架? 药物支架的优点有哪些?

药物支架，顾名思义就是支架表面携带药物，把相关药物涂在支架上，使药物可以在支架置入人体后缓慢地在局部血管释放，抑制局部血管平滑肌的增生，减少血管再狭窄概率，保持支架通畅。相比于金属裸支架，药物涂层支架能显著降低支架内再狭窄的发生率，进而改善冠心病患者的远期预后。研究表明，冠脉置入金属裸支架，术后支架内再狭窄率在 20% ～ 30%，而药物涂层支架通过抑制平滑肌细胞的过度增殖，将支架内再狭窄发生率降至 5% 以下。

816. 置入药物支架后还要长期吃药吗?

支架置入术只是把冠状动脉病变狭窄处给撑起来，使冠脉血管血流恢复，但并没有消除斑块。无论是金属支架还是药物支架均是异物，在支架内皮化未完成之前，支架内血栓形成的风险是存在的，而且药物支架因为抑制内皮增生，内皮化完成较晚，晚期血栓形成的风险增加，所以治疗冠心病的药物仍需要坚持服用。另外，引起冠心病的危险因素很多，支架的置入并不能消除这些引起动脉粥样硬化的危险因素，冠脉病变还会进展，狭窄进一步加重，因此置入药物支架的患者仍需坚持长期服用他汀类药物、抗血小板药物等，切不可随意停药。

817. 何为药物球囊? 有哪些优势?

药物球囊是在普通的球囊本体上覆盖药物（如紫杉醇等），通过药物球囊扩张将抗增殖药物快速释放到局部血管病变部位，然后将球囊撤出体外，通过保留在血管壁上的药物长期发挥作用，防止血管再狭窄的出现，实现了介入无植入的理念，是治疗冠状动脉狭窄的重要方法，目前在临床上已经常规使用。在药物球囊置入之前，需要充分地预处理病变，可通过切割球囊、棘突球囊等进行积极冠脉病变的预处理，然后行冠脉造影检查或者血管内超声检查,如果残余斑块负荷＜50%,且没有C型以上的夹层,即可进行药物球囊扩张术。

818. 什么情况下适宜使用药物球囊治疗?

以下情况下适宜使用药物球囊治疗。①冠状动脉支架内再狭窄。此为药物球囊使用的强适应证,既往冠状动脉内置入了支架,因为各种原因冠状动脉支架内出现斑块增生,导致冠状动脉支架内再狭窄或者堵塞。②小血管病变。一般在主要冠状动脉的远段,由于直径比较小,不适宜植入支架,采用药物球囊远期效果可能会更好。③近期需要手术或者出血风险比较高的患者。如果患者需要手术或者是已经出现了明显的出血,使用药物球囊以后,双联抗血小板药物最快一个月就可以停用,减少了出血风险。④分支开口病变。可在主干血管置入支架,分支开口用药物球囊扩张,远期效果比较理想。

819. 药物球囊治疗能否替代冠状动脉支架治疗?

药物球囊扩张虽然可实现"介入无植入",但对于主要血管的关键部位、有明显夹层、病变预处理后弹性回缩明显,以及无法耐受药物球囊扩张、须尽快恢复血流灌注者不宜单独使用药物球囊,否则一旦出现急性闭塞可导致严重后果,而支架植入血管急性闭塞的风险相对较低。冠状动脉支架与药物球囊各有适应证,只有合理的应用,患者才能获得最大的受益,刻意追求支架植入或"无支架植入"均不可取。

820. 冠状动脉介入治疗安全性如何?

冠脉介入治疗术可解除冠状动脉狭窄及闭塞,有效预防心肌梗死,改善患者生活质量及预后。术前医生会告诉患者手术的目的、过程,以及它的危险性。随着医疗设备的不断发展,介入治疗安全性显著提高,但仍存在一定风险,发生率很低,这些风险包括可能出现出血、感染、造影剂过敏反应、血管损伤、急性脑血栓事件和肾功能损害等。被治疗的冠脉也可能会损伤,还可能会导致心肌梗死、心脏破裂、心包压塞等危及生命的情况,个别情况下需紧急做搭桥手术。对于绝大多数患者来说,进行紧急外科手术或出现死亡的危险性非常低。

821. 冠状动脉介入手术前有哪些注意事项?

手术前的患者不需要禁食禁水,但是医生术前会给患者吃药(如阿司匹林、氯吡格雷或替格瑞洛),平时服用的其他药物一般都可以照常使用。如术前一天夜间睡眠不佳者可根据自身情况适量服用催眠药物,避免情绪紧张,引起血管痉挛,增加穿刺难度及风险。患者既往有或者可疑有造影剂过敏情况,应提前告诉医生,以便在术前和术中做好相应预防措施。

822. 支架植入术后血脂水平应如何维持？血脂达标后可否停用他汀类药物？

他汀类药物是调节血脂的基础用药，对于降低低密度脂蛋白胆固醇有明确的效果。在心血管疾病的二级预防方面，服用他汀类药物的调脂目标是低密度脂蛋白胆固醇降到1.4 毫摩尔 / 升以下，并且降低幅度较术前超过 50%，这是最为理想的状态，可最大程度预防动脉粥样硬化。不建议为了使血脂达标而一味地加大他汀类药物的剂量，以免增加药物引起肝损伤、肌损伤等风险。如果服药期间患者出现身体不耐受情况或者血脂不达标的话，可以考虑他汀类药物联用其他调脂药物（如依折麦布、依洛尤单抗等）来调控血脂。血脂达标后仍需长期应用他汀类药物，持续抗动脉硬化，预防支架再狭窄。他汀类药物作用十分关键，在无肝肾功能损伤、肌损伤等不良反应的前提下切不可随意停用他汀类药物。

第十章

冠脉搭桥的合理用药

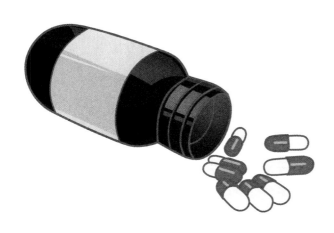

823. 什么是冠脉搭桥手术?

冠脉搭桥就是取患者自身其他部位的一段血管,如大隐静脉、桡动脉、乳内动脉等作为"桥"材料,为心脏堵塞血管相对应的区域开辟一条新的通道,跨越冠状动脉的狭窄部位,与远端血管吻合,使主动脉内的血液绕过狭窄部位达到冠状动脉的远端血管,以恢复相应心肌的血液供应,改善心肌缺血,缓解心绞痛症状。冠状动脉搭桥手术,是目前国际上公认的外科治疗冠心病有效、可靠的方法,手术成功率高,可提高患者的活动能力,改善生活质量,并且减少心肌梗死、恶性心律失常和猝死的发生。

824. 搭桥手术的"桥"是用什么做的?

冠状动脉架桥手术中所用的血管"桥",在医学中被称为血管旁路移植物。血管如果可以被当作冠状动脉血管旁路移植物,应该符合几个要求:长度足够,来源广泛,获取时对患者损伤小,血管远期通畅率高,来源最广泛的是人造血管或经过处理的异种动物的血管,但是远期通畅率低,所以目前临床上不予采用。患者自身其他部位的血管被取下后用于冠状动脉血管桥,通畅率是最好的。人体上来源最多、长度最长的血管是下肢的表浅静脉,即大隐静脉和小隐静脉。远期通畅率最高的是动脉,如常用的乳内动脉、桡动脉。因此,如果患者接受的动脉桥数量越多,手术缓解心肌缺血的疗效就持续的越久。当然,用什么桥还要综合考虑患者的具体情况。获取动脉桥时的创伤较大,手术耗时也较长。

825. 确诊了冠心病,内科支架好还是外科搭桥好?

冠心病需要给予哪种治疗方式需要根据其严重程度、范围及并发症进行选择。如果冠心病病变不严重,仅需要口服药物治疗并配合饮食调整和适当运动就可以,则不需要内科放支架或外科搭桥手术;如果患者病变比较局限,经评估后适合进行冠脉介入治疗,则需要内科置入支架治疗;如果病变为多支弥漫病变或合并糖尿病,介入干预效果不理想,则需要行外科搭桥手术;如果病变程度和范围适合内外科协作,则行杂交手术,即外科搭桥和内科支架共同进行完成治疗;如果病变程度和范围以及受合并症影响,身体无法耐受手术,无法行支架治疗和外科搭桥,需严格坚持冠心病相关口服药物。

826. 心脏停跳搭桥和不停跳搭桥哪个更好?

目前冠脉搭桥术分为心脏停跳和不停跳两种方式。停跳搭桥是指体外循环代替心肺功能,心跳完全停止,按照预定方案进行桥血管与冠状动脉及主动脉的吻合;与不停跳手术相比,停跳手术遇到的风险相对较少,但会给患者造成一些伤害。不停跳搭桥从技术上难度更高，术者在吻合时不需要整个心脏停止跳动，只是局部相对固定即可，此类手术要求外科医生必须具备熟练的基本功和更高的外科良好的吻合技术，免去了体外循环造成的合并症，既能保障心脏的正常功能，又能为心脏手术创造有利条件，成功率已达到98%。因此，不停跳搭桥对于患者来说，相对较好。

827. 冠脉搭桥术前有哪些注意事项?

冠脉搭桥术前患者应减少活动，卧床休息，避免情绪激动、精神紧张等，不要进食过饱，避免用力排便，保持大便通畅。同时为了预防术后呼吸道并发症，需要戒烟，练习深呼吸、咳嗽动作，避免感冒。对于患者既往的基础疾病、用药史以及过敏史等应详细告知主管医师。另外，术前可能需要根据患者的疾病情况停用一些药物，如口服抗凝药、抗血小板药等，以免增加出血风险。

828. 冠脉搭桥术后还需要常规服用治疗冠心病的药物吗?

冠脉搭桥手术并不是"根治"手术，只是针对冠状动脉狭窄最严重的地方采取了绕道措施，缓解心绞痛，并不能控制冠状动脉粥样硬化的发生和发展，因此，行冠脉搭桥术后患者仍需要长期规律服用冠心病的二级预防药物，如抗血小板药物、β受体阻滞剂、他汀类药物、"普利类药物"等，这些药物对于稳定或逆转动脉粥样硬化斑块，改善患者的远期预后，发挥着重要作用，切勿自行停药。

829. 冠脉搭桥术后如何科学合理地应用抗血小板药物?

冠脉搭桥患者推荐在术后24小时启动抗血小板治疗，可以减少血栓的发生率，改善远期预后。如果患者出血风险不高，推荐使用双联抗血小板药物治疗至少12个月。常用的组合包括"阿司匹林＋氯吡格雷"或是"阿司匹林＋替格瑞洛"，对于合并出血风险、消化道溃疡以及对阿司匹林不耐受，也可以采用氯吡格雷或替格瑞洛单药治疗。对于合并房颤、深静脉血栓风险的患者，则需要在抗血小板治疗的基础上加用抗凝药物，如华法林、达比加群、利伐沙班等。无论采取何种药物联用方案，都需要在专科医师指导下规律服用，不得擅自更改用药方案。

830. 冠脉搭桥术后患者可以进行适量运动吗?

很多人认为做心脏手术会"伤了元气"，需要静养才能更好地恢复。其实不然，长时间静养的人常会导致心肺功能变差，甚至会导致冠状动脉再次堵塞，坚持运动才是保持心脏活力的好方法。冠脉搭桥术后的患者回到病房后应该在康复医师的指导下进行被动运动，根据评估情况再逐渐进行主动性运动。被动运动在理疗师的指导下进行简单的肢体屈伸。术后 1 个月内建议尽量不要做扩胸和上肢的拉伸动作，要以下肢运动为主。医生评估后再逐渐地增加运动量，整体的恢复周期大约为 3 个月。冠脉搭桥治疗术后患者尽早进行心脏康复运动，有利于术后恢复，同时会改善预后。

831. 糖尿病患者冠脉搭桥术后用药有哪些注意事项？

冠心病合并糖尿病的患者，冠状动脉病变的程度常比较严重，多数是弥漫性的。而冠脉搭桥手术仅对严重影响冠状动脉血流的病变进行绕道改造，对冠脉病变无能为力。如果冠脉搭桥术后血糖控制不理想更容易出现血栓。因此，冠脉搭桥术后治疗冠心病的药物和治疗糖尿病的药物患者均要服用，加强血糖管理，才能更好达到治疗效果。血糖管理的内容应包括定期、全面的血糖检查以及控制血糖的各种措施，如饮食、运动和药物的干预。

832. 高血压患者冠脉搭桥术后用药有哪些注意事项？

需要行冠脉搭桥手术的患者中有很大一部分同时患有高血压，术前降压药治疗方案用于术后，血压控制常不理想，因此对搭桥术后患者的血压监控非常重要。对于冠脉搭桥术后患者的血压管理，需要了解患者术前降压治疗的疗效，并且需将术后影响血压的一些因素考虑进去，如贫血、心功能下降等。服用降压药物治疗可先采用较小的有效剂量，如疗效不满意，可逐步增加剂量以获得最佳疗效。为了有效地防止高血压对靶器官损害，使 24 小时内血压稳定于目标范围内，建议使用每天 1 次给药的长效降压药物。如单药治疗血压控制不满意的可以采用两种降压药物联合治疗。此外，还需考虑影响血压变化的其他危险因素，如搭桥术后睡眠障碍、认知障碍、焦虑、抑郁等，针对这些情况进行相应的药物治疗，也有助于控制血压。

833. 冠脉搭桥术后有哪些常见并发症？如何预防？

冠脉搭桥术后常见的并发症包括以下几个方面。①心律失常：是冠状动脉搭桥术后较为常见的并发症，以室上性心动过速或房颤多见。心律失常的出现与患者的术前病变程度和范围、手术对心肌和心功能状态的影响有关。②心包压塞：患者在冠脉搭桥术后出现了出血、引流不畅，引流液体量突然减少，并出现烦躁、心率快及血压低等临床表现，应高度怀疑患者是否出现了心包压塞。应尽早通过超声心动图检查进行确诊，及时剖胸探查，快速解除心脏冠脉移植血管的压迫，彻底止血。③呼吸系统并发症：对于年龄大、术前肺功能差、有支气管扩张史、吸烟史、伤口疼痛、咳嗽无力、排痰困难等因素的患者，有可能发生术后呼吸功能不全、肺不张或合并肺部感染等呼吸系统并发症。临床医生应当加强此类患者的呼吸道护理，并且在术前及时进行呼吸训练，可有效预防呼吸系统并发症。

834. 冠脉搭桥患者术后在日常生活中有哪些注意事项？

冠脉搭桥患者术后初期饮食建议以容易消化、清淡的食物为主，降低胃肠功能负担。另外，一些抗凝药物可能会引起钙、铁及钾离子的吸收减少，因此冠脉搭桥术后患者应该适当补充维生素、钙剂及铁剂等。适当的运动有利于患者术后恢复，建议患者体力允许下可适当进行小范围的活动。如果患者伤口出现了分泌物、严重的疼痛、红肿等表现，应该去医院就诊复查。另外，冠状动脉搭桥术后可能会出现血管再狭窄并发症，因此，患者出院后要按照医嘱定期到医院复查冠状动脉搭桥术的效果及心脏功能的恢复情况，必要时进行冠脉 CT 血管造影或者冠状动脉造影检查，以监测血管的通畅情况和预防其他病变出现。

835. 冠脉搭桥术后出现房颤如何应对？

房颤是冠状动脉搭桥术后早期最常见的并发症之一，发生率为 30% ～ 50%，房颤不仅会影响患者术后心功能，还可能导致术后死亡率显著增高。房颤发生后，首先应当改善心功能，控制入液量，维持有效循环血量，密切监测患者血压、尿量、中心静脉压、末梢血运情况并准确记录。低钾血症是术后发生心律失常主要危险因素之一，如果患者血钾低，应及时补钾，并观察尿量变化，实时进行血气分析。必要时可应用胺碘酮治疗转复为窦性心律，注意第一个 24 小时胺碘酮的总剂量不超过 1200 毫克，用药过程中应用心电监护，严密监测心率变化。

836. 冠脉搭桥术后如何预防切口感染？

冠脉搭桥术后建议佩戴胸带 3 个月，可避免在咳嗽时胸廓起伏太大而影响胸骨愈合，还可以减轻伤口因活动引起的疼痛，有利于伤口愈合。应定期观察伤口愈合情况，如果伤口局部隆起、轻度疼痛、发红为正常现象，可继续观察。如果伤口出现红肿、剧烈疼痛、流脓或渗液、局部皮肤隆起伴波动感、不愈合等情况，可能伤口出现感染，需探查伤口，尽早行清创手术，必要时取分泌物进行细菌培养，在医生指导下有针对性地选择抗菌药物进行抗感染治疗，同时加强全身营养支持。在术后早期，尽量避免剧烈活动、提重物、剧烈咳嗽等，可能导致切口开裂或不愈合甚至感染。

837. 冠脉搭桥术后如何预防肺感染？

为了减少术后肺部感染并发症的发生，掌握正确的咳嗽与咳痰方法非常重要。应当在术前反复练习，首先深吸一口气憋住，然后张嘴用力咳嗽，让气流把痰液冲出。咳嗽时应将双手捂在前胸，双上臂夹紧胸廓，咳嗽的同时胳膊用力夹紧，避免咳嗽时起伏太大，或者咳嗽时抱一小枕头，在胸口处适当加压可以减轻咳嗽动作对胸部切口的冲击。由于冠脉搭桥手术过程以及术后恢复过程中需要气管插管和呼吸机，可能会导致气管内分泌物增多，尤其是术前吸烟的患者，痰液量会明显增多，这些痰液如果不能及时排出，将可能导致肺部感染。因此术后拍背、咳痰对预防肺感染非常重要。即使患者没有痰，拍背、咳痰也有助于预防肺不张、肺部感染的发生，促进肺功能的恢复。

838. 为何冠脉搭桥术后仍然会出现心绞痛？如何进行治疗？

冠脉搭桥只是为心脏严重狭窄的较大的血管相对应的区域开辟一条新的通道，跨越冠状动脉的狭窄部位，但是冠脉血管比较长，对其他狭窄（小于 70% 狭窄）的血管或者严重狭窄的小血管只能采用药物治疗。另外，血管痉挛收缩、血栓形成、斑块破裂等都会导致心绞痛、心肌梗死、心力衰竭，甚至危及生命。他汀类药物具有预防血管再狭窄的作用，除非出现严重肝肾功能损伤、肌溶解等严重不良反应，应坚持长期服用。"普利类药物"、"沙坦类药物"、抗血小板药（氯吡格雷、阿司匹林等）具有抑制神经内分泌激活，防止血栓形成，预防血管闭塞的作用。可根据心率情况可使用 β 受体阻滞剂控制心室率，降低心肌耗氧，从而起到缓解心绞痛的目的，具体应根据患者情况进行个体化治疗。

839. 冠脉搭桥术后如何对血脂进行有效管理？

冠脉搭桥术后患者应进行积极的调脂治疗。搭桥术后患者的合理饮食很重要，这是调脂治疗的基础。患者应合理膳食，三餐规律，多食用高纤维及少油脂食物。他汀类药物是最常用的调脂药物，可有效抑制患者炎症反应，延缓动脉粥样硬化病变进展，逆转斑块进展，降低脑卒中发生率及死亡率，因此他汀类药物要坚持长期服用，并且血脂需要达标，建议低密度脂蛋白胆固醇 <1.8 毫摩尔 / 升。如果服用他汀类药物后血脂仍不能达标，需要联合其他降血脂药（如依折麦布、伊洛尤单抗等）。即使患者没有高脂血症，也应该积极进行调脂治疗，因为冠脉搭桥手术无法消除动脉粥样硬化的危险因素。

840. 冠脉搭桥术后如何减少胸腔积液的发生？

冠脉搭桥术后出现胸腔积液，多数情况下无须作任何处理即可消退。少数胸腔积液量较大的患者可能出现呼吸困难，可口服利尿剂使胸腔积液逐渐减少。建议使用保钾利尿剂（如螺内酯）及排钾利尿剂（如呋塞米）降低心脏负荷，改善心功能，必要时予以强心治疗，大量胸腔积液者也可考虑在超声引导下行穿刺抽水或进行闭式引流术。胸腔引流可减少积液带来的压迫症状，但要严格无菌操作，避免感染。另外，术后早期活动能够有效减少冠状动脉搭桥术患者胸腔积液的发生率。

841. 冠脉搭桥术后什么时间复查，都查些什么项目？

　　通常情况下冠脉搭桥术后1月、3月、半年要返院复诊，此后每年应定期复查，常规的复查项目包括胸部X线、超声心动图、心电图、血常规、肝肾功能、血脂、凝血指标等。通过胸部X线可检查有无心脏增大、肺部渗出、胸腔积液等征象，心影增大往往要警惕心功能的恶化，但常需要和术后早期的胸部X线摄片进行对比。心脏彩超可以明确心功能、瓣膜的情况、有无心包积液、有无血栓形成等情况。心电图用于明确心脏跳动节律的判断，也是一个很重要的复查内容，需要心脏科专科医师评估。其他检查指标包括血常规、肝肾功能、凝血常规、血脂等也是反映术后状态的必要因素，因此应定期复查。

842. 心脏搭桥术后的桥血管能用多长时间？

　　用大隐静脉等静脉血管做材料的桥血管10年通畅率仅有60%，冠状动脉搭桥1个月之内的狭窄相当高，为10%。大隐静脉的口径和冠状动脉口径不匹配，冠状动脉细，大隐静脉粗，血在桥里面的流速减慢，加上本来是静脉，接到动脉系统上压力不一样，静脉血管管壁很薄，长期动脉高压力，静脉动脉化，狭窄风险显著增高。而乳内动脉搭桥，远期10年的通畅率可以提高到80%，证明口径的匹配、桥血管种类对于远期通畅是很重要的。

第十一章

心脏起搏器围手术期的合理用药

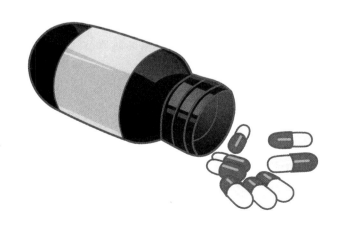

843. 何为心脏起搏器？主要有哪些类型？

心脏起搏器是一种植入于人体内的电子治疗仪器，通过发放电脉冲刺激心脏激动和收缩达到治疗目的。心脏起搏系统主要包括两部分：脉冲发生器和电极导线。前者主要由电池和集成电路组成，能产生和输出电脉冲。后者负责感知心脏自身的激动，并将信息传回起搏器，同时将起搏器发出的电脉冲传输至心肌。心脏起搏器最基本的分类为单腔起搏器、双腔起搏器以及三腔起搏器。单腔起搏器是由一根导线连接起搏器和心脏，以保障心跳达到基本的频率；双腔起搏器是由两根导线头分别连接心脏起搏器上两个电脉冲输出口，另一头分别固定于右心房和右心室。每次先发放一个电脉冲经心房电极传导至右心房，刺激心房收缩，然后，再发放一个电脉冲经心室电极传导至右心室，刺激心室收缩，因此两个心腔的收缩是协调同步的；三腔起搏器比双腔起搏器又多了一个电脉冲输出口和导线，以刺激左心室收缩，使得左心室、右心室同步收缩，改善心功能。三腔起搏器主要用于治疗左心室、右心室收缩不同步的心力衰竭，以改善患者的心脏收缩功能。根据治疗需要，临床医生根据起搏器和感知的需求选择植入单腔、双腔或三腔起搏器（图 11-1）。

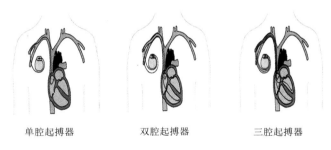

单腔起搏器　　　　双腔起搏器　　　　三腔起搏器

图 11-1　各类型起搏器

844. 心脏起搏器主要适用于哪些患者？

心脏起搏器根据应用时间分为临时起搏器和永久起搏器，主要用于"症状性心动过缓"，也就是直接由于心率过于缓慢，导致心脏射血量下降，重要脏器及组织尤其大脑供血不足而产生的一系列症状，如头晕、黑矇、晕厥或近似晕厥等。在适应证方面临时起搏器与永久起搏器存在重叠部分，这里重点叙述永久起搏器适应证，主要包括以下方面。①症状性、获得性或先天性完全房室传导阻滞。②症状性二度房室传导阻滞。③症状性病态窦房结综合征，这些症状被明确证明与心动过缓相关。④由于长期应用抗心律失常药物而引起的症状性心动过缓而又不能停药或采用其他方法治疗者。⑤虽然无症状但逸搏心率＜ 40 次 / 分或心脏停搏间期＞ 3 秒。⑥房颤、房扑或阵发室上速合并完全性或高度房室传导阻滞或心动过速等发作终止时有＞5秒的室性停搏者等。

845. 心脏起搏器植入后需常规服用哪些药物？

心脏起搏器是依靠脉冲发生器发放电冲动来刺激心脏跳动，只能解决心跳慢的问题，心脏起搏器安装术后本身是不需要服用任何药物的，如果患者本身有冠心病、高血压、高脂血症等疾病，仍需按时服用相应药物，因为起搏器只解决心率慢的问题，无法去除患者已有的心血管疾病。

846. 起搏器术后有哪些并发症？如何预防？

心脏起搏器应用于临床已有数十年，给成千上万患者带来新生，但也会产生一些并发症，其中多数是轻微的，仅少数是致命的。常见的并发症有感染、囊袋血肿、电极脱位、气胸、导线损伤等。其中感染是起搏器最常见并发症，常见感染有囊袋感染、电极感染等，在严格无菌操作、术中止血彻底、缩短手术时间等措施下可预防感染。起搏器囊袋感染的危险因素包括：术前未减停抗凝药、患者存在出血倾向、术中止血不彻底、伤口暴露过久使创面污染、手术环境无菌条件差、缝合线头外露引发皮肤溃疡等。为预防此感染，一般建议起搏器围手术期应用第一、二代头孢类抗菌药物（如头孢唑啉、头孢呋辛）预防感染。如果起搏器囊袋已经发生感染，可先予经验性抗感染（如头孢哌酮舒巴坦、左氧氟沙星等）治疗，同时局部取分泌物行细菌培养及药敏试验，当明确感染病原体后给予针对性抗菌药物治疗。必要时予以起搏器囊袋切开，取出起搏器并行局部组织清创、消毒后，同时予以拔除起搏电极，此项操作需要本专业的专家用专用的工具来操作，该操作有一定的风险，严格抗炎后择期在对侧植入起搏器。

847. 心脏起搏器围手术期间是否需要服用抗血小板药物、抗凝药物？

围手术期风险的评估是对患者心脏起搏器术前是否需要服用抗血小板药物的关键。患者若未植入支架且病情相对平稳，可直接停用抗血小板药物5～7天，术后5～7天恢复原抗血小板治疗。若病情较重，间断出现心绞痛或血栓风险较高的患者，建议围手术期继续应用抗血小板药物。对术前长期口服抗凝药物的患者，术前5天停用口服抗凝药物，围手术期要对患者进行血栓危险评估，高危患者需改用肝素继续抗凝治疗，中危患者需要评估患者出血风险与血栓风险，根据患者具体情况进行判断；低危患者则不推荐继续进行抗凝治疗。术后24～48小时凝血功能正常的患者，应尽早恢复口服抗凝药物。

848. 安装心脏起搏器术后有哪些注意事项？

①定期程控心脏起搏器。安装心脏起搏器不代表就可以高枕无忧了，需要定期到门诊

对起搏器进行程控，以了解起搏器的工作情况，程控起搏器是在体外通过无创方式进行，通常情况下不会有任何感觉。一般是术后 1 个月、3 个月、6 个月、1 年，以后每年 1 次，直到电池耗竭前，随访的间隔会缩短。②如果发生以下情况，请立即就医：术后伤口出现红、肿、热、痛及有液体渗出；头晕、胸闷胸痛或持续乏力等。③术后短期内，起搏器一侧的上肢避免过度伸展、高抬手臂或提重物，术后 3 个月内不要做剧烈运动。④无论去旅行还是去熟悉的地方，请随身携带起搏器识别卡。

849. 起搏器术后对日常生活有影响吗?

通常情况下，术后不久就可以恢复正常生活，如从事家务、园艺、驾车等，淋浴、盆浴、游泳。大部分情况下，咨询医生并同意后，患者可恢复正常工作，继续从事相关爱好及体育运动。心脏起搏器的工作性能可受强磁场、电流的干扰。因此，这类患者绝对禁止进入强磁场、高压线、电视和电台发射站、雷达地区和有发电机、电弧光焊接的场所，以免扰乱起搏器工作，影响心脏搏动。患者也不能进行核磁共振（抗核磁起搏器除外）、电热疗、磁疗、放疗等影响起搏器功能的检查治疗。目前市面上大部分起搏器均具有抗电磁干扰和抗电磁辐射的能力。如果患者靠近某些电器设备时出现晕厥、心率加快、头晕等，应立即远离该设备或关闭该设备，如果不能确定上述不适是否为该设备所引起，需咨询医生。患者可以放心使用以下电器：电话、吹风机、电动剃须刀、洗衣机、微波炉、洗碗机、吸尘器、传真机、计算机、打印机及复印机等。安装永久起搏器患者也不影响乘飞机、轮船、火车、汽车等。如果乘坐飞机，请向机场安检人员出示您的起搏器识别卡。乘地铁时，同时出示您的起搏器识别卡即可。驾车时，系安全带时不要压迫起搏器。

850. 安装起搏器后可以做 X 线检查、CT、核磁共振、超声吗?

在做任何医学检查和治疗前，先告知医生您安装了心脏起搏器。通常以下检查是安全的：X 线检查、CT 检查、一般的牙齿治疗（如牙齿钻孔、超声波洗牙）。对于一些特殊诊疗，比如碎石术、核磁、经皮神经电刺激、电烙术，应先进行必要性和风险评估，如果是必要的，医务人员会采取必要的预防措施。现部分起搏器在特定条件下可以进行核磁检查，但需专科医生调整起搏器参数，故需提前联系随诊医生。目前已有抗核磁起搏器在临床上应用，如考虑到以后有做核磁需求，可以考虑植入抗核磁起搏器。装了抗核磁共振的起搏器，做核磁共振检查的时候要请医生帮您程控到核磁共振模式。这一类起搏器的抗干扰能力更强了。

851. 电子防盗系统、安检系统会影响起搏器吗?

绝大多数安装起搏器的人在通过机场或商店、图书馆防盗门时，都不会对起搏器造成影响，尽快通过安全门，而不要在门口徘徊或倚靠在安全门上，如果在靠近这些安全系统时感到眩晕或心悸，只要离开这些系统，症状基本会消失。在火车站、飞机场的安检系统的金属探测器一般不会干扰心脏起搏器，但起搏器中的金属可能会诱发警报，要避免金属探测器在起搏器附近徘徊或靠在起搏器上。因此乘坐飞机安检时需告知安检人员，避免安检仪器近距离接触起搏器。为避免潜在的问题，出行时请携带一张植入心脏起搏器的证明，然后向工作人员出示。

852. 起搏器电池可以用多久？可以更换电池吗？

起搏器的寿命取决于疾病情况、起搏器的类型、参数设定、起搏比例等。通常可以使用数年，每次程控后，医师根据程控结果会告知患者预估使用年限。当快到年限时需要缩短程控间期及时更换，脉冲发生器不能单独只更换电池。就目前的起搏器而言，其内部都是十分精密的系统，电池也是不可拆卸的，当起搏器电量不足时，不能直接像给手表换电池一样进行电池的更换，需要更换埋于皮下的整体脉冲发生器。当脉冲发生器电池耗竭后，更换脉冲器发生器，医生会对原电极和导线进行功能检测，同时对电极起搏位置进行检测，当电极和导线的位置及功能均符合要求时，不需要更换电极导线，仅对埋于皮下的脉冲发生器进行更换；若在检查中发现电极和导线不能继续使用，则需要再植入新的电极。

853. 起搏器会突然没电吗？

起搏器的设置比较人性化，每次对起搏器进行程控时，程控仪上都会显示起搏器的剩余电量及可使用年限，当起搏器接近没电时，医生会缩短起搏器的程控间期，并提醒患者近期要及时进行起搏器更换。如果没有及时更换，起搏器会进入电池耗竭状态，自行关闭其他附加功能，进入固定频率起搏，保证最基本的起搏功能，以减少电量消耗，延长使用时间，但固定频率起搏时可能不能满足活动时心率的需要，患者就出现活动乏力等症状，此时应及时更换起搏器。当电池完全耗竭，起搏器才会停止工作。

854. 什么叫起搏器综合征？如何预防起搏器综合征？

起搏器综合征是指患者植入起搏器后发生非生理部位的心室起搏，导致患者左心室和右心室之间收缩不协调以及左心室内各部位收缩不协调，患者可表现出低血压、心悸、胸闷、眩晕、乏力、头痛、水肿等症状，重者可发生晕厥、心力衰竭等。起搏器综合征可能发生在术后即刻，也可能发生在术后数月甚至数年。本病发生是由多因素造成的，植入任何类型的起搏器均可发生，但多见于单腔心室起搏器植入后，心室单独起搏，改变了心脏正常传导顺序，引起房室收缩不同步，导致心输出量减少，从而出现一系列临床症状。一旦确诊起搏器综合征，要首先对起搏器程序进行调整，降低其起搏频率，调整起搏次数，使患者自身的心律占主导，从而减轻症状。多数患者经积极治疗症状可缓解。适当使用抗心律失常药物如 β 受体阻滞剂，可在一定程度上改善症状。

855. 安装起搏器后能不能进行电复律？

现在有部分起搏器具有自我除颤的功能，在发生恶性心律失常时可以自我除颤。对于没有自我除颤的起搏器而言，因为起搏器都是有自我保护装置的，所以在电除颤或电复律时不至于损害起搏器，但是应避免直接在起搏器体表部位进行电复律和电除颤。

第十二章

心脏感染性疾病的合理用药

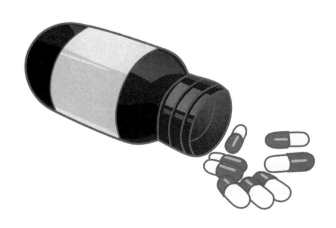

856. 什么是感染性心内膜炎？有哪些临床表现？

感染性心内膜炎是一种全身性败血症，由于细菌、真菌和其他微生物（如病毒、立克次体、衣原体、支原体、螺旋体等）直接感染心脏而产生心瓣膜或心室壁内膜的炎症，伴随着瓣膜、心内膜和大血管内膜上细菌聚集的赘生物产生，并表现出各种临床症状，如菌血症、血管栓塞和心脏疾病。感染性心内膜炎的症状一般没有特异性，患者可能出现一些感冒的症状包括疲劳、关节痛、肌痛、头痛、寒战、恶心和呕吐等。早期表现比较轻微，发烧持续数月而无其他表现可能是唯一的症状，体温多数超过 37.5 ～ 39℃，热型可不规则或低热，也有少部分患者起病急重伴有间歇性高热。从短暂性菌血症的发生至症状出现之间的时间间隔长短不一，多在 2 周以内，但不少患者无明确的细菌进入途径可寻。病程＞6 周患者多见脾大，占 10% ～ 40%，亚急性者多见轻、中度贫血，伴随苍白无力和多汗。晚期患者有重度贫血，部分病例呈现心功能不全或原有心功能不全加重。

857. 如何预防感染性心内膜？

感染性心内膜炎预防措施主要针对菌血症和基础心脏病两个环节。菌血症是感染性心内膜炎发生的必要条件，器质性心脏病患者为感染性心内膜炎高危易感人群。感染性心内膜炎多因拔牙、扁桃体炎、皮肤感染、静脉插管或心内手术等原因诱发。为预防和减少菌血症发生，一般措施是强调口腔、牙齿和皮肤的卫生，防止皮肤黏膜损伤引起继发性感染，尤其是有基础心脏病、免疫力差的患者，尽可能避免有创医疗检查和操作，如必须进行，要严格遵循无菌操作规范。对高危人群如各种心脏瓣膜病、先天性心脏病以及风湿免疫性疾病而长期服用糖皮质激素治疗者，以及注射毒品的吸毒者，在做有创医疗检查和操作时需预防性应用抗菌药物。平时注意防寒保暖，避免感冒，加强营养，增强机体抵抗力。

858. 感染性心内膜炎如果治疗不当，会有哪些危害？

感染性心内膜炎发病急骤，病残率和病死率较高，如果治疗不及时，可能对机体造成严重的损害，甚至威胁生命。急性感染性心内膜炎病死率为 20% ～ 50%，5 年生存率为 50% ～ 90%。当瓣膜被破坏或穿孔时，发生瓣膜功能不全，产生心衰。心衰是本病首要致死原因。当感染累及到心脏传导组织时，可致心律失常。心脏赘生物组织可能会脱落，堵塞血管引发血管供血组织的缺血坏死，患者可出现脑梗死、肾梗死、脾梗死、心肌梗死、局部疼痛等表现。由于脱落的赘生物大多含有细菌，因此可能引起组织的化脓、感染等继发损害。

859. 应用抗菌药物治疗感染性心内膜炎过程中有哪些注意事项?

感染性心内膜炎起病缓慢,病程长,致病菌多由身体某些部位的常在菌所致,其治疗的关键是杀灭心脏赘生物中的病原体,防治并发症。为使感染部位达到有效浓度,一般给药剂量一般要高于常用量,且需联合应用 2 种具有协同作用的抗菌药物,用药疗程一般为 4 ~ 6 周,人工瓣膜心内膜炎需 6 ~ 8 周或更长,以降低复发率。大剂量应用青霉素等药物时,宜分次给药,避免高剂量给药后可能引起的中枢神经系统毒性反应。感染性心内膜炎经验治疗方案需在专科医师的指导下,根据感染严重程度,受累心瓣膜的类型以及有无少见或耐药菌感染危险因素等,综合制订治疗方案。

860. 感染性心内膜炎的高危人群进行口腔或呼吸道治疗前如何预防感染?

感染性心内膜炎的高危人群(植入人工瓣膜或人工材料修补心脏瓣膜者、有感染性心内膜炎病史的患者、外科手术或经皮介入技术行假体植入的先天性心脏病患者、紫绀型先天性心脏病患者以及有静脉药瘾者)行口腔或呼吸道操作时容易使得口腔内细菌进入血液循环引起菌血症,有引发感染性心内膜炎的发生风险,因此需要预防性应用抗菌药物。建议成人在口腔或呼吸道操作前 1 小时口服阿莫西林 2 克,术前 1 小时给药。如果患者对青霉素过敏,可在术前 1 小时口服克林霉素 600 毫克,术前 1 小时给药,一般治疗前使用抗菌药物后,术后无须继续使用。如果治疗过程中或治疗后发现有感染迹象,治疗后应继续使用抗菌药物。

861. 妊娠期感染性心内膜炎如何治疗?

妊娠期感染性心内膜炎的发病率约为 0.006%,而伴心脏瓣膜病或者先天性心脏病孕妇发病率约为 0.5%。妊娠期感染性心内膜炎的治疗原则与非妊娠期基本相同,但须考虑抗菌药物对胎儿的影响。高危孕妇在接受口腔科治疗时需预防性使用抗菌药物,如药物治疗效果不佳可考虑对孕妇进行外科瓣膜手术。手术时机一般在孕 13 ~ 28 周,而对于孕 26 周以上的孕妇,建议进行体外循环下的瓣膜手术,在剖宫产后再施行外科手术。

862. 感染性心内膜炎导致的脑卒中是否需要溶栓治疗?

脑卒中是感染性心内膜炎常见的并发症和死亡原因之一,严重影响患者的预后,增加死亡率。感染性心内膜炎患者约 48% 有着低于 CT 扫描发现阈值的隐形脑血管栓塞,57% 在核磁共振成像发现有隐藏出血点,这些微小的梗死和出血区域可能增加溶栓的风险。感染性心内膜炎所致的脑卒中静脉溶栓后发生出血的风险高达 20%,因此目前不推荐该类患者进行溶栓。对于因大血管闭塞出现急性缺血性脑卒中的患者、确诊或怀疑感染性心内膜炎的患者以及接受血管内取栓的患者主要是接受机械性取栓，因此减少了给予溶栓剂后出现有症状的颅内出血的风险，血管内取栓应该考虑为一线的治疗方式。

863. 人工瓣膜心内膜炎与自体瓣膜心内膜炎的治疗有何异同？

人工瓣膜心内膜炎发生于人工瓣膜置换术后 60 天以内者为早期人工瓣膜心内膜炎，60 天以后发生者为晚期人工瓣膜心内膜炎。本病难以治愈，应在自体瓣膜心内膜炎用药基础上，将疗程延长为 6 ～ 8 周，任一用药方案均应加庆大霉素。人工瓣膜术后早期（术后＜ 12 个月）发生感染性心内膜炎，应积极考虑手术，有瓣膜再置换术的适应证者，应早期手术。明确适应证为：①因瓣膜关闭不全致中至重度心力衰竭。②真菌感染。③充分抗生素治疗后持续有菌血症。④急性瓣膜阻塞。⑤X 线检查发现人工瓣膜不稳定。⑥新发生的心脏传导阻滞。急性自体瓣膜心内膜炎主要由金黄色葡萄球菌引起，常累及正常瓣膜。亚急性自体瓣膜心内膜炎主要是草绿色链球菌引起，多发生于器质性心脏病。微生物药物治疗是最重要的治疗措施，早期、足量、长疗程、联合应用、静脉用抗菌药物为主。根据药敏试验结果用药。对有严重心脏并发症或抗生素治疗无效的患者应及时手术治疗。

864. 何为静脉药瘾者心内膜炎？如何治疗？

静脉药瘾者心内膜炎是由于静脉注射毒品时，注射用具消毒不严格、使用未严格消毒的溶液溶解药物，导致细菌进入血管内，引发的感染性心内膜炎，伴有人类免疫缺陷病毒抗体阳性或免疫功能不全患者尤其多见。致病菌最常来源于皮肤，药物污染所致者较少见，主要致病菌为金黄色葡萄球菌，其次为链球菌、革兰阴性杆菌和真菌。静脉药瘾者心内膜炎的治疗同自体瓣膜心内膜炎，需根据不同病原体选择敏感抗菌药物治疗。如经系统药物治疗仍不能控制时，需要手术治疗。

865. 哪些人群易患真菌性心内膜炎？如何治疗？

约 50% 真菌性心内膜炎发生于心脏术后，也见于长时间静脉应用广谱抗菌药物、激素、免疫抑制剂或给予肠外营养者。致病菌多为白色念珠菌、组织胞浆菌属和曲霉菌属等。真菌性心内膜炎多起病急骤，栓塞的发生率很高，赘生物大而脆，容易脱落，造成股动脉、髂动脉等较大动脉的栓塞。发生在右心的心内膜炎可引起真菌性肺栓塞。巨大赘生物若阻塞瓣膜口，形成瓣膜口狭窄，可出现严重血流动力障碍。真菌心内膜炎相对疗程长、预后差、易复发。其致病菌主要是念珠菌，其中白色念珠菌最为多见，其次是曲霉菌。伏立康唑对念珠菌属具有抗菌作用，对曲霉属真菌具有杀菌作用。曲霉菌性心内膜炎易出现栓塞、心脏失代偿风险，应尽快行手术切除并联合抗真菌治疗。首选手术方式为瓣膜置换，手术治疗目的是清除感染组织，引流脓肿和修复被破坏组织，避免不可逆性的结构损伤和血栓栓塞的发生。

866. 何为病毒性心肌炎？与普通感冒有何关系？

病毒性心肌炎是由于病毒感染（如柯萨奇、B 病毒、腺病毒、巨细胞病毒等）侵犯心脏，引起心脏局限性或弥漫性的急性或慢性心肌炎性病变，病变可能累及心包、心肌及间质，临床表现主要为胸闷、呼吸困难、心悸等，在儿童及青年人群中比较常见。病毒性心肌炎早期无明显症状，患者前期可有发热、乏力、咽痛、鼻塞、咳嗽、流涕等感冒症状，因此早期很难与普通感冒区分。随着病情的进展，患者一旦出现心肌损害的症状（如胸闷、气短、心慌、气急、心前区疼痛及全身乏力等）时，应当立即到医院进行心肌酶、血常规、心电图及病原学检查来确定，病毒是否累及心肌引起损害，从而明确是否患有病毒性心肌炎。

867. 如何治疗病毒性心肌炎？

病毒性心肌炎目前缺乏有效的治疗手段，仍以针对病毒感染和营养心肌等综合治疗为主。早期轻度的病毒性心肌炎，应严格休息，急性期应卧床休息，一般 3 ～ 4 周，如心脏增大及心力衰竭者应休息 3 ～ 6 个月，随后逐渐恢复正常活动。注意补充含维生素和蛋白质的食物，应用帮助营养心肌和代谢的药物，主要包括维生素 C、肌苷、辅酶 Q10 等。抗病毒治疗主要用于疾病的早期，可根据患者情况选择利巴韦林、干扰素等药物。慢性期主要是防止自身免疫性损害和心功能不全，应以改善心功能为主，防止反复呼吸道感染可选用胸腺素、转移因子等药物。对于危重的患者可能需要血管活性药物、气管插管接呼吸机等支持治疗，难治性者可加用免疫抑制剂治疗。

868. 病毒性心肌炎需要常规使用糖皮质激素吗？

关于糖皮质激素的治疗问题一直存在争议，但对于合并严重毒血症、心源性休克、暴发性心肌炎、严重心衰、高度或完全房室传导阻滞、持续室速或其他恶性心律失常可不考虑感染时间，及时应用糖皮质激素可抑制抗原抗体反应，有利于局部炎症和水肿的消失。

869. 中药如何治疗病毒性心肌炎？

病毒性心肌炎属于中医学"心悸""心瘅"范畴，该病的发生与先天禀赋不足、正气虚弱、外感邪毒等因素有关。该病病位在心，涉及脾、肺、肾等，病机为外感风热、湿热邪毒、正气受损，是本虚标实之证。发病初期主要表现为邪毒侵心的病理变化，疾病后期由于病情迁延，机体阴阳气血亏虚，产生瘀血、痰湿等病理产物，形成虚实错杂之证。对于病毒性心肌炎急性期热毒侵心证（主要表现为发热身痛、鼻塞流涕、咽红肿痛等）的治疗可选用清热解毒颗粒（胶囊、片、口服液）；如患者急性期为阳虚气脱证（主要表现为起病急骤、喘息心悸、不得卧等），可选用生脉饮（颗粒、胶囊、注射剂），具有益气养阴，复脉固脱的作用。对于病毒性心肌炎的恢复期，患者如为肺气不足证（主要表现为气短乏力、胸闷隐痛、自汗恶风等），宜选用玉屏风散（颗粒、丸、口服液）。患者如为气滞血瘀证（主要表现为心区刺痛、痛有定处、舌质暗红或有瘀点等）宜选用血府逐瘀丸（胶囊、口服液）口服。总之，中成药治疗病毒性心肌炎，应注意急性期、恢复期的证候不同，选药也不同。

870. 如何预防病毒性心肌炎？

预防病毒性心肌炎的关键在于预防感冒、肠道病毒、疱疹病毒感染，提高免疫力，降低病毒感染风险。一旦出现心悸、胸痛、乏力、恶心等病毒感染前驱症状，应提高警惕，早筛查、早治疗。病毒性心肌炎患者以儿童和青年为多见，此类人群容易忽视对机体的保护和预防，应重点防护，日常生活中应该适量运动、节制饮食，保持心情愉悦，不宜过度劳累和剧烈运动，以免加重心脏负担。大多数病毒性心肌炎患者可自愈，部分可迁延而遗留各种心律失常（如早搏、传导阻滞等）。有少数病毒性心肌炎可急性爆发以致心衰或猝死，也可有急性期后的持续心腔扩大或心衰，类似扩张型心肌病。

871. 何为风湿性心脏病？该病有哪些特点？

风湿性心脏病是指患者反复感染溶血性链球菌，引起风湿热，最后导致心脏瓣膜产生狭窄或关闭不全等病理改变的疾病，是瓣膜疾病的常见原因。风湿性心脏病多发生于20～40岁青中年，其中2/3为女性，且患者多有风湿热史。风湿性咽喉炎、风湿性关节炎等都可认为是风湿热的表现，可引起机体产生继发性免疫反应，导致心肌受损、心瓣膜受损。随着心脏瓣膜病变的加重，如二尖瓣、主动脉瓣狭窄或关闭不全达到中度以上时，心脏的症状就会渐渐出现和加重，主要表现为疲乏、进行性加重的劳力性呼吸困难、夜间睡眠时及劳动后咳嗽及痰中带血、胸痛、吞咽困难、腹胀、恶心等不适。

872. 如何治疗风湿性心脏病？

风湿性心脏病的治疗要根据患者具体的病情而定。对于无症状的风湿性心脏病的治疗，主要是增强心脏的代偿功能，一方面应避免心脏过度负荷，另一方面可适当做一些活动和锻炼，增强体质，提高心脏的储备能力，限制钠盐的摄入量及预防呼吸道感染。药物治疗主要为对症治疗，可用抗心律失常药物、利尿药、强心药、抗凝等药物进行内科保守治疗。当患者出现四肢水肿、行走困难、咯血、咳痰等情况时，需及时检查判断是否发生心衰。若无心衰，需定期门诊复查，有手术适应证时尽早手术治疗，恢复瓣膜功能。若发生了心衰，需要尽快进行内科治疗，待病情达到手术要求后，再行手术。风湿性心脏病的治疗首先要及时，大部分就诊时已经有严重的血流动力学改变，除非合并有手术禁忌证，即使没有临床症状也应该手术治疗。

873. 如何预防风湿性心脏病复发?

面对风湿性心脏病，预防风湿热是首要任务。风湿热的反复发作，会进一步加重心脏瓣膜的损害。要保持个人和生活环境卫生，及时彻底治疗急性扁桃体炎、淋巴结炎、中耳炎及咽炎等急性链球菌感染，以防止风湿热发作。如已发生上述感染可选用青霉素类药物进行治疗。对青霉素类药物过敏者可选用红霉素或林可霉素治疗。休息是防治风湿性心脏病的重要措施，可减轻心脏负担。在疾病发作阶段，应限制一定程度的体力劳动，甚至完全卧床休息，直至心脏功能得到有效改善。另外，风湿性心脏病患者由于胃肠淤血，造成消化功能减弱，提倡低脂、低热量、低盐饮食，摄入新鲜水果和蔬菜，减轻心脏负担。对有风湿热病史或已患风湿性心脏病者，需长期、持续应用有效抗生素预防风湿热再发。

874. 有没有药物可以治愈风湿性心脏病?

风湿性心脏病多为慢性病，极易反复发作，目前尚无完全治愈风湿性心脏病的药物，但通过正规治疗，绝大多数可控制缓解病情。生物制剂是最新的抗风湿药，有较好的治疗效果，也有严格的适应证，不是所有的患者都可以使用，需根据患者的病情综合考虑不同的治疗方案。需要注意的是，经药物治疗病情缓解后，体内的病变大多并没有真正消除，一旦停药或受到外界刺激很容易复发。因此，患者需长期规律服药使病情得到持续改善。定期复诊很重要，医生需及时了解患者的病情变化、用药情况等以便及时调整治疗方案。总之，在专科医生指导下，积极治疗虽不能将风湿性心脏病根除，却可以将其管理好。

875. 何为风湿热? 风湿热有哪些临床表现?

风湿热是一种与 A 组乙型溶血性链球菌感染有关的变态反应性疾病。病变主要累及全身结缔组织，最常侵犯心脏、关节和血管等处，以心脏病变最严重。风湿热多发于 5～15 岁，以 6～9 岁为发病高峰，男女患病率无差别，出现心瓣膜变形常在 20～40 岁。典型临床表现以关节炎和心肌炎为主,可伴有发热、皮疹、皮下结节、舞蹈病等。关节炎是最常见的临床表现,呈多发性、游走性、大关节的炎症。心脏炎症包括心肌炎、心包炎和心内膜炎。超声心动图可提示二尖瓣、主动脉瓣关闭不全。患者常有运动后心悸、气短、心前区不适等,严重时可出现充血性心力衰竭。

876. 哪些群体需预防风湿热?如何进行药物预防?

一旦确诊风湿热后应立即进行风湿热的预防治疗,预防持续时间至少 5 年。有风湿性心脏病者,宜进行终身药物预防,可选择肌内注射长效青霉素(如长效苄星青霉素),每 4 周注射长效青霉素 120 万单位,对于风湿热复发风险较高的人群,推荐每 3 周注射 1 次,至链球菌感染不再反复发作后,可改为每 4 周肌内注射 1 次。青霉素过敏或耐药者,可改用红霉素 0.25 克,每天 4 次,或罗红霉素 150 毫克,每天 2 次,疗程 10 天。或用林可霉素、头孢菌素类抗菌药物或喹诺酮类抗菌药物。慢性扁桃体炎反复急性发作者(每年发作 2 次上),应手术摘除扁桃体,手术前 1 天至手术后 3 天用青霉素预防感染。且需根据医嘱定期完善超声心动检查。

877. 治疗风湿热的药物主要有哪些?

风湿热的药物治疗目标是清除链球菌感染,去除诱发风湿热病因,控制临床症状。青霉素是消除链球菌感染灶首选药物,青霉素过敏者选用非广谱头孢菌素、克林霉素或大环内酯类(红霉素、阿奇霉素等),疗程 10 ～ 14 天。对于单纯关节炎和轻型心脏炎症的急性期,抗风湿治疗可选用非甾体抗炎药。阿司匹林是治疗急性风湿热的最常用药物,对风湿热的退热、消除关节炎症和降低血沉均有较好的效果。由于该药可引起胃肠道损害,可加用氢氧化铝、铝碳酸镁等胃黏膜保护剂,以减少对胃黏膜的损害,增加患者的依从性。糖皮质激素能够减轻炎症,缓解症状,当患者应用阿司匹林等药物治疗效果不佳时可加用。

878. 何为急性心包炎?哪些因素可引起急性心包炎?

急性心包炎是临床中较为常见的一种疾病,是指心包的壁层和脏层炎症性疾病,可导致胸痛(一般为锐痛,位于胸骨下或左心前区,可能会放射到颈部、手臂或下颌)、发热、心包摩擦等症状和体征。急性心包炎可能同时合并心内膜炎、心肌炎等,可以单独存在,也可以是某种全身疾病累及心包的表现。引起心包炎的常见原因为特发性(检查后仍无法明确病因),一般占 80% ～ 90%,细菌、病毒和真菌感染、心肌梗死、胸部创伤、肿瘤、肾衰竭、自身免疫性疾病和某些药物(如苯妥英,利福平)也可导致心包炎的发生。

879. 急性心包炎如何治疗?

急性心包炎总治疗原则是针对原发疾病治疗,同时给予对症治疗,解除循环障碍。一般治疗:急性期应卧床休息,呼吸困难者应取半卧位吸氧,推荐阿司匹林或非甾体抗炎药联合胃保护药物作为治疗急性心包炎一线药物,秋水仙碱作为辅助阿司匹林/非甾体抗炎药治疗急性心包炎,阿司匹林/非甾体抗炎药和秋水仙碱禁忌或治疗失败的急性心包炎病例,排除感染或存在特殊适应证如自身免疫性疾病,应考虑使用低剂量皮质类固醇。皮质类固醇不推荐作为急性心包炎一线治疗。非运动员急性心包炎应限制运动,直至症状缓解,C 反应蛋白、心电图和超声心动图恢复正常。对于运动员,推荐限制运动的期限应至症状缓解,C 反应蛋白、心电图和超声心动图恢复正常至少 3 个月。病因治疗:如结核性心包炎,需给予抗结核治疗。细菌性心包炎应选择敏感的抗菌药物进行抗感染治疗。对有大量渗液或有心脏压塞症状者,可进行心包穿刺术抽液减压。

880. 慢性心包炎有何特点?

心包炎症持续 3 个月以上称为慢性心包炎,多发于中老年人、抵抗力低下的人群,一般由急性心包炎转变而来,可能是由于长期的心包损害造成,或由于感染结核病造成,或转移性肿瘤引发等。多数患者在初期无明显的症状表现,患者只有轻微的瘢痕形成和疏松的或局部的粘连,心包无明显的增厚,不影响心脏的功能。后期随着胸腔积液、腹水将膈肌抬高,患者可能出现吸气不足、呼吸费力、肝脏肿大、大量腹水等情况,甚至压迫腹内脏器导致腹部涨大,可引起肺部充血,甚至休息或端坐时发生呼吸困难等。少数患者由于形成坚厚的瘢痕组织,心包失去伸缩性,明显地影响心脏的收缩和舒张功能,成为缩窄性心包炎。慢性渗出性心包炎通常为非特异性的,但可因结核杆菌,真菌或新生物引起。

881. 慢性心包炎如何治疗?

慢性心包炎是导致心包腔内积液和心包膜增厚的重要原因,所以应积极治疗,明确病因是治疗的根本,治疗依据患者的具体病症选择适当的方式进行治疗。对症药物治疗,如出现胸痛可使用非甾体抗炎药治疗,出现水肿使用呋塞米、托拉塞米等药物,或使用减缓心率的药物如地高辛等进行治疗,化脓时积极进行抗感染治疗,必要时可引流。如结核所导致,需进行抗结核治疗,常使用药物有异烟肼、利福平等。原发为风湿性疾病应使用抗风湿药治疗,常见药物有双氯芬酸、塞来昔布等。非特异性慢性心包炎给予糖皮质激素如强的松、地塞米松等。如果出现大量的心包积液,引起心脏压塞,可进行心包穿刺手术,用空心针穿入心包腔,抽取心包腔内液体,或进行心包剥离术,进行心脏负荷减压。

882. 慢性心包炎患者有哪些注意事项?

首先,应遵医嘱,不可擅自停药,日常观察用药反应,如出现不良反应,应及时就医。其次,在患者患病期间一定要注意气候、气温的改变,及时添加衣物,做好保暖工作,避免受凉引发再次感染,加重病情。患者可在医师指导下进行适量的运动锻炼,不可剧烈运动,以免影响心脏,同时术后两天内应卧床休息,观察病情轻重,慢慢增加日常活动量。饮食上注意不吃刺激性食物,限制食盐摄入,养成科学的饮食习惯。在抗感染时期,患者处在机体能量高消耗状态,因此应保证患者营养充足,如吃易消化的青菜、粥、鲜奶等,补充高蛋白食物如豆浆、藕粉等。另外,慢性心包炎患者不可食用含有酒精成分的食物,以免影响治疗效果。

883. 反复发作的心包炎患者应用糖皮质激素治疗有哪些注意事项?

使用糖皮质激素治疗心包炎时应严格掌握适应证,阿司匹林和非甾体抗炎药是治疗复发性心包炎的主要药物,如果能够耐受,推荐全剂量给药,直到症状缓解,对于非甾体抗炎药和秋水仙碱治疗症状不完全缓解或无缓解的患者,可应用糖皮质激素,也适用于非甾体抗炎药 / 秋水仙碱不耐受或禁忌证患者。尽管糖皮质激素可快速缓解症状,但会增加复发性和慢性心包炎的发生风险,因此应在症状完全缓解且 C 反应蛋白水平正常后,才可开始减量。当给药达到一定阈值(10 ~ 15 毫克 / 天)时,建议缓慢减量(每 2 ~ 6 周 1 ~ 2.5 毫克)。糖皮质激素不推荐作为一线治疗药物。如果存在缺血性心肌病或需要抗血小板治疗时,可以给药中等剂量的阿司匹林(1 ~ 2.4 克 / 天)。复发性心包炎非运动员患者限制活动至症状缓解和 C 反应蛋白正常。复发性心包炎运动员患者至少限制活动 3 个月,直到症状缓解,C 反应蛋白、心电图、超声心动图正常。

884. 何为特发性心包炎? 如何治疗?

特发性心包炎病因目前尚不清楚,可能是病毒直接侵入感染,或感染后患者自身免疫系统反应所致,所以又称为病毒性心包炎。大多数特发心包炎病程一般为 2 ~ 6 周,病程自限,多为低热,无其他系统受累表现,很少表现为大量心包积液和心脏压塞,通常对药物治疗有反应。急性期卧床休息,密切观察心包积液的增长情况,出现心脏压塞即行心包穿刺。胸痛给予镇痛药,如阿司匹林、布洛芬等。如果患者对非甾体抗炎药物没有反应或为复发性心包炎,可替换给予泼尼松口服,后逐渐减量。大量证据表明,秋水仙碱单用或与非甾体抗炎药合用,对初发性心包炎及预防复发性心包炎均有效,应逐渐停药。急性特发性心包炎治疗后,头数周或数月内可复发,复发率达 25%。少数慢性复发性心包炎需用小剂量泼尼松 5 ～ 10 毫克 / 天，维持治疗数周甚至半年。

885. 何为结核性心包炎? 有哪些临床特点?

结核性心包炎是由结核分枝杆菌引起的心包脏层和壁层的感染,通过淋巴逆流感染、血行感染或直接蔓延感染而发病。患者多为年轻人,男性多见,起病缓慢,主要为非特异性全身症状,多数有发热、咳嗽、呼吸困难、食欲不好、体重下降、无力等症状。心脏局部炎症在早期可表现为疼痛,痛多位于胸骨下,可为锐痛或胸部紧迫感,有时痛可放射到颈、臂、肩及上腹部,在吸气、咳嗽或胸部运动时加剧。我国结核性心包炎在心包疾病中占有重要位置,所占比例为 21.3% ～ 35.8%。对于所有怀疑伴有结核性心包炎的患者考虑进行诊断性心包穿刺。

886. 真菌性心包炎有哪些特点? 如何进行有效治疗?

组织胞浆菌是真菌性心包炎最常见的病因,年轻人和健康人由于吸入鸟或蝙蝠粪便中的孢子而患病。球孢子菌性心包炎与吸入来自土壤与灰尘的衣原体孢子有关。其他真菌感染引起心包炎包括曲菌、酵母菌、白念珠菌等。引起真菌感染传播的危险因素有毒瘾者、免疫功能低下、接受广谱抗菌药物治疗或心脏手术恢复期。组织胞浆菌心包炎一般属良性,在 2 周内缓解,不需要两性霉素 B 治疗,可用非甾体抗炎药治疗胸痛、发热、心包摩擦音和渗出。大量心包积液至心脏压塞,则需紧急心包穿刺或心包切开引流。

887. 结核性心包炎如何治疗?

结核性心包炎一经诊断,应给予积极的抗结核治疗,以减少心包积液。抗结核治疗遵循早期、规律、全程、适量、联合的原则,一般给予三联抗结核化疗,使用异烟肼、利福平、吡嗪酰胺或乙胺丁醇联合化疗,根据具体病情可选用 6 个月短期疗程或 12 个月长疗程。心包内注射尿激酶可能有望减少渗出性结核性心包炎患者缩窄的风险。对于心包积液量较多者应抽吸液体,避免过多的纤维蛋白沉积。对于生活在非结核流行地区的患者,在系统性检测没有得出结核性心包炎诊断前,不建议经验性使用抗结核治疗。对于生活在结核流行地区的患者,排除其他病因后建议对渗出性心包积液使用经验性抗结核化疗。辅助性激素治疗可以考虑用于人类免疫缺陷病毒（HIV）阴性的结核性心包炎患者,避免用于 HIV 相关的结核性心包炎。

888. 细菌性心包炎如何治疗?

细菌性心包炎应根据心包积液和血培养结果选择敏感的抗菌药物治疗,大部分患者需要使用抗菌药物2周，一般采用静脉给药，剂量应大，病情较轻的患者可以口服抗菌药物，而病情较严重的则需要在心包腔内注射抗菌药物，以便有效阻止脓肿的形成。如果细菌性心包炎患者胸痛比较明显，可以考虑使用镇静剂，如果有必要也可选用吗啡，但是不宜长期使用，否则可能会产生依赖性和成瘾性。此外，细菌性心包炎还应针对原发感染灶进行相应治疗，抗菌药物的治疗应与心包引流同时进行，可提高治疗效果。发生心包缩窄者，应行外科手术切除。

889. 治疗化脓性心包炎的主要药物有哪些?

化脓性心包炎是一种由化脓性细菌引起的心包急性化脓性炎症，包括心包脏层及壁层的炎症。起病多有畏寒、发热、多汗、食欲减退及全身酸痛等全身感染征象，可伴有不同程度心慌、气短、咳嗽，部分患者由于心包积脓量大，易发生心脏压塞。化脓性心包炎的抗感染治疗应根据细菌培养和药敏结果选用抗菌药物，应尽早静脉给足量有效抗菌药物治疗，必要时联合用药，发挥协同杀菌作用。外科手术心包切开引流排脓及冲洗是治疗本病最重要的方法之一，一旦确诊，即应施行此手术，否则单独应用抗菌药物治疗效果不佳。

第十三章

心源性休克、心源性猝死及晕厥的
合理用药

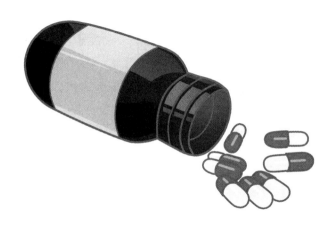

890. 何为心源性休克？有哪些临床表现？

心源性休克是指由于心脏功能极度减退，导致心排血量显著减少并引发组织器官灌注不足的一种临床综合征。心源性休克是心脏衰竭的极晚期表现，由于心脏排血功能衰竭，不能维持其最低限度的心输出量，导致血压下降，重要脏器和组织供血严重不足，引起全身性微循环功能障碍，从而出现一系列以缺血、缺氧、代谢障碍及重要脏器损害为特征的病理生理过程。患者可表现为血压下降、心率增快、脉搏细弱、全身软弱无力、面色苍白、皮肤湿冷、发绀、尿少或尿闭、意识模糊不清、烦躁或昏迷等，若不及时诊治，病死率极高，是心脏病最危重征象之一。

891. 引起心源性休克的常见病因有哪些？

引起心源性休克的主要病因包括以下几种。①心肌疾病：包括急性心肌梗死、急性心力衰竭、心脏手术后低排综合征、流出道梗阻、全身系统炎症反应或脓毒血症并发心肌损伤、心肌顿抑、心肌挫伤、心肌病等。②瓣膜病变，包括自身瓣膜疾病和人工瓣膜疾病，如人工瓣膜阻塞、关闭不全或受限、瓣叶裂等。③心律失常，如室性快速性心律失常和缓慢性心律失常。④心脏阻塞病变，如心脏压塞、心包缩窄和肺栓塞。⑤其他，如中毒、低温等。

892. 心源性休克的典型症状及伴随症状是什么？

心源性休克的发展过程可分为早期、中期和晚期。①休克早期：患者常表现为烦躁不安、恐惧和精神紧张，但意识清楚，面色和皮肤苍白或轻度发绀，肢端湿冷，心率、呼吸增快，可有恶心、呕吐，血压尚正常或稍低，但脉压变小，脉搏细弱及尿量减少。②休克中期：患者表情淡漠，反应迟钝，意识模糊或欠清，全身软弱无力，脉细速无力或不易扪及，心率常超过 120 次 / 分，收缩压 < 80 毫米汞柱，甚至测不出，脉压 < 20 毫米汞柱，面色苍白、皮肤湿冷、发绀，尿量更少（< 17 毫升 / 小时）或无尿。③休克晚期：可出现弥散性毛细血管内凝血和多器官功能衰竭的症状，前者可引起皮肤、黏膜和内脏广泛出血，而后者可表现为肾脏、肝脏、肺和脑等主要脏器功能异常及相应症状。心源性休克伴随症状主要包括：休克中晚期可伴有皮肤黏膜以及各内脏器官的改变，脑部症状有意识异常，表现为烦躁或淡漠，意识模糊，甚至昏迷。心肺症状有心悸、呼吸困难，消化道可有恶心、呕吐等表现。

893. 心源性休克与其他休克有何区别？

心源性休克是由于心脏排血功能衰竭，无法维持其最低限度的心输出量，导致血压下降，重要脏器供血严重不足，引起全身性微循环功能障碍，从而出现一系列以缺血、缺氧、代谢障碍及重要脏器损害为特征的病理生理过程。低血容量性休克有明确的内外出血或失液因素（包括严重呕吐、腹泻、肠梗阻和各种原因的内出血等），有明显的脱水征（眼窝凹陷）。感染性休克有感染的证据包括急性感染、近期手术、创伤、传染病等，且有感染中毒症状如寒战、发热、白细胞增高等。过敏性休克有明确的致敏因素，可有皮肤过敏表现以及呼吸系统症状（喉头水肿、三凹征）。而神经源性休克有强刺激因素，如创伤、疼痛等，可能导致机体强烈应激反应。

894. 心源性休克如何诊断?

心源性休克诊断标准有以下 4 点。①严重的基础心脏病（广泛心肌梗死、心肌炎、心脏压塞、心律失常等）。②休克的典型临床表现（低血压、少尿、意识改变等）。③经积极扩容治疗后，低血压及临床症状无改善或恶化。④血流动力学指标符合以下典型特征：平均动脉压 <60 毫米汞柱；中心静脉压正常或偏高；左心室舒张末期充盈压或肺毛细血管楔嵌压升高；心排血量极度降低。

895. 心源性休克有哪些并发症?

①呼吸衰竭：肺毛细血管灌注不足使肺毛细血管内皮细胞肿胀、内皮受损，通透性增高引起间质性水肿、肺循环出现弥散性血管内凝血。②肾衰竭：心源性休克可直接影响肾脏的血流灌注，引起肾脏功能性和器质性病变，导致尿量减少，严重时可造成急性肾功能衰竭，而急性肾功能衰竭又反过来直接加剧了休克。③心血管并发症：严重休克在发生弥散性血管内凝血病程中可出现心肌梗死，并产生相应的临床表现，出现胸痛、胸闷等表现。④心律失常：可见窦性心动过速、室上性心动过速、房性期前收缩、室性期前收缩等。⑤神经系统并发症：当平均动脉压降至 50 毫米汞柱以下时，脑灌流量不足，可造成脑组织的损伤和功能障碍。⑥消化道并发症：心源性休克时，胃肠道灌注不足，不仅可引起消化、吸收功能障碍，还可引起黏膜水肿，出血坏死，并发应激性溃疡和急性出血性肠炎。⑦弥散性血管内凝血：心源性休克易导致全身血流速度缓慢，血流淤滞，极易导致血栓、微血栓形成，临床可出现出血，休克等表现。

896. 急性心肌梗死发生心源性休克时怎么办?

患者应绝对卧床休息，立即吸氧，有效止痛，尽快建立静脉给药通道，尽可能迅速地进行心电监护和建立必要的血流动力学监测，留置尿管以观察尿量，积极对症支持治疗。如有低血容量状态，先扩充血容量。若合并代谢性酸中毒，纠正酸碱失衡及水、电解质紊乱。

补足血容量后，若休克仍未解除，应考虑使用血管活性药物。常用药物包括多巴胺、多巴酚丁胺、去甲肾上腺素等。尽量缩小心肌梗死范围，挽救濒死和严重缺血的心肌，这些措施包括静脉和（或）冠状动脉内溶血栓治疗，施行紧急经皮冠脉介入治疗和冠脉搭桥术。尽早防治并发症和重要脏器功能衰竭也是治疗心源性休克的重要措施之一。若继发感染，临床上以呼吸道感染和泌尿道感染最常见，根据细菌药敏试验选择合适抗菌药物予以治疗。

897. 何为心源性猝死?

心源性猝死是指已知或未知心脏病患者在短时间内（通常在发作后 1 小时内）因心脏原因发生的意外死亡。心源性猝死大约占猝死的 80%，主要集中在 20 ～ 70 岁，猝死风险会随着年龄的增长而升高，男性较女性更常见。绝大多数心源性猝死发生于院外、急诊室或者运往医院的途中，发生时间和形式通常不可预知。患者可以有或无已知的心脏病或临床症状，是不可逆的生物学死亡。我国每年心源性猝死的发患者数高达 54.4 万例，每天近 1490 人因此死亡，平均每分钟就有一人死于心源性猝死。对心源性猝死的预防重点是干预高危的人群，根据危险分层筛选出高危人群，采用积极、有效的措施控制危险因素，从而降低心源性猝死的发生率。

898. 导致心源性猝死的常见病因有哪些?

冠心病、急性心肌梗死是中老年心源性猝死最常见的病因，其他心血管疾病如心力衰竭、先天性心脏病、心肌炎、主动脉瘤、原发性心肌病、心内膜炎、心脏瓣膜病、肺动脉栓塞、心包疾病等也可导致心源性猝死。肥厚型心肌病是青少年猝死的常见原因之一，漏诊率较高，建议存在猝死家族史者进行超声心动图筛查。药物（如抗心律失常药物、抗抑郁药、拟交感药物、洋地黄中毒和锑剂中毒等）、电解质和酸碱平衡紊乱（如低钾血症、高钾血症、低镁血症和酸中毒等）等是心源性猝死的诱发因素。心源性猝死与基因、年龄、性别有关外，还与血压、血脂、血糖、生活习惯（吸烟、酗酒）、运动、体重等有关。总之，凡是引起心脏结构和功能异常或出现心脏电生理紊乱的患者，均可导致心源性猝死的发生。

899. 心衰患者如何预防心源性猝死?

心衰是多种器质性心脏病发展至晚期的综合征，患者的最终死亡原因主要是进行性心力衰竭和心源性猝死。优化心力衰竭药物治疗对于降低心源性猝死的风险十分重要，应在病情允许的情况下将药物加至靶剂量。对于左心室射血分数 ≤ 0.40 的心功能减低患者，应用 β 受体阻滞剂、"普利类药物"或"沙坦类药物"或血管紧张素受体脑啡肽酶抑制剂、螺内酯、钠—葡萄糖协同转运蛋白2抑制剂，可降低心源性猝死和全因死亡率。研究证实，心脏再同步治疗可明显改善心力衰竭伴心脏运动不同步患者的心功能，降低其心源性猝死的发生率和全因死亡率。另外，植入型心律转复除颤器是预防猝死的最佳手段，可明显减少心衰患者心脏猝死 / 心律失常死亡的发生率。

900. 冠心病患者如何预防心源性猝死？

冠心病是导致心源性猝死的常见原因，占到所有心源性猝死的近80%，包括急性冠脉综合征与缺血性心肌病。冠心病患者预防心源性猝死的策略主要包括一级预防和二级预防。一级预防是通过各种检查手段或家族史，明确发生心源性猝死的高危人群，针对性地进行管理和治疗。对于心脏射血分数＜35%的缺血性心肌病患者，在经过严格的药物规律治疗后射血分数仍低于35%的患者，建议尽早植入心律转复除颤器。二级预防是针对心脏骤停的幸存者，或既往已经发生过室性心动过速或心室颤动的器质性心脏病患者，这类患者再次发生心脏骤停或恶性心律失常的风险很高，除了规范的服用药物以外，还应该进行冠状动脉内支架植入手术或冠状动脉搭桥手术以改善心肌供血，预防心肌梗死。有植入心律转复除颤器指征的患者，也应尽快植入心律转复除颤器，以减少发生猝死的概率。

901. 心脏瓣膜病会引发心源性猝死吗？如何预防？

心脏瓣膜病会引发心源性猝死，主要见于以下3种情况。①心脏瓣膜病发展到晚期心力衰竭阶段，心脏向外排血能力明显下降，回心血量减少，心脏射血功能出现衰竭，进而可能出现心源性猝死。②合并房颤。房颤患者心电传导不稳定，血流动力学紊乱，心房内形成血栓，血栓一旦脱落，可导致脑梗死或心肌梗死的发生，进而引发心源性猝死。③合并主动脉瓣狭窄。主动脉瓣膜口狭窄可使心排血量减少导致脑缺血及晕厥，可能诱发心源性猝死。合并上述情况的心脏瓣膜病患者要避免各种诱发猝死的因素，如吸烟酗酒、排便费劲、暴饮暴食、情绪波动、剧烈运动等。如果出现心慌、胸闷、胸痛及头晕等症状，应提高警惕是否发生猝死，及时就医。

902. 硝酸甘油、速效救心丸这两种救命药有何区别？

硝酸甘油和速效救心丸是心脑血管疾病急救的常见药物，当心绞痛发作时都可以通过扩张血管，用于心脏急救，但两种药在作用强度、起效时间、适宜人群上有所区别。当发生心绞痛时，硝酸甘油是首选急救药，需立即舌下含硝酸甘油1片，一般含服1～3分钟，能迅速缓解心绞痛急性发作症状。速效救心丸属于中成药，可起到行气活血、扩张血管的功效，但没有硝酸甘油起效快，适用于冠心病的高危人群，如老年人、高脂血症、肥胖等，尤其是出现过类似心绞痛的症状但还没确诊冠心病的人群。而对于确诊冠心病的患者，心绞痛发作时，患者没有硝酸甘油或患者存在服用硝酸甘油的禁忌证、不能耐受硝酸甘油尤其是低血压患者，可使用速效救心丸应急。

903. 晕厥有哪些特点？导致晕厥的病因主要有哪些？

晕厥是大脑短暂缺血、缺氧引起的暂时的意识丧失，发作时患者因肌张力消失不能保持正常姿势而倒地。一般为突然发作，迅速恢复，很少有后遗症。轻者休息一下就可以恢复正常，而严重者具有致残甚至致死的危险。晕厥主要分为反射性晕厥、直立性低血压性晕厥和心源性晕厥。反射性（神经介导）晕厥：又分为血管迷走性晕厥、情景性晕厥、颈动脉窦晕厥和非典型晕厥等。血管迷走性晕厥可由情绪应激，如疼痛或见血，或体位应激（体位变动）引起。情景性晕厥可见于咳嗽时发生的晕厥（咳嗽性晕厥）、排尿时（排尿性晕厥）或餐后晕厥（餐后晕厥）。颈动脉窦性晕厥是由于颈动脉窦压力感受器过敏引起，可由机械应力而触发。直立性低血压性晕厥：主要由自主神经衰竭引起的晕厥，自主神经衰竭可以是原发性（如多系统萎缩或纯自主神经衰竭）或继发性（如糖尿病或脊髓损伤）。心源性晕厥包括心律失常或结构性心脏病引起的晕厥。显著心动过缓、显著心动过速均可导致晕厥。

904. 老年人突发晕厥如何进行家庭急救？

老年人常同时患有糖尿病、高血压、冠心病等多种慢性病，是发生晕厥的高发人群。如果突发晕厥，做到以下几点很重要。首先不要着急扶老人起来，让老人躺在原地，解开领口、头稍垫高后仰并偏向一侧，及时清理口鼻腔内分泌物及呕吐物，以防流入气管，引起窒息或吸入性肺炎，有条件的可立即给予吸氧。如果发现老人心脏骤停，应及时给予有效的心肺复苏，为老人的救治争取宝贵的时间。观察有没有骨折、外伤以免造成二次伤害。如果老年人有糖尿病，应考虑是否为低血糖所致，及时喂食；如果是心源性晕厥则应及时就医。在进行家庭急救的同时，需要尽早拨打 120 急救电话，等待专业人员的救治。

905. 心源性晕厥有什么特点？哪类人群易发生？

心源性晕厥是指由于心脏排血量突然减少、中断或严重低血压导致大脑供血突然减少或者停止而出现的短暂的晕厥，可伴有跌倒的表现。心源性晕厥包括心律失常性晕厥和器质心脏病性晕厥，是极为高危、预后差的一类晕厥。通过心电图可发现各种心律失常或心肌梗死等，对诊断心源性晕厥很有价值。对于老年患者、存在已知的心脏病病史、晕厥发作次数少（1 次或 2 次）、有遗传性疾病或早发（<50 岁）心源性猝死家族史、卧位发生

晕厥的患者为心源性晕厥的易发人群。

906. 如何急救治疗心源性晕厥?

由于心源性晕厥是一种多病因诱发的临床症状,因此其治疗应针对不同的病因进行综合治疗。发生心源性晕厥的紧急处理方法:立即拨打 120 急救,让患者平卧位,采取脚部抬高,头部放低的体位,保持呼吸道的通畅,改善脑部血液供应。如果患者有心前区疼痛严重且无明显低血压,可让其含硝酸甘油,疼痛可在 5 分钟之内缓解,若无缓解,可再次含服硝酸甘油。就近取便携式除颤仪,进行心电识别,必要时除颤。对于心脏骤停引起的心源性晕厥应立即拳击心前区数次,并做胸外心脏按压。应积极控制诱发晕厥的病因,对患者的原发性病进行积极治疗。

907. 什么是直立性低血压性晕厥,如何预防和治疗?

直立性低血压性晕厥是指体位由卧位或蹲位突然变为站位时,由于下肢静脉张力低、周围血管扩张淤血或血液循环反射调节障碍等因素导致心排血量减少、血压下降(收缩压至少下降 30 毫米汞柱或舒张压下降 15 毫米汞柱),脑供血不足进而出现晕厥。直立性低血压性晕厥主要见于某些长期站立于固定位置及长期卧床者,老年高血压患者也容易发生直立性低血压,是老年人晕厥或晕倒的重要危险因素。凡确诊为直立性低血压的患者,由卧位变为直立位时动作宜缓慢,站立前应先做准备动作,使血压的调整有缓冲时间。避免长时间的久蹲、久坐、久站,积极参加锻炼。慎用抗抑郁药、利尿剂、抗帕金森药物等,这些药物可引起药物性低血压。

908. 何为血管迷走性晕厥? 如何预防和治疗?

血管迷走性晕厥由情绪紧张、长时间站立、强体力活动后诱发的晕厥,可伴有出汗、恶心、呕吐、面色苍白等,一般无心脏病史。晕厥前可有短暂头晕、注意力不集中、面色苍白、大汗、站立不稳等先兆症状。血管迷走性晕厥是所有年龄段人群的最常见晕厥原因,患者一般比较年轻。血管迷走性晕厥治疗首先强调对患儿及家长教育,避免持久站立、精神刺激及闷热环境等诱因刺激。当采取以上措施仍不能减少晕厥发作时,则应考虑适当增加血容量以及适当的自主神经功能锻炼,进行适当的直立训练有助于减少血管迷走性晕厥的复发。

909. 何为心律失常性晕厥? 该如何治疗?

心律失常性晕厥患者多有明确的心脏病史,导致的晕厥常不可预料,但症状反复出现,未发作时心电图可能完全正常，在症状出现时记录到的心电图变化是诊断和排除心律失常性晕厥的重要方法。导致晕厥的心律失常包括缓慢型心律失常（如病态窦房结综合征、房室传导阻滞）和快速型心律失常（如阵发性室性或室上性心动过速、阵发房扑、房颤或阵发室扑、室颤等）。早期识别病因对于心律失常性晕厥的治疗非常关键，患者常伴有各种心脏病，发作时患者可出现黑矇，伴有胸闷、心悸、心前区不适等变化，发作后有头晕、呼吸困难等症状。对于缓慢性心律失常所致的晕厥，可植入人工心脏起搏器；若为快速型心律失常所致的晕厥，可使用抗心律失常药物治疗，适合消融的患者可行射频消融治疗，对于室速或室颤引起者可安装植入式心律转复除颤器。

第十四章

肺源性心脏病的合理用药

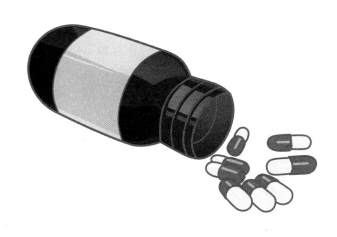

910. 什么是肺源性心脏病？诊断标准是什么？

肺源性心脏病简称肺心病，是由于呼吸系统疾病（包括支气管、肺组织、胸廓、肺血管）导致右心室结构和（或）功能改变的疾病。根据起病缓急和病程的长短，可分为急性肺心病和慢性肺心病两类，其中急性肺心病主要见于急性肺栓塞或急性肺栓塞导致的慢性肺心病的急性加重。诊断标准包括：①有慢性阻塞性肺疾病或慢性支气管炎、肺气肿或其他胸肺疾病病史。②有肺动脉压增高、右心功能不全或右心室增大的征象，如颈静脉怒张、剑突下心脏搏动增强、肝颈静脉回流征阳性、下肢水肿等。③存在活动后呼吸困难、乏力和劳动耐力下降。④心电图、胸部 X 线有提示肺心病的征象。⑤超声心动图有肺动脉增宽和右心增大、肥厚的征象。符合①～④条中的任一条加上第⑤条，并排除其他疾病所致右心改变（如心肌病、风湿性心脏病、先天性心脏病），即可诊断为肺心病。

911. 慢性肺心病需要长期服用哪些药物？

慢性肺心病的缓解期主要以改善基础疾病（如支气管哮喘、支气管扩张、慢性阻塞性肺疾病、肺结核等疾病），延缓基础疾病进展为主。对于明显气流受限的患者，可使用吸入制剂如布地奈德 / 福莫特罗、沙美特罗 / 氟替卡松等缓解症状。对于痰多但不易咳出的患者，可使用口服祛痰药物，如氨溴索、溴己新、羧甲司坦、乙酰半胱氨酸、桉柠蒎等。血氧分压＜ 60 毫米汞柱患者，可使用家庭氧疗或家庭无创呼吸机治疗，进行氧流量＜ 2 升 / 分钟的持续性低流量吸氧，每日吸氧 15 小时以上。对于慢性肺心病急性加重期的患者，最好住院治疗，以迅速改善呼吸功能，纠正缺氧和（或）二氧化碳潴留，控制心力衰竭，防治并发症。

912. 肺心病可能引发哪些并发症？如何防治并发症？

肺心病可引起肺性脑病、肺感染、酸碱失衡及电解质紊乱、静脉血栓栓塞、心律失常、消化道出血、弥散性血管内凝血、休克等并发症。积极控制呼吸道、肺部感染，是纠正呼吸衰竭、心力衰竭防治并发症的关键性措施。发生呼吸性酸中毒以通畅气道，纠正缺氧和解除二氧化碳潴留为主。慢性肺心病患者常存在静脉血栓栓塞的风险，对于急性加重住院患者，如无禁忌证，需常规预防性应用抗凝药物。如发生消化道出血，除了针对消化道出血的对症治疗外，还需进行病因治疗和预防治疗。

913. 肺心病急性期发生呼吸道感染怎么治疗？

呼吸道感染是肺心病患者发生呼吸衰竭的常见诱因，故需要积极予以控制。主张联合使用抗菌药物，宜根据痰培养和致病菌对药物敏感的测定结果选用。由于肺心病患者常合并心力衰竭、胃肠淤血，口服药吸收较差，一般采用静脉滴注的给药方式。常用的抗菌药物有青霉素类、氨基糖苷类、喹诺酮类及头孢类抗菌药物。患者还需注意改善呼吸功能，包括缓解支气管痉挛、清除痰液、畅通呼吸道，持续低浓度（24%～35%）吸氧，应用呼吸兴奋剂等，必要时进行气管插管和机械呼吸器治疗等。

914. 肺心病患者使用抗菌药物治疗过程中有哪些注意事项?

肺心病患者一般选用敏感抗菌药物治疗 3～5 天即可显示疗效，症状减轻，痰量减少，痰液稀薄为抗感染有效，反之视为无效，应及时更换抗菌药物。抗菌药物控制感染后，需每日观察症状、痰量和性状及肺部啰音的变化，及时停用抗菌药物，若长期服用抗菌药物，不仅会产生耐药性或引发二重感染，使病情得以继续发展，还因大量使用抗菌药物，造成人体免疫力下降，诱发各种合并症，增加疾病治疗的难度。

915. 肺心病引起的心力衰竭如何进行治疗?

需要积极治疗和改善基础支气管、肺疾病，控制感染、通畅气道、延缓基础疾病进展。对于肺心病引起的心力衰竭，可适当选用利尿药、扩血管药物或强心药。一般宜选用作用温和的保钾利尿药，小剂量、短疗程使用。如氢氯噻嗪（每次 25 毫克，每天 1～3 次）与螺内酯（每次 20～40 毫克，每天 1～2 次）联合使用。强心药一般不推荐常规应用，只有对于感染已控制，呼吸功能已改善，利尿药治疗后心功能无明显改善者，可短期使用强心药。扩血管药物（如硝酸甘油、硝酸异山梨酯等）可以降低血管的阻力，减少回心血量，从而改善心力衰竭症状，但由于使用后可导致患者心率加快、氧分压下降，一定程度上限制了其应用范围。

916. 肺心病引起的休克如何进行急救治疗?

肺心病可引起心源性休克和感染性休克，也有可能因为上消化道出血而导致失血性休克。其主要症状是脸色苍白、血压下降、四肢发冷、烦躁不安、头痛头晕、尿液减少以及口渴、恶心。一旦出现以上症状需密切观察血压，如果收缩压 <90 毫米汞柱需警惕休克前期。如果发生感染性休克时需及时足量、足疗程应用抗菌药物；而发生心源性休克时则需重点及时纠正缺氧问题，酌情应用强心药。出血性休克时需立即止血输血、吸氧、补充血容量，必要时使用血管活性药物，并加抑酸保护胃黏膜药物。

917. 如何防止肺心病引起呼吸衰竭?

在我国，绝大多数的肺心病患者是在慢性支气管炎或肺气肿基础上发展而来的，一般病程发展需要 6～10 年，在这段时期内，应采取三级预防措施防止肺心病引起呼吸衰竭。一级预防：改变不良生活方式，如避免吸烟，控制职业环境污染，减少有害气体或有害颗粒的吸入；接种流感疫苗、肺炎疫苗预防呼吸道感染，减少呼吸道疾病的反复发作。二级预防：积极治疗支气管炎、肺气肿等基础疾病，减少因基础疾病的加重而导致肺心病反复急性加重；三级预防：对于已经存在肺心病的患者，坚持规律服药，避免感染、过度劳累等诱发心力衰竭的因素。

918. 肺心病患者如何进行营养治疗？

大多肺心病患者因长期患病，体质较弱，存在不同程度的营养不良，并可随着病情的加重而更加明显。如果肺心病患者实际体重低于理想体重的 10% 或以上，提示存在营养不良问题，需要通过加强饮食调理来改善营养状况。在膳食营养分配上，注意均衡饮食，碳水化合物和蛋白质要适当多一些，蛋白质应以优质蛋白如瘦肉、禽、蛋、乳及大豆制品等为主，保证机体充足的热量、蛋白质、维生素，脂肪的摄入量则要少一些，以饮食清淡、可口和易消化为主。另外建议患者平时可多吃绿叶蔬菜和水果，防止便秘，尽量避免食用引起腹胀气的食物，如豆类、萝卜、花椰菜等，同时采取少量多餐方式，避免一次进食过量，加重身体负担。目前大部分三级医院都设有营养科，该类患者可于营养科进行咨询，在营养师的帮助下进行合理饮食。

919. 如何预防慢性肺心病的急性发作？

绝大多数肺心病的急性发作是由于慢性支气管炎、哮喘并发肺气肿导致的，尤其是气候寒冷感冒流行期间，很容易引起肺心病急性发作，每次急性发作都会使肺、心功能损害加重，最后导致呼吸、循环衰竭。因此积极防治这些疾病是避免肺心病发生的根本措施。应当增强体质，提高全身抵抗力，减少感冒和各种呼吸道疾病的发生。纠正缺氧和二氧化碳潴留，控制呼吸衰竭和心力衰竭，积极处理并发症。如原发病为慢性阻塞性肺疾病导致的，需要长期规律吸入糖皮质激素与长效 β_2 肾上腺素受体激动剂联合制剂，另外，长期家庭氧疗、营养疗法等也有助于减少或避免急性加重期的发生。目前很多城市很多医院有肺康复、心脏康复，可前往具有心肺康复的医院，在医生和康复师的帮助下进行心肺康复训练，以期能够达到更好的状态，高质量生存。

920. 何为肺动脉高压？为何说肺动脉高压是心血管疾病中的"癌症"？

肺动脉高压是指患者在静息状态下平均肺动脉压力 ≥ 25 毫米汞柱，肺血管阻力升高，可导致右心室衰竭或致命性的晕厥，有"心血管癌症"之称。肺动脉高压虽然发病率相对较低，但是却是致命的高危疾病。有流行病学资料显示特发性及遗传性肺动脉高压患者在经过常规治疗后，5 年生存率仅为 20.8%。另外，肺动脉高血压还可增加如特发性肺纤维化、慢性阻塞性肺疾病和慢性心力衰竭的死亡风险。

921. 哪些疾病可引起肺动脉高压？治疗的主要药物有哪些？

研究发现，风湿免疫系统疾病、先天性心脏病、慢性阻塞性肺疾病等都可能引起肺血管狭窄，阻力增高，引发肺动脉高压。服用减肥药、避孕药、化疗药等也有可能导致血栓性肺动脉高压。另外有少数肺动脉高压病因不明。由于肺动脉高压早期症状大多不典型，部分患者未被及时治疗而引发生命危险。目前，治疗肺动脉高压的药品主要西地那非、他达拉非、依前列醇、伊洛前列素、曲前列尼尔、贝前列素、波生坦、安立生坦和马西替坦等。

922. 肺动脉高压药物治疗有哪些误区？

①症状好转就停药。肺动脉高压需终生用药，不宜随便停药。如突然停药病情就会反弹加重，带来严重后果。②认为药物成分一致都能用。含有西地那非成分的药物有不同的适应证，我国已上市专用于治疗肺动脉高压的西地那非，其剂型是白色药片，每片 20 毫克，需每天服用 3 次。不建议患者去购买治疗其他疾病的西地那非掰开使用，会影响治疗效果。③只吃药，不做任何记录。肺动脉高压患者应学会记日记，一方面监测并记录血压情况；另一方面是记录用药情况，这有助于医生提升采集病史的准确性，利于患者病情的控制。

923. 何为肺栓塞？为何说肺栓塞是心血管疾病中"沉默的杀手"？

肺栓塞是指脱落的血栓或其他物质阻塞肺动脉或其他分支，引起肺循环障碍的临床和病理生理综合征。肺栓塞起病隐匿，临床表现无特异性，很容易发生漏诊和误诊，重症患者死亡率超过 50%，是除心肌梗死和脑卒中外第三位的心血管死亡原因。肺栓塞常见的症状和体征有呼吸困难、胸痛、咳嗽、咯血和深静脉血栓形成等。其中，深静脉血栓常表现为下肢疼痛肿胀、皮肤发红等，当合并下肢静脉血栓时，还可能出现单侧下肢水肿。症状严重者可引起整个循环和呼吸系统生命体征剧烈波动，进一步可演变为急性肺动脉高压和右心衰竭，还可合并咯血、大块肺栓塞、肺梗死、导致心肌缺血和心源性休克等。肺栓塞的临床症状和体征缺乏特异性，起病一般急骤隐匿，易被误诊，病死率和致残率高。

924. 哪些患者易发生肺栓塞？如何预防？

肺栓塞是致残率和致死率比较高的疾病，但也是可以预防的疾病。肺栓塞的发生与下肢深静脉血栓有着密切的关系，60% ～ 70% 的肺栓塞是由于深静脉血栓脱落所致，而下肢深静脉血栓的发生有明显的诱发因素，如长时间乘车、乘飞机、坐麻将桌等。另外，近期有髋部或腿部骨折、髋或膝关节置换、脊髓损伤、大手术或创伤者也是肺栓塞高危人群，应提高警惕。预防肺栓塞首先积极预防深静脉血栓形成，尤其是容易并发深静脉血栓的高危人群更要提高警惕，定期到医院进行下肢静脉彩超检查，如确有深静脉血栓，必要时（如不能使用抗凝药）可考虑置入静脉滤器。要防止长时间肢体不活动，乘飞机、火车时间隔1小时应注意活动下肢，手术后的患者应尽早下床活动，促进血液循环。

925. 肺栓塞如何治疗？常用药物有哪些？

对于确诊为急性肺栓塞患者首先应严密监测呼吸、心率、血压、心电图及血气的变化，并给予积极的呼吸与循环支持。肺栓塞患者及早给予抗凝治疗可有效防止血栓再形成和复发，初始抗凝推荐选用胃肠外抗凝药物（如普通肝素、低分子量肝素、磺达肝癸钠），也可根据患者情况选择口服抗凝药物，如利伐沙班或阿哌沙班等。对于大面积栓塞患者，在没有溶栓禁忌证的情况下可给予溶栓治疗，常见的溶栓药物有链激酶、尿激酶、重组组织纤维蛋白溶酶原等。如合并的低氧血症，可使用经鼻导管或面罩吸氧，合并呼吸衰竭时可采用经鼻面罩无创机械通气或经气管插管进行机械通气。对于合并休克或低血压的一些急性肺栓塞的患者，应进行血流动力学监测并给予支持治疗。

第十五章

结构性心脏病的合理用药

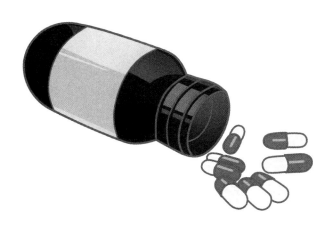

926. 什么是结构性心脏病?

结构性心脏病是由于先天性或后天性原因,导致心脏血管以及心脏瓣膜结构异常的疾病,其具体疾病范畴包括:①先天性心脏病(如室间隔缺损、房间隔缺损、动脉导管未闭,法洛氏四联症等)。②心脏瓣膜病(二尖瓣、三尖瓣、主动脉瓣、肺动脉瓣等)。③心肌病(肥厚型心肌病、扩张型心肌病等)。④并发于其他疾病或者外源性的心脏结构异常(室间隔穿孔、室壁瘤、医源性房间隔缺损等)。⑤并发于其他疾病的导致心脏功能的异常并通过改变心血管结构可得到纠正的疾病或状态(如房颤导致左心耳功能异常,心力衰竭导致心脏功能的异常)。⑥其他如心脏内血栓、心脏肿瘤、心包疾病等。

927. 结构性心脏病有哪些临床表现?

早期的结构性心脏病,患者可能无明显症状,可由体检听诊、心电图发现异常,从而进一步行心脏彩超等检查发现,其临床症状通常取决于疾病类型,瓣膜病导致左心功能不全时可表现为:胸闷憋气、心悸气短。瓣膜狭窄可导致心脏射血不足,引起冠脉及脑供血不足,表现为:胸痛、晕厥等。瓣膜病累及右心功能,可引起脏器血液淤积,表现为:下肢水肿、腹水、腹胀、胸腔积液、食欲差等。二尖瓣狭窄严重时因肺淤血、肺高压可表现为:咳嗽、咳痰、咯血、端坐呼吸。房颤栓子脱落可引起脑栓塞或肢体栓塞的相应症状。

928. 结构性心脏病的治疗方法有哪些?

结构性心脏病若不及时控制和治疗,最终将导致心脏衰竭等一系列不可挽回的结果。早发现、早治疗是阻断结构性心脏病向终末期发展的关键。除了药物控制各项导致疾病发生、发展的危险因素外,外科手术治疗或介入治疗能起到纠正异常结构,恢复心脏正常解剖的作用。其中介入治疗因其创伤更小、恢复更快、与外科手术效果类似,而受到患者的欢迎。近年来,临床上针对主动脉瓣狭窄和或反流、先天性心脏病、肥厚性梗阻型心肌病、二尖瓣狭窄或反流等结构性心脏病的介入治疗技术已经相当成熟。

929. 何为心脏瓣膜关闭不全? 有哪些临床表现?

心脏瓣膜是心房与心室之间或心室与动脉间的瓣膜。当心脏瓣膜装置、结构和功能异常,使心脏瓣膜不能紧密闭合,导致单向流动的血液又返回原心腔,包括心房或心室,从而使该心腔的负担加重,逐渐因代偿出现心腔扩大,压力变高,从而引起一系列并发症,即为瓣膜关闭不全。瓣膜关闭不全包括二尖瓣关闭不全、三尖瓣关闭不全、主动脉瓣关闭以及肺动脉关闭不全,其中二尖瓣关闭不全、主动脉瓣关闭不全较为常见。退行性病变、风湿性心脏病和细菌感染是导致二尖瓣、主动脉瓣关闭不全的主要原因。轻中度瓣膜关闭不全可能无症状或者仅出现活动后乏力等轻微症状，重度瓣膜关闭不全引起心脏结构和功能的改变后出现颈静脉怒张、肝大、脾大、腹水、咳嗽、少尿、劳力性呼吸困难等，最终引起心力衰竭。

930. 二尖瓣关闭不全有哪些症状？做什么检查可以明确？

急性二尖瓣关闭不全：轻度的二尖瓣反流仅有轻度劳力性呼吸困难，严重反流时很快就会发生急性左心衰，甚至发作急性肺水肿、心源性休克。慢性二尖瓣关闭不全：轻度二尖瓣关闭不全可终身无症状，严重反流时心输出量减少，突出症状是疲乏无力，活动耐力下降、呼吸困难等肺淤血的症状出现较晚。晚期可出现右心衰表现。二尖瓣关闭不全检查方式上可选择 X 线检查及超声心动图。X 线检查可见心影正常或左心房轻度增大不明显。慢性者可见左心房、左心室扩大，肺淤血，间质肺水肿征。可见二尖瓣环和瓣膜钙化。超声心动可测定左心房内最大反流束面积、半定量反流程度，<4 平方厘米为轻度，4 ～ 8 平方厘米为中度，>8 平方厘米为重度。

931. 引起二尖瓣关闭不全的主要病因有哪些？

二尖瓣结构包括瓣叶、瓣环、腱索、乳头肌四部分，任一部分发生结构异常和功能失调及左心室的结构和功能异常，都会导致二尖瓣瓣叶在心室收缩时不能完全闭合，导致左心室的血液通过不能完全关闭的二尖瓣再次返回左心房，称为二尖瓣关闭不全。引起该病的主要病因有以下几种。①瓣叶损害：风湿性最常见，占 1/3，女性多于男性，二尖瓣脱垂、感染性心内膜炎破坏瓣叶、肥厚型心肌病、先天性心脏病，心内膜垫缺损等均可导致二尖瓣关闭不全。②瓣环扩大：任何病因引起左心室增大造成二尖瓣环扩大、二尖瓣环退行性变和瓣环钙化也可导致二尖瓣关闭不全，多见于老年女性。③腱索断裂：腱索先天性断裂，或继发于感染性心内膜炎、风湿热的腱索断裂，均可导致二尖瓣关闭不全。④乳头肌：乳头肌缺血导致暂时性二尖瓣关闭不全，急性心肌梗死后乳头肌坏死后导致永久性二尖瓣关闭不全。

932. 二尖瓣关闭不全可能合并哪些疾病？

二尖瓣关闭不全的患者可能合并以下疾病。①心房颤动：慢性重度二尖瓣关闭不全患者易发生心房颤动。②感染性心内膜炎：较二尖瓣狭窄者多见。③体循环栓塞：常见于左心房扩大、慢性房颤患者，但较二尖瓣狭窄者少见。④心力衰竭：可在急性二尖瓣关闭不全患者早期出现，慢性二尖瓣关闭不全者仅在晚期出现。⑤二尖瓣脱垂的并发症包括感染性心内膜炎、脑血管栓塞、心律失常、猝死、腱索断裂、心力衰竭等。

933. 二尖瓣关闭不全的药物治疗建议有哪些?

一般情况下如果没有心衰的症状不需要药物治疗,合并心衰的患者给予抗心衰治疗。①慢性原发性二尖瓣关闭不全的药物治疗建议:不伴心衰症状患者,不需要使用血管扩张剂等药物治疗;对于伴心衰症状的患者,可考虑使用普利类药物或沙坦类药物,出现水钠潴留加用利尿剂,必要时也可使用 β 受体阻滞剂。②急性原发性二尖瓣关闭不全的药物治疗建议:严密监测心率、血压等血流动力学前提下,使用硝酸酯类、利尿剂减轻左心房的充盈压;硝普钠和主动脉内气囊反搏可以减少二尖瓣的反流。

934. 二尖瓣关闭不全瓣膜置换术后抗凝药物如何服用?

二尖瓣置换的瓣膜有机械瓣和生物瓣,机械瓣是由金属制成,可以终生使用,但患者需要终身服用抗凝药华法林,服药期间需要定期监测国际标准化比值(INR),动态调节华法林剂量,保证有效的抗凝治疗。生物瓣是用动物的组织模拟人的心脏瓣膜制作而成,更换生物瓣膜后华法林服用半年即可停用,无须终身服药,但生物瓣的使用寿命有限,一般在 10 年左右,比较高端的瓣膜能用到 15 ～ 18 年。

935. 二尖瓣瓣膜置换术后注意事项有哪些?

二尖瓣瓣膜置换术后可能出现并发症,所以术后不能放松警惕,以减少并发症的发生。①抗凝期间注意出血问题,定期监测 INR,动态调整抗凝方案。防止抗凝不足诱发的血栓形成或者抗凝过度而导致出血发生。②细菌易在人造瓣膜处繁殖造成人造瓣膜感染性心内膜炎,因此在进行拔牙、尿道扩张、导尿、肠镜检查时,应及时遵医嘱使用抗菌药物;发生感染性疾病如皮肤疖肿、扁桃体炎等应及时治疗。③心脏瓣膜手术后,心肺功能的恢复一般需要 6 个月到 1 年,因此一般术后休息 6 ～ 8 个月后才考虑恢复工作。④二尖瓣狭窄心功能障碍常继发于右心衰竭。此时应使用正性肌力药物与扩张肺血管药物,并联合高容量通气治疗,改善右心室后负荷,提高心排血量;对于难以耐受的肺动脉高压,一氧化氮吸入是可选择的治疗方法。

936. 三尖瓣关闭不全主要有什么症状?

三尖瓣关闭不全是指右心室收缩过程中,因三尖瓣瓣膜及附属结构异常,使瓣膜不能完全闭合,导致血液在右心室收缩时反流入右心房,从而影响血液循环的正常进行。三尖瓣关闭不全起病较为隐匿,轻至中度可以长期无症状,常夹杂在其他心脏疾病中,容易被忽略，故三尖瓣也被称为"被遗忘的瓣膜"。患者临床可表现为易疲乏、皮肤湿冷、呼吸困难，胃纳不佳、下肢水肿等，严重三尖瓣反流患者常表现为颈部搏动感，此外因肝脏充血会出现右上腹不适，以及引发房颤和房扑等心律失常，不仅会进一步降低心输出量，还可能诱发严重心力衰竭，危害性比较大。

937. 引起三尖瓣关闭不全的主要病因有哪些?

三尖瓣关闭不全主要是由肺动脉高压及三尖瓣环扩张引起。常见于显著二尖瓣病变及慢性肺心病，累及右心室的下壁心肌梗死，风湿性或先天性心脏病、肺动脉高压引起的心力衰竭晚期，缺血性心脏病，心肌病；少见者如风湿性三尖瓣炎后瓣膜缩短变形，常合并三尖瓣狭窄；感染性心内膜炎所致的瓣膜毁损；三尖瓣脱垂，此类患者多伴有二尖瓣脱垂，常见于马方综合征；亦可见于右心房黏液瘤，右心室心肌梗死及胸部外伤后。后天性单纯的三尖瓣关闭不全可发生于类癌综合征，因类癌斑块常沉着于三尖瓣的心室面，并使瓣尖与右心室壁粘连，从而引起三尖瓣关闭不全，此类患者多同时有肺动脉瓣病变。三尖瓣关闭不全时常有右心明显扩大。

938. 三尖瓣关闭不全的药物治疗建议主要有哪些?

目前尚无针对改善右心功能的药物，药物治疗主要为针对心功能、水潴留等的处理。有研究发现磷酸二酯酶抑制剂可能对右心功能有改善。若患者合并心律失常，则可以使用抗心律失常药物。三尖瓣关闭不全患者最初出现的症状主要是活动耐力下降及双下肢水肿，利尿剂是三尖瓣关闭不全患者最常用、最重要的使用药物。下肢水肿经利尿剂治疗后都可获得缓解，但由于三尖瓣关闭不全持续存在且不断发展，患者往往会出现严重的腹水或胸腔积液，因此口服利尿剂常效果不佳，需要静脉使用各类利尿剂，直至需要血液透析维持水平衡。

939. 引起主动脉瓣关闭不全的常见病因有哪些?

主动脉瓣关闭不全分为急性和慢性两种。急性主动脉瓣关闭不全的病因主要包括：感染性心内膜炎、主动脉瓣膜穿孔或瓣周脓肿；胸部创伤导致升主动脉根部、瓣叶支持结构和瓣叶破损或瓣叶急性脱垂；主动脉夹层血肿导致主动脉瓣环扩大、瓣环或瓣叶被夹层血肿撕裂而发生关闭不全；瓣膜置换术后瓣周漏及瓣膜损伤。慢性主动脉瓣关闭不全的病因包括主动脉瓣本身病变和主动脉根部扩张。其中，主动脉瓣病变主要包括：风湿性心脏病，风湿性主动脉瓣炎反复发作，瓣叶纤维化、增厚、缩短，最终影响瓣叶边缘对合。在我国，大部分主动脉瓣关闭不全由风湿性心脏病引起，往往合并主动脉瓣狭窄和二尖瓣病变；感染性心内膜炎、感染性赘生物导致瓣叶破损或穿孔、瓣叶因支持结构受损而脱垂、或赘生物介于瓣叶间妨碍其闭合是单纯性主动脉瓣关闭不全的常见原因；主动脉瓣脱垂、主动脉瓣黏液样变性导致瓣叶舒张期脱垂入左心室可能是先天因素。

940. 主动脉瓣关闭不全有哪些临床表现？患者应注意什么？

早期主动脉瓣关闭不全的患者可不必治疗，定期随访即可。医生要针对患者慢性主动脉瓣关闭不全的病因治疗，而不是根据症状的有无或轻重。慢性主动脉瓣关闭不全的患者可以在很长一段时间内无症状或出现心悸、胸闷、头昏、乏力等非典型症状，常被误认为是高血压引起的表现，如不进行检查，会延误诊断。若能明确病因，应积极治疗原发病，风湿性心脏病患者，要接受系统化的抗风湿治疗，感染性心内膜炎患者要接受有效的抗感染治疗；也要保持健康生活方式，包括戒烟、限酒，低盐低脂饮食，适当运动减肥，减少中重度体力劳动等，都能减少心脏负担。同时应防治动脉粥样硬化，慢性主动脉瓣关闭不全多见于老年人，这些人往往同时合并高血压、高脂血症、糖尿病，应积极治疗这些合并症，预防动脉粥样硬化，同时也能预防主动脉瓣膜钙化。

941. 主动脉瓣关闭不全应如何治疗？

急性主动脉瓣关闭不全危险性极大，死亡率极高，因此应尽早考虑外科治疗。内科治疗仅为术前准备的过渡措施，可以给予吸氧、镇静等对症治疗，同时静脉应用利尿剂、正性肌力药、升压药物等，尽早手术，不可使用主动脉内球囊反搏。慢性主动脉瓣关闭不全患者早期定期随访即可，若出现中度以上的主动脉瓣反流，应该尽早手术。外科手术应在不可逆的左心功能不全发生前进行。对于主动脉瓣反流合并主动脉根部扩张的患者推荐同时行主动脉根部血管重建术。

942. 经导管主动脉瓣置换术后有哪些注意事项？

经导管主动脉瓣置换术后，患者血流动力学较术前有所改变，有可能发生心功能不全、恶性心律失常等情况。建议患者术后监护至少 24 小时，注意检测患者生命体征、出入量等，密切观察动脉入路部位有无出血、血肿及闭塞。待患者呼吸循环功能稳定后，转至普通病房。术后检测患者血红蛋白、D- 二聚体、血肌酐、肌钙蛋白等。患者出院前应复查经胸壁超声心动图，评估瓣口面积、平均跨瓣压、最大射血速度、左室射血分数等。主动脉瓣口面积＞1 平方厘米或者平均跨瓣压降低 10 毫米汞柱，视为治疗有效果。出院前若患者无法恢复自主心律，应当置入永久性心脏起搏器。术后第 3 个月、第 6 个月应当复查心脏超声，此后每年复查超声 1 次，评估移植物位置、瓣周漏、平均跨瓣压、最大射血速度及心脏功能等。若患者出现症状加重，或新发症状，应立即行超声心动图检查。

943. 经导管主动脉瓣置换术术后如何用药？

经导管主动脉瓣置换术越来越成熟，但术后仍会出现缺血性及出血性并发症。因此，要在保证有效抗血栓治疗的同时，预防出血事件的发生。围手术期患者如不能进食，推荐皮下注射适量低分子量肝素或者普通肝素，可进食后，需同时服用阿司匹林 100 毫克 / 日及氯吡格雷 75 毫克 / 日，双抗时间至少持续 3 ～ 6 个月后，终身服用阿司匹林 100 毫克 / 日。对于伴有长期抗凝治疗适应证的患者以及出现瓣膜血栓的患者，建议单用抗凝治疗，包括华法林或新型口服抗凝药。选择合适的术后抗栓方案是一个比较复杂的问题，全面评估患者的出血危险因素（如性别、高龄、肝肾功能不全等）和栓塞相关因素（合并心房颤动、冠心病、肿瘤等）后作出个体化、精准化的治疗方案。

944. 主动脉瓣置换术后如何抗凝？

主动脉瓣置换术后要常规进行抗凝治疗。主动脉瓣生物瓣置换术后患者，若出血风险较低，可给予华法林抗凝治疗 3 ～ 6 个月，将 INR 维持于 1.8 ～ 2.5，之后改为阿司匹林（100毫克 / 天）长期服用。对于存在严重出血风险者、抗凝禁忌或无其他需抗凝疾病者，可以直接给予阿司匹林（75 ～ 100 毫克 / 天）。对于存在血栓高危因素的患者（房颤、栓塞史、左心室射血分数 < 35%、高凝状态、小号瓣膜等），可考虑长期华法林抗凝（INR 2.0 ～ 3.0）。对于主动脉瓣机械瓣置换术后患者，若无其他栓塞风险存在，建议华法林终身抗凝（INR1.8 ～ 2.5）。对于机械瓣置换术后合并有其他血栓高危风险的患者（如房颤、既往栓塞病史、左心功能低下、高凝状况等），则建议华法林终身抗凝（INR 2 ～ 3）。对于瓣膜置换术后仍有血栓形成、华法林抵抗、或服用大剂量华法林（10 毫克 / 天）仍无法达到目标INR 范围的患者，可以在服用华法林基础上加用阿司匹林 100 毫克 / 天。所有机械瓣膜置换术后的患者均应该终身服用维生素 K 拮抗剂（如华法林）抗凝治疗。

945. 什么是肺动脉瓣关闭不全？导致该病的主要病因有哪些？

肺动脉瓣关闭不全是指肺动脉瓣受到器质性或功能性损害，右心室舒张时血液从肺动脉通过肺动脉瓣反流入右心室造成的血流动力学障碍。肺动脉瓣关闭不全常伴发于其他心血管疾病，尤其是肺动脉高压者更易发生，单独的先天性肺动脉瓣关闭不全很少见。常见病因为继发于肺动脉高压的肺动脉干根部扩张，引起瓣环扩大，见于风湿性二尖瓣疾病等情况。肺动脉瓣原发性损害可发生于感染性心内膜炎、肺动脉瓣狭窄或法洛四联症术后、类癌综合征和风湿性心脏病。

946. 肺动脉瓣关闭不全的治疗方法有哪些?

单纯肺动脉瓣关闭不全一般不需要治疗,以治疗导致肺动脉高压的原发性疾病为主,同时预防感染性心内膜炎的发生。严重的肺动脉瓣反流导致顽固性右心室衰竭时,应对该瓣膜进行手术治疗。目前,肺动脉瓣置换术是治疗肺动脉瓣反流的主要方法。

947. 如何预防心脏瓣膜关闭不全?

首先要了解心脏瓣膜疾病的类型和程度,患者需要提前告知医生心脏瓣膜病的情况,护理好牙齿和牙龈,在处理牙齿疾病时需要提前告知牙医,遵医嘱服药控制症状。日常生活中应避免情绪紧张,保持好良好的饮食起居规律,预防感冒和胃肠炎的发生,避免细菌入血造成血流感染而引发感染性心内膜炎。对于退行性或者没有明确病因的轻度瓣膜关闭不全,无须治疗,只需半年至一年复查心脏彩超即可。如果有明确病因,比如风湿、心内膜炎、心肌梗死等,需积极治疗原发病,及时缓解症状、预防并发症以及延缓心力衰竭,可根据患者情况酌情给予利尿、扩血管、强心治疗。当瓣膜关闭不全达到重度并有临床症状时,需要进行瓣膜手术治疗。

948. 二尖瓣狭窄可引起哪些症状?

二尖瓣是连接左心房与左心室的瓣膜,当二尖瓣开放受限、瓣口面积缩小即可引起二尖瓣狭窄。当二尖瓣口狭窄面积<1.5平方厘米时,会出现以下症状。① 呼吸困难是最常见也是最早期的症状,在运动、情绪激动、妊娠、感染或快速型房颤时最易被诱发。②咳嗽多在夜间睡眠或劳动后出现,为干咳、无痰或泡沫痰。③咯血:严重二尖瓣狭窄引起左心房压力突然增高,肺静脉压增高,支气管静脉破裂出血,导致大咯血,可为二尖瓣狭窄的首发症状。④其他症状:血栓栓塞为二尖瓣狭窄的严重并发症,多合并房颤;左心房显著扩大、左肺动脉扩张压迫左喉返神经可引起声音嘶哑;压迫食管可引起吞咽困难;右心室衰竭可出现食欲减退、腹胀、恶心等消化道淤血症状。

949. 引起二尖瓣狭窄的主要病因有哪些? 需做哪些检查可以明确?

风湿热是导致二尖瓣狭窄的主要病因,女性多于男性。一般急性风湿热后形成明显二尖瓣狭窄至少需要2年,通常需5年以上的时间。多数患者的无症状期为10年以上,一般患者在40～50岁发病。其他少见病因如老年性二尖瓣环或环下钙化、婴幼儿先天性畸形、类癌瘤、结缔组织疾病。超声心动图为确诊该病最敏感、可靠的方法。M型超声心动图示二尖瓣前叶呈"城墙样"改变,后叶与前叶同向运动,瓣叶回声增强。通过二维超声可以观察瓣叶的活动度、瓣叶的厚度、瓣叶是否有钙化以及是否合并其他瓣膜的病变等，从而有利于干预方式的选择。典型者为舒张期前叶呈圆拱状，后叶活动度减少，交界处粘连融合，瓣叶增厚和瓣口面积缩小。

950. 二尖瓣狭窄易合并哪些疾病？

二尖瓣狭窄易合并以下疾病。①心房颤动为最常见的心律失常，也是相对早期的常见并发症，可能为患者就诊的首发症状。②急性肺水肿为重度二尖瓣狭窄的严重并发症。表现为突发性呼吸困难和发绀，咳粉红色泡沫痰，双肺满布干性、湿性啰音，常因剧烈体力活动或情绪激动、感染、心律失常而诱发。③血栓栓塞，易发生脑栓塞及多脏器栓塞，栓子来源于左心房扩大合并房颤；右心房的栓子可造成肺栓塞。④右心衰竭为晚期常见并发症；右心竭时，右心输出量减少，肺循环血量减少，呼吸困难可有所减轻。⑤肺部感染，常有肺淤血易合并肺部感染。

951. 治疗二尖瓣狭窄的方法有哪些？

二尖瓣狭窄的治疗主要包括以下4种。①经皮球囊扩张术：适用于单纯二尖瓣狭窄，瓣叶柔软、活动度好、瓣下组织无挛缩以及反流程度不重、不合并血栓及其他手术的患者，有心功能恶化及紧急开胸手术的可能，建议患者在有心外科支持的医院完成此类手术。②二尖瓣成形术：适用于不适合经皮球囊扩张术，需要外科干预，且瓣叶形态良好，瓣下组织无挛缩等早期病变的患者。③二尖瓣置换：适用于病变晚期，瓣叶毁损严重，或者瓣下结构挛缩，不适合外科修复的患者。绝大多数患者早期都可以通过球囊扩张或二尖瓣成形解决问题。④药物治疗：主要是针对已经出现房颤了的患者，为控制相关症状需要使用华法林进行抗凝，新型口服抗凝药不适合。另外，对于快速型房颤症状明显的患者，使用地高辛、酒石酸美托洛尔等可以有效控制患者的心率，改善症状，但这些都不会从根本上解决患者的问题，病情发展到后期，手术干预才是解决此类患者病情的唯一途径。

952. 什么是三尖瓣狭窄？主要有哪些症状？

三尖瓣是位于心脏右心房与右心室之间的单向阀门，血液经过三尖瓣从右心房流入右心室，若三尖瓣不能完全打开，称为三尖瓣狭窄。导致三尖瓣狭窄的主要病因是风湿性改变，但风湿性心脏病累及三尖瓣者较少，感染性心内膜炎、先天畸形或肿瘤压迫以及起搏器导致的粘连也会引起三尖瓣狭窄。三尖瓣狭窄的主要症状是心输出量低引起疲乏，常有明显右心淤血体征，体静脉淤血可引起顽固性水肿、肝脏肿大、腹水、脾肿大、黄疸、全身水肿和腹水等全身不适感。肿大的肝脏可呈明显的收缩期前搏动。虽然患者常同时合并有二尖瓣狭窄，但二尖瓣狭窄的临床症状如咯血、阵发性夜间呼吸困难和急性肺水肿却很少见。若患者有明显的二尖瓣狭窄的体征而无肺淤血的临床表现时，应考虑可能同时合并有三尖瓣狭窄。超声心动图是主要的影像学检查手段，包括三维超声心动图、连续多普勒等。

953. 三尖瓣狭窄的治疗方法主要有哪些？

三尖瓣狭窄如果没有临床症状，可能不需任何治疗，但需要定期随访观察三尖瓣狭窄的程度及是否有临床症状。如果有症状，就需要进一步治疗，进行对症处理，酌情给予扩血管、利尿、强心治疗；如果患者合并房颤时处理原则同二尖瓣狭窄；同时建议预防感染性心内膜炎。应用利尿剂可改善体循环淤血的症状和体征，尤其是减轻肝脏淤血，改善肝功能，但药物治疗不能根本解决三尖瓣狭窄的问题。如果跨三尖瓣压差＞5 毫米汞柱或瓣口面积＜2.0 平方厘米时，应接受手术治疗。瓣膜球囊修复术可通过置入球囊到狭窄的三尖瓣进行扩张，从而使三尖瓣狭窄解除。如果药物治疗及瓣膜球囊修复术效果不佳，就需要进行三尖瓣修复或三尖瓣置换。

954. 什么是主动脉瓣狭窄？主要临床表现有哪些？

主动脉瓣位于左心室和主动脉之间，主动脉瓣由 3 个半月瓣构成，即左半月瓣、右半月瓣和后半月瓣。心脏收缩时，主动脉瓣不能顺利打开，导致左心室内的动脉血经主动脉瓣口射入主动脉内受阻称为主动脉瓣狭窄。正常成人主动脉瓣口面积为 3 ～ 4 平方厘米，当主动脉瓣口面积降到正常值的 1/4 以下时，出现血流动力学异常。主动脉瓣狭窄早期病情隐匿，通常可经历相当长的无症状期，一旦出现症状则进展迅速，若不及时干预治疗，2 年生存率仅为 20% ～ 50%。主动脉瓣狭窄典型的临床表现包括劳力性呼吸困难、心绞痛和晕厥，晚期患者会出现肺淤血，引起劳力性呼吸困难，约 90% 的有症状患者出现劳力性呼吸困难，随着病情进展出现夜间阵发性呼吸困难，甚至出现端坐呼吸及急性肺水肿。大约 60% 有症状患者会出现心绞痛，通常由运动诱发，休息后可缓解，若患者同时患有冠心病，则心绞痛发作次数增加。约 30% 有症状患者会出现晕厥，大多发生于直立、运动中或运动后即刻。

955. 主动脉瓣狭窄会引起哪些疾病？

主动脉瓣狭窄会引起以下疾病。①心律失常：长期主动脉瓣狭窄患者会出现心房压力升高，进而导致心房扩大及心房颤动的发生，同时因心输出量下降，偶有严重低血压、晕厥及肺水肿发生。主动脉瓣钙化累及心脏传导系统时，可引起房室传导阻滞等。长期主动脉瓣狭窄引起的左心室肥厚、心肌缺血和室性心律失常。②心脏性猝死：多发生于先前有症状的患者中。③感染性心内膜炎：较少见，年轻人的瓣膜畸形引起的主动脉瓣狭窄比较容易发生感染性心内膜炎。④体循环栓塞：较少见，脑栓塞最常见，栓子主要来源于已经钙化的狭窄瓣膜的钙质或者增厚的二叶瓣的微血栓。⑤心衰：若不进行手术治疗，大部分患者会出现充血性心力衰竭，且出现左心衰后，自然病程明显缩短。⑥胃肠道出血：少部分患者有胃肠道血管发育不良，出血多见于老年人，且多为隐匿性出血。

956. 主动脉瓣狭窄应如何治疗？

主动脉瓣狭窄的治疗包括以下几个方面。①药物治疗：主动脉瓣狭窄无特异性药物治疗，主要是对症支持治疗，风湿性心脏病患者要注意预防风湿热，要注意控制血压，同时要注意预防感染性心内膜炎，出现心力衰竭的患者要注意改善心功能。②介入治疗：先天性非钙化性主动脉瓣狭窄的年轻患者，可行经皮球囊主动脉瓣成形术，但是这种手术方式不适用于钙化严重的老年患者。经导管主动脉瓣置换术是一种将组装完备的人工主动脉瓣置入病变的主动脉瓣处，在功能上替代原主动脉瓣的介入手术，适用人群也从老年高风险患者逐步扩展到中、低风险及较年轻患者。③外科手术：即采用由合成材料制成的机械瓣膜或用生物组织制成的生物瓣膜替换病变的瓣膜的手术，俗称换瓣。在手术之前，需结合患者自身情况和个人意愿，选择合适的人工瓣膜，术后亦应进行规范的复查。

957. 什么是肺动脉瓣狭窄？主要症状有哪些？

肺动脉瓣是右心室的出口，正常情况下由 3 个瓣叶构成，在右心室收缩时充分打开，使血液自由的流经肺动脉进入双肺，而右心室舒张时，瓣叶紧密闭合防止肺动脉里的血液反流。在肺动脉瓣狭窄时，瓣叶间存在部分融合使瓣膜整体的开放受到限制。在所有先天性心脏病中，肺动脉瓣狭窄占 8%～10%。有的瓣叶仅有两个称为"双叶瓣"。由于血流出口发生了狭窄，右心室在射血时需要额外做功以克服阻力，久而久之会发生右心室功能衰竭。一般轻度肺动脉瓣狭窄患者无症状，但随着病情加重症状逐渐显现，主要表现为运动耐力差、疲乏无力和劳累后心悸、憋气症状。重度肺动脉狭窄者可有头晕或剧烈运动后昏厥，晚期病例出现颈静脉怒张、肝脏肿大和下肢水肿等右心衰竭的症状和体征；如并存房间隔缺损或卵圆孔未闭，可见口唇或末梢指（趾）端发绀和杵状指（趾）。

958. 肺动脉瓣狭窄的治疗方法有哪些？

轻度肺动脉瓣狭窄患者，无症状时无须手术治疗；中度及以上的肺动脉瓣狭窄患者需要采取手术治疗。经皮肺动脉瓣膜球囊成形术已经成为单纯性肺动脉瓣狭窄的首选治疗方法。①经皮肺动脉瓣膜球囊成形术：利用向球囊内加压对狭窄的瓣口产生的张力而引起狭窄的膜撕裂，从而解除肺动脉瓣狭窄，适用于右心导管检查发现右室的收缩压 >60 毫米汞柱或跨肺动脉压差 ≥ 40 毫米汞柱患者。②手术治疗：低温下肺动脉瓣直视切开术仅适于单纯性肺动脉瓣狭窄，且病情较轻而无继发性漏斗部狭窄和其他伴发心内畸形；体外循环下直视纠治术适合于各类肺动脉口狭窄的治疗。本病手术死亡率较低，手术效果满意，术后症状改善或完全消失，可恢复正常生活。

959. 哪些患者需要进行换瓣手术？

当瓣膜发生狭窄或关闭不全或者两者兼有，失去单向阀门作用，而瓣膜的病变又无法用闭式扩张术或成形术进行有效治疗，此时须在体外循环下通过外科手术方法将原有的病变瓣膜切除，换上一个人造的心脏瓣膜，阻止心脏病变进一步发展，以恢复单向阀门的生理功能，减轻症状。临床上二尖瓣、主动脉瓣容易发生狭窄或者关闭不全，因此置换瓣膜最多是二尖瓣和主动脉瓣。

960. 机械瓣和生物瓣各有哪些优缺点？

患者接受心脏瓣膜替换选用何种瓣膜，对术后的生存质量具有重要意义。人工瓣膜按其制造材料分为机械瓣和生物瓣。生物瓣膜主要分为猪瓣膜和牛心包瓣膜。瓣膜是植入心脏后属于异物，会激活凝血过程，可引起血栓栓塞。机械瓣的优点是耐久性好，适合冠状动脉开口低的患者，但缺点是患者需终身服用抗血栓药物，长期的抗凝治疗增加不同部位出血和栓塞的危险。服用抗凝药华法林会增加患者其他手术或侵入性治疗时出血的风险。女性患者还可能有月经增多。生物瓣的优点是不需长期抗凝，手术后只需要抗凝半年即可。生物瓣植入人体一段时间后，一般是半年左右，其表面会被纤维蛋白和血管内皮覆盖，避免激活凝血反应。缺点是生物瓣会出现毁损，使用寿命与瓣膜的受力大小、心率的快慢、患者血钙代谢等情况有关。

961. 生物瓣膜主要适用哪类人群？

生物瓣膜主要适用于以下人群。①因生活方式原因，不愿终身抗凝的患者。②孕期或有妊娠计划的育龄女性。③活动量较大且不能坚持定期血液检查的患者。④对生活质量要求较高，不愿在饮食、服药和运动方面受到限制的患者。⑤对于因出血史、受伤风险增高无法进行抗凝的患者。⑥ 50 岁以上患者建议使用生物瓣。

962. 如何选择适合的瓣膜，做到个体化治疗？

随着材料学及医学的进步，现在的人工心脏瓣膜较前有了很大改进，但临床应用的人工心脏瓣膜都不是完美的，瓣膜置换术后患者可能从自身瓣膜疾病的折磨转为置入人工瓣膜的困扰。因此，临床工作中应结合患者个人情况综合考量，精准化选择最适合患者的人工瓣膜。术前应考虑的因素包括患者的个人意愿、年龄、预期寿命、抗凝治疗的适应证及禁忌证、合并症及其未来再次手术的风险。年龄小于 60 岁、预期寿命较长且无抗凝禁忌证的患者，建议使用机械瓣膜；年龄 60 ～ 65 岁且无抗凝禁忌证的患者，可以与患者沟通后选择机械瓣膜或者生物瓣膜。若患者存在抗凝禁忌证或无法接受抗凝治疗，建议使用生物瓣膜。年龄大于 65 岁的患者，建议使用生物瓣膜。若患者为年轻女性且有生育需求，推荐使用生物瓣膜。医生在人工瓣膜置换术前，要结合患者自身病情和个人意愿，个体化选择合适的人工瓣膜，术后要进行定期复查，从而预防并减轻人工瓣膜相关并发症。

963. 心脏瓣膜置换术后为何要进行抗凝？如何进行抗凝治疗？

心脏瓣膜置换术后常规要求抗凝治疗，因为无论人工瓣膜还是生物瓣膜对于人体而言都是一种异物，血液容易在瓣膜上凝结形成血栓。血栓堆积在瓣膜上会引起功能障碍，血栓脱落会造成其他器官栓塞包括脑梗死、冠脉栓塞、下肢动脉栓塞等。因此，对于瓣膜置换手术患者，手术成功仅是一个开始，定期监测凝血功能并按时、按量地服用抗凝药物将很大程度上影响患者预后。对接受常用机械瓣置换的患者，华法林是首选的抗凝药物，新型口服抗凝药物如达比加群、利伐沙班在机械瓣研究中效果尚不确切，不推荐将其用于机械瓣术后的抗凝。对于接受生物瓣置换的患者，根据手术方式（经胸或经导管）以及是否存在其他抗凝适应证（如房颤、高凝状态等）可采取个体化的抗凝治疗。

964. 瓣膜置换手术的患者，术后应用华法林抗凝有哪些注意事项？

华法林被广泛用于瓣膜置换术后的长期抗凝治疗和预防，在医师或药师指导下服用，每天服用 1 次，饭前饭后均可，不可漏服。患者定期监测 INR，如 INR 高于或低于规定数值或出现黑便、牙龈或鼻腔出血，应及时至医院就诊。如患者出现大出血或者需要行急诊手术，应立刻停服华法林并静脉注射维生素 K（10 毫克）予以拮抗，并可视病情补充凝血酶原复合物或新鲜血浆。对出血量少且容易止血的小手术如牙科手术、皮肤活检等，不建议停用口服抗凝药。如手术创伤及出血风险较大，则应在术前 5 天暂时停用华法林，术后尽快恢复口服华法林，并在 INR 达标前与肝素重叠使用。

965. 心脏瓣膜置换术后，如何居家护理？

成功完成瓣膜置换术只是瓣膜治疗的第一步，患者在术后还需要定期复查、按时服药等，对巩固手术效果、避免各种并发症出现、延长患者生存期和提高术后生活质量非常重要。术后 3 个月内是创伤复原、体力恢复的重要阶段，因此患者出院后要给予适宜、充足的营养支持，可服用一些高热量、高维生素、高蛋白和含钾丰富的饮食，减少脂肪多的肉类、黄油等食物的摄入。应限制富含维生素 K 食物摄入，如菠菜、绿茶、白菜、猪肝和奶酪等，因为维生素 K 过高会影响华法林的抗凝效果。另外服用抗凝药期间，避免参加剧烈运动项目，如出现牙龈出血、鼻出血等，应及时到医院就诊。患者出现感染时及时就诊，如果感染得不到有效治疗，就会导致感染扩散，引起瓣膜感染。

966. 抗凝治疗期间会有哪些并发症，如何处理？

抗凝最常见的并发症是出血及栓塞。出血是抗凝治疗期间较常见且较为严重的并发症。华法林抗凝治疗出血的原因主要是抗凝强度过高、合并使用抗血小板药物等。一旦发生出血，将直接影响患者的预后。若机械瓣膜置换术后患者出现难以控制的出血，可以注射凝血酶原复合物恢复凝血功能，患者停用华法林，也可联合静脉使用维生素 K_1 进行治疗。若患者接受达比加群抗凝药期间出现难以控制的出血，可使用艾达赛珠单抗拮抗达比加群的抗凝效果；在这期间也可考虑使用凝血酶原复合物恢复凝血功能。机械瓣膜置换术后仍有可能发生栓塞，这主要可能与抗凝药物种类、抗凝强度、瓣膜类型、瓣膜置入的部位以及是否合并房颤、巨大左心房、心功能不全等相关。若机械瓣膜置换术后口服华法林抗凝期间出现脑卒中或栓塞，首先应评估 INR 是否达标、是否按医嘱服药、饮食结构的改变、饮酒等情况作出初步判断，充分评估患者的出血风险后，可以将目标 INR 值上调至高限，同时需要监测出血风险。

967. 什么是卵圆孔未闭？

在胎儿心脏发育过程中，原始心房腔中间会依次长出两个隔膜，分别是原发隔和继发隔，把心房隔离成左心房、右心房。在出生前，原发隔和继发隔在中部有部分重叠，但相互不融合，而是留有一孔道，这一孔道呈卵圆形称为卵圆孔。继发隔比较粗，原发隔比较薄，像一个门一样，继发隔相当于门框，原发隔相当于门，原发隔在压力下会来回摆动，在整个胎儿期是持续开放的。胎儿时期卵圆孔是维持生命的重要通道，因为胎儿不需要自主呼吸，体内氧气都来源于母亲，右心房的血可直接通过卵圆孔到达左心房，供胎儿机体使用。胎儿出生后，第一声啼哭让肺部打开，婴儿的血需要通过肺循环提供氧气，右心房压力会降低，而左心房压力增高后把原发隔推向继发隔，就相当于在门后面把门推向门框，使卵圆孔关闭，随着婴儿的生长，基本在 1 岁以内原发隔和继发隔会粘连融合，达到完全闭合，但有部分人（25% ~ 34%）终生未闭合，称为卵圆孔未闭。

968. 卵圆孔未闭有什么危害?

一般情况下，多数人左心房压力大于右心房，即使存在卵圆孔未闭，相当于把门推向门框，达到关闭，没有血流动力学的意义，也不会引起明显症状。但在某些情况下（如咳嗽、憋气、潜水），右心房压力会大于左心房的压力，当右心房压力增高时会把门推开，这样右心房血液经过卵圆孔分流到左心房，而右心房回流的是静脉的血液，相对是"不干净"的，会有下肢静脉脱落的血栓、各种代谢物质如组织胺、5-羟色胺等，通过未闭的卵圆孔到达左心房后，随着血流达到全身组织器官，从而会引起一系列症状和体征。如果到达大脑，会引起脑卒中、偏头痛、脑白质损伤；若冠状动脉发生栓塞则会发生年轻人冠状动脉正常的心肌梗死，其他任何器官也会发生这种动脉栓塞，这种血栓通过特殊通道从右心系统进入左心系统导致栓塞称为反常栓塞。临床已发现脑栓塞、冠状动脉栓塞、气体栓塞、脂肪栓塞和潜水时发生的神经减压病等都与反常性栓塞有密切关系。

969. 卵圆孔未闭常用的诊断方法有哪些?

临床上主要通过单纯超声和声学造影（发泡试验）诊断，这是一种无辐射的简便有效的造影检查，检查时就像静脉输液一样，从肘部静脉注入震荡的无菌生理盐水注射液，此时检查者在平静呼吸以及瓦式呼吸动作状态下接受心脏彩超检查，可以直观地看到有没有右心房分流到左心房的微气泡，从而可以诊断卵圆孔未闭及具体程度。瓦式呼吸动作即吸气后胸腔加压用力屏气后快速呼气，借此改变心腔内压力。微气泡出现的数量、时间相对于诊断结果和临床治疗具有重要意义。具体包括经胸超声心动图、经胸超声心动图联合声学造影、经食管超声心动图、经食管超声心动图联合声学造影、对比增强经颅多普勒超声联合声学造影等来检查和诊断。其中经食管超声心动图是目前诊断卵圆孔未闭的"金标准"和首选方法。临床应用中，一般先做对比增强经颅多普勒超声联合声学造影或经胸超声心动图联合声学造影检查，阳性者可进一步经食管超声心动图声学造影检查，确定分流来源，明确是否为卵圆孔未闭。

970. 卵圆孔未闭与偏头痛有关吗?

偏头痛在临床上很常见，是一种复杂性和多变性疾病，目前偏头痛的药物治疗均为对症治疗，而且并非对所有患者均有效。为发作性中重度、搏动样头痛，头痛多为偏侧，一般持续 4 ～ 72 小时，部分患者同时伴有恶心、呕吐、畏光和畏声等神经反射症状，光、声刺激或日常活动均可加重头痛，安静环境、休息可缓解头痛。偏头痛在儿童和青少年中很常见，最早将卵圆孔未闭与偏头痛联系在一起，是流行病学调查发现偏头痛患者合并卵圆孔未闭的比例较高，临床实践过程中，一些因为脑卒中而接受了用封堵伞封堵了卵圆孔未闭的患者，封堵成功后发现偏头痛症状缓解甚至消失了。

971. 卵圆孔未闭都需要治疗吗？

如果在检查过程中发现卵圆孔未闭，无须紧张，大约 25% 的人都存在卵圆孔未闭的情况，绝大多数卵圆孔未闭不会造成任何影响。目前认为如果不出现临床症状的卵圆孔未闭是不需要治疗的。但如果出现偏瘫、失语等脑缺血症状或者偏头痛的症状，应该去医院进行进一步治疗。

972. 什么样的卵圆孔未闭的患者需要行介入封堵治疗？

患者年龄介于 16 ～ 60 岁，发生了脑栓塞，没有找到其他卒中发病原因，如果检查发现存在卵圆孔未闭，卵圆孔未闭同时伴房间隔缺损或中到大量右向左分流或直径 ≥ 2 毫米，建议行经导管封堵术；患者年龄为 60 ～ 65 岁（特殊情况年龄可以适当放宽），没有高血压、糖尿病、高脂血症或吸烟史，也没发现房颤，检查发现卵圆孔未闭同时伴房间隔缺损或中到大量右向左分流或直径 ≥ 2 毫米，建议行经导管封堵术；如果患者没有高血压、糖尿病或高脂血症，发生单一深部小梗死（<1.5 厘米），检查发现卵圆孔未闭同时伴房间隔缺损或中到大量右向左分流或直径 ≥ 2 毫米，则建议行经导管封堵术；如果因卵圆孔未闭发生过脑栓塞但不能服用抗凝药，或者卵圆孔未闭合并深静脉血栓或者肺栓塞，则建议行经导管封堵卵圆孔未闭术。

973. 何为暴发性心肌炎？有哪些特点？

暴发性心肌炎通常由病毒感染（如肠道病毒、细小病毒、疱疹病毒等）引起，是一种很凶险的疾病，病情发展极其迅速，发病后患者很快出现血流动力学异常（心肌收缩障碍、循环衰竭）及严重的心律失常，并可伴有呼吸衰竭和肝衰竭，早期病死率极高，是导致心源性猝死的主要原因。心肌炎表现多样，临床上早期迅速判断有一定难度，早期症状可能出现发热、咳嗽、乏力、恶心、呕吐等。和病毒性感冒很类似，通常不会引起人们的警惕，少数早期及晚期患者表现出心悸、胸闷、呼吸困难甚至出现脸色苍白、晕厥等表现，提示病毒已经侵犯心脏，应当立刻就医，否则可能危及生命。

974. 暴发性心肌炎如何治疗？

暴发性心肌炎起病急，病情进展迅速，是一类严重威胁患者生命的疾病，因此，早期诊断及早期有效治疗极为关键。目前针对暴发性心肌炎仍无特效药物治疗，其治疗是一个清除病毒、调节免疫的综合过程。抗病毒治疗应尽早接受联合抗病毒治疗，阻断病毒对心肌的直接作用。可用帕拉米韦也可联合应用阿昔洛韦（针对 EB 病毒）和更昔洛韦（针对巨细胞病毒）。免疫调节治疗：阻断暴发性心肌炎发病中的免疫介导，有助于减轻炎症。目前国内外主张应用大剂量糖皮质激素抑制免疫反应，减轻免疫损伤，消除心肌和传导系统炎症和水肿，常用甲强龙调节免疫治疗，可联合丙种球蛋白持续治疗 5 ~ 7 天。其他基本为对症治疗，如改善心功能、维持生命体征等。

975. 为什么儿童容易发生暴发性心肌炎？如何预防？

由于儿童处于生长发育阶段，机体的各个系统发育尚未完善，免疫力低下，容易受到病毒、细菌的侵袭，可能引起爆发性心肌炎。为预防爆发性心肌炎的发生，患儿首先应预防感染，防止病毒入侵，增强机体抵抗力。在病毒感冒早期应卧床休息，避免剧烈运动，给予清淡、易消化且富含营养的饮食，避免食用辛辣刺激性食物，严密床旁检测心电图、血流动力学。如果出现胸闷心慌、呼吸困难、面色苍白等表现，提示病毒性心肌炎病情加重，须立即就医进行救治。

976. 心肌炎患者日常生活中有哪些注意事项？

心肌炎患者应保持清淡饮食，适量补充一些蛋白质，保证心肌有足够的营养供给，还可以补充一些蔬菜、水果等有植物纤维的食物，促进心肌复原。另外，心肌炎患者一定要戒烟、戒酒，避免饮用浓茶、咖啡、可乐等饮品，因为这些饮品可增加心肌耗氧量，诱发交感神经兴奋，加重心前区不适。充足的休息对心肌炎患者也十分重要，尽量避免参加过度的体力劳动或熬夜，以免因心律失常、心功能不全诱发猝死。当心肌炎患者病情转为恢复期，可适当进行体育锻炼，如散步、保健操、跳舞等，增强自身免疫力，定期复查，以免心肌炎复发。

977. 何为肥厚型心肌病？有哪些临床特点？

肥厚型心肌病是一种以左心室和（或）右心室及室间隔不对称肥厚为特征的心肌疾病。根据左心室流出道有无梗阻可分为梗阻性和非梗阻性肥厚型心肌病，不对称性室间隔肥厚致主动脉瓣下狭窄者称特发性肥厚型主动脉瓣下狭窄，本型的特征为心室肌肥厚，以室间隔为甚，偶尔可呈同心性肥厚，左心室腔容积正常或减小，偶尔病变发生于右心室，通常为常染色体显性遗传。肥厚型心肌病的常见症状为呼吸困难和胸痛，多在劳累后出现，晚期可出现左心衰的表现，部分患者可长期无症状，而有些患者首发症状就是猝死。肥厚型心肌病有一定的遗传倾向，发病年龄主要集中在 30 ~ 40 岁，年轻人经常在参与长跑、踢球时，突然出现头晕或者晕厥的情况，应考虑可能肥厚型心肌病的可能。

978. 肥厚型心肌病患者的家族成员如何进行疾病筛查？

家族中如有人诊断为肥厚型心肌病，家族的其他成员则应该去做家系筛查，包括临床评估和基因检测两部分内容。临床评估内容包括症状评估和辅助检查，症状评估主要指活动相关的呼吸困难、胸痛、心悸或晕厥等，辅助检查至少包括 12 导联心电图及超声心动图检查。目前推荐对来自肥厚型心肌病基因型阳性家族的一级儿童亲属，推荐在其他家族成员诊断肥厚型心肌病时即应启动临床评估（包括心电图和超声心动图）和基因检测；对于其他类型一级儿童亲属，推荐在家庭成员诊断肥厚性心肌病后的任何时候（但不应晚于青春期）启动临床评估，以后每隔 2 年定期复查心电图和超声心动图，推荐临床评估至少持续到中年期，因为有的患者有晚发肥厚型心肌病家族史，中年以后才发病。

979. 常用治疗肥厚型心肌病的药物有哪些？

肥厚型心肌病目前仍无根治方法，但多数患者不影响寿命和生活质量。药物治疗的主要目的是缓解肥厚型心肌病患者的症状，严重并发症可以用药物和（或）介入治疗控制。治疗药物推荐使用无血管扩张作用的 β 受体阻滞剂，如美托洛尔和比索洛尔等，可以抑制心肌收缩力，主要降低运动时左室流出道压差，减慢心率，改善心室舒张期充盈。

980. 肥厚型心肌病患者介入治疗有哪些方法？

肥厚型心肌病介入治疗主要包括经皮腔内室间隔心肌消融术、经皮心肌内室间隔射频消融术和经皮心内膜室间隔射频消融术 3 种方法。经皮腔内室间隔心肌消融术是通过导管将无水酒精注入左前降支的一支或多支间隔支中，使室间隔基底部变薄，以减轻左心室流出道压力阶差和梗阻，改善症状，增加活动耐量，长期预后良好，恶性心律失常及猝死发生率无明显增加；经皮心肌内室间隔射频消融术是在超声实时引导下，在心脏非停跳状态下，将射频针经皮肤、肋间、心尖精准穿刺直接送至室间隔心肌肥厚部位，利用射频电极针前端发出的高频交变电流，使肥厚心肌组织发生不可逆凝固性坏死；同时可阻断肥厚心肌组织血供，最终使室间隔厚度变薄，从而缓解梗阻；经皮心内膜室间隔射频消融术是利用心腔内三维超声导管，同时将梗阻区和心脏关键传导束直接描绘到电生理三维标测图上，最大限度地避免消融时传导束的损伤，使肥厚梗阻的室间隔短期内水肿，心肌顿抑，随后心肌向心性收缩力激动顺序发生改变，这些综合因素使左心室流出道压力阶差减低，缓解梗阻。

981. 肥厚型心肌病患者的生活与工作需要注意什么?

首先肥厚型心肌病患者不建议参加竞争性运动, 不参加时间长、运动量大的运动; 建议禁酒, 特别是有流出道梗阻, 饮酒会引起周围血管扩张, 加重梗阻; 禁止使用提高性功能的药物, 如柠檬酸西地那非、瓦地那非、他达那非等, 这些药物可扩张动静脉, 加重左室流出道梗阻, 应避免使用; 避免在热环境站立太久、洗浴水太热、洗桑拿等, 会使血容量减少, 加重左室流出道梗阻; 理论上父母的肥厚型心肌病有 50% 概率会遗传给子女, 若这一家系的基因突变已找到, 可通过第三代试管婴儿方法, 确定胚胎是否携带突变基因, 决定取舍; 对于肥厚型心肌病伴流出道梗阻患者, 任何口腔科操作前 (包括洗牙), 均应给予抗菌药物预防感染; 对于病情稳定、无新并发症者, 也要每年去门诊复诊 1 次, 进行相关体检, 如超声心动图、心电图等。

982. 为什么肥厚型心肌病不宜使用强心药和血管扩张药?

肥厚型心肌病的心肌呈现非对称性增厚, 尤其是梗阻型患者, 出现心衰主要是由于心脏的舒张功能异常所致, 如果使用强心药物有可能加重左室流出道梗阻, 可能会加重病情, 因此一般不建议肥厚型心肌病使用强心药。对于有流出道梗阻的肥厚型心肌病患者, 也不宜使用血管扩张药 (如硝酸酯类药物), 因为此类药物可使左心室容量减少, 会使得左室流出道变得更窄, 加重患者的症状, 易发生晕厥等情况。

983. 何为限制型心肌病? 主要的治疗药物有哪些?

限制型心肌病是一种一侧或双侧心室充盈受限和舒张期容量降低为特征的心肌病, 主要病变为心内膜和心内膜下心肌进行性纤维化, 导致其心室舒张功能受限, 心脏无法有效收纳全身静脉回流的血液, 进而引起右心衰竭的症状。限制型心肌病起病缓慢, 在疾病早期患者无明显症状, 可能会有头晕、乏力或活动后劳累等情况。限制型心肌病后期心脏出现严重舒张功能障碍会导致活动耐力下降、乏力、呼吸困难等。该病属于不可逆疾病, 主要通过对症治疗以抑制病情发展, 缓解心力衰竭症状, 提高生命质量为主。治疗重点在使用袢利尿剂缓解充血, 但应避免强制利尿。节律控制应优先于心率控制。对于特定患者, 可考虑进行心脏移植。患者发生心房颤动者可选用胺碘酮口服或静脉输注, 出现心力衰竭者可应用"普利类药物"、硝酸酯类药物、利尿剂等治疗。

984. 何为扩张型心肌病? 有哪些特点?

扩张型心肌病是一类常见的, 以心脏的左心室、右心室或双心室扩大和心脏收缩功能障碍等为特征的复合型心肌病。该病组织学检查无特异性，起病缓慢，一般在早期患者因心脏代偿而无所感，没有明显症状，多在临床症状明显时方就诊，最突出的症状是充血性心力衰竭症状，如胸闷、气促甚至端坐呼吸。心律失常、栓塞也很常见，如有右心衰竭症状则属晚期表现，可能提示更差的预后。扩张型心肌病可发生于任何阶段，以中年男性多见，年发病率为（6～10）/10万，5年病死率为15%～50%。大多数患者病因不明，目前研究证实其和家族遗传、病毒感染、抗癌药物、酒精中毒、心肌能量代谢紊乱等因素有关。扩张型心肌病患者的心电图表现以多样性、复杂性而又缺乏特异性为特征，而超声心动图对该疾病的诊断和鉴别具有重要价值，可排除心包疾病、瓣膜病、先天性心脏病和肺心病等。

985. 如何治疗扩张型心肌病？

扩张型心肌病的治疗原则是阻止心肌进一步损害，增强心脏功能，预防心力衰竭，控制心律失常，预防栓塞和猝死，提高生活质量和延长生存。扩张型心肌病的治疗分为一般治疗、药物治疗和手术治疗。一般治疗是积极寻找病因，治疗原发疾病、控制感染、治疗相应的内分泌疾病或自身免疫病等。"普利类药物"、"沙坦类药物"、血管紧张素受体脑啡肽酶抑制剂（ARNI）、利尿剂、β受体阻滞剂、钠—葡萄糖协同转运蛋白2抑制剂等，对扩张型心肌病有一定的治疗作用，要在医生指导下使用。其中β受体阻滞剂是治疗扩张型心肌病非常重要的药物，对于没有禁忌证、病情稳定的患者，建议积极使用β受体阻滞剂，需从小剂量开始，如能耐受每2～4周剂量加倍，以达到目标剂量或最大耐受量。沙坦类、普利类以及ARNI也需要根据血压调脂剂量，以达到目标剂量或最大耐受剂量。经药物治疗心脏射血分数无改善者建议安装植入型心脏复律除颤器。对于扩张型心肌病患者出现难治性心衰时，只能通过心脏移植来延长生存。

986. 扩张型心肌病的治疗药物哪些不能停？

扩张型心肌病的治疗药物主要包括抗心衰治疗既往的"金三角"，目前为"新四联"，如果发现有潜在危险性心律失常，还需要抗心律失常治疗。大量证据表明，抗心衰治疗的"新四联"药物，构成扩张型心肌病心衰治疗的基础药物治疗，缺一不可，不能停药，需长期服用，并且要用到最大耐受量，不要随意减药或停药，以免影响疗效。这"新四联"包括β受体阻滞剂（如倍他乐克、比索洛尔等）、"普利类药物"（如贝那普利、依那普利等）、"沙坦类药物"（如缬沙坦、厄贝沙坦等）或者血管紧张素脑啡肽酶抑制剂（沙库巴曲缬沙坦钠）、醛固酮拮抗剂（螺内酯）、钠—葡萄糖协同转运蛋白2抑制剂（达格列净、恩格列净）等，是改善心力衰竭的核心药物。如果合并心房纤颤或者是发现心室有附壁血栓，要用华法林或者新型口服抗凝药物（达比加群、沙班类药）治疗，需要长期使用。

987. 扩张型心肌病患者日常生活有哪些注意事项？

扩张型心肌病病情复杂、治疗时间长、预后差等，患者易产生悲观、消极、焦虑、恐惧等情绪，患者家属要注意观察患者情绪，给予安慰和鼓励，保持平和稳定的情绪。患者应及时治愈各种病毒感染，避免使用对心肌有损害的药物，有家族遗传史者加强监测；提高机体免疫力，积极治疗可明确病因的原发疾病（如感染、内分泌疾病或自身免疫病等）。饮食上坚持低盐、低脂、清淡饮食，少量多餐，保持大便通畅。按时体检，复查出凝血时间、心电图、超声心动图等。按时服药，遵医嘱合理用药，不得擅自增减药量、换药或停药，同时注意监控用药后使用效果及不良反应，出现呼吸困难、咳痰、少尿、咯血、水肿及心律失常等，及时就诊。

988. 哪些心肌病患者需要进行抗凝治疗？抗凝治疗方案如何选择？

心肌病因其特殊的结构特征，发生血栓 / 栓塞风险显著增高，各类心肌病患者血栓 / 栓塞的发病率高达 6% ～ 33%。①当心肌病（扩张型心肌病、肥厚型心肌病、限制型心肌病等）合并持续性、永久性或阵发性房颤时，在无禁忌证时建议常规抗凝治疗。在开始抗凝治疗之前，应权衡抗凝治疗获益及出血风险。②心肌病合并血栓 / 栓塞高危因素，包括外科手术、肿瘤、避孕药物使用等，可以增加心肌病患者血栓 / 栓塞风险，需要抗凝治疗。③心肌病合并心腔血栓，包括心房和心室，在无禁忌证时建议抗凝治疗。④特殊类型心肌病，包括心房心肌病、左心室心肌致密化不全、应激性心肌病、围生期心肌病建议予以抗凝治疗。⑤中度以上二尖瓣狭窄及机械瓣置换术后合并房颤的心肌病患者，应选用华法林抗凝，INR 维持在 2.0 ～ 3.0。合并非瓣膜性房颤的心肌病患者，优先选择新型口服抗凝药抗凝。

第十六章

继发性心脏病的合理用药

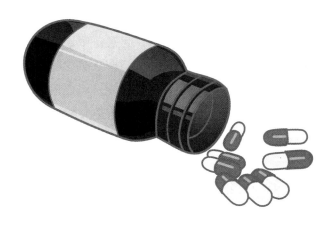

989. 继发性心肌病如何引发？

继发性心肌病也称特异性心肌病，指由已知原因引起或发生于其他疾病的心肌病变，常伴有心内膜和（或）心包病变。引发继发性心肌病常见的病因有以下几种。①感染性疾病：如病毒性、细菌性、立克次体及原虫性心肌炎。②代谢性疾病：如甲状腺功能亢进、甲状腺功能减退、钾代谢紊乱、镁缺乏和营养障碍性疾病、贫血等。③全身性疾病：如系统性红斑狼疮、类风湿性关节炎、硬皮病、结节性多动脉炎、皮肌炎、白血病等。④家族遗传性疾病：如假性肥大性肌营养不良、遗传性共济失调、营养失调肌紧张性痉挛症等。⑤过敏反应与毒性反应：磺胺类、青霉素、阿霉素、异丙肾上腺素、放射性损伤等。大多数继发性心肌病有左心室扩张和因心肌局部病变引起的心律失常或传导障碍。其临床症状与各自的原发病因有关。

990. 何为糖尿病性心脏病？有哪些临床表现？

糖尿病性心脏病是指糖尿病患者并发或者伴发的心脏病，包括糖尿病合并冠心病、糖尿病心肌病变等。长期的高血糖、高血脂、血液的高凝状态以及自主神经受损等是糖尿病心脏病发生的常见原因。糖尿病患者心血管疾病的发生风险是一般人的 2～4 倍，我国冠心病患者中糖尿病患病率约为 52.9%。糖尿病性心脏病可导致心肌缺血，患者可有非典型胸痛、异常出汗、胸闷憋气、心悸、恶心、呕吐、晕厥等症状，上述症状常不典型，很容易被忽视或漏诊。因此，建议糖尿病患者一定要定期做心脏相关检查，做到早发现、早治疗。

991. 如何治疗糖尿病性心脏病？

糖尿病合并心血管疾病患者，应遵循综合管理原则，主要包括生活方式干预和药物治疗两方面。饮食、运动、血糖监测作为生活方式干预的基础治疗措施，主要的治疗药物包括降糖药、抗血小板药物、降压药、调脂药等。长期服用小剂量阿司匹林能够显著降低糖尿病合并心血管疾病的发生风险，如果阿司匹林不敏感或有用药禁忌证，可以换用氯吡格雷等其他抗血小板药物。血糖控制目标要尽量争取接近正常值，可遵医嘱选择二甲双胍、二肽基肽酶抑制剂（如西格列汀、利格列汀、沙格列汀等）、α-糖苷酶抑制剂（如阿卡波糖、伏格列波糖、米格列醇等）等药物控制血糖，避免低血糖发生。将血压控制在理想水平，"普利类药物"和"沙坦类药物"对糖酶代谢无不良影响，可遵医嘱使用。

992. 何为甲状腺功能亢进性心脏病？有哪些特点？

甲状腺功能亢进性心脏病是一种内分泌代谢紊乱性心脏病，由于甲状腺功能亢进，患者分泌大量甲状腺激素导致心动过速、血压升高、心房颤动，甚至引起严重的心力衰竭。甲状腺功能亢进性心脏病的发病率占甲状腺功能亢进的 5%～ 10%。随着年龄增长其发生率增高，特别是在 40 岁以上者中发病率高，多见于甲状腺功能亢进未得到恰当治疗、病情较重、病程较长及年龄较大的患者。甲状腺功能亢进性心脏病的患者常伴随乏力、多汗、易怒、失眠，也可出现心动过速、室上性心动过速、心房颤动、收缩期高血压等。在甲状腺功能恢复正常后可改善或逆转，但如果未治疗，长期心脏扩大，即使甲状腺功能亢进控制后也难以恢复。

993. 甲状腺功能亢进患者如何预防和治疗甲状腺功能亢进性心脏病？

甲状腺功能亢进性心脏病最根本的治疗首先就是积极控制甲亢，使甲状腺功能恢复正常。治疗手段包括应用抗甲状腺药物、手术和放射性碘治疗。甲亢的治疗主要采用抗甲状腺药物和放射性碘控制甲亢，对心脏病进行对症处理，常用的药物有甲巯咪唑、丙硫氧嘧啶等，可根据患者情况选用其中的一种。多数患者在甲亢得到控制后，心脏病可以自行缓解，甚至治愈。如果老年甲亢患者既往有基础性心脏病，如高血压心脏病、冠心病、心脏瓣膜病等，由于甲亢的发生可导致心脏病病情加重，严重时会发生心力衰竭，死亡率很高。因此老年甲亢患者必须按照医嘱定期复查，按时规律服药，同时生活上不宜过度劳累，放松心情，如出现心脏不适，及时就医。

994. 甲状腺功能亢进性心脏病合并心衰时，为何应用普萘洛尔治疗？

甲状腺功能亢进性心脏病既可引发左心衰竭，也可引发右心衰竭，甚至导致全心衰竭。甲状腺功能亢进性心脏病合并心衰时，控制心率成了第一要务，在众多的 β 受体阻滞剂中，普萘洛尔在甲亢所致的心衰的治疗中，具有独特地位，不仅可以抑制甲状腺素（T4）转化为三碘甲状腺原氨酸（T3），又起到对抗儿茶酚胺的作用，可迅速缓解甲亢引起的心动过速、震颤、焦虑等症状。因此，患者如无应用普萘洛尔的禁忌（如急性心衰发作、活动性哮喘二度及以上、房室传导阻滞等），应选其作为甲亢性心脏病的首选用药。建议使用普萘洛尔过程中，静息心率控制在 55 ～ 60 次 / 分，合并房颤时静息心率控制在 80 次 / 分以下，对于有明显体液潴留的患者，应充分使用利尿剂，可以减少使用普萘洛尔带来的风险。

995. 甲亢患者发生房颤如何进行药物治疗？

房颤是甲亢常见的并发症之一。房颤不仅可导致心脏功能下降，而且促进血栓形成，增加脑卒中的发生风险。甲状腺素可直接作用于心肌细胞，引起心肌细胞的兴奋性增高，导致心房肌细胞的损伤或者心房的结构改变，进而引发房颤。甲亢合并房颤，治疗上首先要用药物控制甲亢和心率，恢复甲状腺的正常功能。治疗甲亢药物包括抗甲状腺药物（如甲巯咪唑、丙硫氧嘧啶）、放射性碘和普萘洛尔。普萘洛尔不仅可以有效控制心室率，还可以预防甲状腺危象的发生。甲亢合并房颤患者的抗凝治疗，应在医师的充分评估出血和血栓风险因素后决定是否使用。如果评估后血栓的风险女性＞3分，男性＞2分，需要抗凝血治疗。此外，患者要注意休息，避免劳累，注意清淡饮食，限制钠盐摄入，避免甲亢合并房颤治疗后恢复不佳，引起心力衰竭或血栓脱落。

996. 何为甲状腺功能减退性心脏病？有哪些特点？

甲状腺功能减退性心脏病是由于甲状腺激素合成、分泌不足或生物效应不足而引起心肌收缩力下降、心输出量和外周血流量减少等一系列症状和体征的内分泌紊乱性心脏病，主要以成年人多见。甲减性心脏病发病率高、隐匿性强、危害大，患者前期心血管异常的主诉是容易疲劳、心悸、胸闷、气短、心脏搏动过缓等，因这些病症与高血压、冠心病相似，患者平时可能意识不到甲减性心脏病正在发生。甲状腺功能减退常伴有血脂升高，可引起动脉粥样硬化，增加冠心病的发生风险，如果此类患者同时合并高血压、糖尿病等疾病，更容易发生冠心病。另外，患上甲状腺功能减退时，常常会伴有黏液性水肿，可导致心肌细胞的水肿，造成心肌缺氧、收缩和舒张能力受限，最终出现心力衰竭。

997. 甲状腺功能减退性心脏病如何进行药物治疗？

甲状腺功能减退性心脏病的治疗包括常规治疗和心血管病变治疗。常规治疗主要是进行甲状腺激素的替代治疗，使甲状腺功能得以恢复，改善心肌代谢障碍，使心脏功能得以恢复。目前国内常用治疗甲状腺功能减退的药物是左甲状腺素钠片，服用该药需要注意应从小剂量开始逐渐增加剂量，选择在早餐前半小时以上或者临睡前服用，避免和其他的药物同时服用。心血管病变的治疗就是针对患者原有的心血管疾病进行对症治疗。合并严重心绞痛而甲状腺功能减退症未纠正的患者应谨慎应用甲状腺激素替代疗法（可加重心绞痛），而治疗心绞痛常用的 β 受体阻滞剂又可引起严重的窦性心动过缓，此类患者建议可用经皮冠状动脉成形术或在小剂量甲状腺激素治疗下做冠状动脉搭桥术进行血运重建，改善供血后可缓解心绞痛发作，血运重建后可用足量的甲状腺激素替代治疗，以减少的心绞痛发作。

998. 如何预防甲状腺功能减退性心脏病？

颜面部表现出眼皮及面容水肿、舌头肥厚、脸色苍白等以及下肢出现水肿等是甲减性心脏病发病的直观征兆，患者应及时就医进行诊断治疗；中老年人是甲减性心脏病的高发人群，而且病残率、昏迷或甲减危象的风险很高，接受过碘 131 治疗或心率不正常的中老年人应该每 3 ～ 6 个月做一次甲状腺功能测定和心血管检查。另外，高血脂会诱发甲状腺功能减退性心脏病，患者应该通过改善不健康作息、不良饮食习惯以及规律药物治疗来使血脂水平恢复正常。

999. 长期贫血也可引发心脏病？有哪些危害？

贫血性心脏病是由贫血引起，必须有中到重度的贫血，并导致心肌病变。一般认为，贫血程度达到中度以上（即血红蛋白水平 ≤ 70 克 / 升）的时候会导致心肌缺氧，心肌收缩功能降低，机体会通过增加心排血量来提高红细胞血红蛋白携氧能力，心脏负担明显加重，心肌出现肥厚和扩张等代偿，心脏功能随之逐渐减退，贫血一旦出现心肌病变导致心功能不全，即为贫血性心脏病。贫血性心脏病发病隐蔽、并发症多、病程长、预后差。因此，如果发现贫血应及时就诊，排查病因，采取有效治疗措施纠正贫血后，相关心血管症状就会随之减轻。

1000. 贫血患者在生活中如何预防贫血性心脏病？

预防贫血性心脏病的关键是预防贫血，患者在平衡膳食的基础上，宜选择富含高蛋白质、高铁的食物，可以多吃瘦肉、猪肝、香菇、蛋黄、海带、豆类等，也可以选择多食用一些动物血，其中含有容易吸收的血红素型铁，经常食用可改善患者贫血症状。餐后也可适当吃些水果，因水果中含有丰富的维生素 C 和果酸，可促进铁的吸收。注意不宜喝浓茶，因铁与茶中的鞣酸结合生成沉淀，会影响铁的吸收。另外，叶酸和维生素 B_{12} 也是造血必不可少的物质，新鲜的绿色蔬菜、水果、豆类及肉食中富含叶酸，而肝、肾、心等内脏中含有丰富的维生素 B_{12}。生活中要注意饮食多样化，对贫血的治疗有很大的帮助。

1001. 贫血性心脏病患者如何进行药物治疗？

与一般心脏病不同的是，贫血性心脏病会随着贫血症状的改善而快速恢复。贫血性心脏病的治疗主要包括两方面，一方面是纠正贫血，另一方面是积极进行心衰的对症治疗，使心功能恢复正常。对于缺铁性贫血患者需要补充铁剂以纠正心衰患者的贫血；若因叶酸、维生素 B_{12} 缺乏所致巨幼细胞贫血，则需补充叶酸和维生素 B_{12}。对于重度贫血性心脏病最有效的治疗措施是少量多次输血或输入红细胞悬液，切忌一次大量输入鲜血或红细胞悬液，以免诱发心力衰竭。当贫血性心脏病发生心力衰竭时，紧急处理首选利尿剂（如呋塞米）和血管扩张药（如硝酸异山梨酯）。强心药（如洋地黄类和非洋地黄类正性肌力药物）疗效欠佳，只有当利尿药、血管扩张药和适当少量多次输血无效时才使用，一般宜用小剂量。

1002. 何为高原性心脏病？如何预防？

高原性心脏病是指正常人从低海拔地区移居到高海拔地区（高原地区）后，机体由于长期慢性缺氧，使肺血管收缩、肺循环阻力增加，产生肺动脉高压，最终导致心力衰竭，其主要表现为呼吸困难、心悸、头昏、胸闷等症状。该病应重视预防，对将要进入高原性的人员进行体检，存在心肺疾病或有贫血症状的人员应避免进入高原地区。为预防高原性心脏病的发生，应首先戒烟戒酒，规律休息，防止过劳，必要时可卧床休息或吸氧，缓解缺氧不适症状，有助于弥补机体需氧量，预防慢性高原病的发生。

1003. 发生高原性心脏病如何进行药物治疗？

治疗高原性心脏病一般以降低肺动脉高压，改善心功能的药物为主。改善氧供、减少氧耗、对症治疗后多数患者能获得好转或临床治愈，严重患者须转至低海拔区域治疗，在治疗前应明确是否存在呼吸道感染、心衰等症状。吸氧是纠正缺氧、改善心功能的重要手段，吸氧量应根据病情采用间断或持续低流量（1升/分钟）吸氧，一般不必高浓度吸氧。有心力衰竭者宜选用强心剂，可选用西地兰、地高辛等，并可合用氢氯噻嗪、呋塞米等利尿剂。肺动脉高压是发生高原性心脏病的关键，可酌情选用内皮素受体拮抗剂（如波生坦）、磷酸二酯酶抑制剂（如西地那非）降低肺动脉压。另外，高原性心脏病患者极易并发呼吸道感染，应积极控制呼吸道感染。

1004. 何为酒精性心肌病？如何进行治疗？

酒精性心肌病的发生是由于患者长期大量饮酒（一般指纯酒精125毫升/天，或白酒约150克/天，或啤酒约4瓶/天，持续6～10年），造成心肌细胞膜完整性被破坏，继而影响心肌细胞舒张功能的一种疾病。患者常见于30～55岁的男性，早期表现为酒后感到心悸、胸部不适或晕厥，阵发性心房颤动也是早期常见表现之一，有些患者可出现急性左心衰竭。临床上，可以通过心电图、胸部X线检查、心脏超声等检查协助诊断。酒精性心肌病最根本的治疗方法是戒酒，早期诊治对患者健康的恢复具有重要作用。患者除彻底戒酒，可补充维生素 B_1、试用钙通道阻滞药等，可明显促进酒精性心肌病患者预后的改善及健康的恢复。若明确出现心力衰竭，治疗方案同扩张型心肌病。

1005. 围生期心肌病有何特点？如何进行预防和治疗？

围生期心肌病是指既往无心脏病史，在妊娠晚至产后数月内发生的心衰，呈特发性心肌病表现，其突出特点是左心室收缩功能下降，左心室射血分数 <45%。左心室多有扩大，但是部分患者也可以不扩大。部分左心室射血分数＞45% 的患者，有明确的心功能受损和典型围生期心肌病表现也可诊断，同时必须排除其他原因导致的心衰。围产期心肌病危险因素是多胎多产、家族史、种族（非洲裔高发）、吸烟、糖尿病、高血压、子痫前期、营养不良、母亲年龄（年龄越大风险越高）、长时间使用 β 受体兴奋剂类的保胎药等。其中最重要的影响因素有高血压、子痫前期、母亲年龄。主要临床症状包括心慌、胸闷、气短、夜间阵发性呼吸困难、紫绀、心律失常等。治疗原则与其他原因引起的急性心衰一样，即缓解心衰症状，同时予以抗凝治疗。所有治疗措施需考虑患者目前的妊娠状态、药物潜在的胎儿毒性，以及产妇是否哺乳这些特殊的妊娠和围生期情况。需要心脏科和产科医生共同处理。妊娠期、产后及产后是否哺乳，均会影响心衰药物的选择应用。

1006. 系统性红斑狼疮引起的心肌炎有何特点？如何进行治疗？

系统性红斑狼疮是一种多系统受累的自身免疫疾病。心脏富含结缔组织，当红斑狼疮疾病所产生的免疫复合物随血液流到心脏，可导致狼疮性心肌炎。当患者身体出现胸痛、心悸、心动过速、恶心、眩晕、心慌、气短以及心电图检查下的各种心律失常，应高度怀疑狼疮性心肌炎。狼疮性心肌炎多呈隐匿型，常在疾病早期发病且常发生在狼疮全身活动情况下，是系统性红斑狼疮患者预后不良及死亡的重要原因。狼疮性心肌炎的治疗需要综合考虑患者症状及狼疮疾病的活动性，主要药物是糖皮质激素和免疫抑制剂（如环磷酰胺或硫唑嘌呤），将系统性红斑狼疮病情控制在最佳状态，经及时救治，大多数病情可得到缓解。

1007. 如何预防狼疮性心肌炎？

狼疮性心肌炎除了要早发现早治疗外，日常应科学护理，避免诱发因素非常重要。诱发因素如下。①日光暴晒、紫外线照射：红斑狼疮患者要避免阳光照射，使用遮阳伞或戴宽边帽，穿长袖衣、长裤，皮肤涂防晒膏。②寒冷刺激：寒冷刺激可导致本病复发，气候变化或季节转换时要随时加减衣服，冬季外出应戴帽、手套，以防受凉。③药物诱发：有的狼疮患者发病明显与药物有关，如青霉素、磺胺类、保泰松、肼屈嗪、普鲁卡因胺、氯丙嗪、苯妥英钠、异烟肼、口服避孕药等，可使处于缓解期的红斑狼疮患者进入活动期和实验室改变。④妊娠与分娩：系统性红斑狼疮与妊娠有互相不利影响，红斑狼疮患者怀孕胎儿异常发生率比正常人群高。

1008. 什么是克山病？服用哪些药物可预防克山病？

克山病是一种原因不明的地方性心肌病，主要临床表现是心功能不全和心律失常。克山病主要发生在低硒地带，患者头发和血液中的硒明显低于非病区居民。克山病的治疗主要是对症治疗，口服亚硒酸钠可以预防克山病的发生，平时生活中也可通过饮食（如多食鱼虾类、动物肝脏、海藻、洋葱、胡萝卜等）来补充硒元素，改善膳食结构，消除发病诱因。对于该病引起的急性肺水肿，应迅速改善心脏射血功能，提高心输出量，纠正缺氧，可选用吗啡、速效利尿剂、血管扩张剂等。

1009. 什么是脚气性心脏病？选用何种药物治疗？

"脚气病"和"脚气"不是一回事。"脚气"是由真菌感染引起的皮肤病。而"脚气病"是指由于维生素 B_1 缺乏引起的一系列神经系统与循环系统症状，是最常见和最重要的营养障碍性心脏病之一。脚气病性心脏病发展快，初期表现为心悸、疲劳、心动过速、脉压差大，可因右心衰、左心衰出现厌食、恶心、呕吐、周围性水肿、阵发性呼吸困难或急性肺水肿。脚气病性心脏病的治疗除改善饮食营养外，推荐口服维生素 B_1 治疗，同时给予治疗剂量的烟酸、维生素 B_2、维生素 B_6 和维生素 B_{12}。经治疗后心脏可迅速缩小，外周血管阻力恢复，血压回升。对急重患者应早期给予维生素 B_1 肌内注射，心力衰竭可于短期内迅速好转，心肌病变恢复较慢，待急性期过后可改为口服给药。

1010. 如何预防脚气性心脏病？

预防脚气病是预防脚气病性心脏病的最根本途径，最重要的措施是合理营养以保证每天从食物中摄取足量的维生素 B_1。由于维生素 B_1 在人体内无法合成，贮备量也有限，凡摄入量不足、损失增多和需要量增加，均可引起维生素 B_1 缺乏。长期吃精粮、烹调温度过高或加热时间过长、喝大量咖啡和发酵茶叶均会减少维生素 B_1 的吸收，而慢性胃肠疾病、长期大量饮酒、长期使用利尿药、血液或腹膜透析等患者维生素 B_1 的损失增多，建议上述患者食物来源多样化，多食用糙米或添加硫胺素的大米，注意烹饪方法，避免过量摄入含碳酸盐的饮料，且不宜在夏季从事剧烈活动。妊娠期、哺乳期或患消耗性疾病时，要增加维生素 B_1 的摄入量，以减少脚气性心脏病的发生。

1011. 什么是肿瘤性心脏病？有哪些特点？

肿瘤性心脏病是由于肿瘤患者在接受抗肿瘤治疗过程中，由治疗导致的心脏病，包括肿瘤合并心脏病，化疗药物及其他抗肿瘤生物制剂引起的心肌毒性，放射治疗引起的心血管损伤等，部分罕见的心脏原发性肿瘤（心脏黏液瘤、横纹肌瘤）也属于肿瘤性心脏病的范畴。肿瘤患者治疗过程中心血管疾病导致的死亡居所有肿瘤相关死因首位，且肿瘤以及抗肿瘤治疗都与心血管疾病有着密不可分的关系。因此，与肿瘤治疗相关的心血管疾病事件应该引起临床医生的重视。

1012. 哪些患者易发肿瘤心脏病？

①肿瘤患者本身已经存在心血管疾病，如心力衰竭、冠心病、心肌病和心律失常等。抗肿瘤治疗可导致或加重心血管疾病。②既往使用某些抗肿瘤药物发生过相关心脏损害：某些抗肿瘤药物的心血管毒性作用会持续存在，表现为慢性心血管毒性作用，包括蒽环类药物、酪氨酸蛋白酶抑制剂、抗血管生成药物等。值得注意的是，曾经在抗肿瘤治疗中出现过相关心血管毒性的患者再次接受抗肿瘤治疗时出现心血管疾病的概率更高。③个体易感性：相比其他肿瘤患者而言，小于 18 岁的低龄肿瘤患者及高龄肿瘤患者在抗肿瘤治疗过程中更易出现心血管疾病，因此需要在治疗时评估风险并密切关注。④不良生活习惯：如吸烟、酗酒、不健康饮食等不良生活习惯是心血管疾病的独立危险因素，且吸烟和酗酒均被证实可以导致恶性肿瘤发病率和死亡率的增加。因此对于存在不良生活习惯的患者需要格外注意。

1013. 如何预防和治疗肿瘤性心脏病？

在抗肿瘤治疗前先对患者的心脏进行风险评估，治疗期间及治疗完成后并对心脏进行相应的监测和评估，肿瘤疾病及心脏病需要多学科协作来进行治疗方案的制订。临床医生使用容易引发肿瘤相关性心脏病的药物（如蒽环类药物）时，需严格对用药方案进行控制，如果患者已经出现肿瘤治疗相关的心力衰竭，则需要立即停止可能导致心脏毒性的治疗。非二氢吡啶类药物（如维拉帕米、地尔硫䓬）和硝酸酯类药物可能适用于冠脉痉挛导致的心肌缺血。在生活方式的管理上，建议肿瘤性心脏病患者要戒烟限酒，饮食上强调适量蔬菜、五谷杂粮和水果，减少高脂肪高碳水食物的摄入，同时建议每周规律运动和健康作息，在控制好血压的同时，根据个体风险的具体情况，评估动脉粥样硬化性心血管疾病的发生风险。

1014. 哪些药物容易引发肿瘤相关性心脏病？如何预防？

根据药物化学结构，可大致分为 4 类容易引发肿瘤相关心脏病的药物。①蒽环类抗肿瘤药物，主要代表药物有阿霉素、柔红霉素、多柔比星、表柔比星等，是最常见的有心脏毒性的化疗药物，通常为不可逆的心肌损伤。②烷化剂类抗肿瘤药物，主要代表药物有"环磷"家族，如环磷酰胺、异环磷酰胺；"铂"家族，如卡铂、顺铂等。③抗代谢类药，主要代表药物有氨甲蝶呤、5-氟尿嘧啶和吉西他滨等。④血管抑制剂，主要代表药物有紫杉醇、多西他赛等。应用蒽环类药物前，可以预防使用右丙亚胺，使用毒性更低的脂质体蒽环类药物来代替传统的蒽环类药物，也可酌情调整化疗方案，限制累积剂量，适当延长两种心脏毒性药物的间隔时间，以减少药物引发肿瘤相关性心脏病。

第十七章

主动脉疾病的合理用药

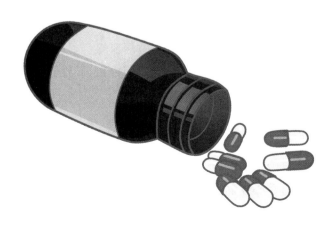

1015. 何为主动脉夹层？有哪些特点？

主动脉夹层（图17-1）又称主动脉壁内动脉瘤或主动脉分离，是由于各种原因导致主动脉的内膜和中膜发生撕裂，高速、高压的血液经此撕裂口流入动脉壁间，主动脉壁分层、分离，血管腔被游离的内膜片分隔为真腔和假腔，并沿主动脉长轴不断进展累及各个分支血管，引起相应的并发症，且最终大多会发展为管腔破裂、大出血，甚至死亡。主动脉夹层起病急、进展快，是一种非常凶险的疾病，如不能早诊断，约半数患者于48小时内死亡。在主动脉夹层患者中，62%～78%患者存在高血压，其好发的时间段为6：00—10：00及14：00—16：00，冬春季节发病率明显高于夏季。临床上主动脉夹层的表现具有多样化的特点，最典型的症状是持续剧烈胸背部或腹部突发严重的锐痛和"撕裂样"疼痛，难以忍受。

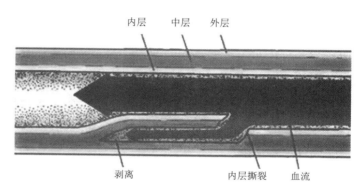

图17-1 主动脉夹层示意图

1016. 引发主动脉夹层的病因和危险因素有哪些？

①增加主动脉壁张力的各种因素，如高血压、主动脉缩窄、外伤等。②导致主动脉壁结构异常的因素，如动脉粥样硬化、遗传性结缔组织疾病、家族性遗传性主动脉夹层或主动脉瘤、大动脉炎等。③其他因素，如妊娠、医源性主动脉夹层等。研究表明，未控制高血压、长期吸烟、大量饮酒、严重撞击伤、脾气急躁者、主动脉病家族史、高龄及动脉硬化等是主动脉夹层发病的高危因素，而影响急性主动脉夹层自然病程和预后的主要因素有病变的分型、病变范围和程度、有无并发症及血流动力学变化。

1017. 主动脉夹层与心肌梗死如何区别？

主动脉夹层和心肌梗死有比较明显的区别，一般主动脉夹层患者发病前很少有劳力性胸痛的症状，而心肌梗死患者大多有劳力性心绞痛发作的经历。主动脉夹层患者胸痛剧烈，主要为撕裂样疼痛，疼痛一开始即达高峰，部位和范围更广泛，随夹层沿动脉的伸展可有背部、腹部等多部位疼痛，即转移性疼痛，持续时间更长，扩冠药物的效果不明显。而心肌梗死患者的胸痛主要在前胸，但也可能在背部，甚至表现为牙痛，一般为闷痛，逐渐增强，一般放射左臂或者其他的一个部位，很少是多个部位，胸痛持续时间一般是几小时，且一般的扩冠药物有缓解效果。主动脉夹层患者发病时一般血压明显升高，除非夹层破入心包会引起血压降低，而心肌梗死患者在发病前若有高血压，发病时血压也会降低；主动脉夹层若不累及冠脉，心电图检查一般无特异性 ST 段改变，而心肌梗死发作时一般有典型心电图表现，ST 段抬高，T 波倒置，有病理性 Q 波。

1018. 妊娠合并主动脉夹层处理策略是什么？

妊娠期主动脉夹层的诊疗处理原则，以挽救母亲生命为主，在此前提下尽可能保证胎儿成活，具体的治疗策略应根据孕周分别制订：孕周 <28 周者建议保留胎儿在子宫内，先行主动脉手术，术中尽可能缩短心肺转流及停循环时间、股动脉及腋动脉，同时插管，保证胎盘的灌注、术中吸出晶体停搏液等措施有可能改善胎儿预后，手术后根据胎儿的存活情况决定是否继续妊娠或引产；孕周 ≥ 32 周者，若胎儿发育良好建议先行剖宫产，胎儿娩出后再行主动脉手术；孕周 28 ～ 32 周者应综合考虑母体和胎儿的状况，如果胎儿发育良好，应尽可能延长孕周后再行手术治疗，并密切监测病情变化，做好手术准备。

1019. 主动脉夹层患者的随访如何管理？

主动脉夹层患者无论是采取药物保守治疗、腔内修复术还是外科手术，均需要长期乃至终身的规律随访，即使手术康复出院的患者也有可能发生新发夹层、脏器缺血、动脉瘤形成或破裂等并发症。规律的随访有助于定期监测残余夹层的动态变化及主动脉重塑情况、评估脏器功能，以及发现影响主动脉夹层预后的危险因素（如难以控制的高血压、持续或突发疼痛、动脉瘤压迫症状等）。所有主动脉夹层患者出院后，均应定期进行影像学随访以监测脏器功能及主动脉重塑情况。影像学检查首选主动脉 CT 血管造影，观察的主要内容包括假腔血栓化及扩张程度、有无内漏、有无吻合口漏、有无新发夹层及破口、支架位置形态、脏器分支供血情况、支架周围有无感染等。

1020. 高血压患者如何预防主动脉夹层发生？

研究显示，主动脉夹层的形成和高血压有密切关系，85% 以上的主动脉夹层患者都患有高血压，而且绝大多数都是血压控制不佳患者。因此高血压被认为是主动脉夹层的发病基础，而主动脉夹层又是高血压的一个重要并发症。为减少主动脉夹层的发生，高血压患者应长期规律降压治疗，并将血压控制在达标范围（130/80 毫米汞柱以内），这是预防主动脉夹层的重要手段。建议患者选择长效降压药，避免因服用短效降压药的次数过多而导致血压波动。此外，在降压期间，患者要保持情绪稳定，控制体重，合理饮食。一旦患者疑诊主动脉夹层，应立即控制血压及心率，收缩压应控制在 100 ～ 120 毫米汞柱，舒张压在 60 ～ 75 毫米汞柱。

1021. 哪些药物可用于主动脉夹层的治疗？

主动脉夹层需综合治疗，具体治疗措施如下。①控制疼痛：可选用吗啡、哌替啶等，镇痛有助于控制患者的血压和心率。根据疼痛控制情况，可每 6 ～ 8 小时重复使用 1 次。疼痛剧烈的患者，可采用镇痛泵。②急性期血压和心率的控制：可选用硝普钠（或乌拉地尔）加美托洛尔（或艾司洛尔）等，快速将血压降至（100 ～ 120）/90 毫米汞柱以下，心率至 60 ～ 80 次 / 分。③症状缓解期用药：症状缓解后，可逐步改用口服降压药物，如在 β 受体阻滞剂的基础上加用血管扩张药、利尿剂等，继续将血压和心率控制在理想水平。

1022. 如何预防主动脉夹层？

主动脉夹层的患者保持稳定的血压，减少血压波动，避免过度劳动，减少情绪波动等都是非常关键，规范、科学的预防可以有效防止病情急性发作，延缓病变发展。①限制体力劳动，避免剧烈运动，减轻心脏负荷，切勿进行剧烈的运动，避免因外力导致动脉夹层破裂。②保持血压平稳：规范服用降压药物，让血压在正常范围内的同时，还要保证血压波动不宜过大。③避免情绪剧烈变化，保持心情舒畅，主动调节心情，避免急躁易怒非常关键。④规范日常作息，做到忌烟忌酒，避免熬夜，减少服用茶、咖啡等对心脏有刺激性的饮品，健康的作息习惯，保持良好的睡眠，适量活动。⑤清淡饮食，保持清淡饮食，减少钠盐的摄入尤为重要，每日摄入量不宜超过 3 克，并且尽量摄入蔬菜水果，可以适量摄取鸡肉、鱼肉等白肉，避免过量食用牛肉、猪肉等红肉，避免食用高脂、高热量的食物，从而有效保护血管，预防动脉粥样硬化，缓解主动脉夹层的发展。

1023. 何为主动脉炎？有哪些特点？

主动脉炎是累及主动脉及其主要分支的慢性非特异性炎症性血管性疾病。其中，肾动脉、头臂血管、胸腹主动脉和肠系膜上动脉为易发部位，常为多发性，临床表现因病变部位不同而不同。约一半患者发病时表现为疲劳、盗汗、发热、体重减轻、关节痛和乏力，常有贫血和血沉明显升高。后期逐渐转为慢性阶段，表现为主动脉及其分支炎症的闭塞性变化，部分患者只表现后期血管变化，无先前的全身性疾病。在疾病晚期，动脉壁变弱导致局限性动脉瘤。若临床上不重视、延误诊断，会导致受累血管所滋养脏器发生缺血、梗死、功能衰竭等，严重影响患者的生命安全和生活质量。

1024. 治疗主动脉炎的常用药物有哪些？

目前主动脉炎的治疗手段有手术治疗、药物治疗和介入治疗。治疗方法根据病因的不同而异，对于发病早期存在感染因素者需积极控制感染，对防止病情的进一步发展具有一定的价值。主动脉炎常用的治疗药物有糖皮质激素和免疫抑制剂。糖皮质激素可有效改善症状，缓解病情，症状控制后可逐渐减量至每天 5 ～ 10 毫克，并维持一段时间。重症患者可应用甲泼尼龙静脉冲击治疗，疗程一般不超过 5 天。常用的免疫抑制剂有氨甲蝶呤、环磷酰胺等。在使用免疫抑制剂期间应检查血常规、尿常规，肝肾功能等，以减少不良反应的发生。如果主动脉炎已经引起不可逆性损伤，则可能有必要进行开放性手术以放置旁路移植物，或经某条动脉置入支架移植物。

1025. 何为主动脉瘤？有哪些特点？

主动脉瘤是由于动脉硬化、外伤、炎症等原因导致动脉壁受损、病理性的扩张，超过正常血管直径的 50%。正常主动脉最大管径分别为：升主动脉 4 厘米，降主动脉 3 厘米，腹主动脉 2 厘米。若升主动脉管径 ≥ 4 厘米、降主动脉管径 ≥ 3 厘米提示主动脉扩张。一般将病变管径为正常管径的 1.5 倍以上或超过近心端管径的 1/3 定义为动脉瘤。主动脉瘤是一种较为隐匿的疾病，在疾病早期常无特殊症状，部分患者有胸部、背部或腹部疼痛。当主动脉瘤大到足以压迫其他组织时，会引起吞咽困难、呼吸困难和其他症状。如果主动脉瘤发生夹层撕裂后，患者可出现撕裂样的剧烈疼痛感。有数据显示，大于 50% 的主动脉瘤破裂患者到达医院就已经死亡。

1026. 为何称主动脉瘤为身体的"不定时炸弹"？

主动脉瘤不是肿瘤，是主动脉发生了瘤样扩张，而当其扩张到一定程度，瘤腔内容易形成血栓，血栓脱落后阻塞下肢血管，导致肢体急性缺血坏死，主动脉瘤逐渐增大，当超过最大耐受限度后，突然发生破裂可导致严重的出血、休克或猝死，大部分主动脉瘤患者并无症状，偶尔患者无意感觉有"跳动的肿块"或因其他疾病就诊时检查发现。如果主动脉瘤突然引起了剧烈的腹痛，常是腹主动脉瘤破裂的先兆或已经发生破裂，患者可能在数分钟到数小时内突然死亡，死亡率高达 90%，非常凶险。因此，主动脉瘤被比喻成"不定时的炸弹"。

1027. 如何预防主动脉瘤的发生?

目前没有药物可以预防动脉瘤的发生,健康的生活习惯有助于减少主动脉瘤的发生。患者应保持良好平和的心态,适度进行体育锻炼,减少饮食中胆固醇和脂肪的摄入,少吃盐,戒烟戒酒,预防动脉粥样硬化,进而预防主动脉瘤的发生;对于一些家族遗传性疾病,如马方综合征、家族性动脉瘤以及一些自身免疫性疾病如白塞病等,容易导致动脉瘤的发生,上述人群应当注意定期做相关监测,预防主动脉瘤的发生。另外,注意保持血压稳定,长期的高压状态,血管容易出现膨胀、鼓包现象,因此有高血压患者一定按时服药,把血压控制平稳。

1028. 如何治疗主动脉瘤?

主动脉瘤的治疗包括非手术治疗和手术治疗。非手术疗法:适当休息;使用镇痛、镇静药物;可用降压药及 β 受体阻滞剂,使收缩压维持在 100 ~ 120 毫米汞柱,以防瘤体发生破裂、出血,同时缓解或消除疼痛。手术疗法:确诊为主动脉瘤,瘤体直径大于 5 厘米者,应及时争取手术治疗。对于瘤体增长迅速、疼痛剧烈、有破裂出血倾向或重要脏器供血不足表现者,更应积极准备,及早手术。主动脉瘤切线切除术用于瘤体较局限、不累及重要分支及脏器者。主动脉瘤切除与人工血管置换术适用于瘤体范围大,切除后需用一段人工血管移植才能恢复血运者。主动脉瘤切除、人工血管置换与主动脉瓣置换术适用于主动脉瘤累及主动脉瓣环引起主动脉瓣关闭不全者,如Ⅱ型夹层动脉瘤等。

1029. 什么是主动脉硬化? 有哪些特点?

主动脉硬化是动脉硬化的一种,是主动脉血管内皮细胞受损,血管弹性下降,血管腔狭窄而形成的动脉硬化,主要累及主动脉、冠状动脉、脑动脉和肾动脉。主动脉硬化有 3 种主要类型,分别为细小动脉硬化、动脉中层硬化和动脉粥样硬化。主动脉硬化大多数无特异性症状,患者多有脂代谢失常,主要表现为血总胆固醇增高、血甘油三酯增高、血脂蛋白增高等,病变多发生于主动脉后壁和其分支开口处。临床可根据病因、临床表现及影像学检查即可作出诊断。

1030. 为什么说主动脉硬化是心血管疾病中的无形杀手?

主动脉硬化主要累及主动脉、颈动脉、冠状动脉、下肢动脉和肾动脉,引起管腔变窄甚至闭塞,造成脑卒中、心肌缺血、肾性高血压、心肌梗死、下肢缺血等。此外,主动脉的血流冲击作用还可能导致硬化主动脉壁的附壁血栓脱落,栓塞远端动脉分支,造成严重的不良后果。主动脉硬化大多数症状隐蔽，很难发现，是引起主动脉夹层、主动脉瘤等大血管疾病的根本原因，尤其是主动脉夹层，被医学界称为"旋风杀手"，发病 24 小时如不及时治疗死亡率达 50%。

1031. 如何预防主动脉硬化疾病?

动脉硬化的危险因素包括高血脂、高血压、糖尿病、长期吸烟、肥胖、过度饮酒、家族遗传史及不良的生活方式等。体重过重、不喜欢运动、经常处于高压下工作、脾气暴躁的人都是主动脉硬化的高危人群。无明显临床症状的轻度主动脉硬化，无须针对主动脉硬化进行特别的治疗，平日可通过戒烟、治疗高血压、糖尿病和高血脂、体育锻炼等方式预防主动脉和其他部位的动脉硬化进一步发展。体育活动可循序渐进，不宜做剧烈活动，定期检测危险因素并对危险因素进行积极有效控制。限制动物脂肪的摄入，使其不超过每天总热量的 7%，提倡科学的烹调方法，菜肴以蒸、煮和凉拌为主，炒菜少放油，尽量不煎炸食品，少吃人造奶油食物；严格地监测和控制血压、血脂、血糖。他汀类药物应长期服用，可以稳定斑块，延缓动脉粥样硬化的发展。

1032. 治疗主动脉硬化疾病的药物有哪些?

主动脉硬化的治疗首先应积极控制有关危险因素，已发生并发症者需进行药物治疗、外科手术治疗等。治疗药物主要包括调节血脂药物、扩张血管药物、抗血小板黏附和聚集的药物以及溶解血栓药和抗凝药。在合理膳食、适量运动的基础上，血脂水平仍高于正常时，可用调脂药。降低甘油三酯的药物 主要有非诺贝特、阿伐他汀等，降低胆固醇的药物有阿托伐他汀、瑞舒伐他汀、氟伐他汀、普伐他汀等；扩张血管药物主要包括单硝酸异山梨醇、硝苯地平缓释片等；抗血小板黏附和聚集的常用药物有阿司匹林肠溶片、氯吡格雷等，可防止血栓形成，防止血管阻塞性疾病的发生和发展；对动脉内血栓导致管腔狭窄或阻塞者，可用溶解血栓药、抗凝药，如尿激酶、重组组织型纤溶酶原激活剂、肝素等。

第十八章

心脏神经官能症的合理用药

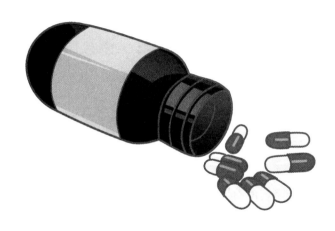

1033. 什么是心脏神经官能症？有哪些临床表现？

心脏神经官能症又称功能性心脏不适、神经血循环衰弱症或奋力综合征，是由于焦虑、紧张、情绪激动、生活压力大、精神创伤、体力活动过少、缺乏适当锻炼等因素导致中枢神经功能的兴奋与抑制过程障碍，受自主神经调节的心血管系统也随之发生紊乱，为神经官能症的一种特殊类型，也是一种极为常见的心血管疾病。心脏神经官能症的临床表现以心血管系统功能失常为主要表现，可兼有神经官能症的其他表现，症状多种多样，常见的临床表现有心前区疼痛、心悸、气短、胸闷、呼吸困难、失眠、头晕、多梦、焦虑、紧张、烦躁等，以 20 ～ 40 岁患者居多，多见于更年期女性，也可见于中高级白领，心梗、脑卒中后患者等。

1034. 心脏神经官能症会引起哪些危害？

心脏神经官能症患者常有胸闷、气短、胸痛等症状，可伴有头晕、失眠、乏力、多梦、心慌、喉咙痛等，严重影响患者的工作和生活。心脏神经官能症常与冠心病以一种共病的方式存在，即同时发生在一个患者身上，心脏神经症的严重症状可刺激心肌缺血发作，加重心肌缺血。另外，心脏神经官能症会增加医疗负担，为查清心脏神经官能症的病因，患者一般都在不断求医，增加了医疗费用。

1035. 导致心脏神经官能症的诱因有哪些？

引起心脏神经官能症的诱因主要包括以下 4 种。①家族性因素：同一家族或相同的环境作用下易患神经症倾向。同家族或同环境下，父母、兄弟和姐妹均有可能出现不同程度的心脏神经官能症病变。②精神因素：如果患者平时生活当中经常出现精神方面的异常，常有抑郁、多愁善感、精神紧张等状态，则发生心脏神经官能症可能性就高。③缺乏运动：心脏神经官能症与缺乏运动密切相关，若患者平时很少运动，在突然进行剧烈运动之后，就会给心脏造成很大的负担，此时容易诱发心脏神经官能症。④大病久病影响：失于调理大病之后，邪气过盛，脏气损伤，正气短时难以恢复，日久而成心脏神经官能症。

1036. 心脏神经官能症与器质性心脏病有什么区别？

心脏神经官能症与器质性心脏病可以从以下几个方面予以区别。①从症状发作特点上区分。器质性心脏病的心慌、心悸等症状是阵发性或持续性的，发作后短时间可能有生命危险，必须服用治疗心脏病的相关药物后才可能缓解。而心脏神经官能症的心慌、心悸等症状则大多是持续性的，一般发作时不会有生命危险，无须服用药物也能缓解，也无须长期服用药物控制病情。②从本质上区分。器质性心脏病通过相关检查可明确诊断，其病因比较明确；而心脏神经官能症的检查常无阳性结果，心脏不存在结构异常，属于一种非器质性疾病，主要受工作压力大、睡眠不足等原因影响，使人体持续处于焦虑、紧张的状态，一般预后良好。③从危害进行区分。器质性心脏病造成的生命危险大于精神痛苦，而心脏神经官能症则是精神痛苦大于生命危险。

1037. 心脏神经官能症如何治疗？

心脏神经官能症并不是心脏器质性疾病，患者一般不用住院治疗，可在家或门诊治疗。治疗应以心理治疗为主，药物治疗为辅。要消除忧虑、紧张、烦恼等因素，纠正失眠，进行适度体育锻炼。对于合并基础疾病如糖尿病、高血压的患者，建议积极控制基础疾病，避免因基础疾病导致的身体不适感加重本病。患者可在医生的指导下适当服用药物进行对症治疗，对于失眠严重患者可酌情使用安眠药，焦虑症状较明显患者可选用抗焦虑药进行治疗。对于以心悸为主要表现的患者，可以遵从医嘱口服美托洛尔缓解心慌、心悸症状。

1038. 如何辨证心脏神经官能症？

心脏神经官能症又称心脏神经症，其症状属于中医学"心悸""郁证"疾病范畴，其发生与情志刺激、紧张、劳倦过度、体质因素等有关。分为分实证与虚证。虚证包括心虚胆怯证、心血不足证、阴虚火旺证、心阳不振证。心虚胆怯主要为心悸不宁，善惊易恐，坐卧不安，恶闻声响，食少纳呆，苔薄白，脉细数或细弦，可用安神定志丸加减。心血不足主要表现为心悸气短，头晕目眩，失眠健忘，面色无华，倦怠乏力，纳差食少，舌淡红，脉细弱，可用归脾汤加减。阴虚火旺主要表现为心悸易惊，心烦失眠，五心烦热，口干，盗汗，思虑劳心则症状加重伴腰酸，头晕目眩，急躁易怒，舌红少津，苔少或无，脉细数，可用天王补心丹合朱砂安神丸加减。心阳不振主要表现为心悸不安，胸闷气短，动则尤甚，面色苍白，形寒肢冷，舌淡苔白，脉虚弱或沉细无力，可用桂枝甘草龙骨牡蛎汤或合参附汤加减。实证包括肝气郁滞证、瘀阻心脉证、痰浊内阻证。肝气郁滞主要表现为心悸，情绪不宁，善太息，胸部满闷，胁肋胀痛，痛无定处，嗳气，不思饮食，大便不调，舌质淡红，苔薄腻，脉弦，可用柴胡舒肝散或逍遥散加减。瘀阻心脉主要表现为心悸不安，胸闷不舒，心痛时作，痛如针刺，唇甲青紫，舌质紫暗，或有瘀斑，脉涩或结或代，可用桃仁红花煎或血府逐瘀汤加减。痰浊内阻主要表现为心悸，胸闷满闷，咽中如有异物梗塞，吞之不下，咯之不出，失眠多梦，苔白腻，脉弦滑，可用半夏厚朴汤或导痰汤加减，如痰浊长期郁而化火，苔黄腻，脉弦滑，可用黄连温胆汤加减。

1039. 神经官能症患者的饮食有哪些注意事项?

科学的饮食在心脏神经官能症的治疗中非常重要,应掌握科学的饮食规律,注意饮食的结构、配比以及营养成分,不宜暴饮暴食。建议可进食各种益肾健脾、宁心安神之品,如龙眼肉、柏子仁、莲子、百合等,这些食补可使气血调和,阴阳平衡,脏腑功能得以恢复正常。身体中缺乏微量元素锌、铜是导致神经衰弱的原因之一。因此,宜多食含锌、铜丰富的食物。牡蛎、鲱鱼中含锌最高,其他鱼类、贝壳类、动物肝脏、苹果、核桃仁、花生仁含锌量也较高。含铜较丰富的食物有乌贼、鱿鱼、蛏子、蛤蜊、黄蚬、河蚌、田螺、虾、玉米等。忌食辛辣燥烈食物,容易兴奋大脑皮质,加重神经衰弱的病情。患神经衰弱者应忌食辛辣之物,如辣椒、芥末、姜、蒜、葱、酒等。忌饮茶、咖啡,茶中茶碱及咖啡中咖啡因对人的大脑皮质有刺激作用,可引起健忘、失眠、易兴奋等神经衰弱症状。

1040. 如何预防心脏神经官能症?

①生活有规律,合理安排生活,尽量做到劳逸结合,避免过度紧张,不宜从事持续时间过长、注意力高度集中的工作,严重失眠者应在医生的指导下对症用药。②经常参加力所能及的体育活动,锻炼身体,增强体质,通过运动释放压力,放松心情。具体的运动方式和持续时间可视患者的年龄、体力和病情轻重而定,一般以轻柔的活动,如慢走、散步、打太极拳等有氧运动等为宜,运动时应以不觉累为原则,切忌盲目加大运动量,更不可急于求成。③避免喝浓茶、咖啡、可乐之类的饮品,勿食辛辣油腻之品,这些食物会刺激患者的中枢神经导致长期兴奋,因兴奋导致失眠,从而加重病情。

参考文献

[1] 王增武.老年心血管病多学科诊疗共识 [J].中国合理用药探索，2022，19（11）：1-32.

[2] 顾东风，翁建平，鲁向锋.中国健康生活方式预防心血管代谢疾病指南 [J].中国循环杂志，2020，35（3）：209-230.

[3] 李静.心血管药物的不良反应与防治分析 [J].中西医结合心血管病电子杂志，2015，3（11）：81-82.

[4] 刘坤申.心血管疾病合理用药手册 [M].北京：军事医学科学出版社，2007.

[5] 王宇，徐颖颖，张相彩，等.钙离子拮抗剂类降压药的临床应用及不良反应 [J].中国现代应用药学，2015，32（3）：385-390.

[6] 赵敏.他汀类药物临床使用不良反应分析及对策 [J].中国药物与临床，2020，20（4）：632-633.

[7] 黎开燕，沈俊.心血管药物的不良反应及防治对策分析 [J].中国处方药，2018，16（3）：26-27.

[8] 陈楠.治疗心血管疾病药物不良反应及药源性疾病分析 [J].光明中医，2018，33（10）：1485-1486.

[9] 苗洪志，徐坤.心血管系统常用药物不良反应分析 [J].中西医结合心血管病电子杂志，2015，3（23）：117-118.

[10] 何兆初.从最新国外经验看含利尿剂降压方案的治疗优势 [J].中华高血压杂志，2019，27（1）：16-17.

[11] 杨杰孚，李莹莹.从《中国心力衰竭诊断和治疗指南 2018》看容量管理 [J].临床药物治疗杂志，2019，17（10）：10-14.

[12] 施仲伟，冯颖青，王增武，等.β 受体阻滞剂在高血压应用中的专家共识 [J].中华高血压杂志，2019，27（6）：516-524.

[13] 赵连友，孙宁玲，孙英贤，等.α/β 受体阻滞剂在高血压治疗中应用的中国专家共识 [J].中国实用内科杂志，2016，36（12）：1050-1055.

[14] 郭艺芳.β 受体阻滞剂是否可以继续作为一线降压药物 [J].中华高血压杂志，2014，22（12）：1108-1113.

[15] 孙英贤，赵连友，陈晓平，等.血管紧张素转换酶抑制药/血管紧张素受体阻滞药联合钙通道阻滞药单片复方制剂治疗原发性高血压中国专家共识 [J].中华高血压杂志，2022，30（7）：610-619.

[16] 陈纪言，傅国胜，傅向华，等.血管紧张素转换酶抑制剂在冠心病患者中应用中国专家共识 [J].中国循环杂志，2016，31（5）：420-425.

[17] 霍勇，赵连友，谢良地，等.血管紧张素受体拮抗剂/氢氯噻嗪固定复方制剂治疗高血压临床应用中国专家共识 [J].中国医学前沿杂志（电子版），2013，5（2）：34-43.

[18] 杜雪平，马力.沙库巴曲缬沙坦钠在基层心血管疾病临床应用的专家共识 [J].中国全科医学，2021，24（23）：2885-2890，2897.

[19] 周洋.冠状动脉粥样硬化性心脏病患者药物治疗管理路径专家共识 [J].临床药物治疗杂志，2023，21（6）：1-18.

[20] 杨开宇.钙离子拮抗剂类降压药的临床应用及不良反应 [J].中国医药指南，2020，18（8）：74-75.

[21] 惠红岩，陈明，王学惠.硝酸酯类静脉剂型使用情况调查及合理性评价 [J].中国现代应用药学，2016，33（3）：339-342.

[22] 心肌病抗凝治疗中国专家共识专家组.心肌病抗凝治疗中国专家共识 [J].中国循环杂志，2021，36（12）：1148-1157.

[23] 陈宇，杨涛.静脉血栓栓塞症抗凝治疗微循环血栓防治专家共识 [J].中华老年多器官疾病杂志，2017，16（4）：241-244.

[24] 中国心胸血管麻醉学会心血管药学分会.抗凝（栓）门诊标准操作规程专家共识 [J].中国循环杂志，2019，34（10）：944-950.

[25] 董艳，李小荣，周秀娟，等.心房颤动抗凝治疗的指南更新和实践运用 [J].中国心脏起搏与心电生理杂志，2019，33（2）：95-99.

[26] 瑞替普酶用于急性 ST 段抬高型心肌梗死溶栓治疗中国专家.瑞替普酶（重组人组织型纤溶酶原激酶衍生物）用于急性 ST 段抬高型心肌梗死溶栓治疗中国专家共识 [J].中华内科杂志，2016，55（7）：572-577.

[27] 霍勇，王拥军，谷涌泉，等.常用口服抗血小板药物不耐受及低反应性人群诊疗专家共识 [J].中国介入心脏病学杂志，2021，29（5）：240-249.

[28] 沈迎，张瑞岩，沈卫峰.冠心病患者双联抗血小板治疗策略进展——ACC/AHA 冠心病患者双联抗血小板治疗指南更新解读 [J].心脑血管病防治，2016，16（3）：169-170，173.

[29] 徐亚伟，张书宁.氯吡格雷/阿司匹林单片复方制剂抗血小板治疗中国专家共识 [J].中国介入心脏病学杂志，2021，29（6）：306-312.

[30] 他汀类药物安全性评价工作组.他汀类药物安全性评价专家共识 [J].中华心血管病杂

志，2014，42（11）：890-894.

[31] 颜红兵，向定成，刘红梅，等 . ST 段抬高型急性心肌梗死院前溶栓治疗中国专家共识 [J]. 中国实用内科杂志，2018，38（5）：434-442.

[32] 中华医学会肾脏病学分会专家组 . 中国慢性肾脏病患者高血压管理指南（2023 年版）[J]. 中华肾脏病杂志，2023，39（1）：48-80.

[33] 中华医学会，中华医学会临床药学分会，中华医学会杂志社，等 . 高血压基层合理用药指南 [J]. 中华全科医师杂志，2021，20（1）：21-28.

[34] 《中成药治疗优势病种临床应用指南》标准化项目组 . 中成药治疗原发性高血压临床应用指南（2021 年）[J]. 中国中西医结合杂志，2022，42（7）：773-781.

[35] 孙英贤，赵连友，田刚，等 . 高血压急症的问题中国专家共识 [J]. 中华高血压杂志，2022，30（3）：207-218.

[36] 何乐，李刚 .《中国高血压患者血压血脂综合管理的专家共识》要点解读 [J]. 中华高血压杂志，2022，30（1）：13-15.

[37] 刘靖，卢新政，陈鲁原，等 . 中国中青年高血压管理专家共识 [J]. 中华高血压杂志，2020，28（4）：316-324.

[38] 李建平，卢新政，霍勇，等 . H 型高血压诊断与治疗专家共识 [J]. 中华高血压杂志，2016，24（2）：123-127.

[39] 施仲伟，冯颖青，王增武，等 . β 受体阻滞剂在高血压应用中的专家共识 [J]. 中华高血压杂志，2019，27（6）：516-524.

[40] 骆明涛，伍聪，陶传元，等 .《高血压性脑出血中国多学科诊治指南》急救诊治解读 [J]. 中国急救医学，2021，41（3）：185-190.

[41] 中华医学会妇产科学分会妊娠期高血压疾病学组 . 妊娠期高血压疾病诊治指南（2020）[J]. 中华妇产科杂志，2020，55（4）：227-238.

[42] 陈凯 . 2019 年 NICE《成人原发性高血压管理指南》解读 [J]. 中国全科医学，2020，23（16）：1977-1981.

[43] 王杨淦，梁芳 . 老年冠心病慢病管理指南 [J]. 中西医结合研究，2023，15（1）：30-42.

[44] 丁荣晶 .《稳定性冠心病心脏康复药物处方管理专家共识》解读 [J]. 中国实用内科杂志，2016，36（4）：284-287.

[45] 王增武，马志毅，薛素芳，等 . 基层冠心病与缺血性脑卒中共患管理专家共识 2022 [J]. 中国心血管病研究，2022，20（9）：772-793.

[46] 高蕊，杨忠奇 . 活血化瘀类中成药合理用药指南（下篇）[J]. 中国新药杂志，

2023，32（4）：338-347.

[47] 李春莉.调脂类药物治疗冠心病研究进展［J］.现代临床医学，2023，49（1）：61-63.

[48] 陈媛，田卓华.冠心病心肌梗死患者院前急救治疗的临床价值［J］.临床医学研究与实践，2019，4（22）：30-32.

[49] 陈文贵.冠心病人带好你的急救药盒［J］.心血管病防治知识（科普版），2016（5）：22-23.

[50] 陆艳梅.冠心病心肌梗死患者的急救治疗［J］.中西医结合心血管病电子杂志，2015，3（29）：64，66.

[51] 李俊峡，贾国良.遵循指南，合理开展冠心病的介入治疗［J］.中华心脏与心律电子杂志，2015，3（4）：14-15.

[52] 中华医学会心血管病学分会，中国生物医学工程学会心律分会.抗心律失常药物临床应用中国专家共识［J］.中华心血管病杂志，2023，51（3）：256-269.

[53] 中华医学会，中华医学会临床药学分会，中华医学会杂志社，等.室上性心动过速基层合理用药指南［J］.中华全科医师杂志，2021，20（4）：435-440.

[54] 中华医学会心电生理和起搏分会，中国医师协会心律学专业委员会.室性心律失常中国专家共识基层版［J］.中华心律失常学杂志，2022，26（2）：106-126.

[55] 中华医学会心电生理和起搏分会，中国医师协会心律学专业委员会.心动过缓和传导异常患者的评估与管理中国专家共识2020［J］.中华心律失常学杂志，2021，25（3）：185-211.

[56] 中华医学会，中华医学会临床药学分会，中华医学会杂志社，等.心房颤动基层合理用药指南［J］.中华全科医师杂志，2021，20（2）：166-174.

[57] 中国康复医学会心血管病预防与康复专业委员会.心房颤动患者心脏康复中国专家共识［J］.中华内科杂志，2021，60（2）：106-116.

[58] 李白翎，周宏艳，杜雨，等.成人心血管外科术后心律失常治疗专家共识［J］.中国循环杂志，2017，32（7）：627-632.

[59] 李威，于怡驰，李毅刚.《2022年欧洲心脏病学会室性心律失常患者管理和心源性猝死预防指南》解读［J］.心电与循环，2022，41（5）：413-420.

[60] 王景晶.胺碘酮抗心律失常机制及急诊急救应用价值——评《抗心律失常药物临床指南》［J］.中国医学装备，2020，17（8）：220-221.

[61] 华伟，牛红霞.《2015年ESC室性心律失常处理和心脏性猝死预防指南》解读［J］.中国循环杂志，2016，31（7）：625-627.

［62］王增武，刘静，李建军，等．中国血脂管理指南（2023 年）［J］.中国循环杂志，2023，38（3）：237-271.

［63］张静.从《中国成人血脂异常防治指南》更新看血脂异常的管理［J］.中华实用诊断与治疗杂志，2017，31（1）：1-3.

［64］何乐，李刚.《中国高血压患者血压血脂综合管理的专家共识》要点解读［J］.中华高血压杂志，2022，30（1）：13-15.

［65］钱海燕，王征，刘德平，等.≥75 岁老年患者血脂异常管理的专家共识［J］.中国心血管杂志，2020，25（3）：201-209.

［66］安冬青，吴宗贵，梁春，等.血脂异常中西医结合诊疗专家共识［J］.中国全科医学，2017，20（3）：262-269.

［67］胡静.降血脂药物的临床使用情况和合理用药分析［J］.中国药物与临床，2020，20（12）：2044-2045.

［68］中华医学会检验医学分会，中国医师协会检验医师分会，中国生物化学与分子生物学会脂质与脂蛋白专业委员会，等.中国临床血脂检测指南［J］.中华检验医学杂志，2022，45（10）：1017-1033.

［69］鄢盛恺，汪俊军.重视临床血脂检测与血脂管理：从新指南看 ASCVD 的防治［J］.中华检验医学杂志，2023，46（7）：656-659.

［70］中华医学会，中华医学会临床药学分会，中华医学会杂志社，等.血脂异常基层合理用药指南［J］.中华全科医师杂志，2021，20（1）：29-33.

［71］刘梅林，张雨濛，付志方，等.老年人血脂异常管理中国专家共识［J］.中华内科杂志，2022，61（10）：1095-1118.

［72］宜华.高龄老人血脂异常管理专家共识［J］.江苏卫生保健，2022，24（4）：48-49.

［73］陈纪言，陈韵岱，韩雅玲，等.经皮冠状动脉介入治疗术后运动康复专家共识［J］.中国介入心脏病学杂志，2016，24（7）：361-369.

［74］中华医学会心血管病学分会介入心脏病学组，中国医师协会心血管内科医师分会血栓防治专业委员会，中华心血管病杂志编辑委员会.中国经皮冠状动脉介入治疗指南（2016）［J］.中华心血管病杂志，2016，44（5）：382-400.

［75］王华，李莹莹.慢性心力衰竭加重患者的综合管理中国专家共识 2022［J］.中国循环杂志，2022，37（3）：215-225.

［76］丘美玲，蔡恒，李秋月.伊伐布雷定在慢性心力衰竭治疗中的研究进展［J］.中国全科医学，2023，26（S1）：113-117.

［77］靳松，张俊，唐杨琛，等.住院心力衰竭患者的临床特征和预后的研究［J］.中国临

床保健杂志，2023，26（3）：397-402.

[78] 牟英，庾辉，赖柱宏，等.老年心力衰竭患者潜在不适当用药评价 [J].实用药物与临床，2022，25（12）：1123-1127.

[79] 李义伟，王建国.中医药治疗心力衰竭用药规律研究 [J].中国民族民间医药，2020，29（22）：16-19.

[80] 杨成龙，胡志希，刘建和，等.《慢性心力衰竭伴利尿剂抵抗中西医结合诊疗专家共识》解读 [J].湖南中医药大学学报，2023，43（3）：363-367.

[81] 中华医学会心血管病学分会，中华心血管病杂志编辑委员会.血管紧张素受体—脑啡肽酶抑制剂在心力衰竭患者中应用的中国专家共识 [J].中华心血管病杂志，2022，50（7）：662-670.

[82] 李孟娟，李真，张秀杰，等.《心力衰竭患者的心脏康复：JACC 专家共识》解读 [J].心血管病学进展，2022，43（8）：747-752.

[83] 吴燕，王忠云.冠状动脉搭桥术围术期抗菌药物使用调查分析 [J].中华医院感染学杂志，2012，22（14）：3142-3143.

[84] 刘艳超.冠状动脉搭桥术围手术期抗血小板药物的应用 [D].石家庄：河北医科大学，2008.

[85] 吴丹娜，余成，谢静，等.冠状动脉搭桥术后患者对抗血小板药物低反应性的危险因素分析 [J].中国动脉硬化杂志，2018，26（8）：798-802.

[86] 赵连友，孙英贤，李悦，等.经皮冠状动脉介入治疗术后血压管理中国专家共识 [J].中华高血压杂志，2022，30（6）：500，506-513.

[87] 赵晨宇，段亚冰，丁力，等.不同他汀类药物对老年冠状动脉搭桥术患者的有效性与安全性 [J].国际老年医学杂志，2022，43（4）：406-409.

[88] 陈芳芳，叶灵晓，胡雁，等.心脏起搏器术后患者早期运动康复的最佳证据总结 [J].护理学报，2022，29（8）：53-58.

[89] 钟丽霞，邓丽云，李斌.老年心脏起搏器植入术后并发症及其干预措施的研究进展 [J].老年医学与保健，2021，27（5）：1115-1118.

[90] 陈英.临时心脏起搏器在心血管危重症患者临床救治中的研究进展 [J].中国医疗器械信息，2021，27（5）：42-43.

[91] 张松.心源性休克诊治进展及指南解读 [J].医学研究杂志，2017，46（10）：1-3，17.

[92] 李威，于怡驰，李毅刚.《2022 年欧洲心脏病学会室性心律失常患者管理和心源性猝死预防指南》解读 [J].心电与循环，2022，41（5）：413-420.

[93] 刘文玲. 2018 年 ESC 晕厥诊断与处理指南解读 [J]. 中国循环杂志, 2018, 33 (S2): 80-83.

[94] 程中伟, 方全. 晕厥诊断和处理指南的解读 [J]. 临床药物治疗杂志, 2012, 10 (2): 46-50.

[95] 华伟, 牛红霞. 《2015 年 ESC 室性心律失常处理和心脏性猝死预防指南》解读 [J]. 中国循环杂志, 2016, 31 (7): 625-627.

[96] 谢红萍, 杜军, 李金銮, 等. 早期康复护理在人工心脏起搏器植入术后患者中的应用效果 [J]. 中国民康医学, 2023, 35 (12): 186-188.

[97] 梁峰, 胡大一, 沈珠军, 等. 2015 年欧洲心脏病学会关于特殊临床背景感染性心内膜炎治疗指南的解读 [J]. 中华临床医师杂志 (电子版), 2017, 11 (5): 779-787.

[98] 王世杰, 王寅, 董念国. 《感染性心内膜炎外科治疗中国专家共识》解读 [J]. 临床心血管病杂志, 2022, 38 (9): 696-699.

[99] 吴雄, 李柯, 赵丹辉, 等. 《风湿热诊断及治疗指南》中苄星青霉素用法可靠性分析 [J]. 药学服务与研究, 2020, 20 (4): 311-313.

[100] 刘梦辉, 李立新, 徐惠波, 等. 中药治疗病毒性心肌炎的作用及其机制研究进展 [J]. 长春中医药大学学报, 2022, 38 (9): 1049-1053.

[101] 陈禹志. 感染性心内膜炎——2016 年 AATS 专家共识与 2015 年 ESC 指南对比阅读 [J]. 吉林医学, 2018, 39 (7): 1353-1356.

[102] 樊中红, 邓潇. 中西医结合疗法在肺心病康复中的应用进展 [J]. 现代医学与健康研究电子杂志, 2022, 6 (19): 33-37.

[103] 王国琛, 刘江彦. 2014 肺心病中医诊治指南解读 [J]. 江西中医药, 2016, 47 (3): 20-21.

[104] 吴春兴, 王彬, 武亭宇, 等. 中药治疗肺心病的用药规律分析及机制探讨 [J]. 佛山科学技术学院学报 (自然科学版), 2022, 40 (1): 73-80.

[105] 武云龙, 蔡子文, 王寅, 等. 《2021AHA/ACC 心脏瓣膜疾病管理指南解读》——人工瓣膜选择 [J]. 临床外科杂志, 2022, 30 (1): 10-12.

[106] 邱露虹, 刘颖娴, 徐希奇. 不容忽视的心肌炎——来自《2021 年 ESC 急慢性心力衰竭诊断与治疗指南》的启示 [J]. 协和医学杂志, 2022, 13 (4): 530-534.

[107] 张玉顺, 蒋世良, 朱鲜阳. 卵圆孔未闭相关卒中预防中国专家指南 [J]. 心脏杂志, 2021, 33 (1): 1-10.

[108] 邱俊霖, 罗说明, 周智广. 糖尿病性心脏病研究进展 [J]. 中国动脉硬化杂志, 2020, 28 (8): 679-687.

[109] 郭玉苹, 栾飞飞. 综合护理干预在预防贫血性心脏病患者心力衰竭发作中的应用分析 [J]. 心血管病防治知识, 2021, 11 (10): 87-89.

[110] 牛佳慧, 李琳, 沈国双, 等. 高原性心脏病的研究进展 [J]. 高原医学杂志, 2018, 28 (3): 59-64.

[111] 薛彦琼. 曲美他嗪治疗酒精性心肌病的效果及对患者心功能的影响分析 [J]. 心血管病防治知识, 2020, 10 (29): 9-11.

[112] 翟姗姗, 吴依娜, 梁杰佳, 等. 围生期心肌病新进展 [J]. 中日友好医院学报, 2021, 35 (5): 300-303.

[113] 栾飞飞, 郭玉苹. 贫血性心脏病患者的临床整体式护理体会 [J]. 心血管病防治知识, 2021, 11 (16): 36-38.

[114] 李薇, 洪蝶玫, 刘少玲. 主动脉夹层患者的抢救与护理 [J]. 现代临床护理, 2008, 7 (4): 35-36, 39.

[115] 陈熹阳, 赵纪春. 腹主动脉瘤指南对比解读 [J]. 血管与腔内血管外科杂志, 2021, 7 (6): 634-637, 642.

[116] 张韬, 郭伟. 腹主动脉瘤诊断和治疗中国专家共识 (2022 版) [J]. 中国实用外科杂志, 2022, 42 (4): 380-387.

[117] 岳晓荷, 莫宏强, 赵莲, 等. 血清脂肪型脂肪酸结合蛋白与稳定性冠心病主动脉硬化程度的相关性研究 [J]. 中华老年心脑血管病杂志, 2023, 25 (8): 837-841.

[118] 刘晓彤, 唐可清. 心脏神经官能症的中医研究进展 [J]. 现代中西医结合杂志, 2022, 31 (4): 576-580.

[119] 吕美凤, 赵海燕. 心脏神经官能症及其治疗研究 [J]. 中西医结合心血管病电子杂志, 2019, 7 (22): 18-19.

[120] 崔山龙. 心理疗法联合抗抑郁药物治疗心脏神经官能症的效果分析 [J]. 中国实用医药, 2023, 18 (5): 108-110.